新编中草药全图鉴 ④

主编　林余霖　李葆莉

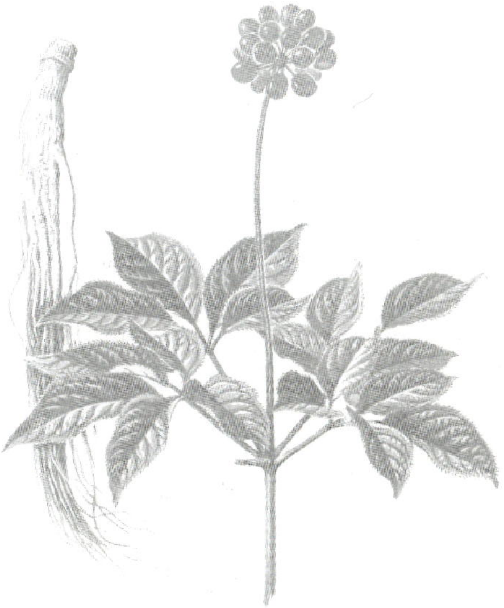

海峡出版发行集团 | 福建科学技术出版社
THE STRAITS PUBLISHING & DISTRIBUTING GROUP | FUJIAN SCIENCE & TECHNOLOGY PUBLISHING HOUSE

图书在版编目（CIP）数据

新编中草药全图鉴．4 / 林余霖，李葆莉主编．—福州：福建科学技术出版社，2020. 3
ISBN 978-7-5335-6079-9

Ⅰ．①新… Ⅱ．①林… ②李… Ⅲ．①中草药–图谱 Ⅳ．① R282-64

中国版本图书馆 CIP 数据核字（2020）第 013794 号

书　　名　新编中草药全图鉴 4
主　　编　林余霖　李葆莉
出版发行　福建科学技术出版社
社　　址　福州市东水路 76 号（邮编 350001）
网　　址　www.fjstp.com
经　　销　福建新华发行（集团）有限责任公司
印　　刷　福建彩色印刷有限公司
开　　本　700 毫米 ×1000 毫米　1 / 16
印　　张　30.5
图　　文　488 码
版　　次　2020 年 3 月第 1 版
印　　次　2020 年 3 月第 1 次印刷
书　　号　ISBN 978-7-5335-6079-9
定　　价　118.00 元

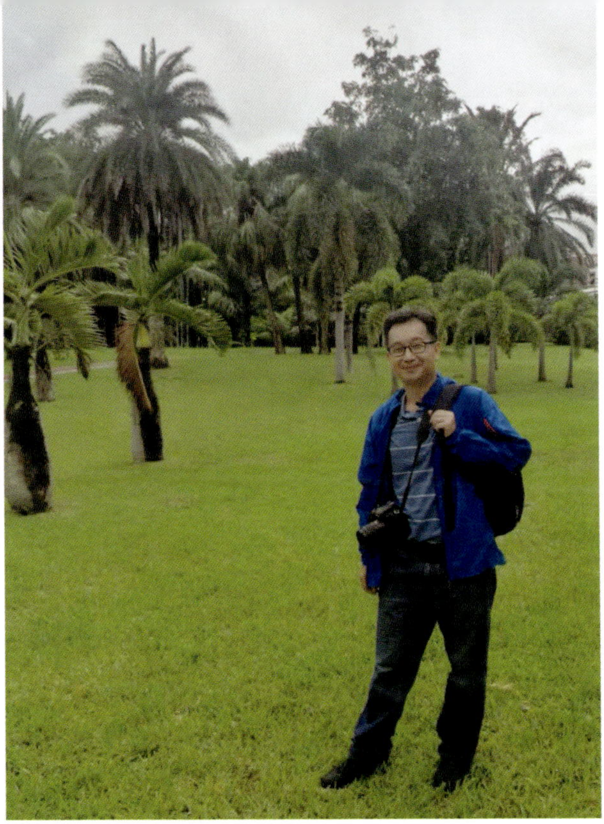

主编介绍

林余霖 中国医学科学院药用植物研究所研究员。专注于药用植物资源研究，围绕常用中药材及民间草药的基原、资源分布、性状鉴别等内容进行实地调查，足迹遍布全国。近年来，承担国家科技支撑计划课题“中药标本资源保存及网络化共享关键技术研究”、第四次全国中药资源普查“北京市中药资源普查”等多个项目。发表论文30余篇，主编专著20余部，代表著作有《中华人民共和国药典中药材及原植物彩色图鉴》、《中药饮片标准图鉴》（国家科学技术学术著作出版基金项目）、《中国药用植物原色图鉴》（国家出版基金项目）、*Chinese Medicinal Plants, Herbal Drugs and Substitutes*［获得美国植物理事会（American Botanical Council）颁发“2017 ABC James A. Duke Excellence in Botanical Literature Award in the Scientific/Reference Category”，以及美国植物与园艺图书馆理事会（The Council on Botanical and Horticultural Libraries）颁发2018 Award of Excellence in Plant Identification & Field-Guides］等。1998年开始，协助英国皇家植物园中药鉴定中心建设，鉴于对中药文化在英国传播中的贡献，获得The British Empire Collection 表彰，受赠“皇家定制纪念金勺”。

编委会

中草药功效速查

清热药 · 清热凉血药

清热药 · 清虚热药

泻下药 · 攻下药

泻下药 · 润下药

泻下药 · 峻下逐水药

祛风湿药 · 祛风寒湿药

祛风湿药 · 祛风湿热药

祛风湿药 · 祛风湿强筋骨药

化湿药

利水渗湿药 · 利水消肿药

利水渗湿药 · 利尿通淋药

利水渗湿药 · 利湿退黄药

温里药

理气药

收涩药 · 固表止汗药

收涩药 · 敛肺涩肠药

收涩药 · 固精缩尿止带药

攻毒杀虫止痒药

常见植物形态术语图解

叶序种类

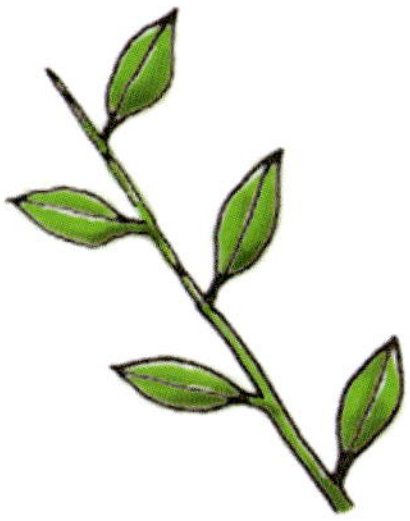

互生

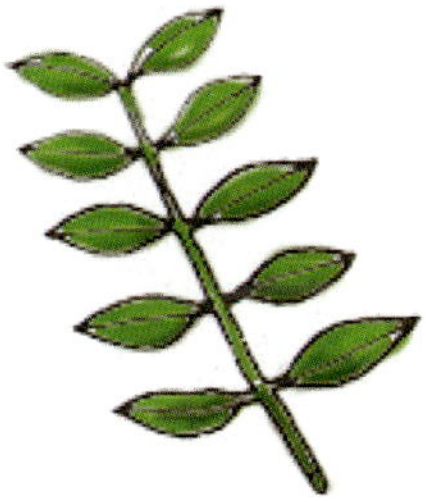

对生

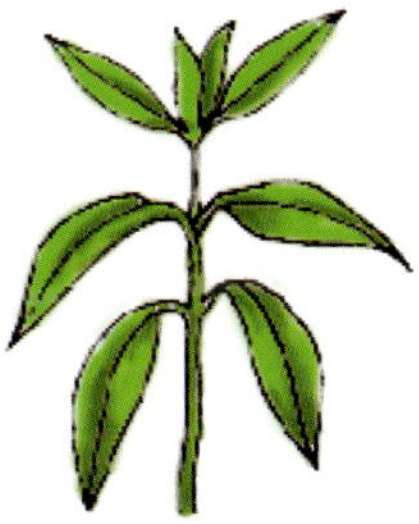

十字形对生

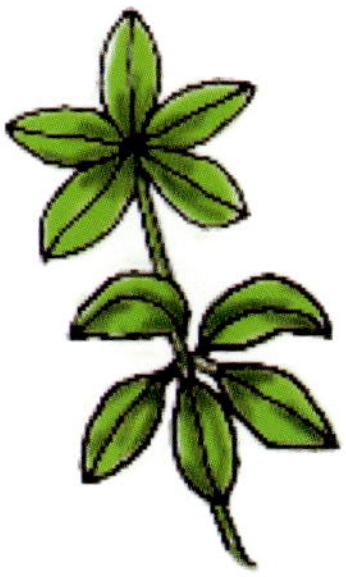

轮生

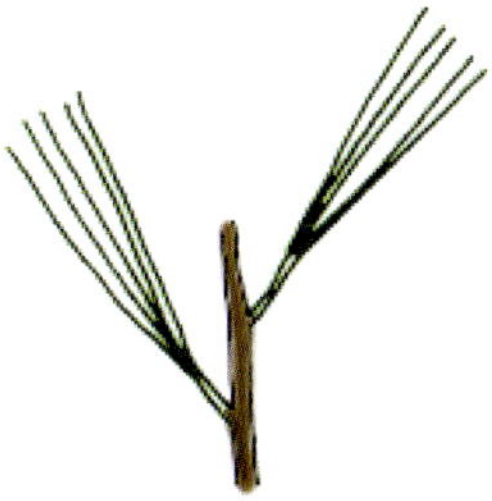

簇生

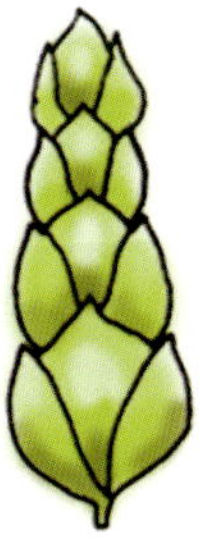

覆瓦状排列

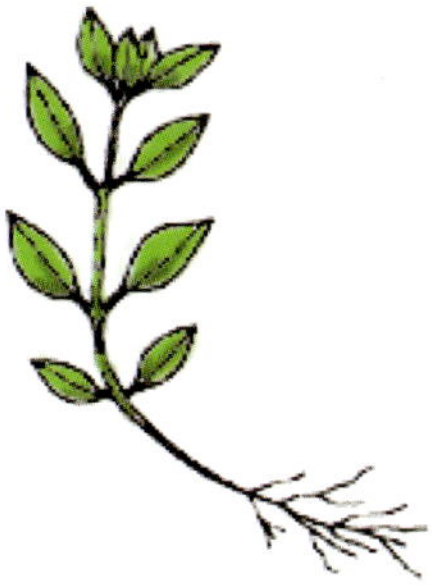

茎生

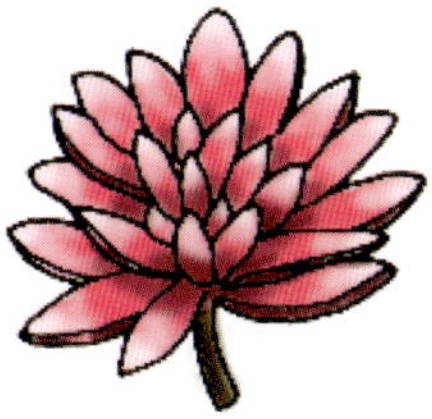

丛生

叶缘种类

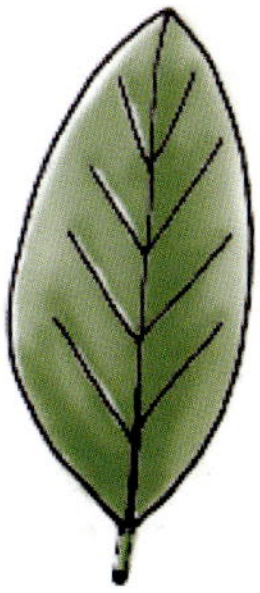

全缘

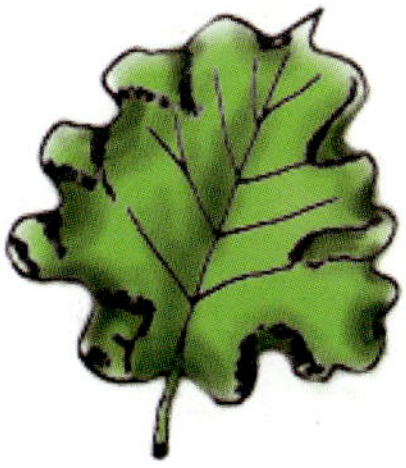

波状缘

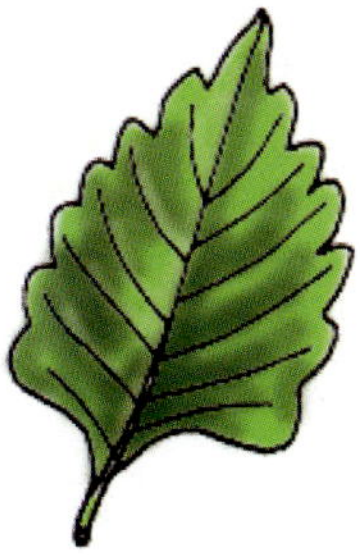

钝锯齿缘

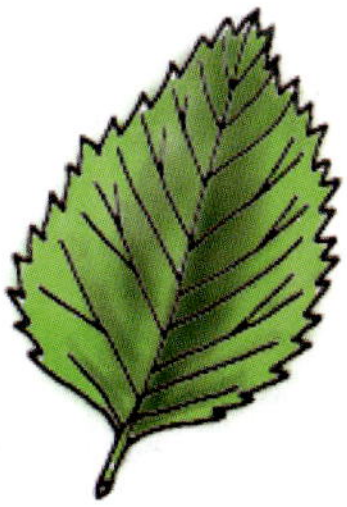

锯齿缘

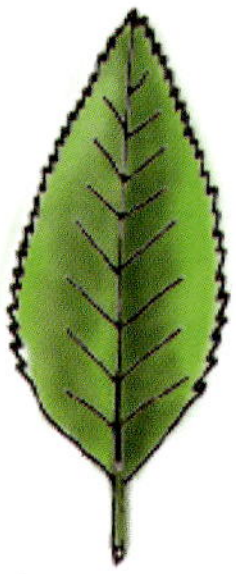

细锯齿缘

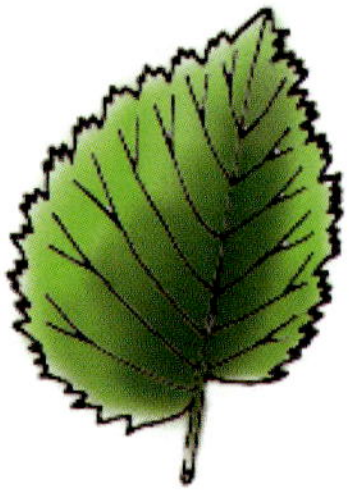

重锯齿缘

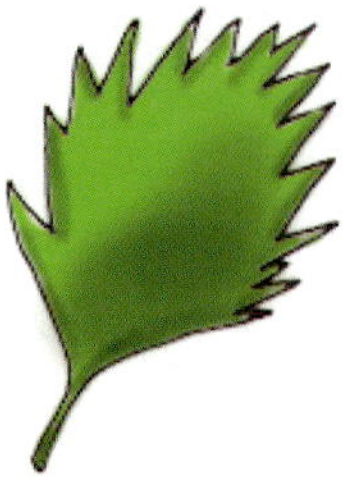

锐浅裂缘

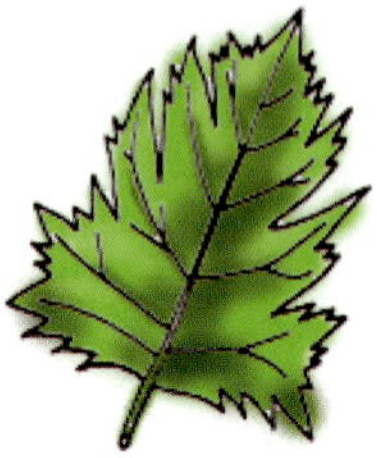

细裂缘

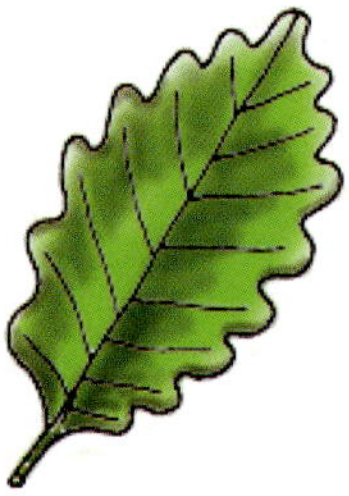

浅裂缘

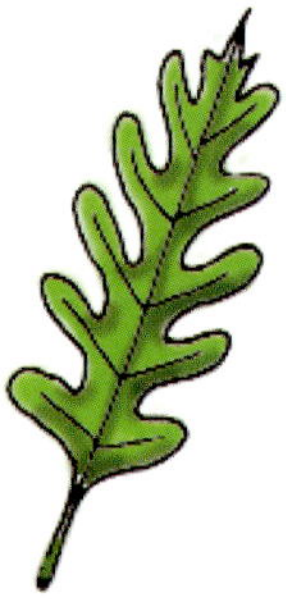

羽状裂缘

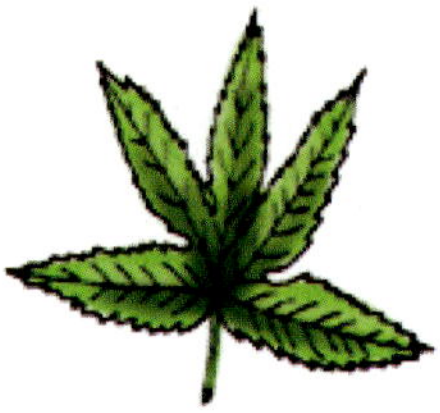

掌状裂缘

花序种类

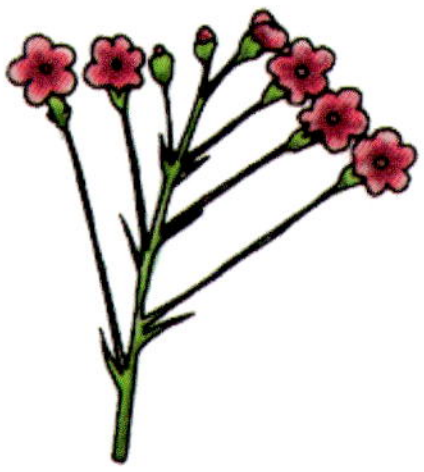

伞房花序

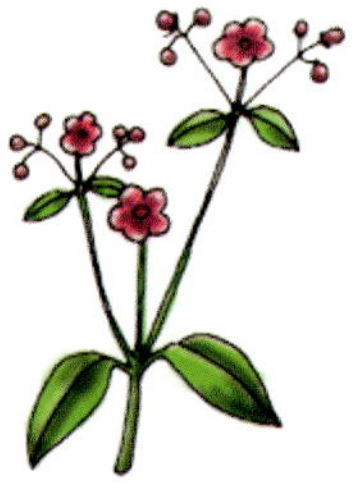

聚伞花序

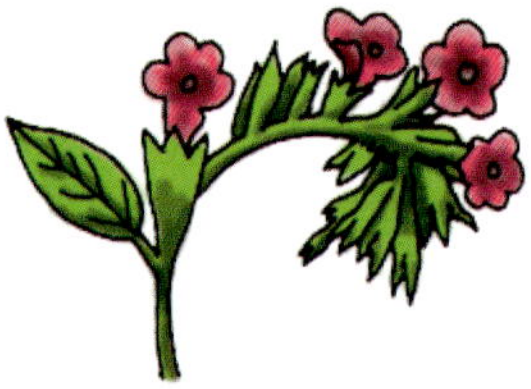

卷伞花序
（镰刀形花序）

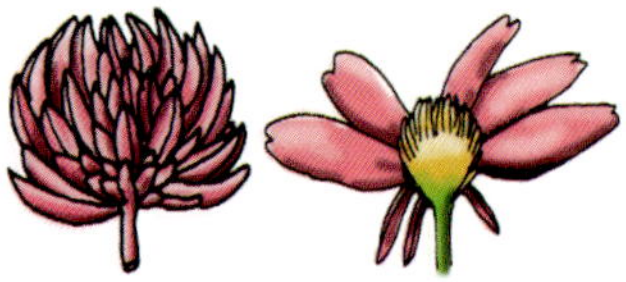

头状花序

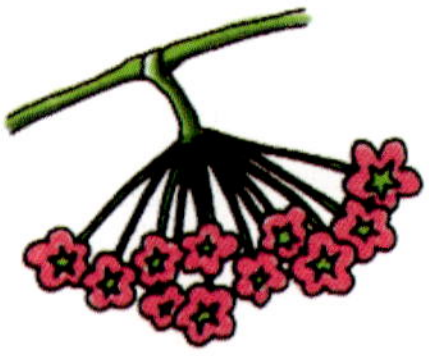

伞形花序

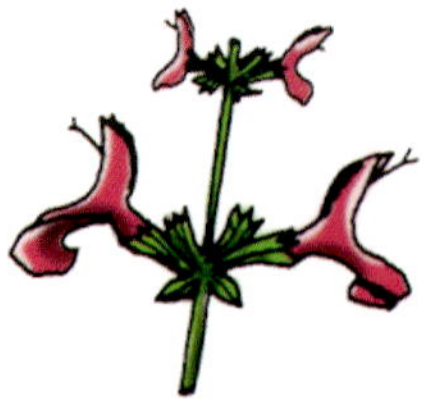

密伞花序

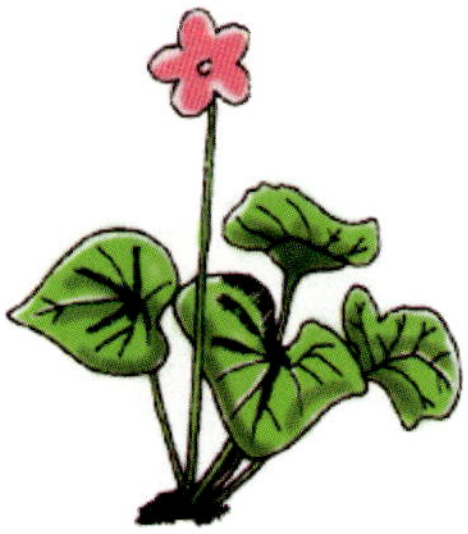
单顶花序

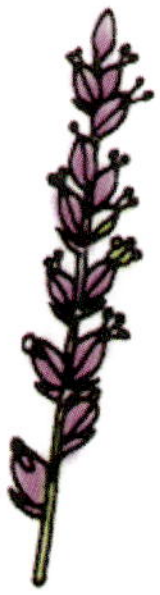
穗状花序

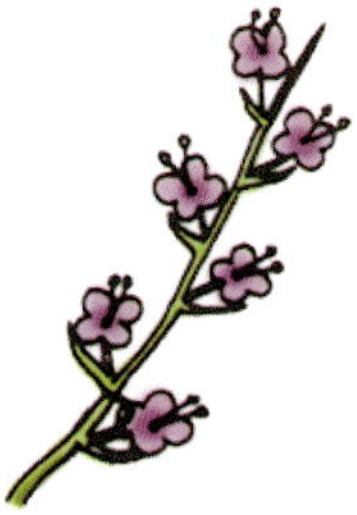
总状花序

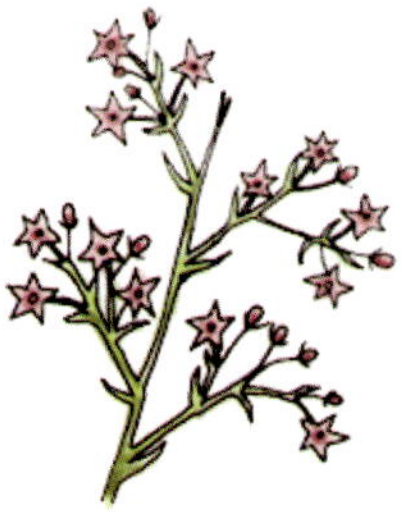
圆锥状花序

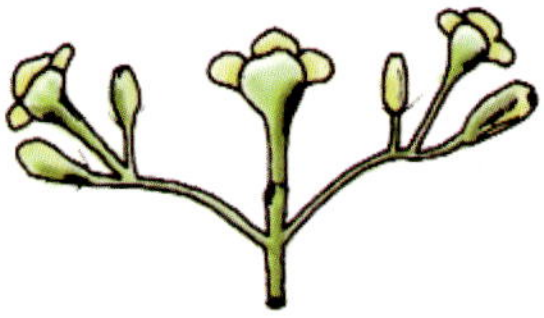
聚伞花序

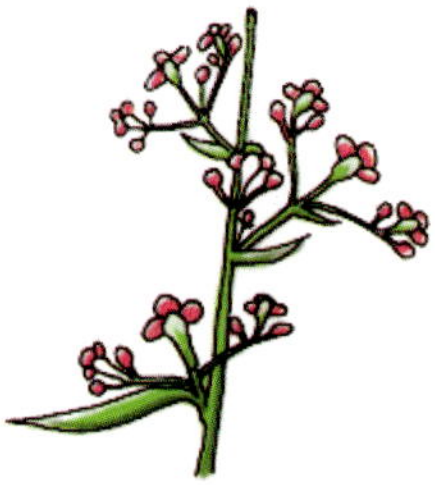
总状复聚伞花序

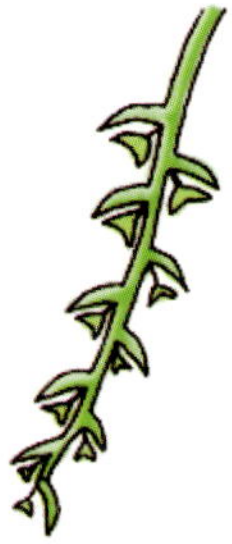
柔荑花序

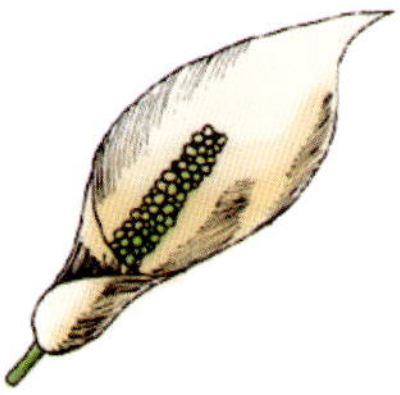
肉穗花序

花形种类

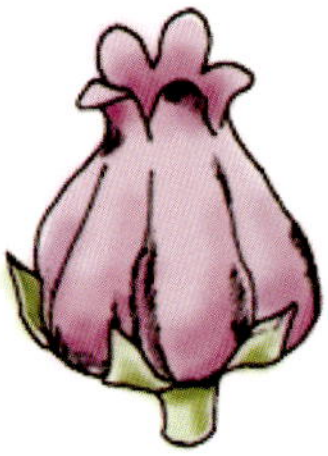
壶状

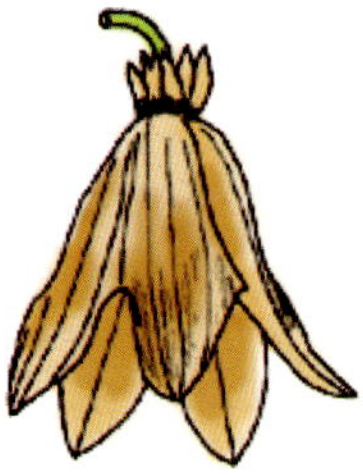
钟状

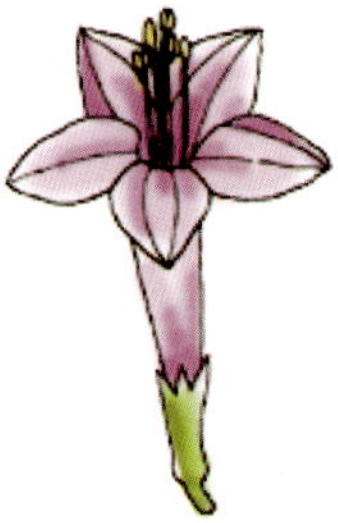
高杯状

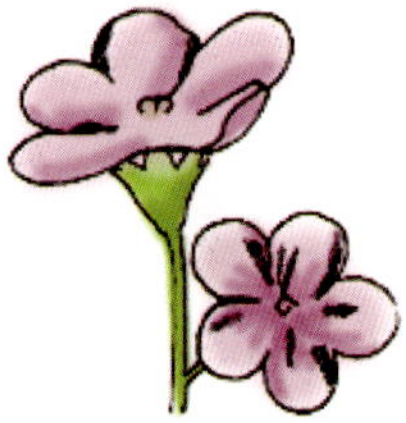
轮状

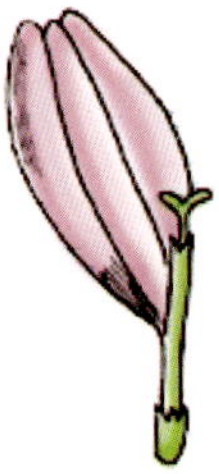
舌状

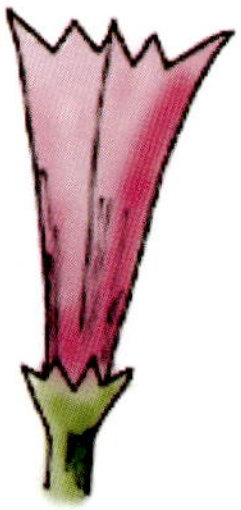
管状

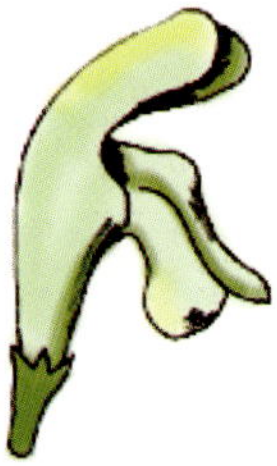
二唇形

果实种类

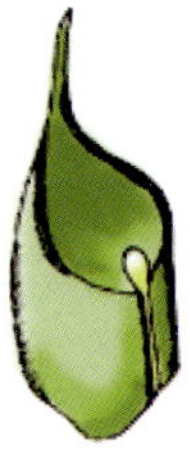

蓇葖状

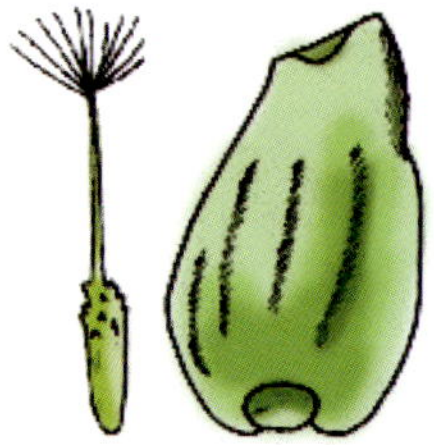

瘦果

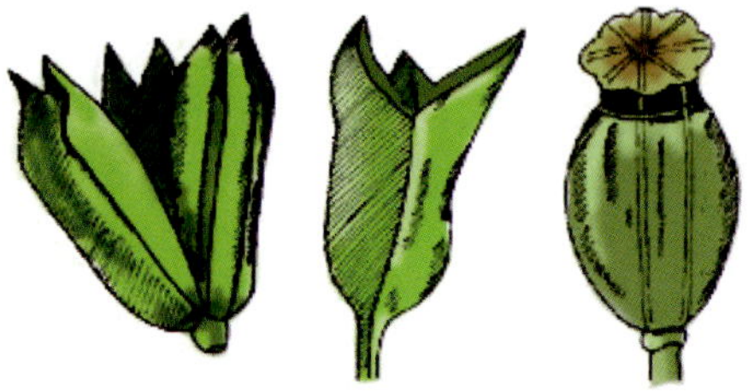

蒴果

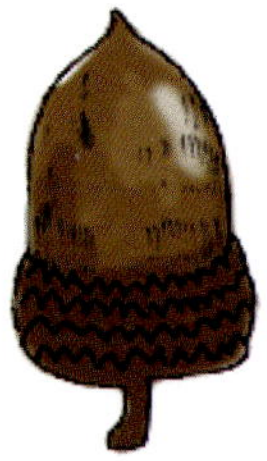

坚果

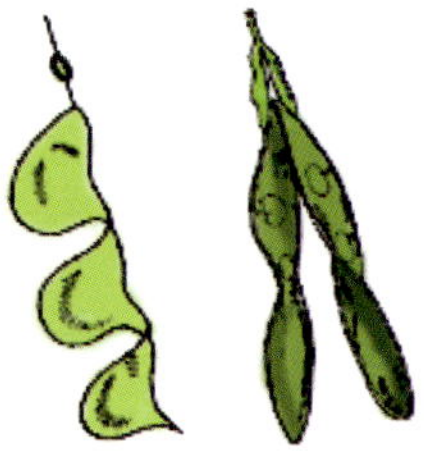

荚果

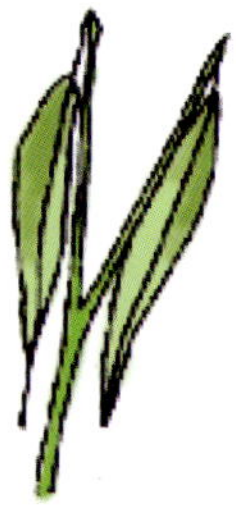

分离果

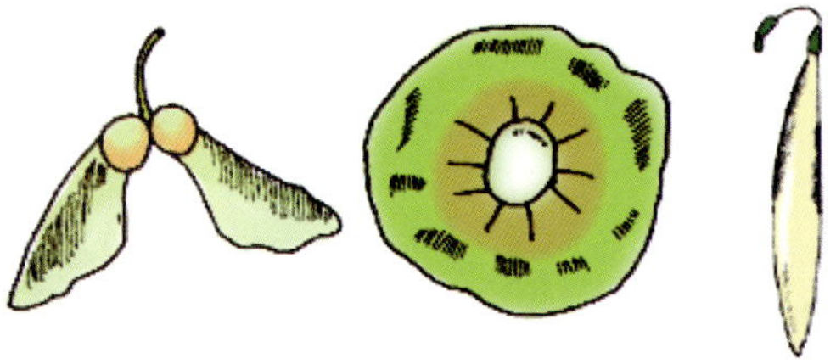

翅果

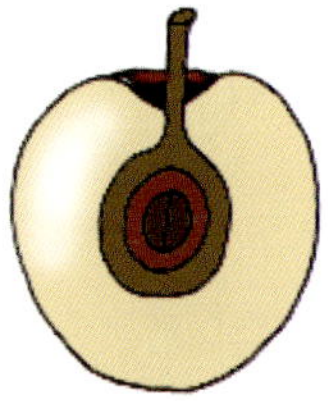

核果

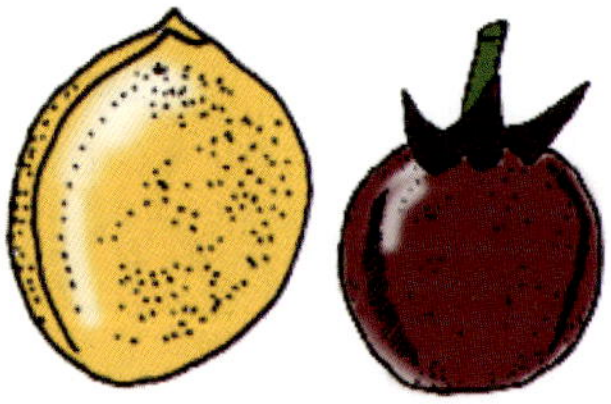

核或小核果

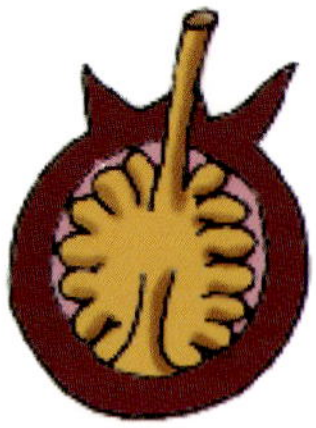

浆果

前言

我国幅员辽阔，蕴藏着极其丰富的中草药资源。中草药具有疗效确切、副作用小、收集方便、使用便捷等特点，方便老百姓在日常生活中使用，且可以达到防治疾病、保健美容的功效。千百年来，中草药早已深深扎根在华夏广袤的土地上，在人类与疾病斗争中发挥了极其重要的作用，为我国人民的健康与中华民族的繁衍昌盛做出了巨大的贡献。

本书编写旨在传承弘扬祖国中草药文化，帮助热爱与研究中草药的读者正确、全面识别中草药，了解和掌握中草药的基本知识，科学利用中草药防病、治病。本书作者学验俱丰，三十余载醉心于中药资源调查研究，拥有极其丰富的中草药鉴定经验，收集了许多珍贵的中草药一手资料。本书即以《中华人民共和国药典》（2015 年版，以下简称《中国药典》）为基础，综合历版药典收载品种，结合民间、地方常用中草药，精选其中约 200 种，按照植物科属分类，详细介绍其中文名、药典收录情况、拉丁学名、别名、药材名、植物形态、生境分布、药材性状、性味、功效、主治、用法用量等内容，并配有多角度拍摄的 1000 余幅高清药用植物、药材实图，囊括花、果、叶、根、植株、原药材、饮片等的鉴别特征，全图写真，突出中草药科学识别，便于读者按图索骥。同时，文前附有“中草药功效速查”，便于读者通过药物功效进行品种快速检索；附录载有“常见病验方速查”，收录 1000 余首精选验方以供选用，便于读者快速地获取中草药应用要点，获得更充实、更实用、更有价值的阅读体验。但需要注意的是，读者在应用验方时，仍需咨询专业医生，以免造成不必要的伤害。

本书的出版得到中国医学科学院医学与健康科技创新工程（编号 2016-12M-2-003）、学科建设专项建设项目“国家药用植物园体系中医药文化传承建设”（清华 211-201920100902）以及国家科技基础资源调查专项（编号 2018FY100700）的支持，在此表示感谢。

阅读指南

植物中文名、拉丁学名。

介绍药材通用名，同时括注入药部位。

《中国药典》(2015 年版)收载品种以“★”进行标示。

记录常用的植物别名 1~2 个。

记述植物的形态鉴别特征与花、果期。

介绍该植物的生境分布。

原植物全图写真，多角度呈现原植物(植株、根、茎、叶、花、果实、种子)鉴别特点。

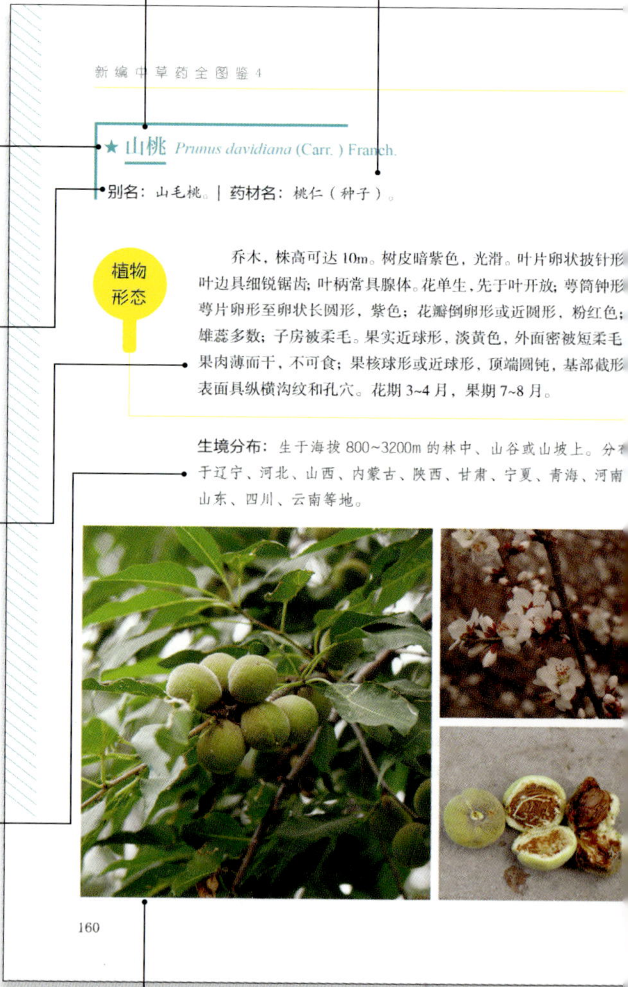

新编中草药全图鉴 4
★ 山桃 Prunus davidiana (Carr.) Franch.
别名：山毛桃。| 药材名：桃仁（种子）。
植物形态
乔木，株高可达 10m。树皮暗紫色，光滑。叶片卵状披针形
叶边具细锐锯齿；叶柄常具腺体。花单生，先于叶开放；萼筒钟形
萼片卵形至卵状长圆形，紫色；花瓣倒卵形或近圆形，粉红色；
雄蕊多数；子房被柔毛。果实近球形，淡黄色，外面密被短柔毛
果肉薄而干，不可食；果核球形或近球形，顶端圆钝，基部截形
表面具纵横沟纹和孔穴。花期 3~4 月，果期 7~8 月。
生境分布：生于海拔 800~3200m 的林中、山谷或山坡上。分
于辽宁、河北、山西、内蒙古、陕西、甘肃、宁夏、青海、河南
山东、四川、云南等地。
160

药材通用名。

介绍药材性状，突出认药特点。

桃仁

药材性状

类卵圆形，长约 0.9cm，宽约 0.7cm，厚约 0.5cm。表面黄棕色至红棕色，密布颗粒状突起。一端尖，中部膨大，另端钝圆稍偏斜，边缘较薄。尖端一侧有短线形种脐，圆端有颜色略深不甚明显的合点，自合点处散出多数纵向维管束。种皮薄，子叶 2，类白色，富油性。气微，味微苦。

药材高清大图，有的品种附有饮片图或是细部特征图。每张图均附有标尺及药材名，便于读者识别。

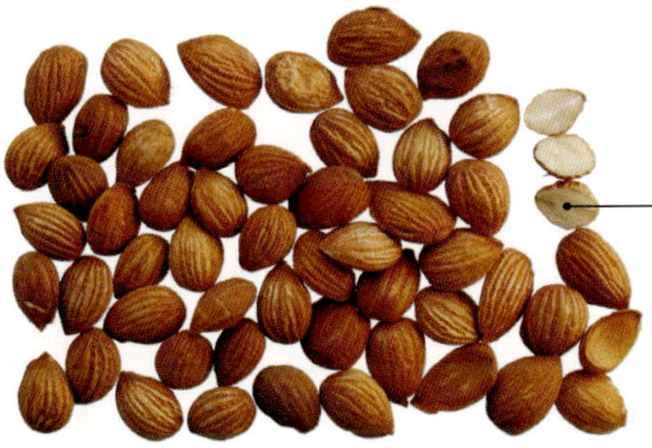

1cm 桃仁

性味	苦、甘，平。
功效	活血祛瘀，润肠通便，止咳平喘。
主治	经闭痛经，癥瘕痞块，肺痈肠痈，跌扑损伤，肠燥便秘，咳嗽气喘。
用量用法	5~10g。孕妇慎用。

记述药材的性味、功效、主治、用量用法。使用剂量与方法除另有规定外，用量系指成人一日常用剂量，必要时可根据需要酌情增减；用法系指水煎内服。

附　注：《中国药典》2015 年版记载同属植物桃与山桃的干燥种子同等入药。

161

介绍多来源药用物种同等入药的情况，或是混淆品的情况。

目 录

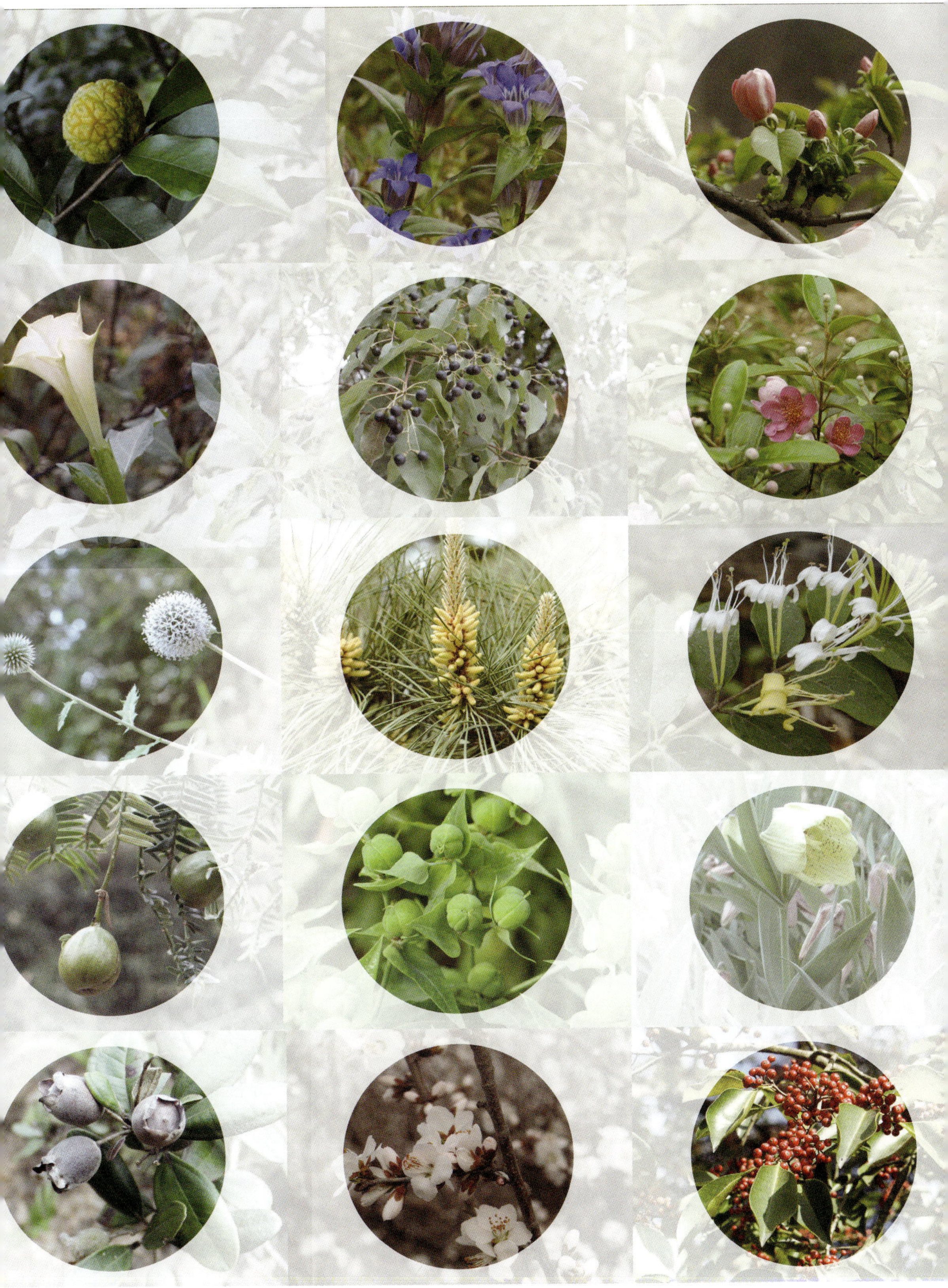

马尾藻科

★ 海蒿子 *Sargassum pallidum* (Turn.) C. Ag.

别名：大叶海藻、大蒿子。| 药材名：海藻（藻体）。

植物形态

多年生褐藻。藻体直立，褐色。固着器盘状或钝圆锥状。主干圆柱状，多为单一。小枝互生，冬、春脱落后于主干上留圆锥状残迹。单叶互生，初生叶披针形或倒卵形，全缘，有中肋；次生叶较狭小，线形或披针形，有时浅羽裂或有疏锯齿。腋出侧枝上生狭线形叶，其叶腋间又生出有丝状叶的小枝，小枝末端常生气囊，圆球形。生殖托单生或呈总状排列于生殖枝上，长卵形或棍棒状，雌雄异株。成熟期 9~12 月。

生境分布：生于大干潮线下 1~4m 深海水激荡处的岩石上。北太平洋西部特有的暖温性海藻，我国黄海、渤海沿岸甚为常见。

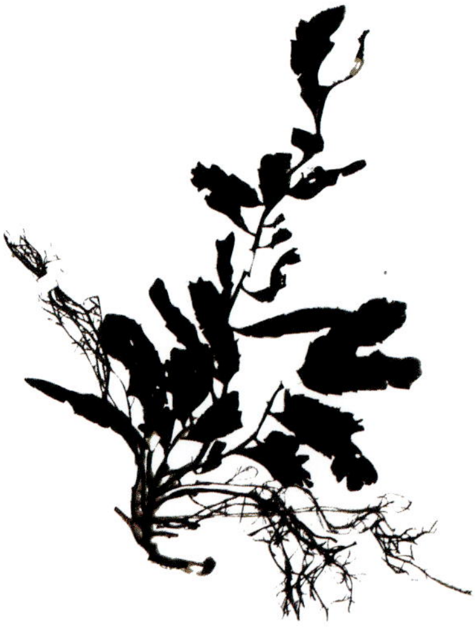

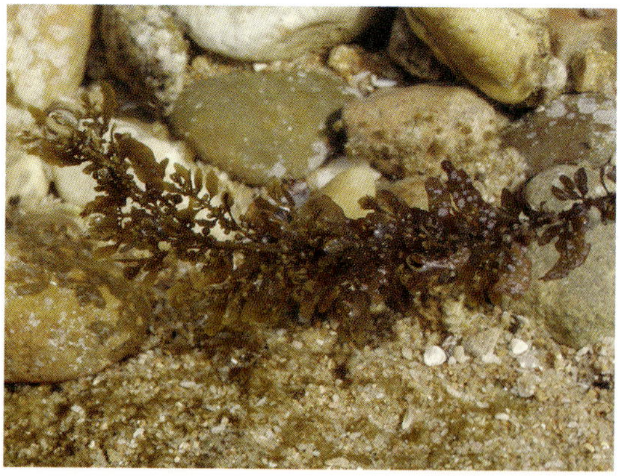

药材
性状

海藻

皱缩卷曲，黑褐色，有的被白霜，长30~60cm。主干呈圆柱状，具圆锥形突起。主枝自主干两侧生出，侧枝自主枝叶腋生出，具短小的刺状突起。初生叶披针形或倒卵形，长5~7cm，宽约1cm，全缘或具粗锯齿；次生叶条形或披针形，叶腋间有着生条状叶的小枝。气囊黑褐色，呈球形或卵圆形，有的有柄，顶端钝圆，有的具细短尖。质脆，潮润时柔软，水浸后膨胀，肉质，黏滑。气腥，味微咸。

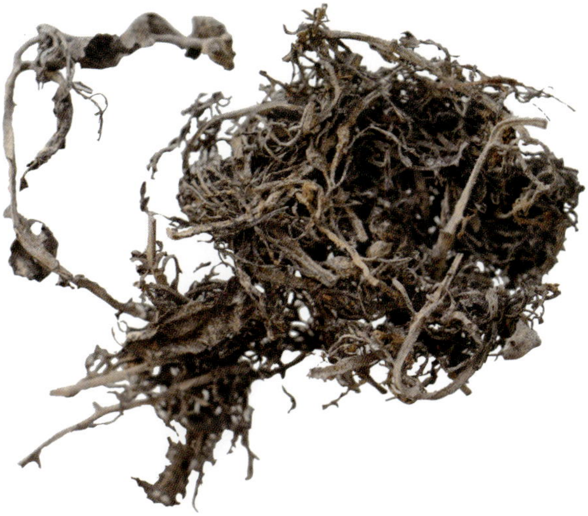

1cm 海藻

性味	苦、咸，寒。
功效	消痰软坚散结，利水消肿。
主治	瘿瘤，瘰疬，睾丸肿痛，痰饮水肿。
用量用法	6~12g。不宜与甘草同用。

附　注：《中国药典》2015年版记载同属植物羊栖菜与海蒿子的干燥藻体同等入药。

多孔菌科

★ 赤芝 *Ganoderma lucidum* (Leyss. ex Fr.) Karst.

别名：红芝。| 药材名：灵芝（子实体）。

植物形态

腐生真菌。菌盖（菌帽）半圆形至肾形，罕见近圆形，木栓质；皮壳黄色，渐变为红褐色，表面稍有光泽，但久置则光泽消失，具有环状棱纹和辐射状的皱纹，边缘薄而平截，往往稍内卷。皮壳带紫褐色，质坚硬，表面的光泽比菌盖更为显著。菌肉近白色至淡褐色。菌管长与菌肉厚度相等。孢子褐色，卵形，一端平截，外孢壁光滑，内孢壁粗糙，中央有一个大油滴。

生境分布：腐生于栎树或其他阔叶树的根部、枯干或腐朽的木桩旁，现我国很多地区已有人工栽培。分布于河北、河南、山东、山西、江苏、安徽、浙江、江西、福建、台湾、广东、海南、广西、四川、贵州、云南等地。

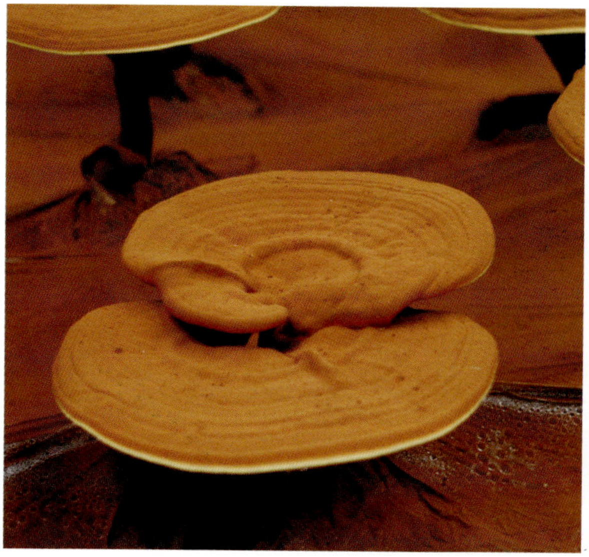

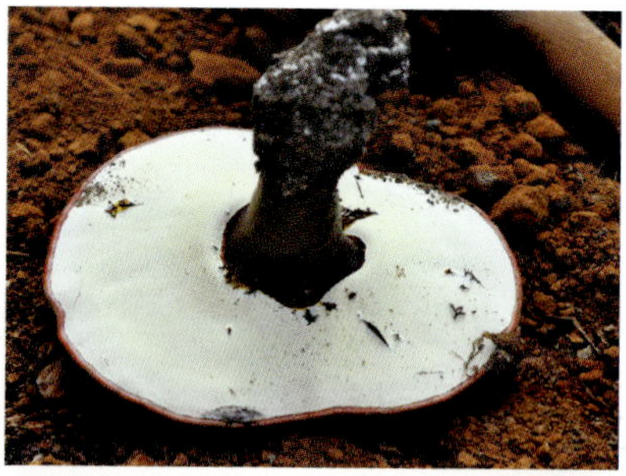

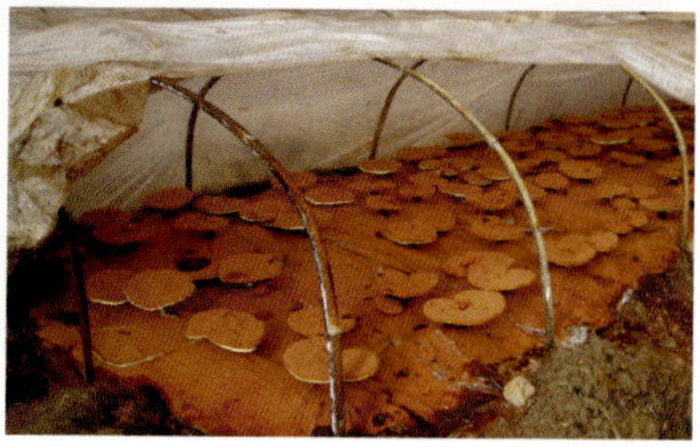

药材性状

灵芝

野生品外形呈伞状，菌盖肾形、半圆形或近圆形，直径10~18cm，厚1~2cm。皮壳坚硬，黄褐色至红褐色，有光泽，具环状棱纹和辐射状皱纹，边缘薄而平截，常稍内卷。菌肉白色至淡棕色。菌柄圆柱形，侧生，少偏生，长7~15cm，直径1~3.5cm，红褐色至紫褐色，光亮。孢子细小，黄褐色。气微香，味苦涩。栽培品子实体较粗壮、肥厚，直径12~22cm，厚1.5~4cm。皮壳外常被有大量粉尘样的黄褐色孢子。

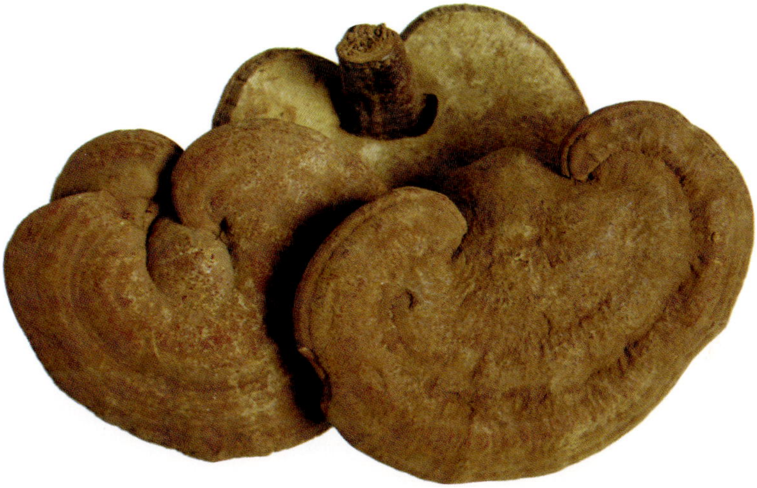

2cm 灵芝

性味	甘，平。
功效	补气安神，止咳平喘。
主治	心神不宁，失眠心悸，肺虚咳喘，虚劳短气，不思饮食。
用量用法	6~12g。

附　注：《中国药典》2015年版记载同属真菌紫芝与赤芝的干燥子实体同等入药。

★ 茯苓 *Poria cocos* (Schw.) Wolf

别名： 杜茯苓、松苓。| **药材名：** 茯苓（菌核）、茯苓皮（菌核的外皮）。

植物形态

菌核有特殊臭味，深入地下 20~30cm，球形或不规则形，大小不等，小者如拳，大者直径 20~50cm，或更大。新鲜时较软，干燥后坚硬。菌核外部为淡灰棕色或深褐色，有瘤状皱缩的皮壳；内部由多数菌丝体组成，粉粒状，外层淡粉红色，内部白色。子实体平卧于菌核表面，厚 3~8mm，白色，老时或干燥后变浅褐色。管孔多角形或不规则形。担孢子椭圆形或圆柱形，稍屈曲，一端斜尖，壁平滑，无色。

生境分布： 生于向阳、温暖的山坡，疏松、排水良好的沙质土壤，多寄生于松属植物较老的根部。全国大部分地区都有栽培。

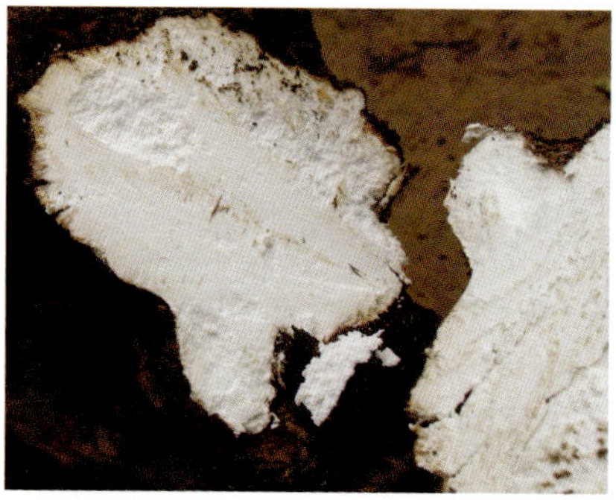

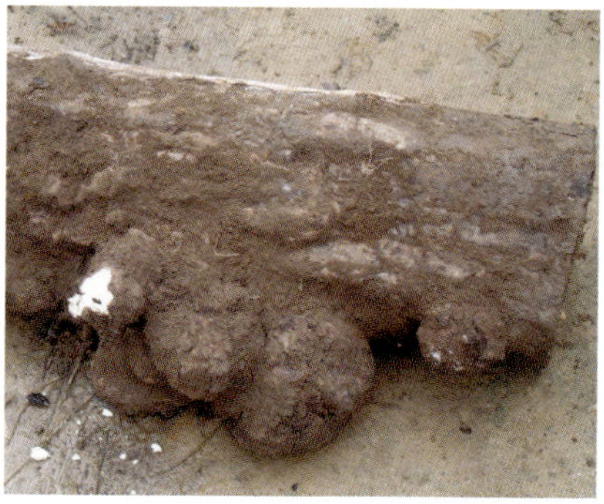

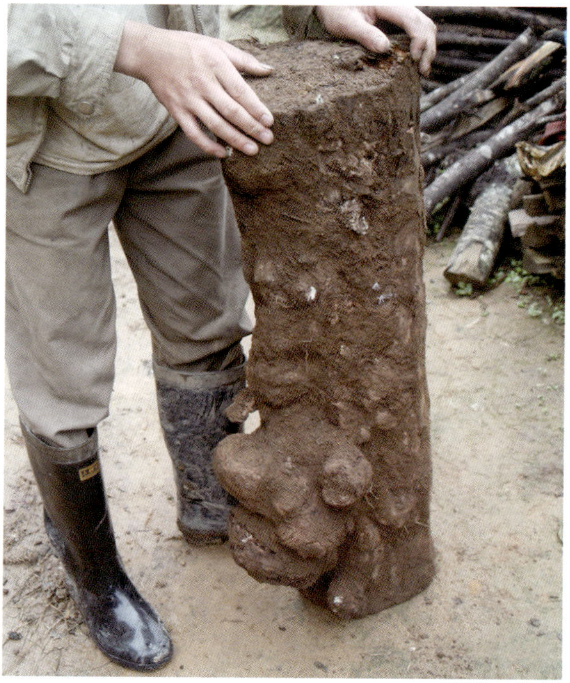

药材性状

茯苓

茯苓个呈类球形、椭圆形、扁圆形或不规则团块，大小不一。外皮薄而粗糙，棕褐色至黑褐色，有明显的皱缩纹理。体重，质坚实，断面颗粒性，有的具裂隙，外层淡棕色，内部白色，少数淡红色，有的中间抱有松根。气微，味淡，嚼之粘牙。茯苓块呈块片状，大小不一。白色、淡红色或淡棕色。茯苓片呈不规则厚片，厚薄不一。白色、淡红色或淡棕色。

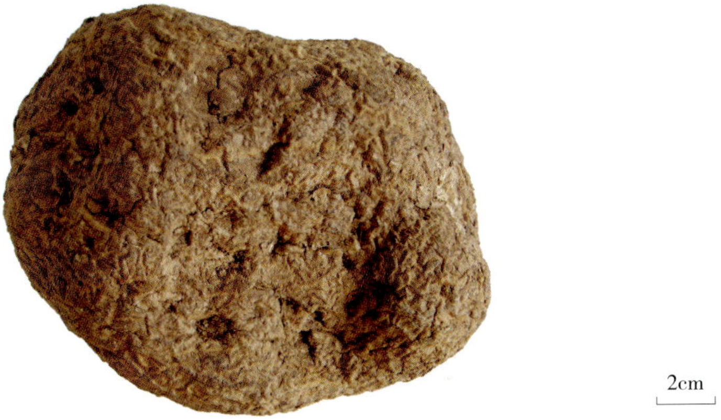

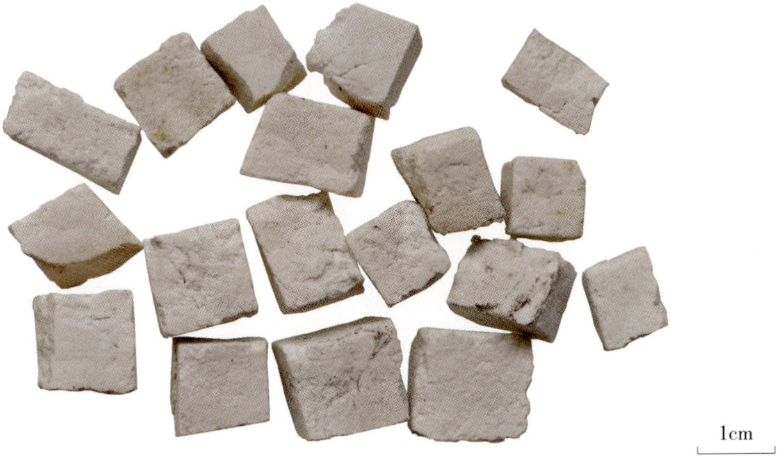

茯苓个
茯苓块

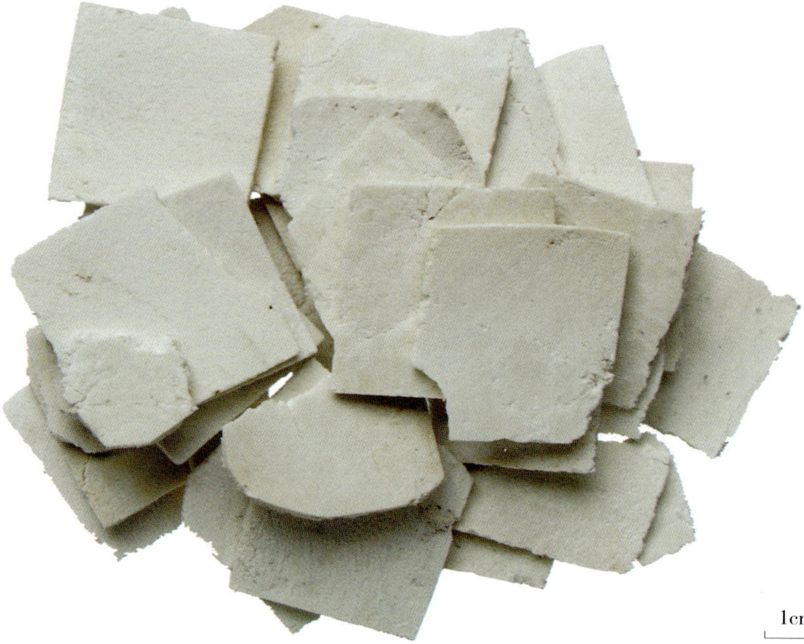

1cm

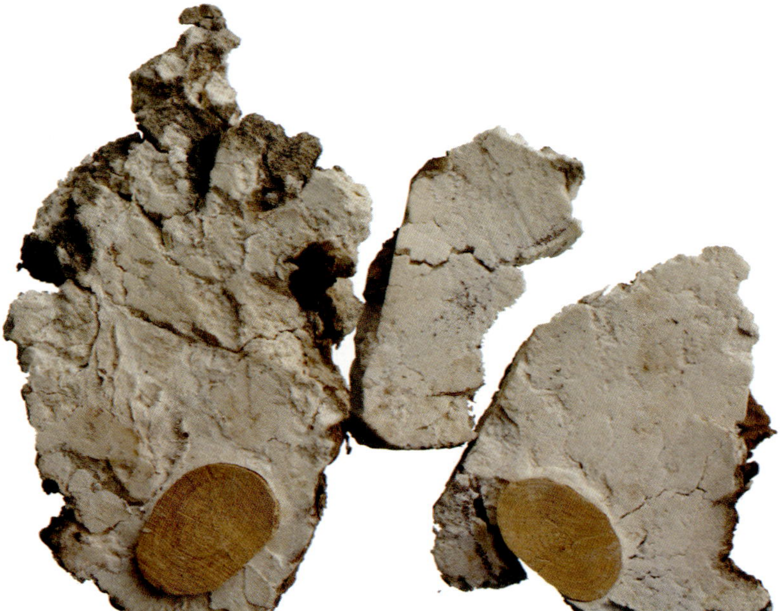

1cm

茯苓片

茯神

性味	甘、淡，平。
功效	利水渗湿，健脾，宁心。
主治	水肿尿少，痰饮眩悸，脾虚食少，便溏泄泻，心神不安，惊悸失眠。
用量用法	10~15g。

药材性状

茯苓皮

长条形或不规则块片，大小不一。外表面棕褐色至黑褐色，有疣状突起；内表面淡棕色并常带有白色或淡红色的皮下部分。质较松软，略具弹性。气微，味淡，嚼之粘牙。

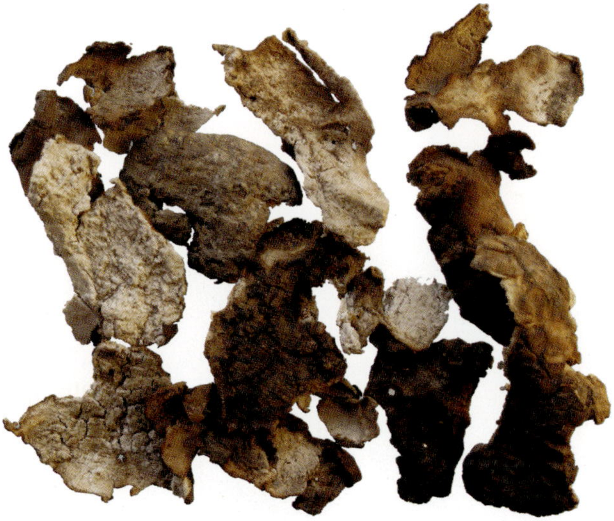

1cm 茯苓皮

性味	甘、淡，平。
功效	利水消肿。
主治	水肿，小便不利。
用量用法	15~30g。

★ 猪苓 *Polyporus umbellatus* (Pers.) Fries

别名：野猪粪、猪屎苓。| 药材名：猪苓（菌核）。

植物形态

菌核呈不规则的块状或球状，具凹凸不平的瘤状突起；表面棕黑色或黑褐色，有油漆样光泽；内部白色至淡褐色，半木质化。子实体在夏、秋季条件适宜时从菌核体内伸出地面，伞形或伞状半圆形，有柄，上部多分枝，每枝顶端有一菌盖。菌盖肉质柔软，干燥后坚硬而脆，近圆形而薄，中凹，有淡黄褐色的纤维状鳞片，无环纹，边缘薄而锐，常内卷。管口圆形至多角形。孢子椭圆形或梨形。担子短棒形，透明无色。

生境分布：生于阔叶林或混交林中，菌核埋生于地下树根旁。全国大部分地区有分布。

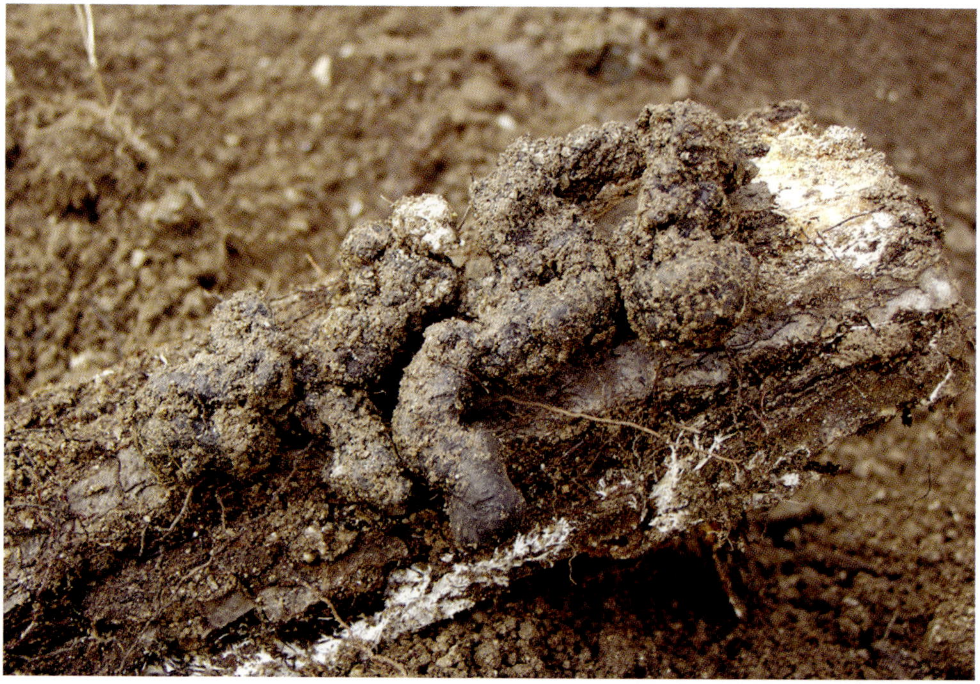

药材性状

猪苓

条形、类圆形或扁块状，有的有分枝，长5~25cm，直径2~6cm。表面黑色、灰黑色或棕黑色，皱缩或有瘤状突起。体轻，质硬，断面类白色或黄白色，略呈颗粒状。气微，味淡。

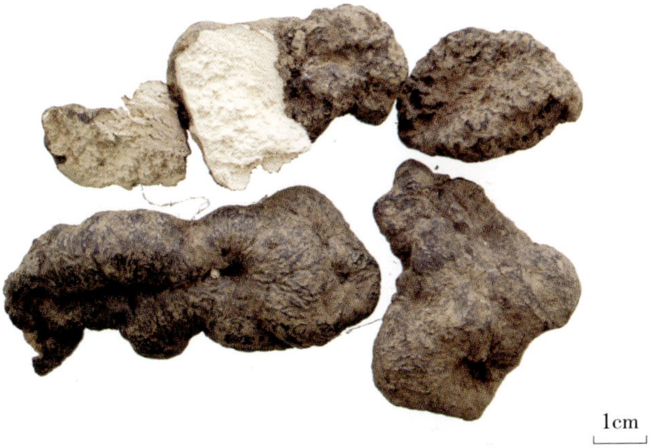

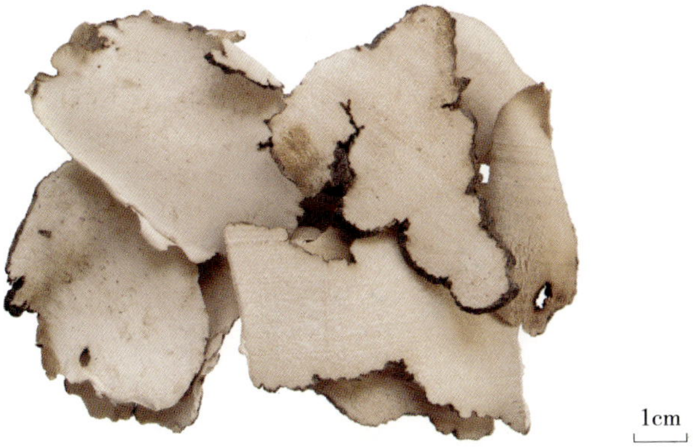

猪苓

猪苓片

性味	甘、淡，平。
功效	利水渗湿。
主治	小便不利，水肿，泄泻，淋浊，带下。
用量用法	6~12g。

★ 彩绒革盖菌 *Coriolus versicolor* (L. ex Fr.) Quel

药材名：云芝（子实体）。

植物形态

腐生真菌。子实体半圆伞状，长 1~10cm，覆瓦状排列，相互连接，硬木质，深灰褐色，外缘有白色或浅褐色边。菌盖长有短毛，无柄，有环状棱纹和辐射状皱纹；盖下色浅，有细密管状孔洞，内生孢子。管口面白色、淡黄色，每毫米有 3~5 个管口。孢子圆柱形，无色。

生境分布：生于多种阔叶树木桩、倒木和枝上。全国各地森林中均有分布。

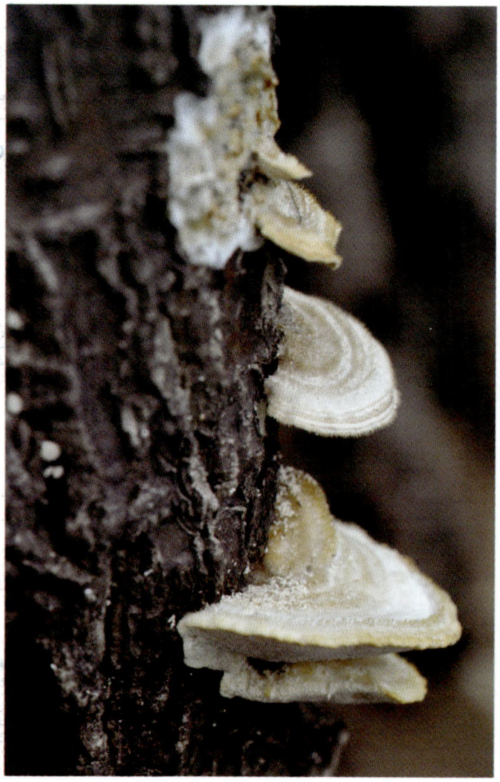

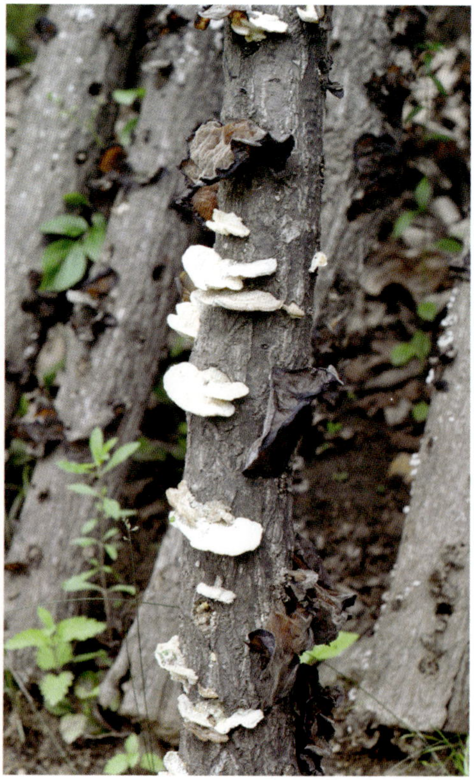

药材性状

伸筋草

匍匐茎呈细圆柱形，略弯曲，长可达2m，直径1~3mm，其下有黄白色细根；直立茎作二叉状分枝。叶密生茎上，螺旋状排列，皱缩弯曲，线形或针形，长3~5mm，黄绿色至淡黄棕色，无毛，先端芒状，全缘，易碎断。质柔软，断面皮部浅黄色，木部类白色。气微，味淡。

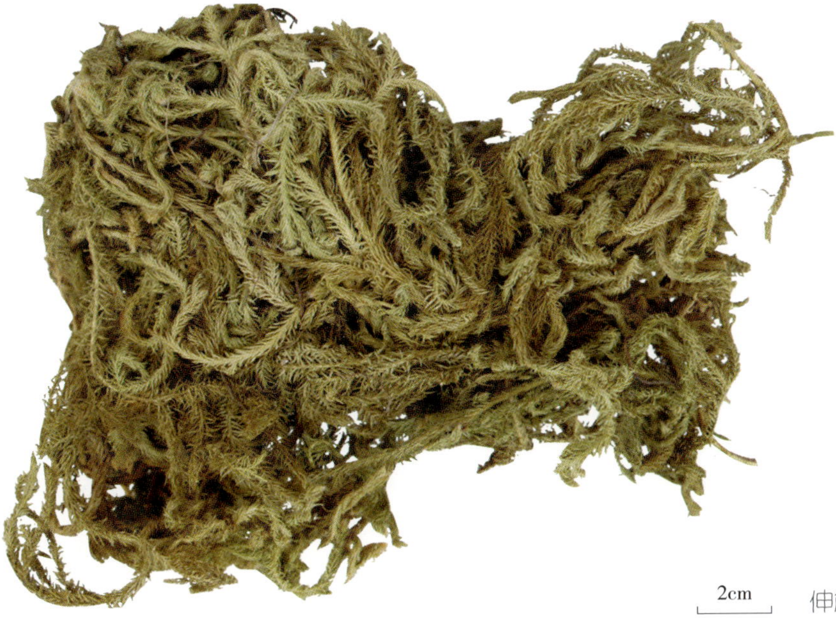

伸筋草

性味	微苦、辛，温。
功效	祛风除湿，舒筋活络。
主治	关节酸痛，屈伸不利。
用量用法	3~12g。

附　注： 石松科多种植物与石松形态相似，容易混淆，如垂穗石松、扁枝石松、玉柏、多穗石松。

卷柏科

★ 卷柏 *Selaginella tamariscina* (Beauv.) Spring

别名：九死还魂草。| **药材名：**卷柏（全草）。

植物形态

多年生常绿草本。主茎短，直立。须根聚生成短干。枝丛生成莲座状，干后内卷如拳，2~3 回羽状分枝，背腹扁平，高 5~15cm。叶二型，侧叶斜卵状钻形，先端具长芒，外缘向下面反卷，具微细锯齿，内缘薄，宽膜质；中叶两排，斜向排列，内缘不形成二平行线，斜卵状披针形，先端具长芒。孢子囊穗生枝顶，四棱形。孢子叶卵状三角形，先端具长芒。

生境分布：生于山坡岩石缝中或石壁上。分布于全国各地。

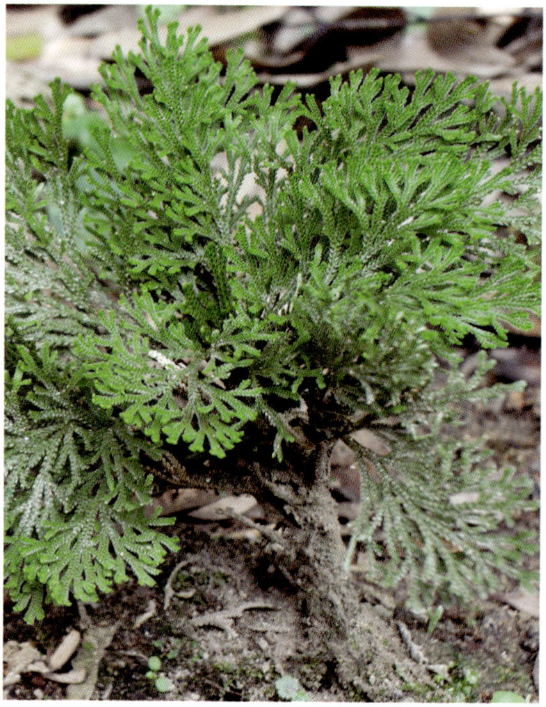
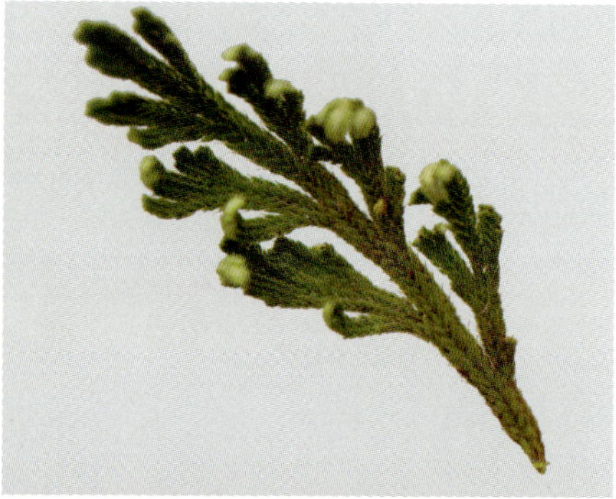
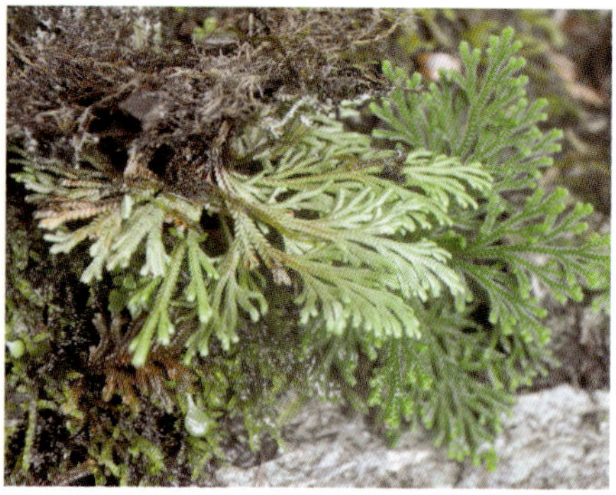

药材
性状

卷柏

卷缩似拳状，长 3~10cm。枝丛生，扁而有分枝，绿色或棕黄色，向内卷曲，枝上密生鳞片状小叶。叶先端具长芒。中叶（腹叶）两行，卵状矩圆形，斜向上排列，叶缘膜质，有不整齐的细锯齿；背叶（侧叶）下表面的膜质边缘常呈棕黑色。基部残留棕色至棕褐色须根，散生或聚生成短干状。质脆，易折断。气微，味淡。

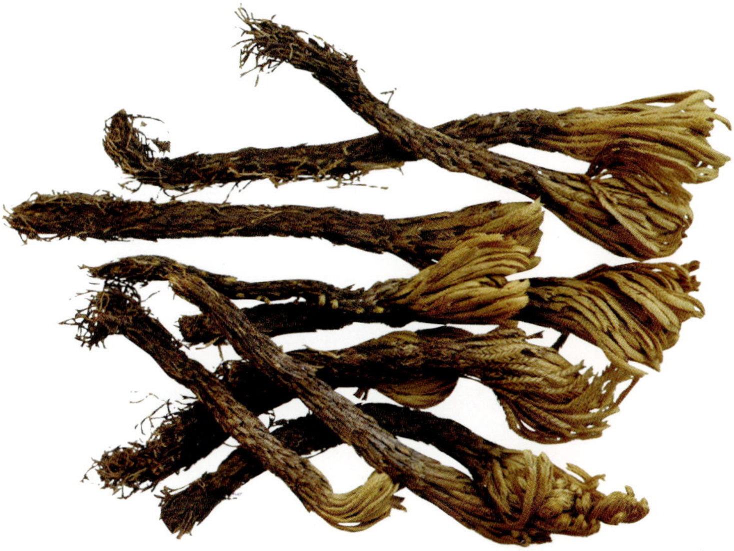

卷柏

性味	辛，平。
功效	活血通经。
主治	经闭痛经，癥瘕痞块，跌扑损伤。
用量用法	5~10g。孕妇慎用。

附　注：《中国药典》2015 年版记载同属植物垫状卷柏与卷柏的干燥全草同等入药。

木贼科

★ 木贼 *Equisetum hyemale* L.

别名：锉草、笔头草、擦草。| 药材名：木贼（地上部分）。

植物形态

多年生常绿草本。根茎黑色。地上茎直立，单一不分枝或于基部簇生，中空，具棱 18~30 条，脊上有疣状突起，触之有粗糙感，沟中有气孔线。叶鞘筒贴于茎上，灰绿色，鞘齿顶部尾尖早落，呈钝头；鞘片下表面有棱脊，形成浅沟。孢子囊穗生于茎顶，长椭圆形，有小尖头，由多数轮状排列的六角形盾状孢子叶组成，沿孢子叶边缘生数个孢子囊。孢子圆球形，有 2 条弹丝，“十”字形着生，卷绕在孢子上。

生境分布：生于林下、灌丛中阴湿地。分布于东北、华北、西北、西南及河南、湖北、湖南等地。

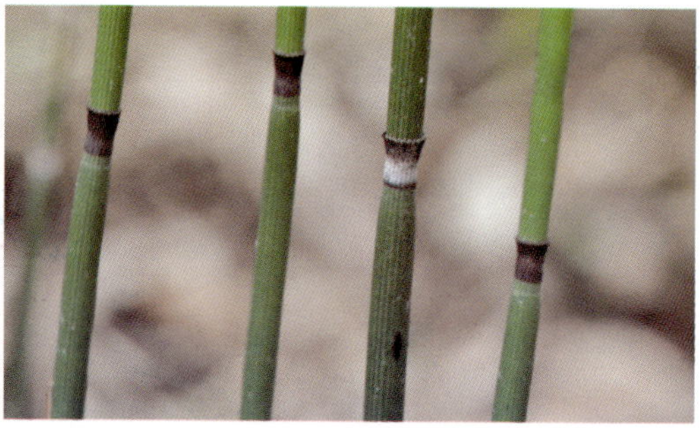

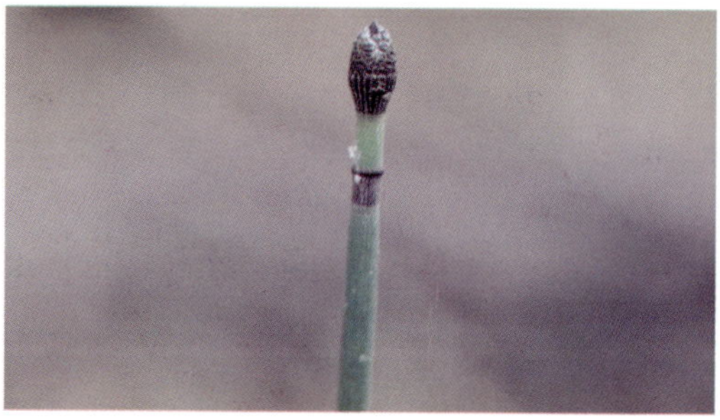

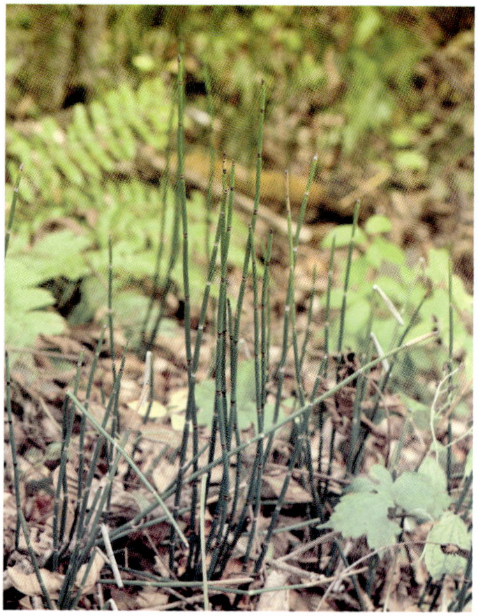

药材性状

木贼

长管状，不分枝，长 40~60cm，直径 0.2~0.7cm。表面灰绿色或黄绿色，有 18~30 条纵棱，棱上有多数细小光亮的疣状突起；节明显，节间长 2.5~9cm，节上着生筒状鳞叶，叶鞘基部和鞘齿黑棕色，中部淡棕黄色。体轻，质脆，易折断，断面中空，周边有多数圆形的小空腔。气微，味甘淡、微涩，嚼之有沙粒感。

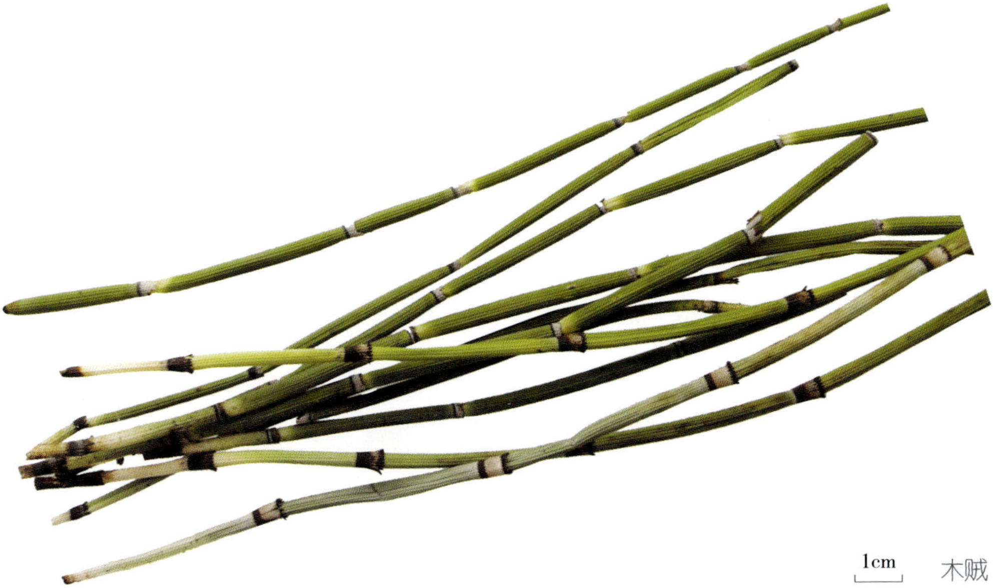

1cm 木贼

性味	甘、苦，平。
功效	疏散风热，明目退翳。
主治	风热目赤，迎风流泪，目生云翳。
用量用法	3~9g。

附　注：同属植物问荆、节节草、笔管草等易与木贼药材混淆。

海金沙科

★ 海金沙 *Lygodium japonicum* (Thunb.) Sw.

别名：竹芫荽。| 药材名：海金沙（孢子）。

植物形态

多年生攀缘植物。茎草质，细弱，长达 4m。地下茎细而匍匐，被细柔毛。叶为 1~2 回羽状复叶，纸质，两面均被细柔毛。能育羽片卵状三角形；小叶卵状披针形，边缘有锯齿或不规则分裂。不育羽片尖三角形，但为 1 回羽状复叶；小叶阔线形或基部分裂成不规则的小片。孢子囊生于能育羽片的下表面，在 2 回小叶的齿及裂片顶端呈穗状排列；孢子囊盖鳞片状，卵形，每盖下生一横卵形的孢子囊；孢子囊多在夏、秋两季产生。

生境分布：攀缘于其他植物上，野生于山坡草丛中。分布于长江以南各地及陕西、甘肃等地。

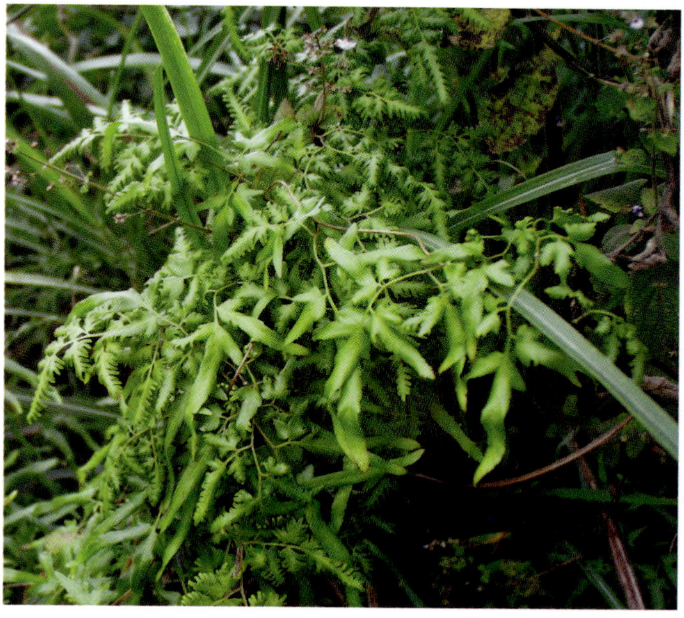

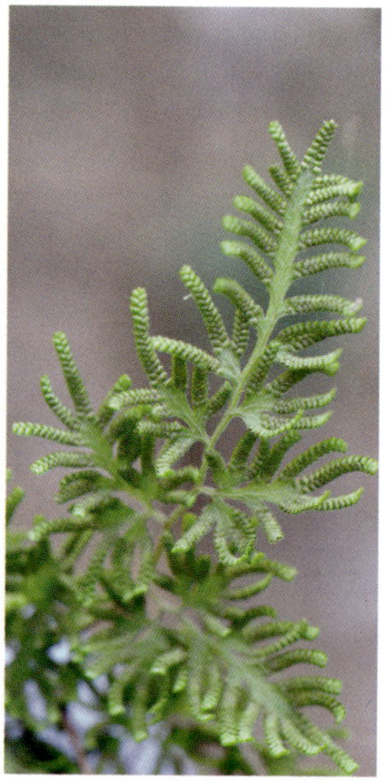

药材性状

海金沙

粉末状，棕黄色或浅棕黄色。体轻，手捻有光滑感，置手中易由指缝滑落。气微，味淡。

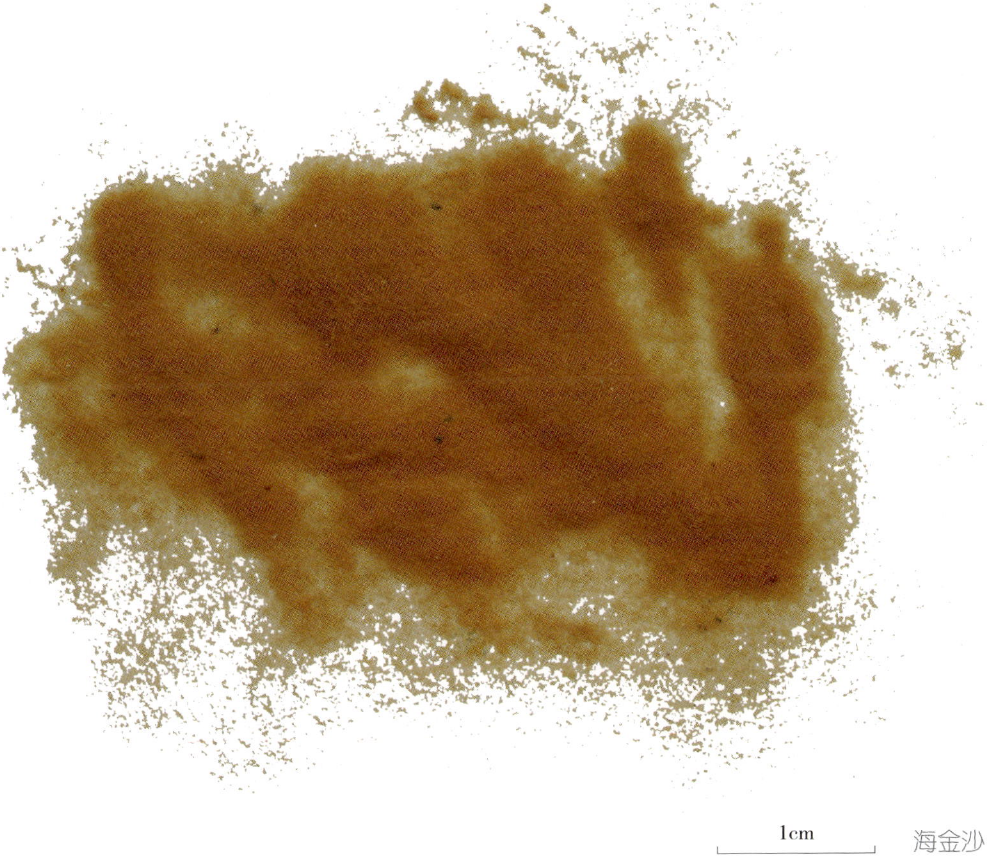

海金沙

性味	甘、咸，寒。
功效	清利湿热，通淋止痛。
主治	热淋，石淋，血淋，膏淋，尿道涩痛。
用量用法	6~15g，包煎。

中国蕨科

野鸡尾 *Onychium japonicum* (Thunb.) Kunze.

别名：野雉尾金粉蕨、日本金粉蕨、金粉蕨。| 药材名：小野鸡尾（叶）。

植物形态

多年生草本，高约 60cm。根状茎长而横走，质硬，密被棕色披针形鳞片。叶散生；叶柄禾秆色或基部褐棕色，无毛；能育叶叶片卵状披针形或三角状披针形，3~5 回羽状分裂，羽片 12~15 对，互生，斜展，末回裂片短线形，先端有短尖头。孢子囊群沿末回裂片下表面边缘着生，成熟时满布裂片背面；囊群盖膜质，与中脉平行，向内开口，口部全缘。

生境分布：生于山坡灌丛阴湿处、溪边、路边或石山上。分布于长江以南各地，向北到河北西部、河南南部和秦岭南坡等地。

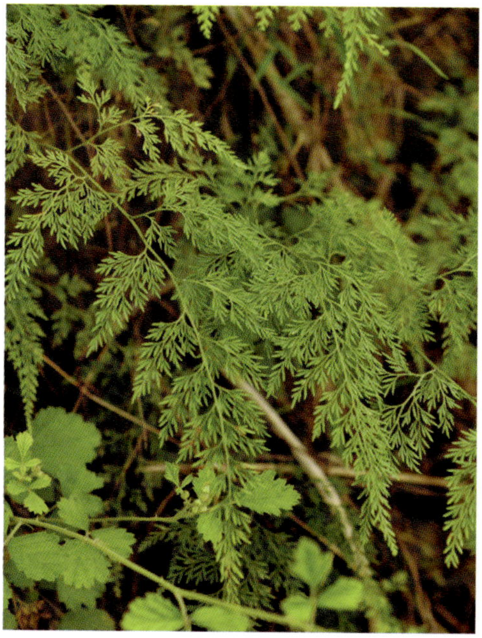

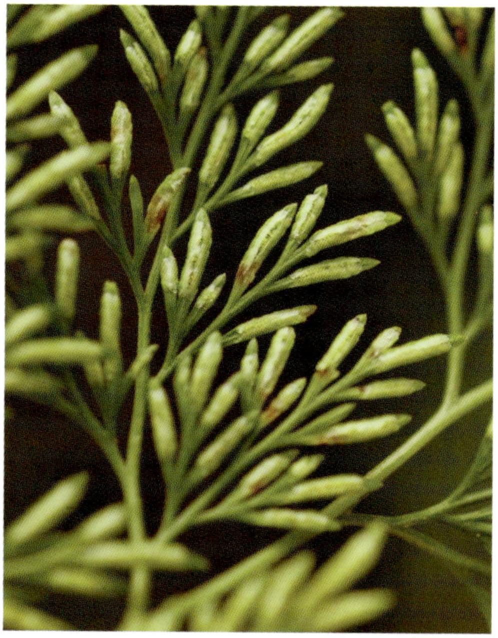

药材性状

小野鸡尾

叶柄细长，略呈方柱形，表面绿黄色至浅棕黄色，具纵沟。叶片草质，展平后呈卵状披针形或三角状披针形，浅黄绿色或棕褐色，略有光泽，3~5 回羽状分裂；不育叶的小裂片有齿，能育叶的末回裂片短线形，下表面边缘生有孢子囊[illegible]孢子囊群盖短线形，向内开口。气无，味苦。

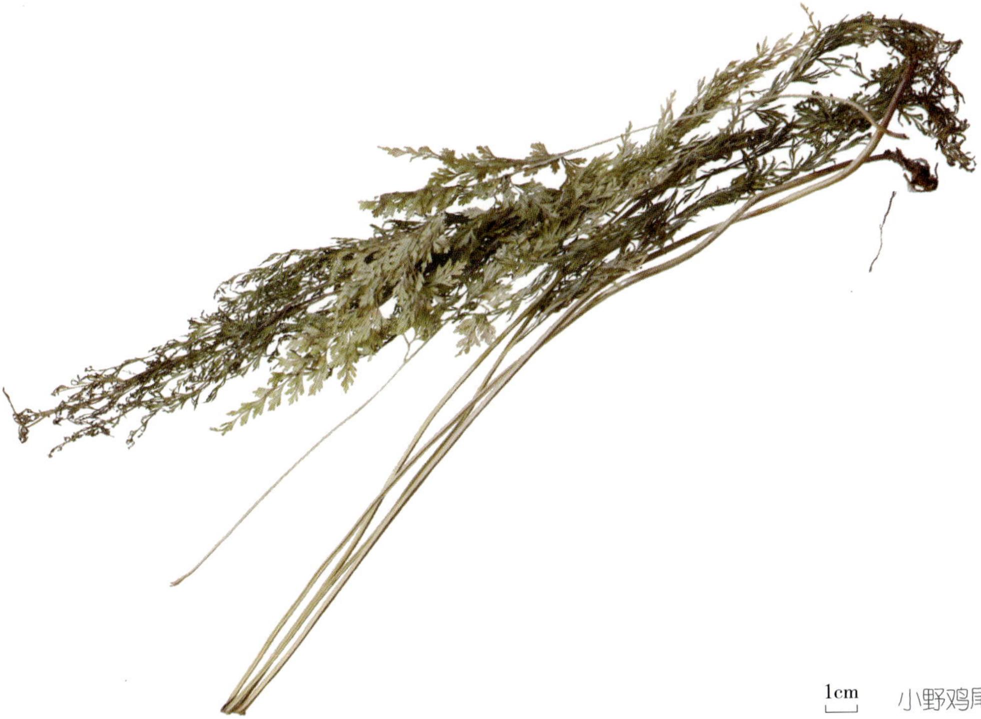

1cm 小野鸡尾

性味	苦，寒。
功效	清热解毒。
主治	感冒高热，肠炎，痢疾，小便不利，解木薯、砷中毒，烧烫伤，外伤出血。
用量用法	15~30g。外用适量，研粉敷患处。

铁线蕨科

铁线蕨 *Adiantum capillus-veneris* L.

别名：铁丝草、猪宗七、猪毛七。| 药材名：猪鬃草（全草）。

植物形态

植株高 15~40cm。根状茎横走，有淡棕色披针形鳞片。叶近生，薄草质，无毛；叶柄栗黑色，仅基部有鳞片；叶片卵状三角形，中部以下 2 回羽状，小羽片斜扇形或斜方形，外缘浅裂至深裂，裂片狭，不育裂片顶端钝圆并有细锯齿，叶脉扇状分叉。孢子囊群生于变质裂片顶部反折的囊群盖下面；囊群盖圆肾形至矩圆形，全缘。

生境分布：喜生于阴湿的溪边石上，为钙质土指示植物，海拔 100~2800m。广布于长江以南各地，向北到陕西、甘肃、河北等地。

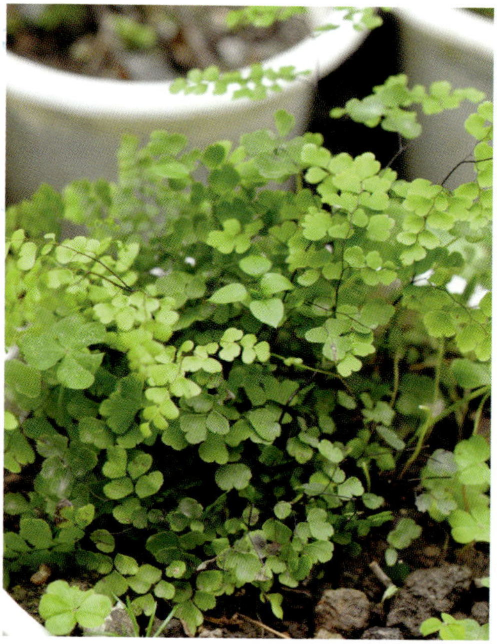

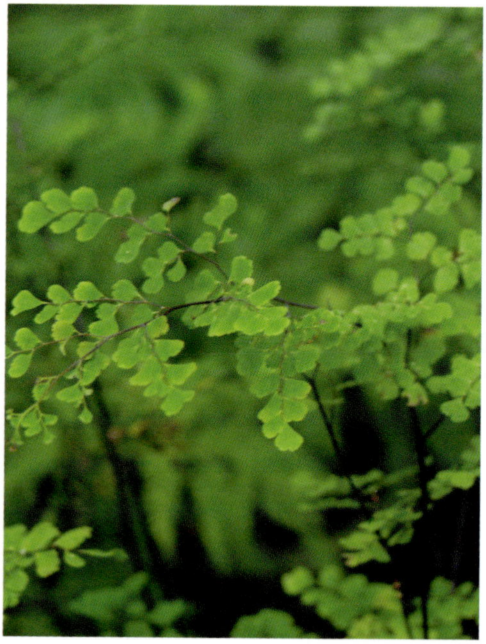

药材性状

猪鬃草

全长 15~40cm。根状茎横走，被淡棕色披针形鳞片。叶柄细长，栗黑色；叶片薄草质，卵状三角形，1~3 回羽状，小羽片斜扇形或斜方形，外缘浅裂至深裂，不育裂片顶端钝圆并有细锯齿；叶脉扇状分叉。孢子囊群生于变质裂片顶部反折的囊群盖下面，囊群盖圆肾形至矩圆形。

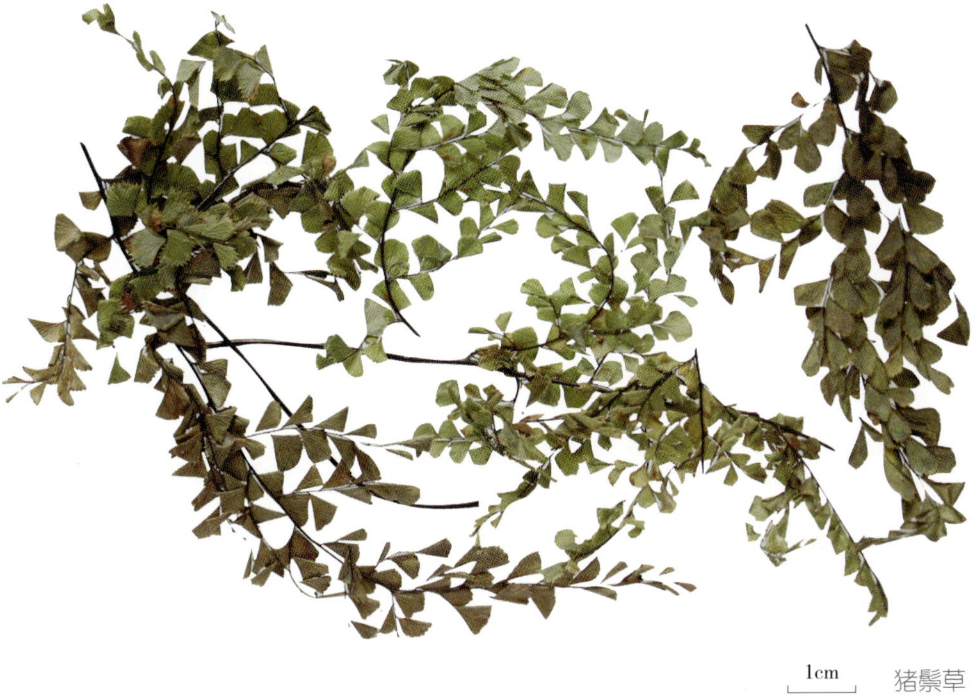

猪鬃草

性味	淡，凉。
功效	清热解毒，利尿消肿。
主治	感冒发热，咳嗽咯血，肝炎，肠炎，痢疾，尿路感染，急性肾炎，乳腺炎，疔疮，烧烫伤。
用量用法	25~50g。外用适量，捣烂敷患处。

乌毛蕨科

顶芽狗脊 *Woodwardia unigemmata* Nakai

别名：单芽狗脊蕨、单芽狗脊。| **药材名：**狗脊贯众（根茎及叶柄残基）。

植物形态

多年生草本。根茎粗大，倾斜，密被棕褐色膜质披针形鳞片及黑色细根。叶柄黄绿色；叶片卵状长圆形，近革质或厚纸质，在叶轴顶部和羽片着生处下面生有具红棕色鳞片包被的芽孢，2 回深羽裂，裂片三角状卵形或长圆状三角形。孢子囊群着生在近主脉两侧的一行网脉上；囊群盖长肾形，褐色，成熟时向内开裂。

生境分布：生于林下或灌丛中。分布于陕西、甘肃、江苏、浙江、江西、福建、台湾、湖北、湖南、广东、广西、四川、贵州、云南、西藏等地。

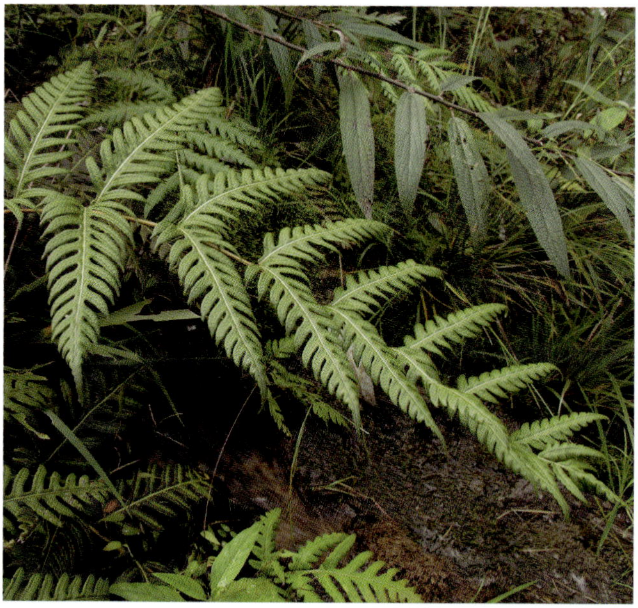

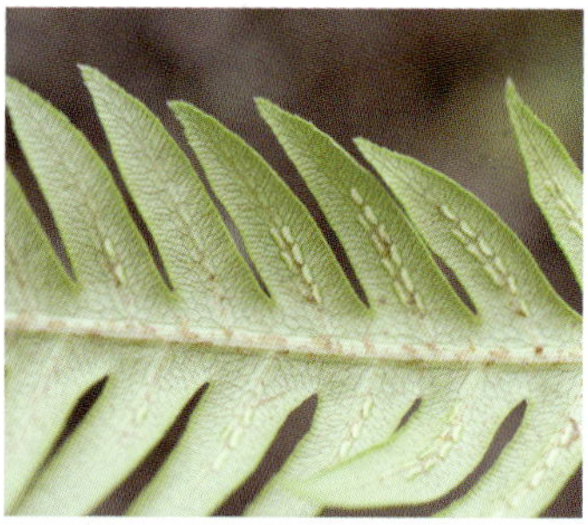

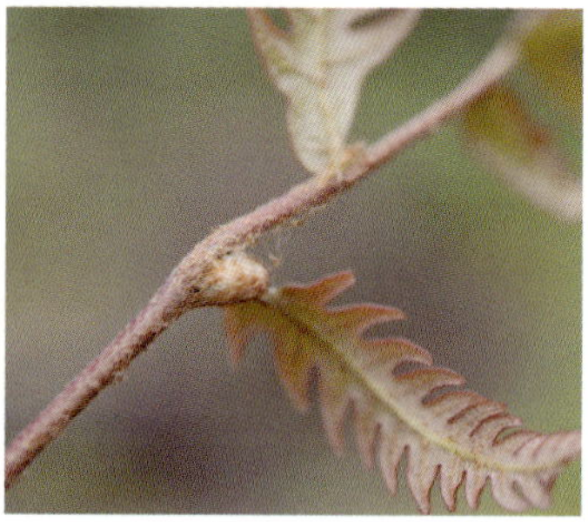

药材性状

狗脊贯众

本品呈长圆柱形或削成柱状、方柱状，挺直或稍弯曲，上端较粗钝，下端较尖，长6~30cm，直径2~7cm，红棕色至黑褐色。根茎密被短粗的叶柄基；鳞片棕红色，全缘；细根棕黑色。叶柄基坚硬，横断面半圆形，有分体中柱5~8个。

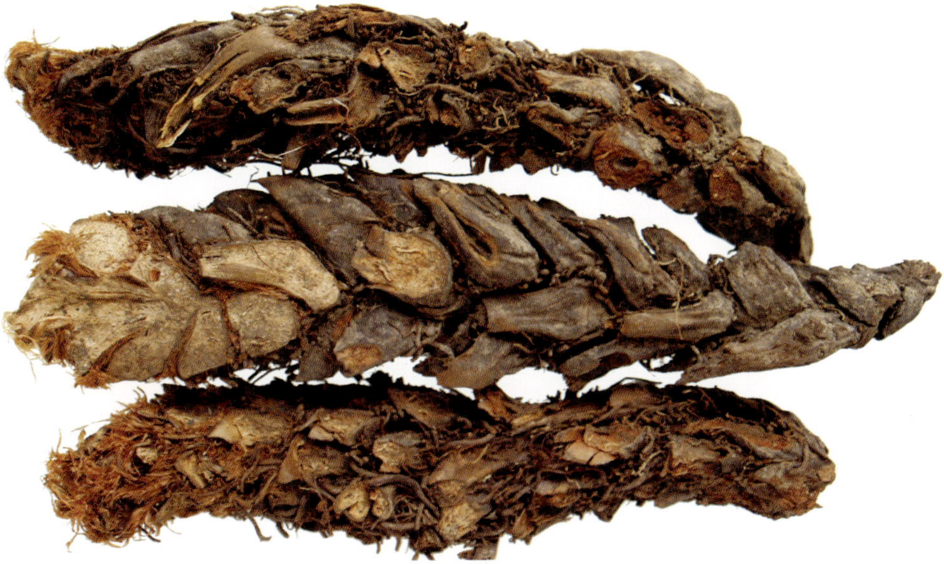

1cm　狗脊贯众

性味	苦，凉；有毒。
功效	清热解毒，杀虫散瘀。
主治	感冒，疮痈肿毒，虫积腹痛，便血，血崩等。
用量用法	4.5~9g。

附　注： 顶芽狗脊与同属植物狗脊蕨的干燥根茎及叶柄残基同等入药，称“狗脊贯众”，易与“绵马贯众”混淆。

水龙骨科

★ 庐山石韦 *Pyrrosia sheareri* (Bak.) Ching

别名：大叶石韦。| 药材名：石韦（叶）。

植物形态

植株高（20~）30~60cm。根状茎粗短，横走，密被鳞片。鳞片披针形，边缘有锯齿。叶一型，簇生，坚革质，上表面有细密而不整齐的凹点，下表面有分枝短阔的黄色紧密星状毛；叶柄粗壮，以关节和根状茎相连；叶片阔披针形，长 20~40cm，宽 3~5cm，向基部稍变宽，为不等的圆耳形或心形，不下延，侧脉两面略下凹。孢子囊群小，在侧脉间排成多行，无盖。

生境分布：生于海拔 2100m 以下的林下岩石或树干上。分布于湖北、江西、浙江、安徽、福建、台湾、广东、广西、贵州、四川、云南等地。

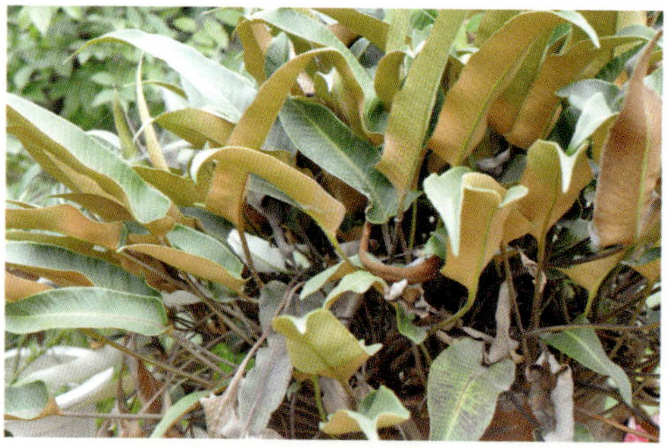

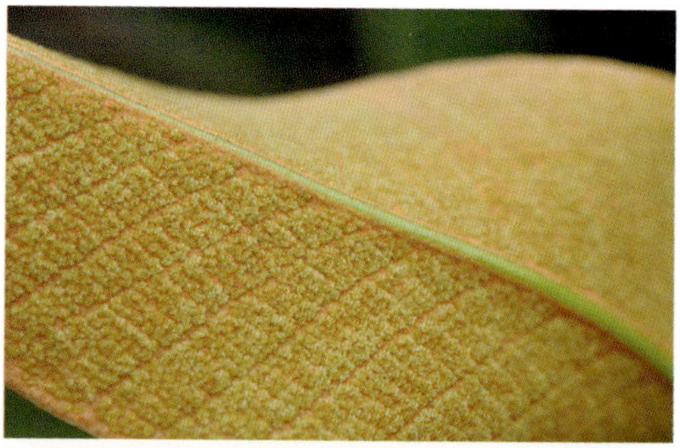

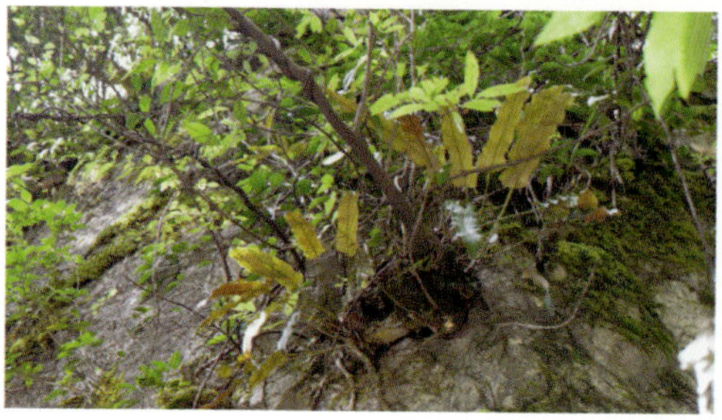

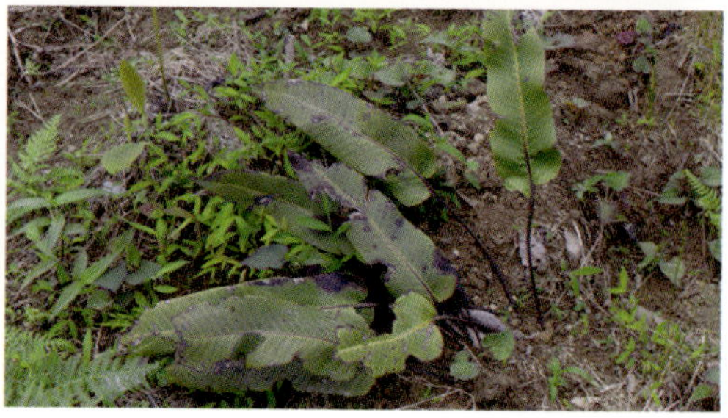

药材性状

石韦

叶片略皱缩，展平后呈披针形，长 10~25cm，宽 3~5cm；先端渐尖，基部耳状偏斜，全缘，边缘常向内卷曲；上表面黄绿色或灰绿色，散布有黑色圆形小凹点；下表面密生红棕色星状毛，有的侧脉间布满棕色圆点状的孢子囊群。叶柄具 4 条棱，长 10~20cm，直径 1.5~3mm，略扭曲，有纵槽。叶片革质。气微，味微涩苦。

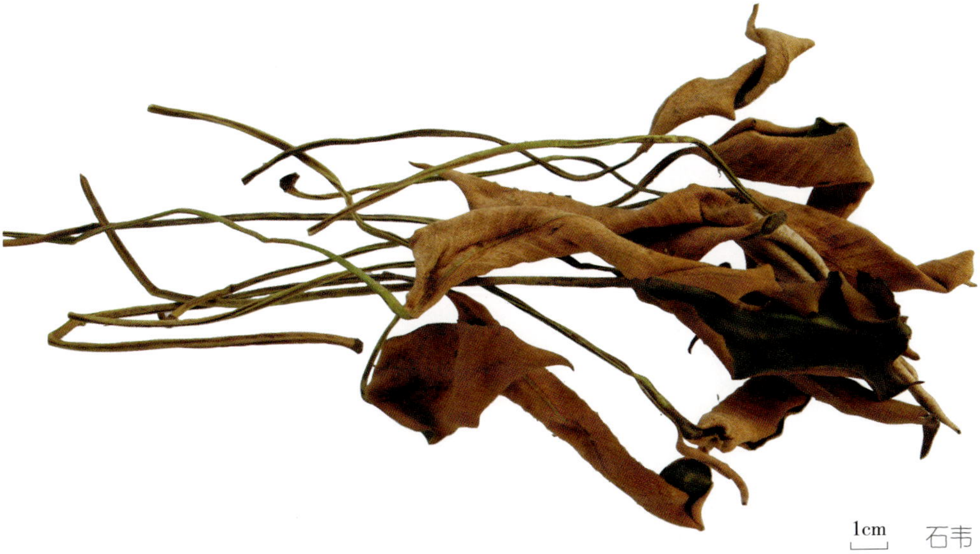

石韦

性味	甘、苦，微寒。
功效	利尿通淋，清肺止咳，凉血止血。
主治	热淋，血淋，石淋，小便不通，淋沥涩痛，肺热喘咳，吐血，衄血，尿血，崩漏。
用量用法	6~12g。

附　注：《中国药典》2015 年版记载同属植物石韦、有柄石韦与庐山石韦的干燥叶同等入药。

★ 槲蕨 *Drynaria fortunei* (Kunze) J. Sm.

别名：爬岩姜。| **药材名：**骨碎补（根茎）。

植物形态

多年生附生草本，高 20~40cm。根茎粗壮，直径 1~2cm，肉质，横走，密生棕黄色钻状披针形鳞片，鳞片具睫毛。叶二型；营养叶多数，厚革质，红棕色或灰褐色，无柄，宽卵形，边缘羽状浅裂，叶脉明显；孢子叶绿色，厚纸质，有短柄，柄有翅，叶长圆形或长椭圆形，羽状深裂，裂片互生。孢子囊群圆形，黄褐色，生于小脉交叉点，沿中脉两侧各排成 2~3 行，无囊群盖。

生境分布：附生于海拔 100~1800m 的树干、山林石壁或墙上。分布于湖北、湖南、江西、江苏、安徽、福建、广东、香港、广西、贵州、重庆、四川、云南等地。

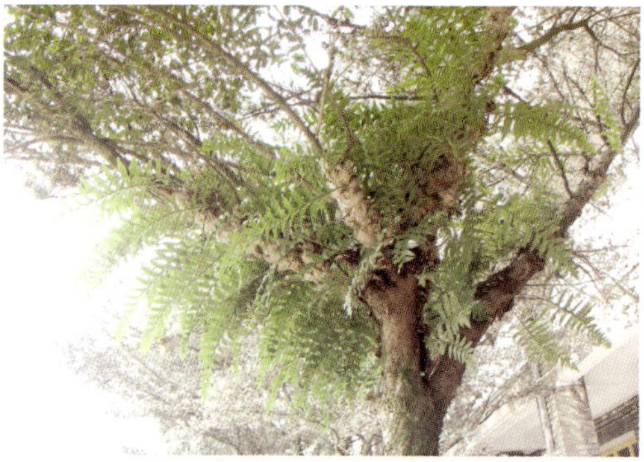
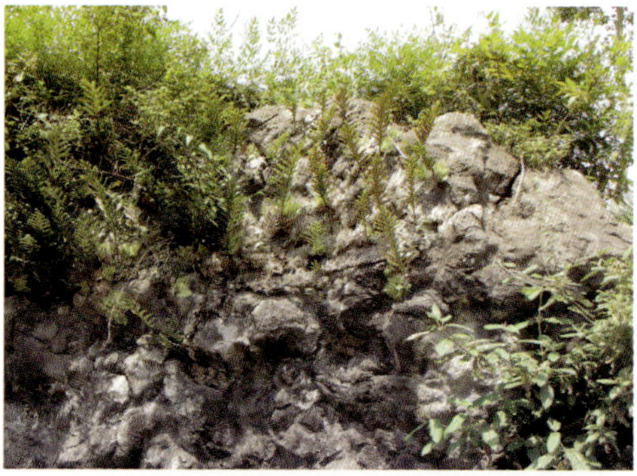
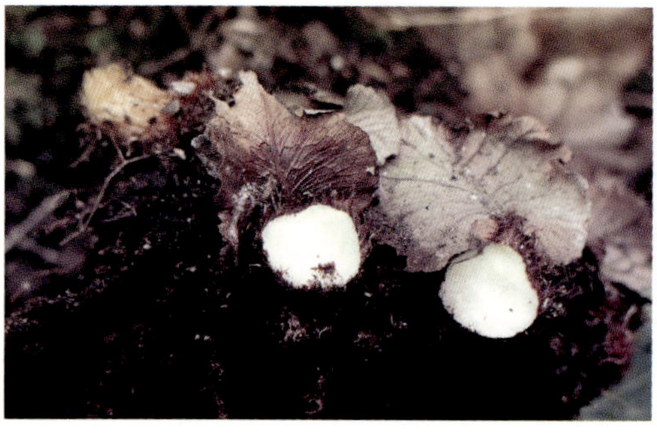
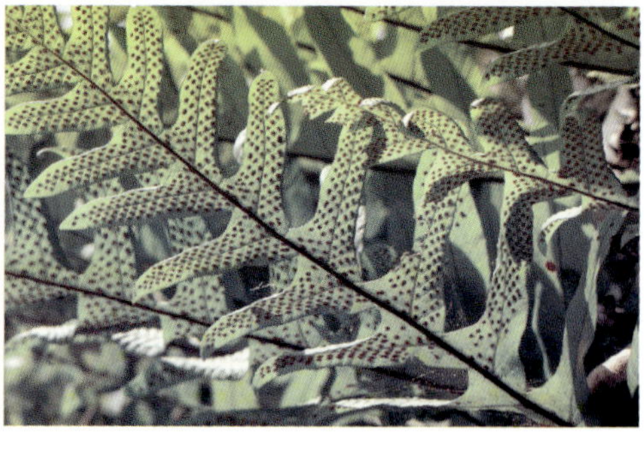

药材性状

榧子

卵圆形或长卵圆形，长 2~3.5cm，直径 1.3~2cm。表面灰黄色或淡黄棕色，有纵皱纹，一端钝圆，可见椭圆形的种脐，另端稍尖。种皮质硬，厚约 1mm。种仁表面皱缩，外胚乳灰褐色，膜质；内胚乳黄白色，肥大，富油性。气微，味微甜而涩。

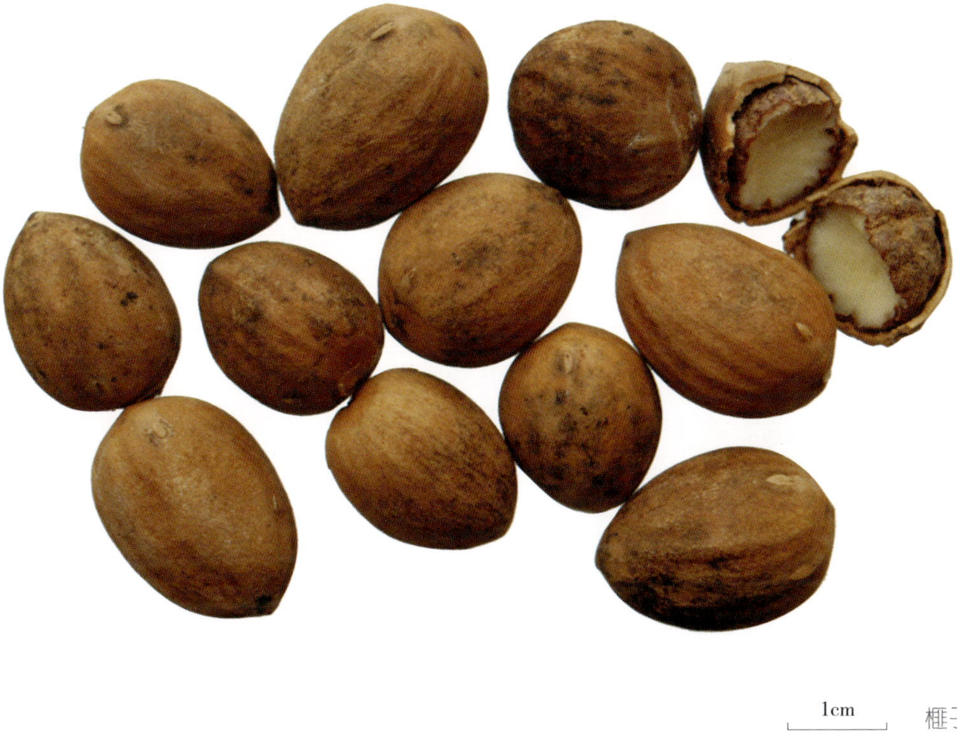

榧子

性味	甘，平。
功效	杀虫消积，润肺止咳，润燥通便。
主治	钩虫病，蛔虫病，绦虫病，虫积腹痛，小儿疳积，肺燥咳嗽，大便秘结。
用量用法	9~15g。

麻黄科

★ 草麻黄 *Ephedra sinica* Stapf

别名：麻黄、华麻黄。| **药材名：**麻黄（草质茎）、麻黄根（根和根茎）。

植物形态

草本状灌木，株高 20~40cm。木质茎短或呈匍匐状。小枝直伸或微曲，对生或轮生。叶 2 裂，裂片锐三角形。雄球花常呈复穗状花序；雄蕊 7~8 枚，花丝结合或顶端微分离。雌球花单生枝顶或老枝叶腋；雌花 2 朵；雌球花熟时肉质红色，长圆状卵球形或球形。种子 2 粒，三角状卵球形。花期 5~6 月，8~9 月种子成熟。

生境分布：生于沙质干燥地。分布于吉林、辽宁、河北、河南、山西、陕西、内蒙古、宁夏、甘肃、新疆等地。

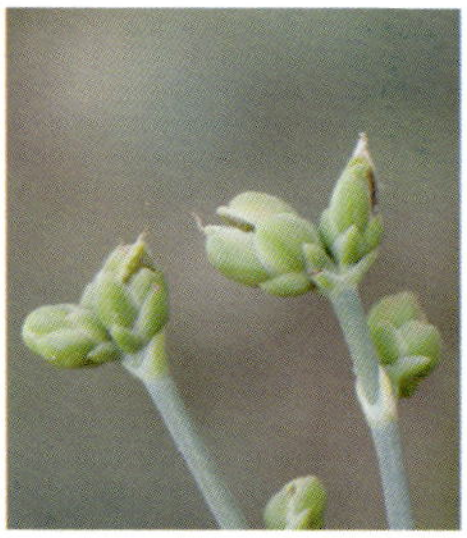

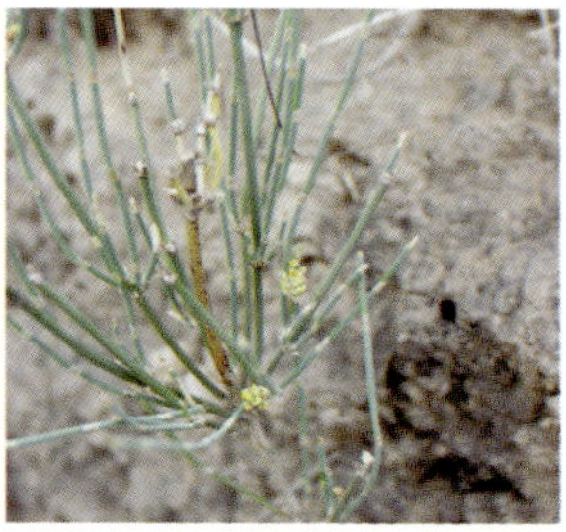

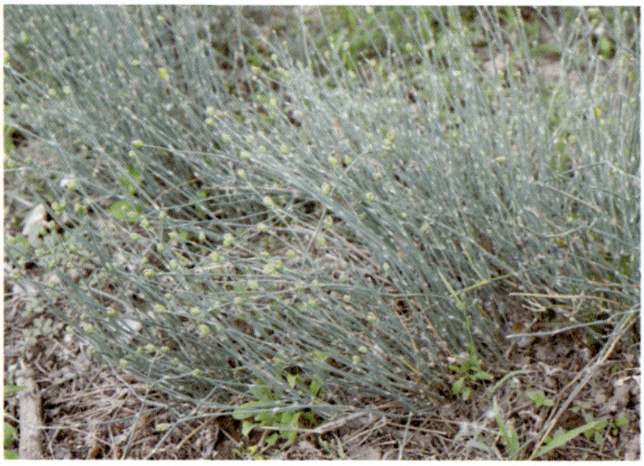

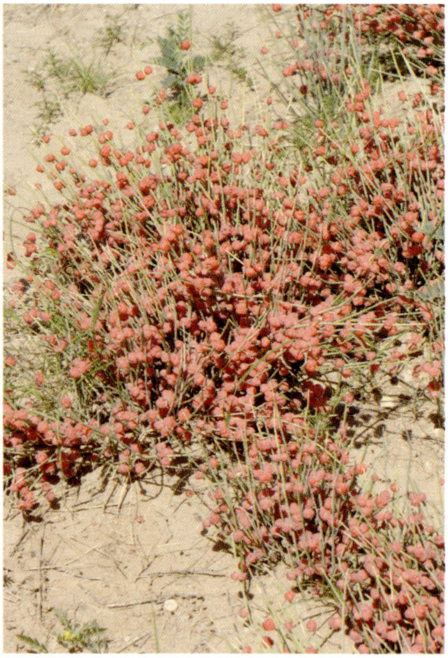

药材
性状

麻黄

细长圆柱形，少分枝，直径1~2mm。有的带少量棕色木质茎。表面淡绿色至黄绿色，有细纵脊线，触之微有粗糙感。节明显，节间长2~6cm。节上有膜质鳞叶，长3~4mm；裂片2枚，稀3枚，锐三角形，先端灰白色，反曲，基部连合成筒状，红棕色。体轻，质脆，易折断，断面略呈纤维性，周边绿黄色，髓部红棕色，近圆形。气微香，味涩、微苦。

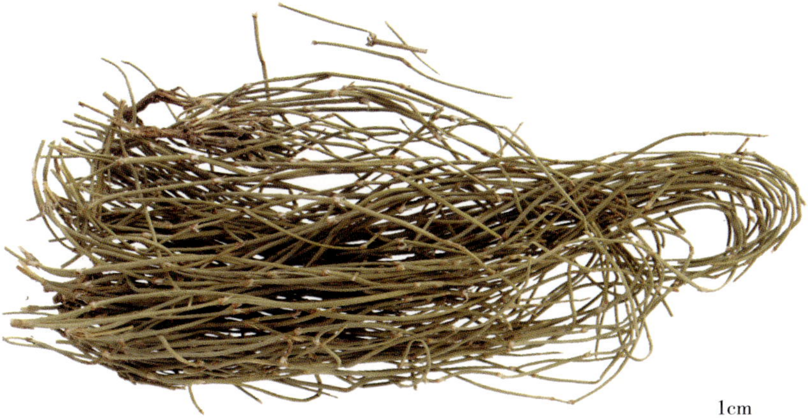

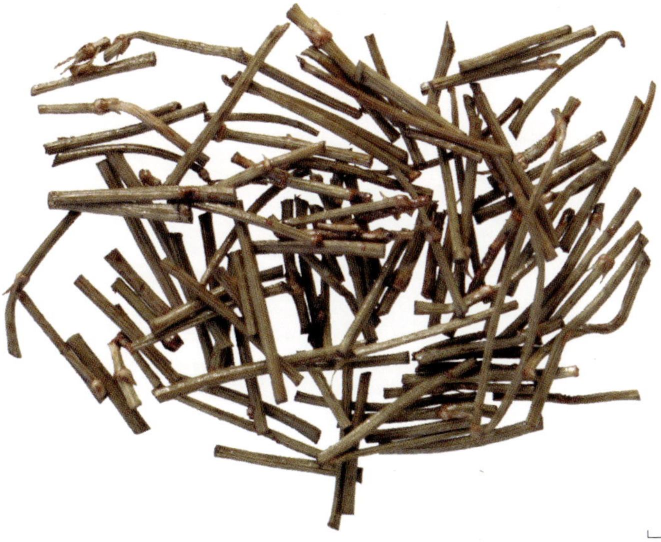

麻黄

蜜麻黄

性味	辛、微苦，温。
功效	发汗散寒，宣肺平喘，利水消肿。
主治	风寒感冒，胸闷喘咳，风水浮肿。
用量用法	2~10g。

药材性状

麻黄根

圆柱形，略弯曲，长 8~25cm，直径 0.5~1.5cm。表面红棕色或灰棕色，有纵皱纹及支根痕。外皮粗糙，易成片状剥落。根茎具节，节间长 0.7~2cm，表面有横长突起的皮孔。体轻，质硬而脆，断面皮部黄白色，木部淡黄色或黄色，射线放射状，中心有髓。气微，味微苦。

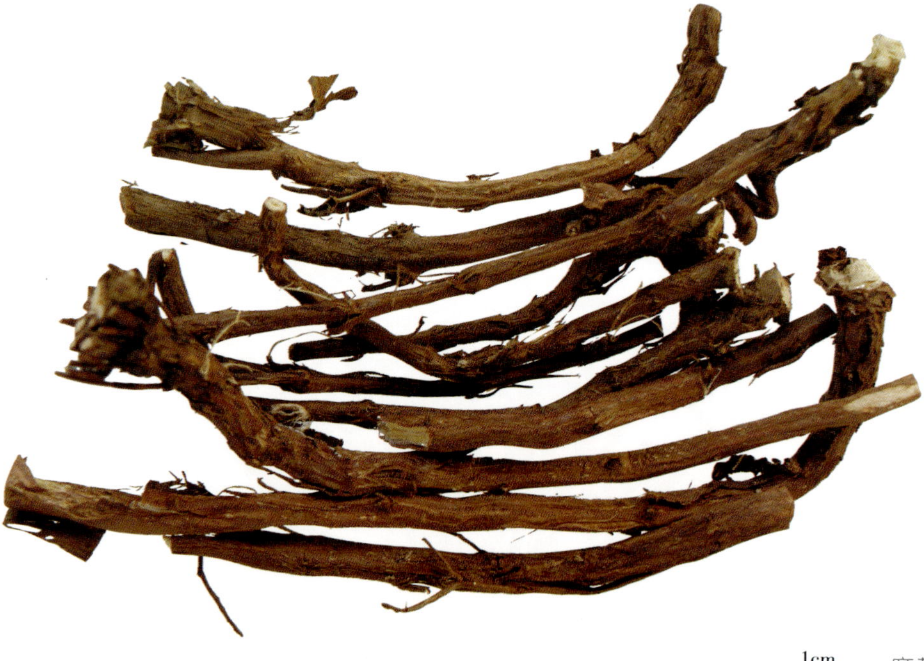

麻黄根

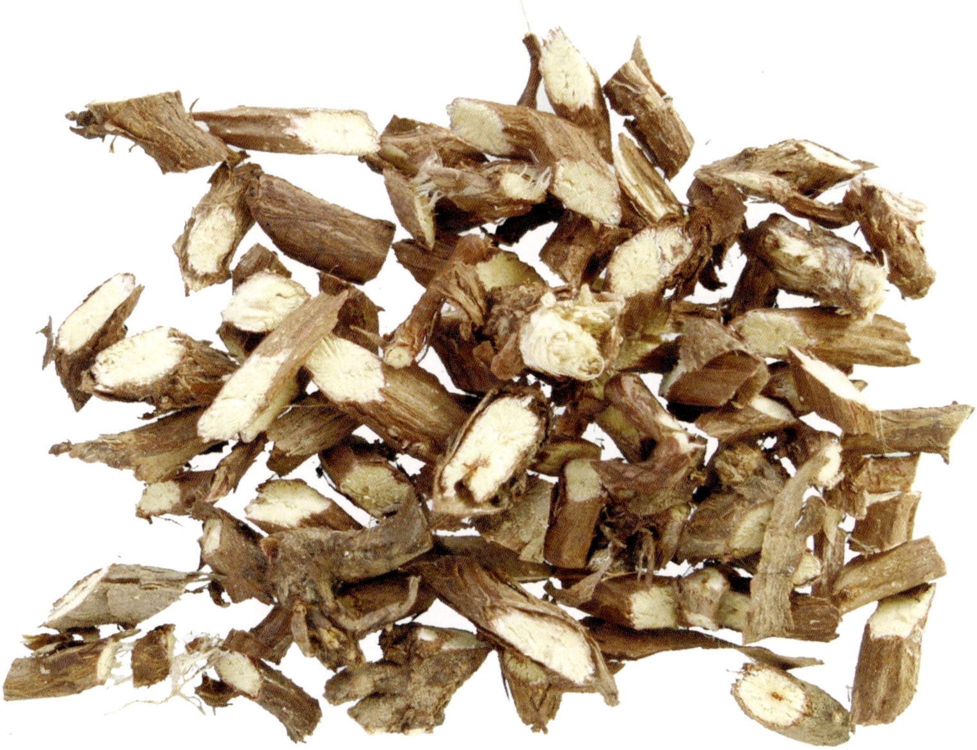

1cm 麻黄根（饮片）

性味	甘、涩，平。
功效	固表止汗。
主治	自汗，盗汗。
用量用法	3~9g。外用适量，研粉撒扑。

附　注：《中国药典》2015年版记载同属植物木贼麻黄、中麻黄与草麻黄的干燥草质茎同等入药，中麻黄与草麻黄的干燥根和根茎同等入药。

樟科

★ 樟 *Cinnamomum camphora* (L.) Presl

别名： 香樟、芳樟、油樟、樟木。| **药材名：** 天然冰片（新鲜枝、叶经提取加工制成）。

植物形态

常绿大乔木，全株有樟脑香气。树皮灰褐色或黄褐色，有不规则纵裂。叶互生；叶片革质，长卵形或卵状椭圆形，全缘，上表面绿色，有光泽，下表面灰绿色，两面无毛；叶柄长 2~3cm。圆锥花序，腋生，花小，绿白色或带黄绿色；花被 6 片，椭圆形，内面密被短柔毛；退化雄芯，位于最内轮，箭头形，被短柔毛；子房球形，无毛。果实卵形或球形，熟时紫黑色，有膨大的浅杯状花托包围基部。花期 4~5 月，果期 10~11 月。

生境分布： 野生或栽培于河边或较为湿润的平地。分布于长江以南各地。

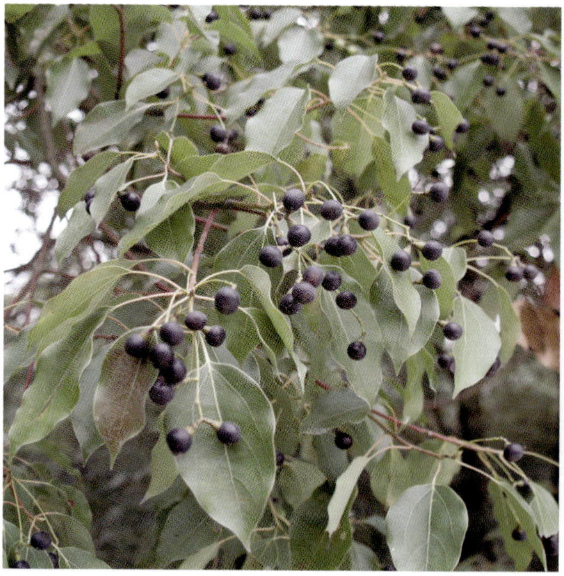

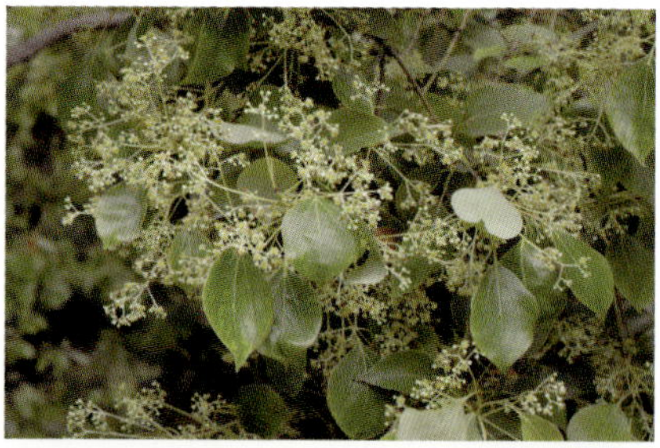

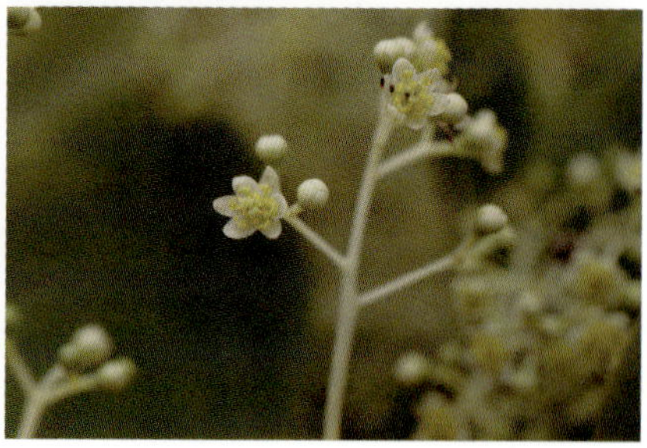

药材性状

天然冰片

本品为白色结晶性粉末或片状结晶。气清香，味辛、凉。具挥发性，点燃时有浓烟，火焰呈黄色。

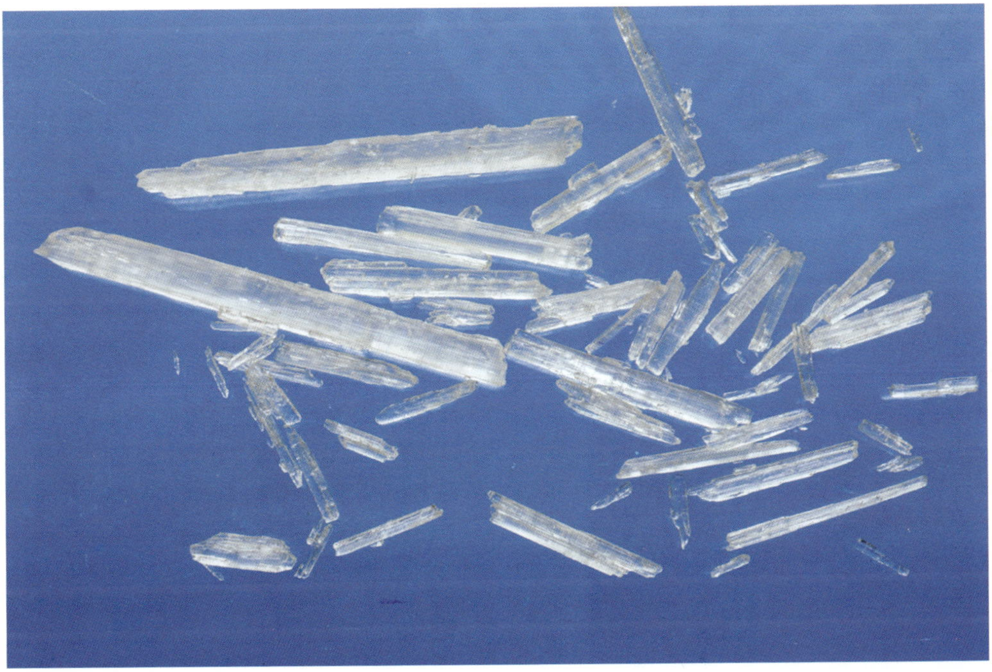

1cm 天然冰片

性味	辛、苦，凉。
功效	开窍醒神，清热止痛。
主治	热病神昏，惊厥，中风痰厥，气郁暴厥，中恶昏迷，胸痹心痛，目赤，口疮，咽喉肿痛，耳道流脓。
用量用法	0.3~0.9g。

★ 肉桂 *Cinnamomum cassia* Presl

别名：桂树、桂皮树。| 药材名：肉桂（树皮）、桂枝（嫩枝）。

植物形态

乔木。树皮灰褐色，老树树皮厚约 1.3cm；幼枝多有 4 条棱，被褐色茸毛。叶互生或近对生，革质；叶片矩圆形至近披针形，上表面绿色，无毛，中脉及侧脉明显下凹，下表面有疏柔毛，具离基三出脉；叶柄长 1.5~2cm。圆锥花序腋生或近顶生；花小，白色；花被片 6 片，与花被管均长 2mm；能育雄蕊 9 枚，花药 4 室，第三轮雄蕊花药外向瓣裂。果实椭圆形，黑紫色。花期 6~7 月，果期 10~12 月。

生境分布：栽培于沙土或山地。分布于云南、广西、广东、福建等地。

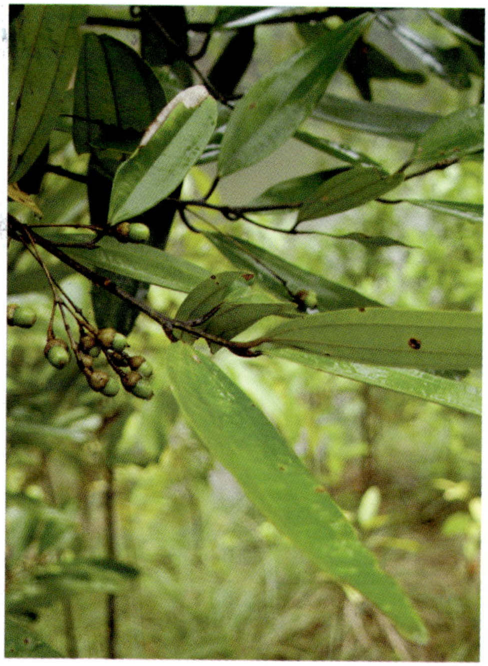

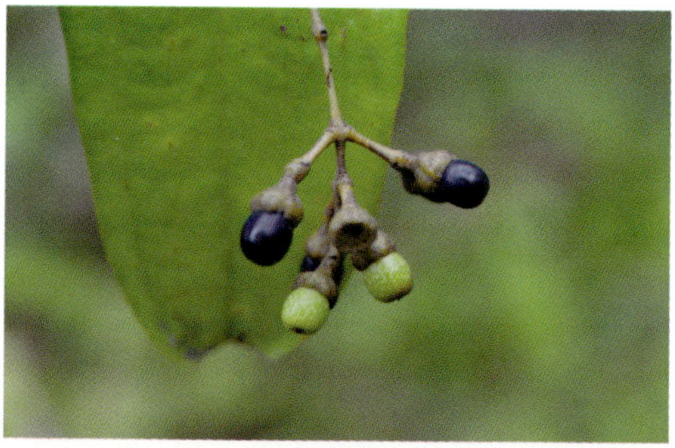

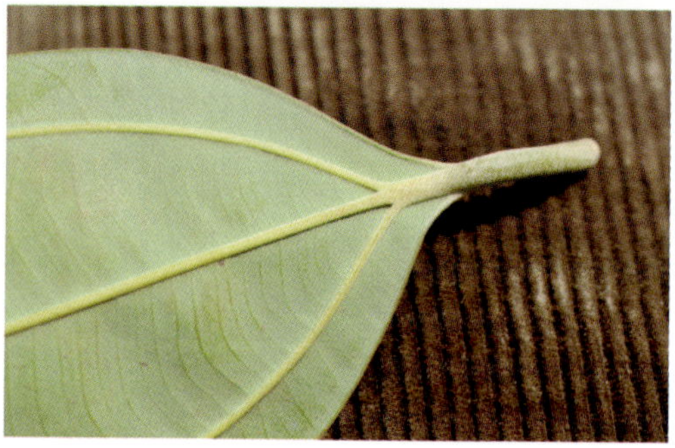

药材性状

肉桂

槽状或卷筒状，长30~40cm，宽或直径3~10cm，厚0.2~0.8cm。外表面灰棕色，稍粗糙，有不规则的细皱纹及横向突起的皮孔，有的可见灰白色的斑纹；内表面红棕色，略平坦，有细纵纹，划之显油痕。质硬而脆，易折断，断面不平坦，外层棕色而较粗糙，内层红棕色而油润，两层间有1条黄棕色的线纹。气香浓烈，味甜、辣。

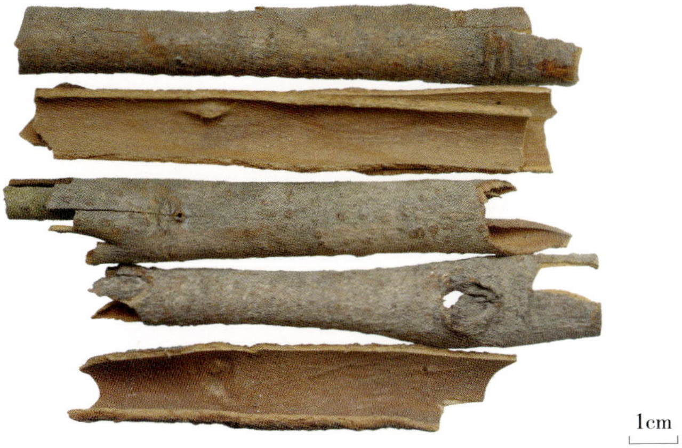

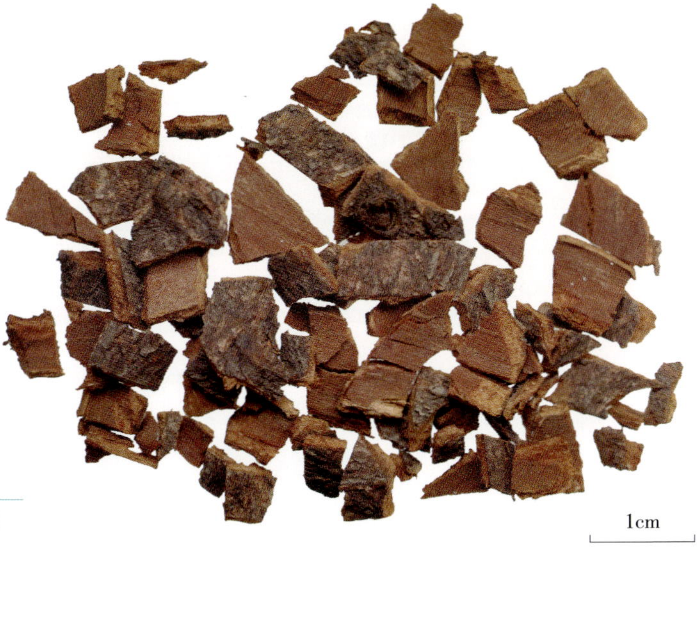

肉桂

肉桂（饮片）

性味	辛、甘，大热。
功效	补火助阳，引火归原，散寒止痛，温通经脉。
主治	阳痿宫冷，腰膝冷痛，肾虚作喘，虚阳上浮，眩晕目赤，心腹冷痛，虚寒吐泻，寒疝腹痛，痛经经闭。
用量用法	1~5g。有出血倾向者及孕妇慎用；不宜与赤石脂同用。

药材性状

桂枝

长圆柱形，多分枝，长 30~75cm，粗端直径 0.3~1cm。表面红棕色至棕色，有纵棱线、细皱纹及小疙瘩状的叶痕、枝痕和芽痕，皮孔点状。质硬而脆，易折断。切片厚 2~4mm，切面皮部红棕色，木部黄白色至浅黄棕色，髓部略呈方形。有特异香气，味甜、微辛，皮部味较浓。

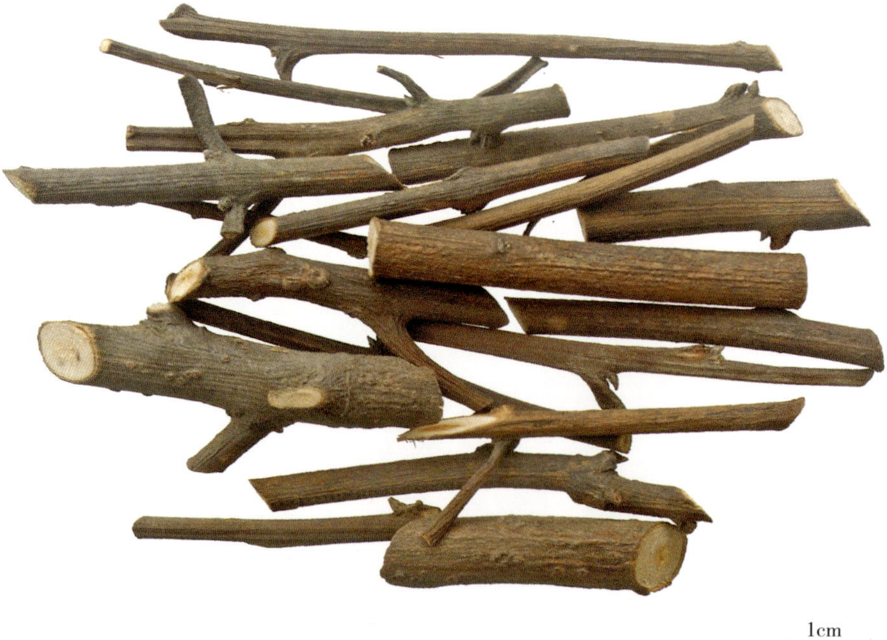

桂枝

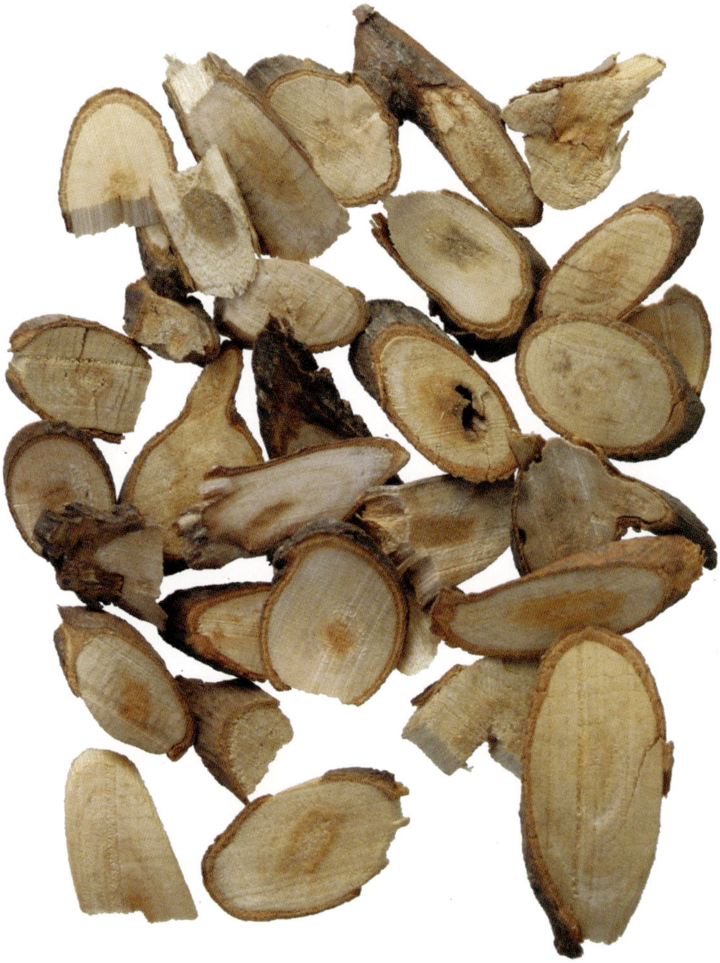

1cm 桂枝（饮片）

性味	辛、甘，温。
功效	发汗解肌，温通经脉，助阳化气，平冲降逆。
主治	风寒感冒，脘腹冷痛，血寒经闭，关节痹痛，痰饮，水肿，心悸，奔豚。
用量用法	3~10g。孕妇慎用。

三白草科

★ 三白草 *Saururus chinensis* (Lour.) Baill.

别名：过塘藕、白水鸡、三点白。| 药材名：三白草（地上部分）。

植物形态

多年生草本。根状茎匍匐，白色。茎粗壮。托叶鞘长2~10mm，约与叶柄等长，稍抱茎。叶柄长1~3cm，无毛。叶片卵形或卵状披针形，纸质；顶部叶片较小，最上面2~3枚叶片花瓣状，于花期常为白色。总状花序枝顶生；花序梗无毛；花序轴密被短柔毛；苞片卵圆形，边缘有细毛；花丝稍长于花药。果实近球形，表面多疣状突起。花期4~6月，果期6~7月。

生境分布：生于海拔1700m以下的沟旁溪畔及沼泽地等潮湿处。分布于河北、山西、陕西及长江流域以南各地。

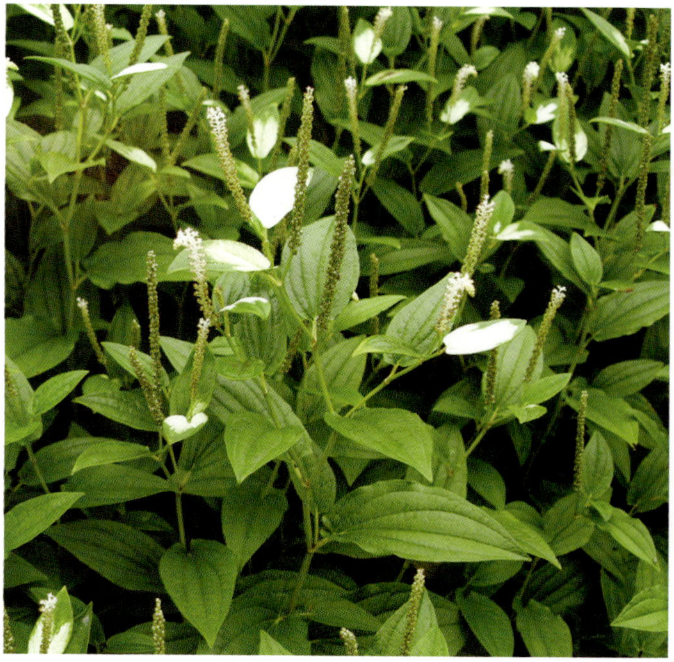

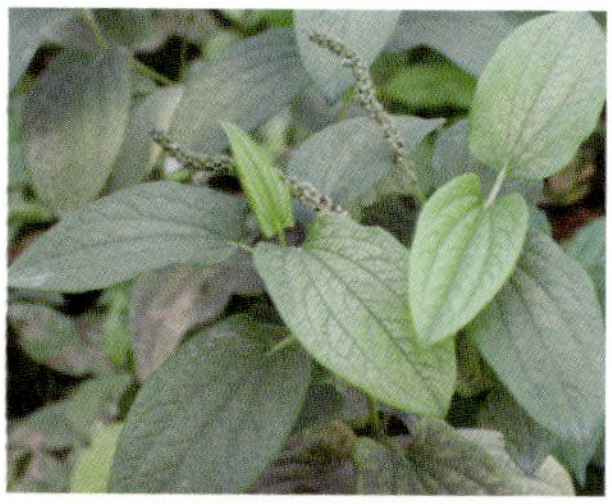

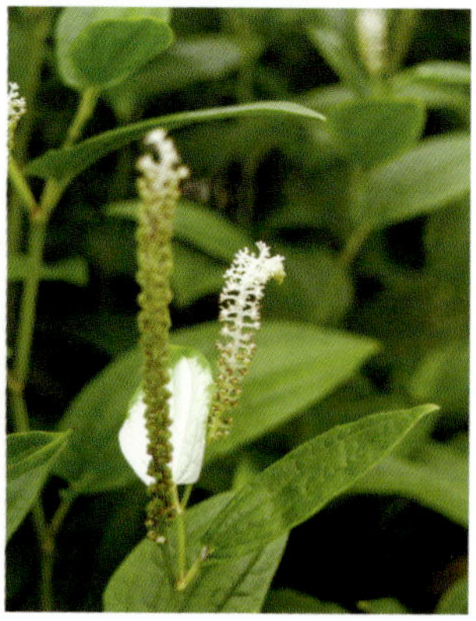

药材性状

三白草

茎呈圆柱形，有纵沟4条，一条较宽广；断面黄棕色至棕褐色，纤维性，中空。单叶互生，叶片卵形或卵状披针形，长4~15cm，宽2~10cm，先端渐尖，基部心形，全缘，基出脉5条；叶柄较长，有纵皱纹。总状花序于枝顶与叶对生，花小，棕褐色。蒴果近球形。气微，味淡。

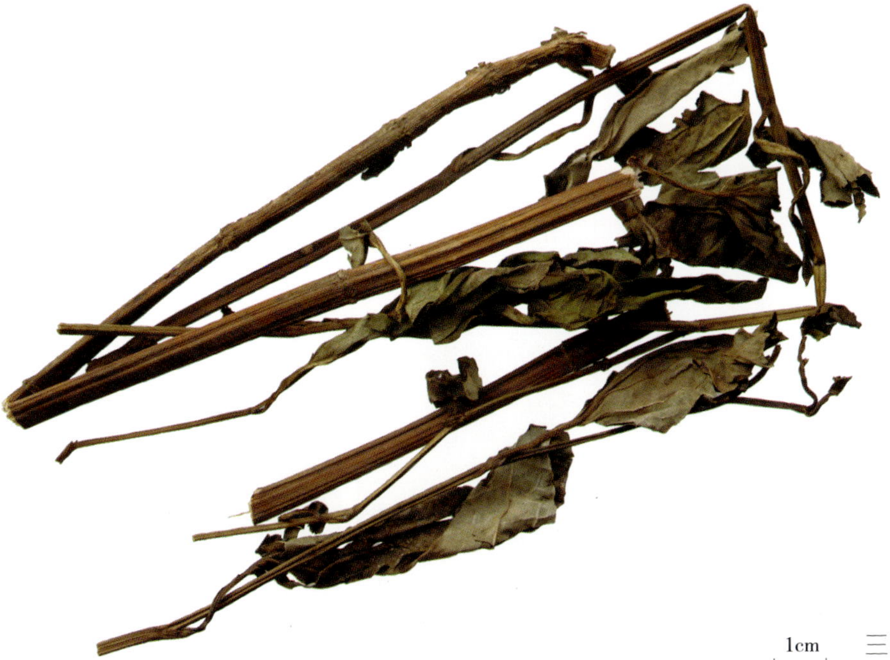

1cm 三白草

性味	甘、辛，寒。
功效	利尿消肿，清热解毒。
主治	水肿，小便不利，淋沥涩痛，带下，疮疡肿毒，湿疹。
用量用法	15~30g。

★ 蕺菜 *Houttuynia cordata* Thunb.

别名：狗腥草。| **药材名：**鱼腥草（新鲜全草或干燥地上部分）。

植物形态

多年生草本，有腥臭味。茎下部伏地，生根，上部直立。叶互生；叶片心形或宽卵形，有细腺点，两面脉上均有柔毛，下表面常紫色；叶柄常有疏毛；托叶膜质，条形，下部常与叶柄合生成鞘状。穗状花序生于茎上端，与叶对生；花小，两性，无花被；雄蕊 3 枚，花丝下部与子房合生；雌蕊由 3 个下部合生的心皮组成，子房上位，花柱分离。蒴果顶端开裂。花期 4~7 月。

生境分布：生于海拔 2500m 以下的沟边、塘边、田埂或林下湿地。分布于陕西、甘肃、河南、湖北、湖南、江西、安徽、浙江、福建、台湾、广东、广西、海南、云南、贵州、四川、西藏等地。

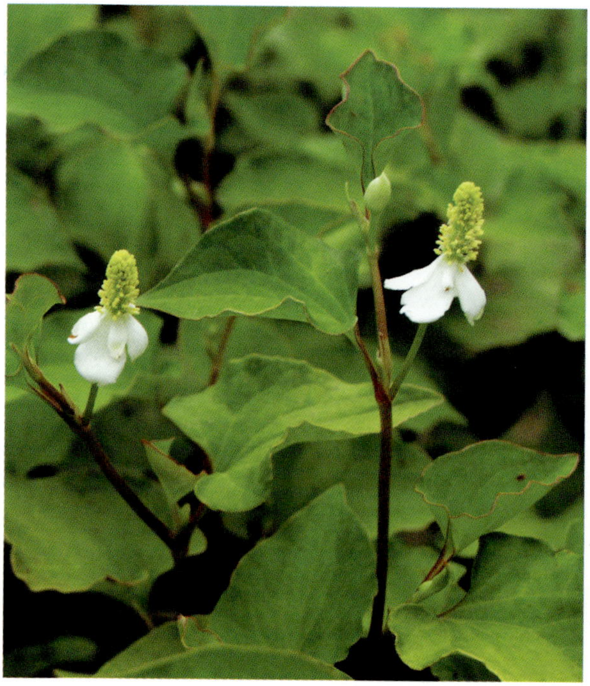

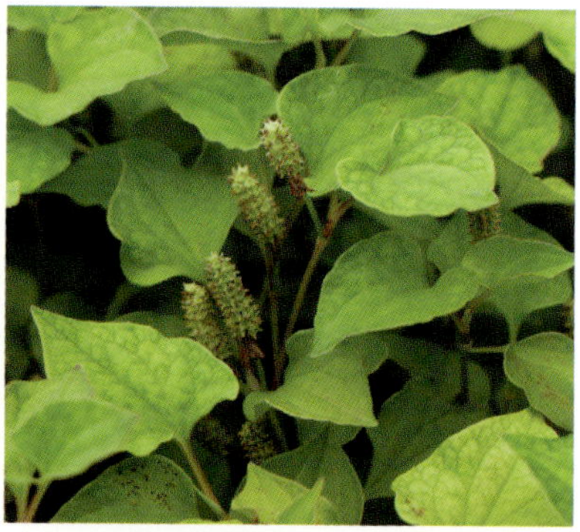

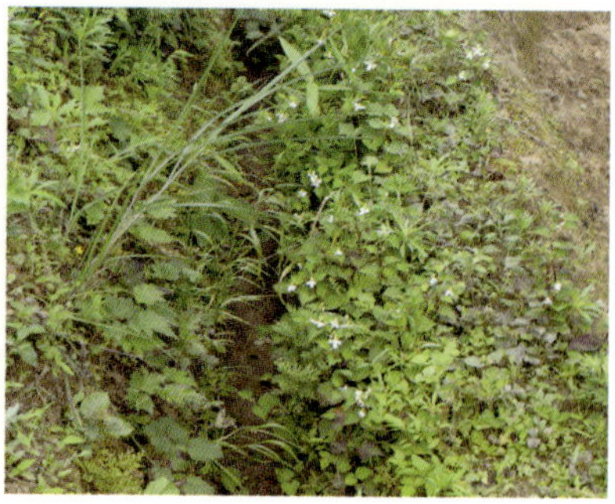

药材性状

鱼腥草

鲜鱼腥草茎呈圆柱形，长 20~45cm，直径 0.25~0.45cm；上部绿色或紫红色，下部白色，节明显，下部节上生有须根，无毛或被疏毛。叶互生，叶片心形，长 3~10cm，宽 3~11cm，先端渐尖，全缘，上表面绿色，密生腺点，下表面常紫红色；叶柄细长，基部与托叶合生成鞘状。穗状花序顶生。具鱼腥气，味涩。干鱼腥草茎呈扁圆柱形，扭曲，表面棕黄色，具纵棱数条；质脆，易折断。叶片卷折皱缩，完整者展平后呈心形，上表面暗黄绿色至暗棕色，下表面灰绿色或灰棕色。穗状花序黄棕色。

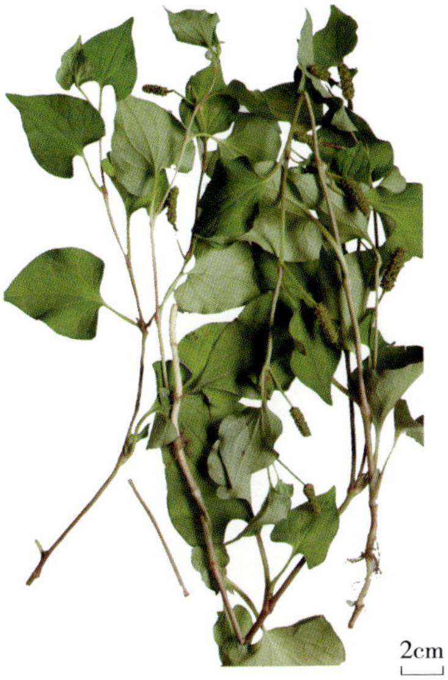

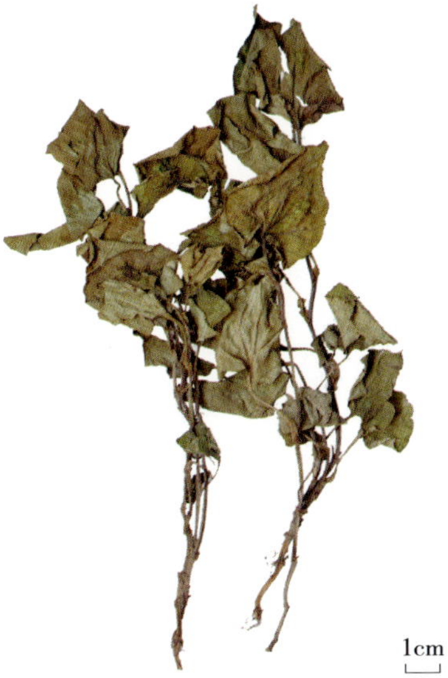

鲜鱼腥草 | 干鱼腥草

性味	辛，微寒。
功效	清热解毒，消痈排脓，利尿通淋。
主治	肺痈吐脓，痰热喘咳，热痢，热淋，痈肿疮毒。
用量用法	15~25g，不宜久煎；鲜品用量加倍，水煎或捣汁服。外用适量，捣敷或煎汤熏洗患处。

马兜铃科

★ 汉城细辛 *Asarum sieboldii* Miq. var. *seoulense* Nakai

别名：细辛、辽细辛。| 药材名：细辛（根及根茎）。

植物形态

多年生草本。根状茎直立或横走，有多条须根。叶通常 2 枚，叶片心形或卵状心形，上表面疏生短毛，脉上较密，下表面仅脉上被毛；叶柄光滑无毛；芽苞叶肾圆形，边缘疏被柔毛。花紫黑色；花梗长 2~4cm；花被管钟状，内壁有疏离纵行脊皱；花被裂片三角状卵形，直立或近平展；雄蕊着生子房中部，药隔突出，短锥形；子房半下位或几近上位，球状，花柱 6 枚，较短，柱头侧生。果近球状，棕黄色。花期 4~5 月。

生境分布：生于林下及山沟湿地。产于辽宁东南部。

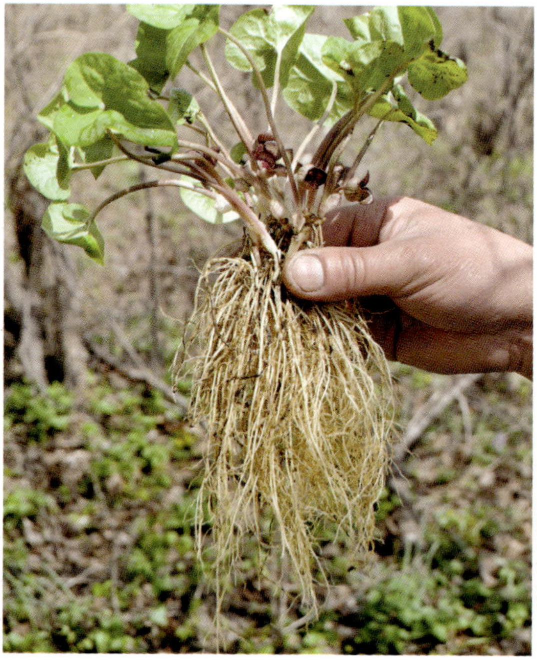

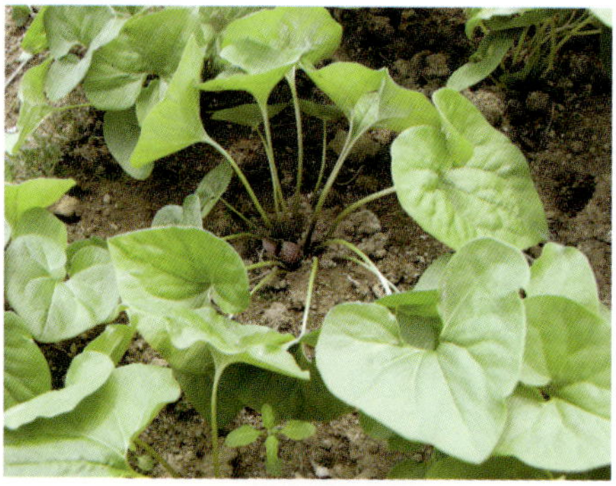

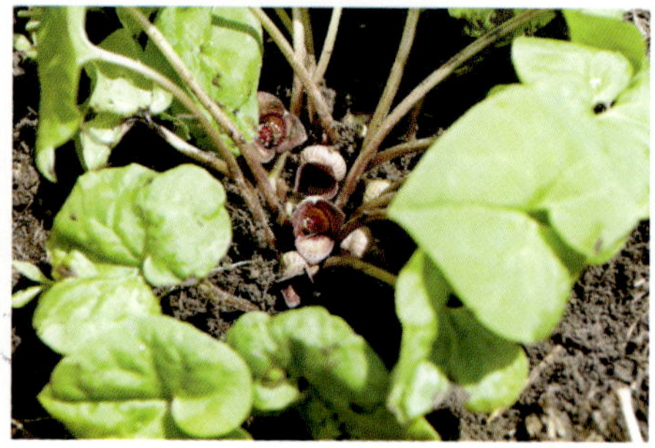

药材
性状

细辛

本品常卷曲成团。根茎横生呈不规则圆柱状，具短分枝，长1~10cm，直径0.1~0.5cm；表面灰棕色，粗糙，有环形的节，节间长0.1~1 cm，分枝顶端有碗状的茎痕。根细长，密生节上，长10~20cm，直径0.1cm；表面灰黄色，平滑或具纵皱纹；有须根和须根痕；质脆，易折断，断面平坦，黄白色或白色。气辛香，味辛辣、麻舌。

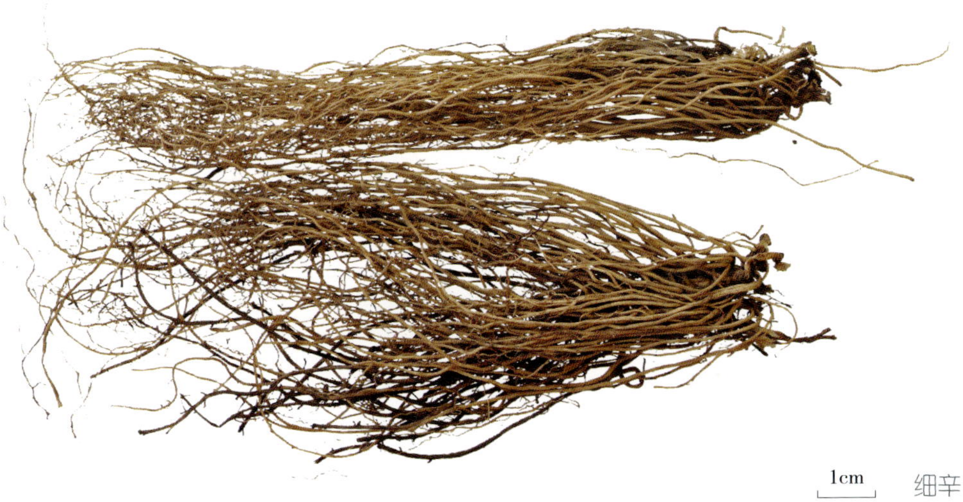
1cm 细辛

性味	辛，温。
功效	解表散寒，祛风止痛，通窍，温肺化饮。
主治	风寒感冒，头痛，牙痛，鼻塞流涕，鼻鼽，鼻渊，风湿痹痛，痰饮喘咳。
用量用法	1~3g；散剂每次服0.5~1g。外用适量。不宜与藜芦同用。

附　注：《中国药典》2015年版记载同属植物北细辛、华细辛与汉城细辛的干燥根和根茎同等入药。

绵毛马兜铃 *Aristolochia mollissima* Hance

别名：寻骨风、毛耳草。| 药材名：寻骨风（全草）。

植物形态

多年生攀缘半灌木，全株密被白色绵毛。根茎细圆柱形，棕黄色。叶互生；叶片卵状心形或卵圆形，全缘；叶柄长2~5cm。花单生于叶腋，花下部具叶状苞片；花被管弯曲，呈烟斗状，内侧黄色，喉部紫色；雄蕊6枚，与花柱合生；子房下位，6室，花柱6枚。蒴果椭圆形，成熟时室间6开裂，黑褐色。种子多数，扁平。花期5~7月，果期9~10月。

生境分布：生于山地、路旁、田边及山坡向阳草丛中。分布于陕西、山西、河南、山东及长江以南各地。

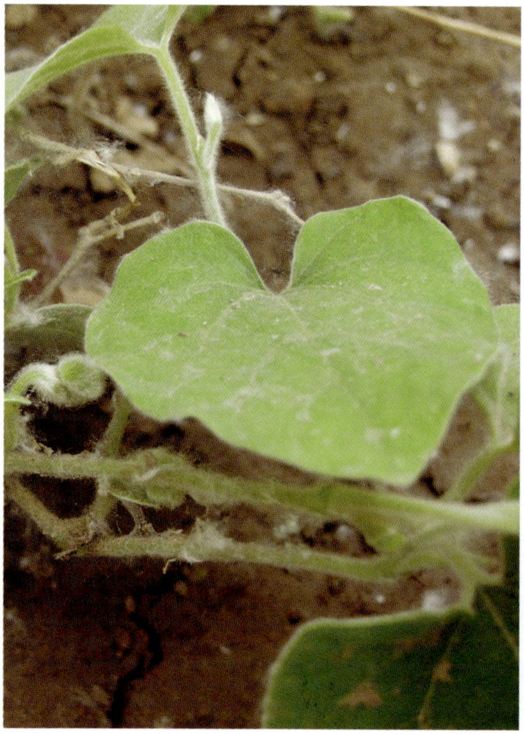

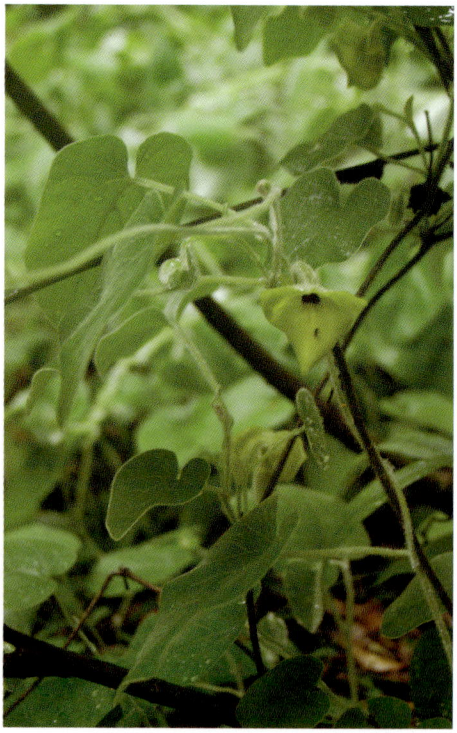

药材性状

寻骨风

根茎呈圆柱形，直径 2~5mm，淡棕色，有纵纹及节，节处有须根；质韧，断面黄白色，有放射状纹理。茎细长，密被白绵毛。叶皱缩卷曲，灰绿色或黄绿色，完整者展平后呈卵状心形，先端钝圆或短尖，全缘，两面密被白绵毛，下表面更多。质脆易碎。气微香，味苦而辛。

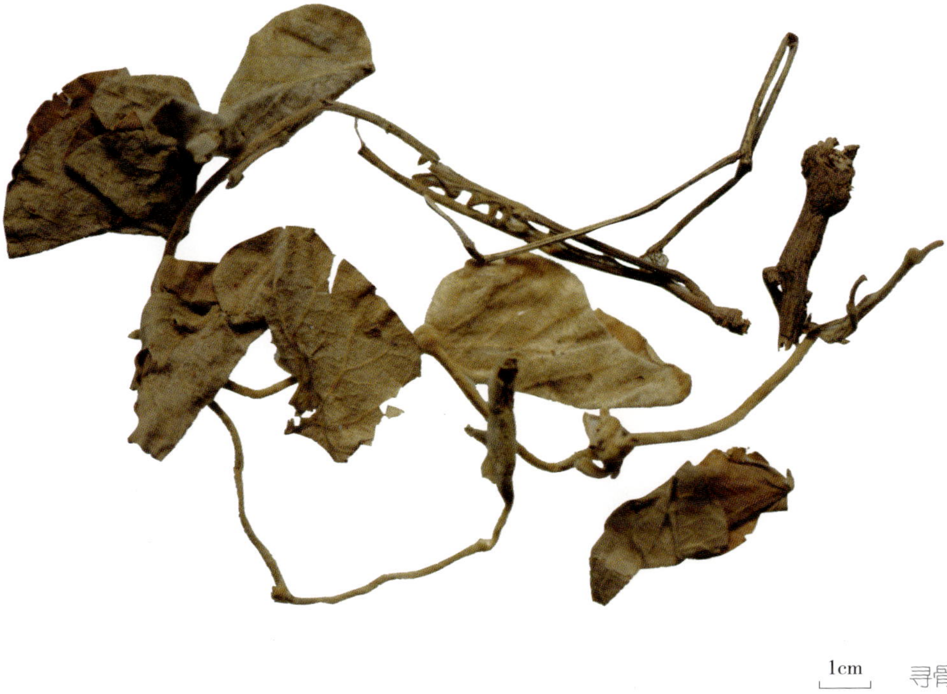

寻骨风

性味	辛、苦，平。
功效	祛风除湿，活血通络，止痛。
主治	风湿痹痛，肢体麻木，筋骨拘挛，脘腹疼痛，跌打伤痛，外伤出血，乳痈及多种化脓性感染。
用量用法	10~20g。

木兰科

紫玉兰 *Magnolia liliflora* Desr.

别名：木兰、辛夷、紫花玉兰。| 药材名：辛夷（花蕾）。

植物形态

落叶灌木。树皮灰白色。小枝紫褐色，平滑无毛，具纵阔椭圆形皮孔。叶互生；叶柄无毛或具短毛；叶片椭圆形或倒卵状椭圆形，全缘，两面无毛，主脉凸出。花于叶前开放，单花生于小枝顶端；花萼绿色，卵状披针形，通常早落；花冠外面紫红色，内面白色，倒卵形；雄蕊螺旋排列，花药线形，花丝短；心皮分离，螺旋状排列。果实长椭圆形，有时稍弯曲。花期 2~5 月，果期 6~8 月。

生境分布：生长于较温暖地区。分布于安徽、浙江、福建、湖北，在湖北、四川、云南、河南、山东及陕西南部等地广泛栽培。

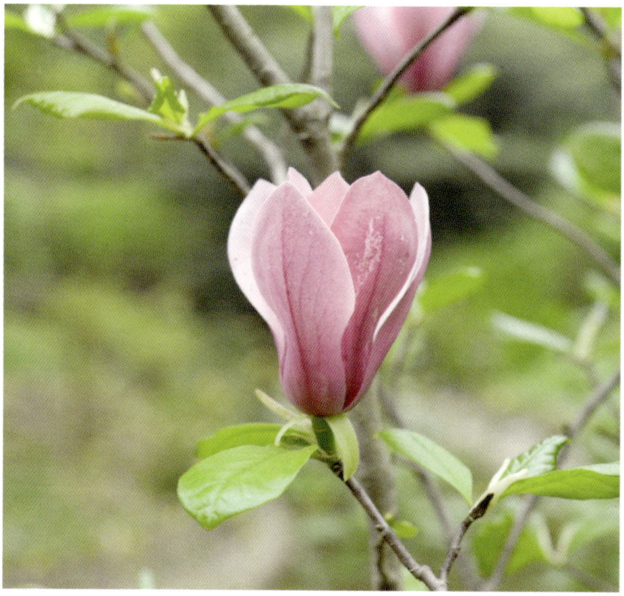

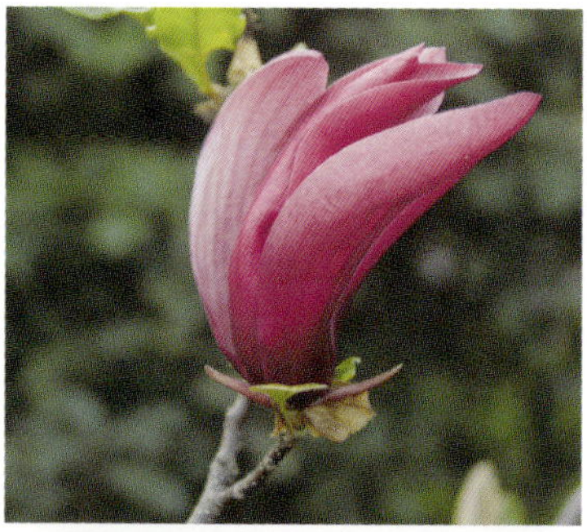

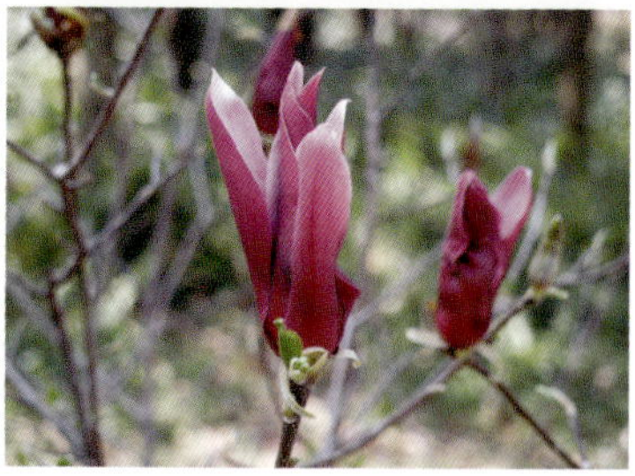

药材性状

辛夷

倒圆锥状，形如毛笔头，长1~4cm，中部直径0.7~2cm，基部带有木质短枝。外裹苞片2枚，排成两层，两层之间尚可见小芽鳞，苞片外表面密被黄绿色柔软长毛，毛长约5cm，内表面平滑，棕紫色。除去苞片后可见3枚花萼与6片紫色花瓣，其内有多数棕黄色雄蕊与1枚褐色雌蕊。质脆易破碎，有特殊香气，味辛而稍苦。

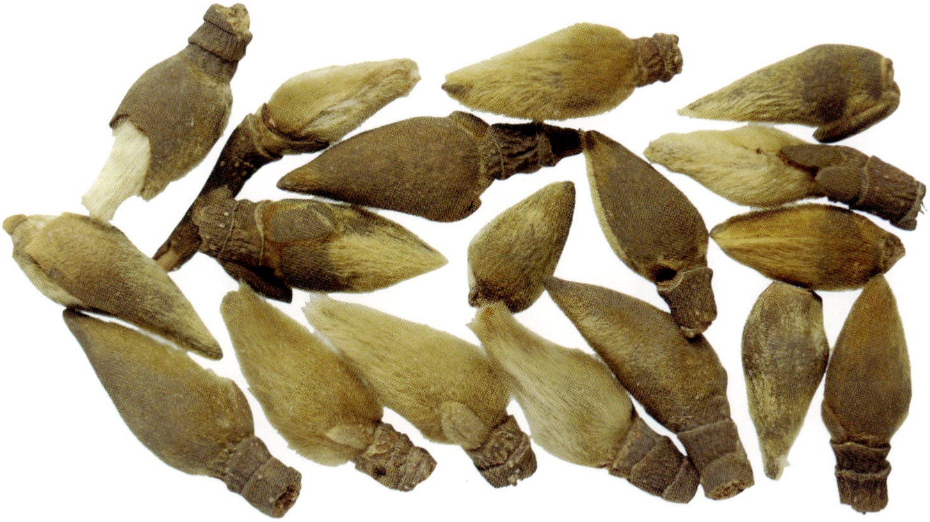

1cm 辛夷

性味	辛，温。
功效	散风寒，通鼻窍。
主治	风寒头痛，鼻塞流涕，鼻鼽，鼻渊。
用量用法	3~10g，包煎。外用适量。

★ 华中五味子 *Schisandra sphenanthera* Rehd. et Wils.

别名：五味子。| 药材名：南五味子（果实）。

植物形态

全体无毛。叶柄长 1.5~3.5cm；叶片椭圆形、卵形，很少倒卵形，纸质，无白粉，叶缘有小齿、细锯齿，很少全缘。花生于近基部叶腋；雄花花梗长 0.8~5.4cm，雌花花梗长 1.8~6.4cm；花被片黄色、橙黄色或红色；雄花雄蕊 11~25 枚，雌花心皮 25~45 个；假花柱小。果梗长 2~10cm；花托长 2.5~14（~22）cm；成熟小浆果红色。种子的外种皮无毛。花期 4~7 月，果期 6~10 月。

生境分布： 生于海拔（200~）700~2000（~5100）m 的湿润山坡或灌丛中。分布于山西、陕西、甘肃、河南、湖北、湖南、江苏、浙江、安徽、四川、贵州、云南等地。

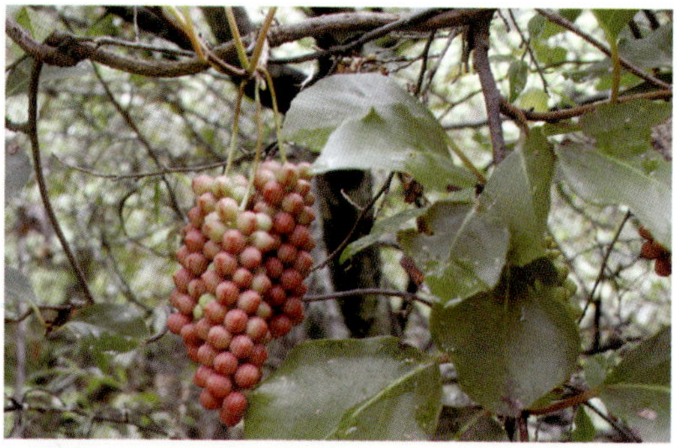

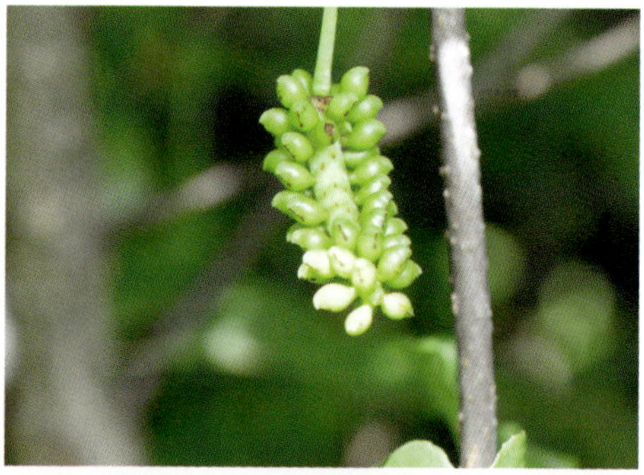

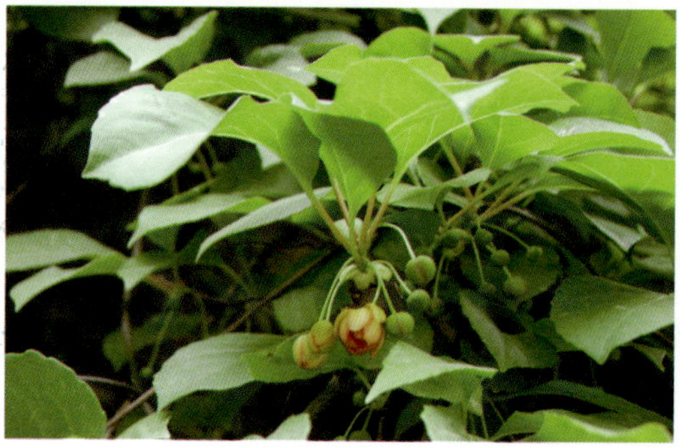

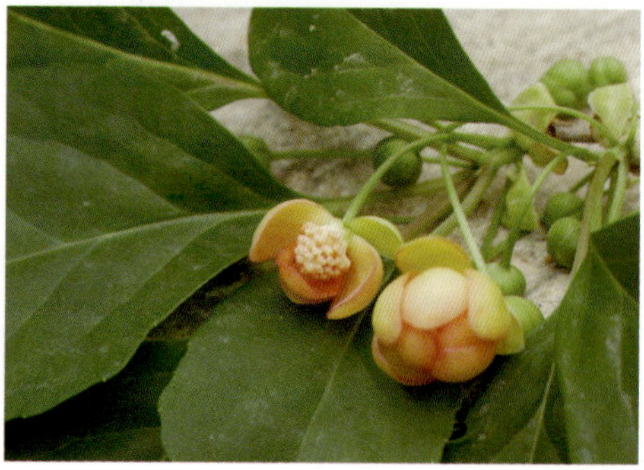

药材
性状

南五味子

球形或扁球形，直径 4~6mm。表面棕红色至暗棕色，干瘪，皱缩，果肉常紧贴于种子上。种子 1~2 粒，肾形，表面棕黄色，有光泽，种皮薄而脆。果肉气微，味微酸。

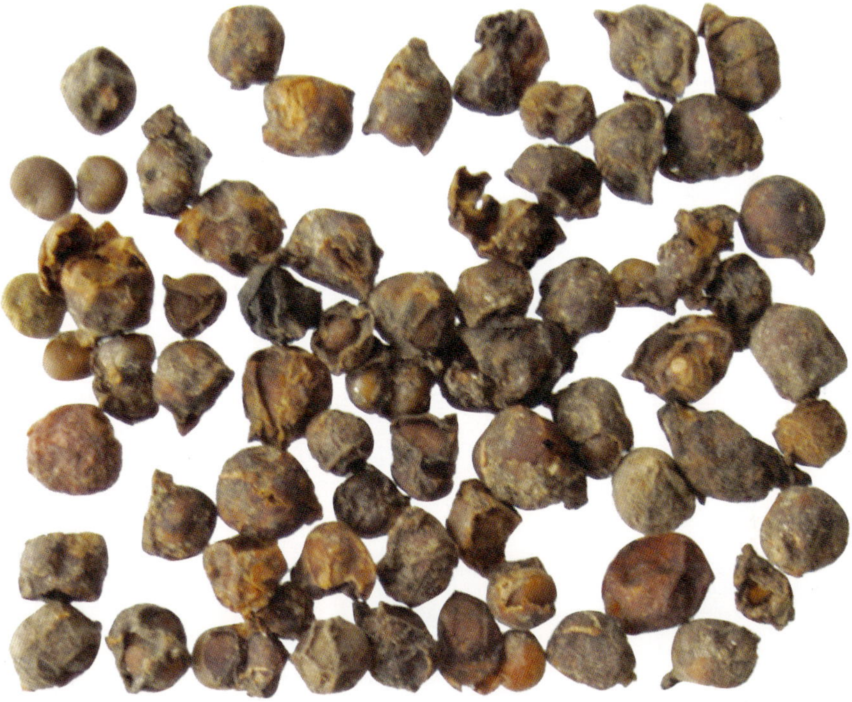

南五味子

性味	酸、甘，温。
功效	收敛固涩，益气生津，补肾宁心。
主治	久嗽虚喘，梦遗滑精，遗尿尿频，久泻不止，自汗盗汗，津伤口渴，内热消渴，心悸失眠。
用量用法	2~6g。

睡莲科

★ 芡 *Euryale ferox* Salisb.

别名：鸡头米、鸡头果。| 药材名：芡实（成熟种仁）。

植物形态

一年生水生草本，全株有很多尖刺。根状茎粗壮而短。初生叶沉水，箭形；后生叶浮于水面，叶片稍带心形或圆状盾形，上表面多皱褶，下表面深紫色，叶脉凸起，边缘向上折。花紫色；花葶粗长，部分伸出水面；花昼开夜闭；花瓣多数；心皮 8 个，嵌入于膨大的花托顶端，柱头圆盘状，扁平，略向下凹入。浆果球形，海绵质，污紫红色，密生尖刺，与花蕾均形似鸡头，故俗称“鸡头米”。种子球形，黑色。花期夏、秋二季。

生境分布： 生于池、沼及湖泊中，水底须为疏松的黏泥，否则不易生长。分布于东北及河北、河南、山东、江苏、江西、湖北、湖南、四川、贵州等地。

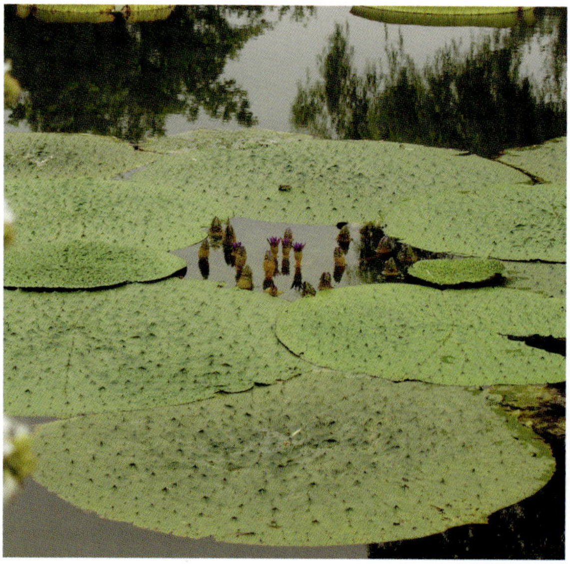

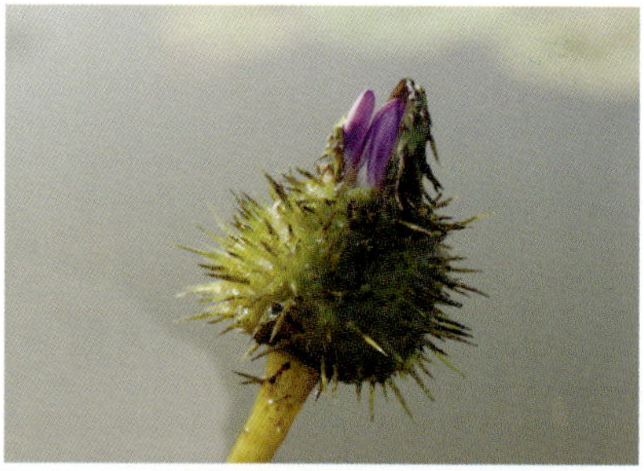

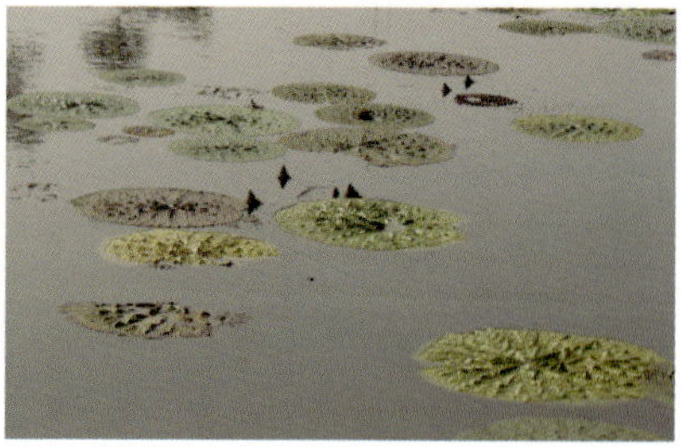

药材性状

芡实

类球形，多为破粒，完整者直径 5~8mm。表面有棕红色内种皮，一端黄白色，约占全体 1/3，有凹点状的种脐痕，除去内种皮显白色。质较硬，断面白色，粉性。气微，味淡。

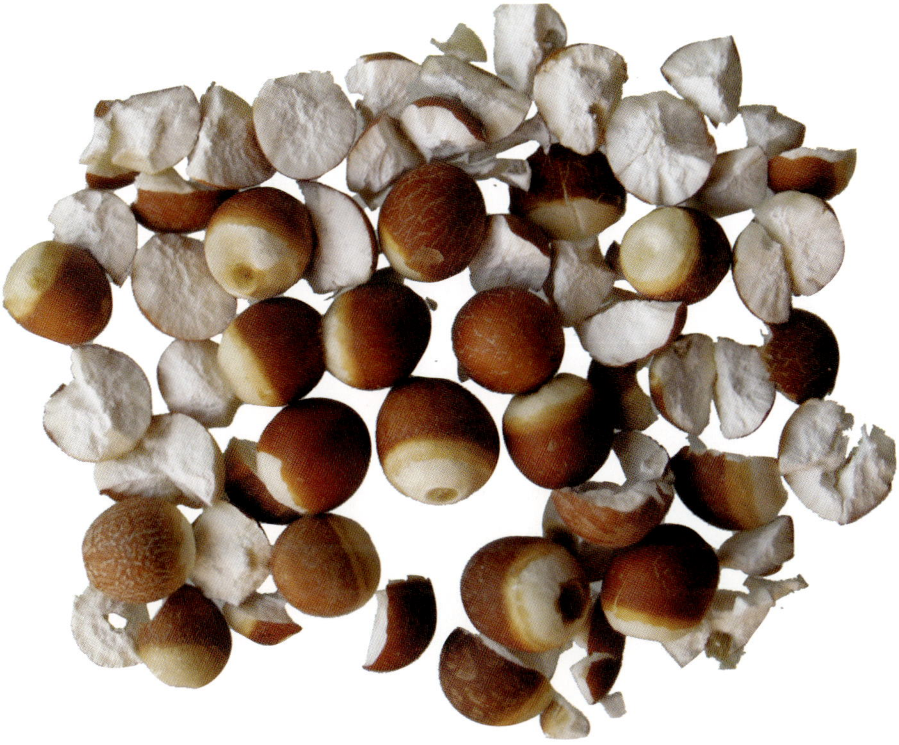

1cm 芡实

性味	甘、涩，平。
功效	益肾固精，补脾止泻，除湿止带。
主治	遗精滑精，遗尿尿频，脾虚久泻，白浊，带下。
用量用法	9~15g。

毛茛科

★ 升麻 *Cimicifuga foetida* L.

别名：西升麻、川升麻、绿升麻。| 药材名：升麻（根茎）。

植物形态 多年生草本。下部茎生叶三角形，2~3 回三出羽状全裂；顶生小叶具长柄，菱形，边缘有锯齿；侧生小叶斜卵形，上表面无毛，下表面沿脉疏被白色柔毛。茎上部的叶较小，常 1~2 回三出式羽状全裂。圆锥花序，花序轴和花梗密被灰色或锈色的腺毛及短毛；花两性；萼片花瓣状，倒卵状圆形，白色或绿白色；心皮 2~5 个，密被灰色毛。蓇葖果长圆形，被贴伏的柔毛。种子 3~8 粒。花期 7~9 月，果期 8~10 月。

生境分布： 生于山地林缘、林中或路旁草丛中。分布于河南、山西、湖北、陕西、宁夏、甘肃、青海、四川、云南、西藏等地。

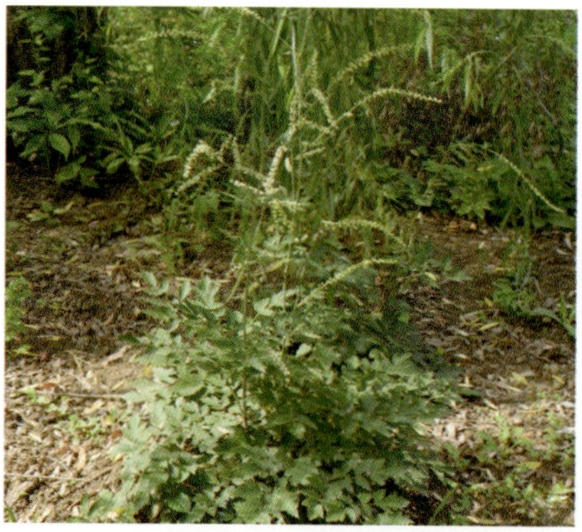

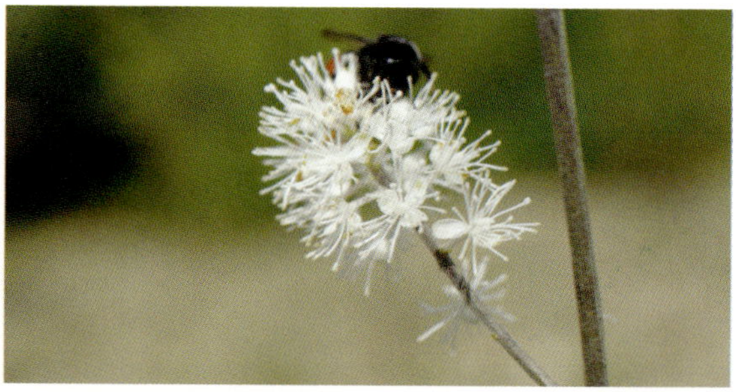

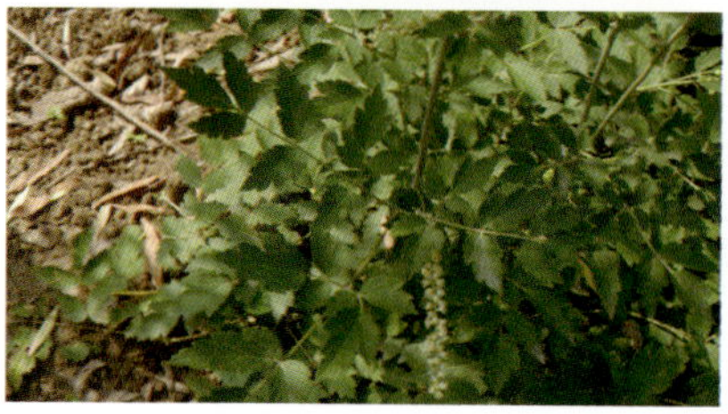

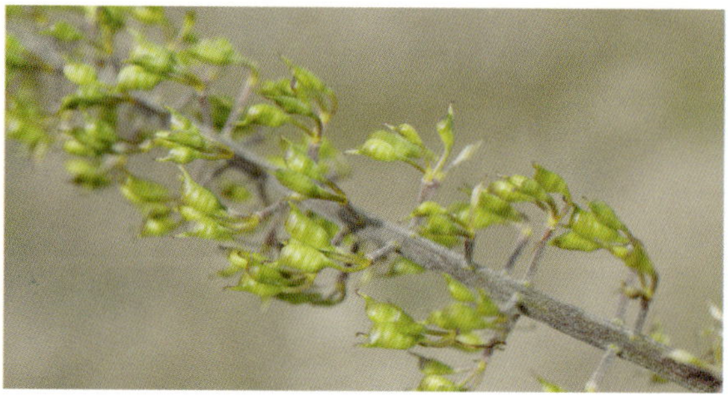

药材
性状

升麻

不规则的长形块状，多分枝，呈结节状，长10~20cm，直径2~4cm。表面黑褐色或棕褐色，粗糙不平，有坚硬的细须根残留，上面有数个圆形空洞的茎基痕，洞内壁显网状沟纹；下面凹凸不平，具须根痕。体轻，质坚硬，不易折断，断面不平坦，有裂隙，纤维性，黄绿色或淡黄白色。气微，味微苦而涩。

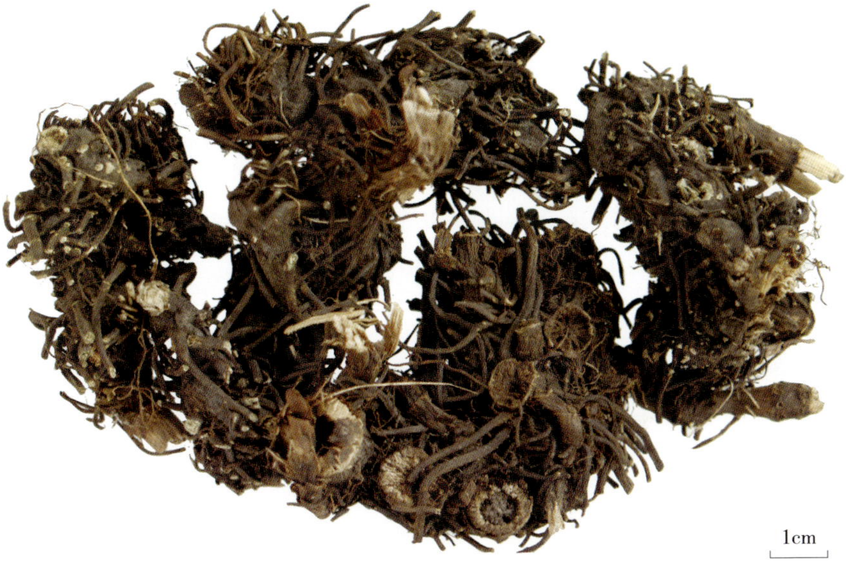

升麻

性味	辛、微甘，微寒。
功效	发表透疹，清热解毒，升举阳气。
主治	风热头痛，齿痛，口疮，咽喉肿痛，麻疹不透，阳毒发斑，脱肛，子宫脱垂。
用量用法	3~10g。

附　注：《中国药典》2015年版记载同属植物大三叶升麻、兴安升麻与升麻的干燥根茎同等入药。

★天葵 *Semiaquilegia adoxoides* (DC.) Makino

别名：紫背天葵。| 药材名：天葵子（块根）。

植物形态

块根外皮棕黑色。茎被白色细柔毛。基生叶多数，3深裂，每裂片先端有2~3个圆齿状缺刻，无毛；裂片扇状鞭形或倒卵状菱形；叶柄长3~12cm。茎生叶与基生叶类似，但叶较小，叶柄较短。花直径4~6mm；花梗细，具白色细柔毛；花萼小，白色，常带淡紫色；花瓣5片，匙形；雄蕊8~14枚，退化雄蕊2枚，线状披针形。蓇葖果2~4个。花期3~4月，果期4~5月。

生境分布：生于海拔100~1100m的林下、路边。分布于陕西、河南、湖北、湖南、江西、江苏、浙江、福建、贵州、四川、云南、广西等地。

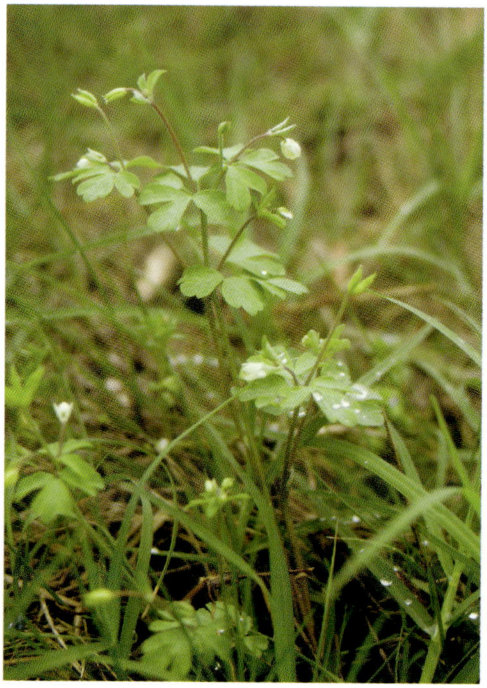

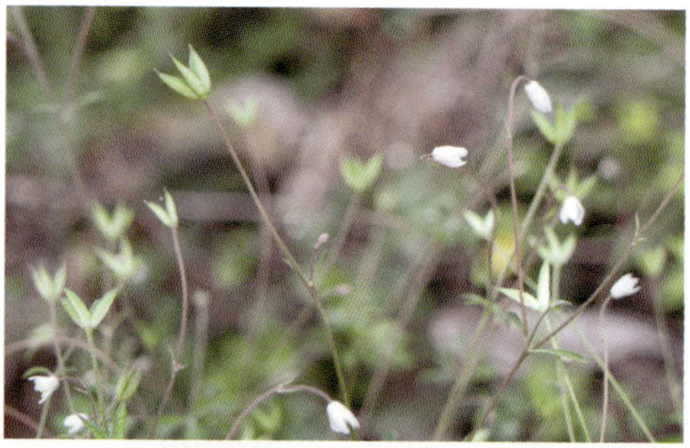

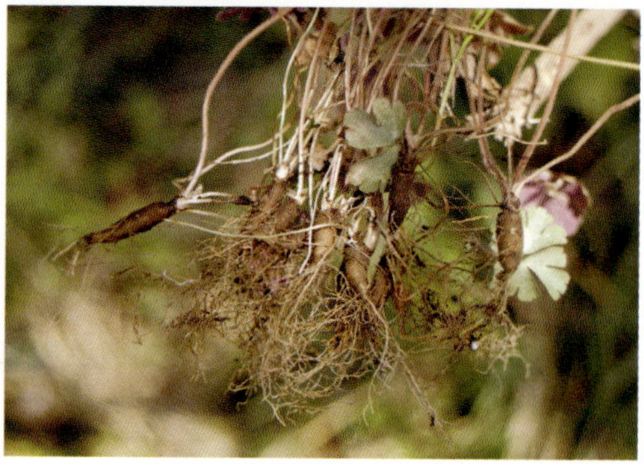

药材性状

天葵子

不规则短柱状、纺锤状或块状，略弯曲，长 1~3cm，直径 0.5~1cm。表面暗褐色至灰黑色，具不规则的皱纹及须根或须根痕。顶端常有茎叶残基，外被数层黄褐色鞘状鳞片。质较软，易折断，断面皮部类白色，木部黄白色或黄棕色，略呈放射状。气微，味甘、微苦辛。

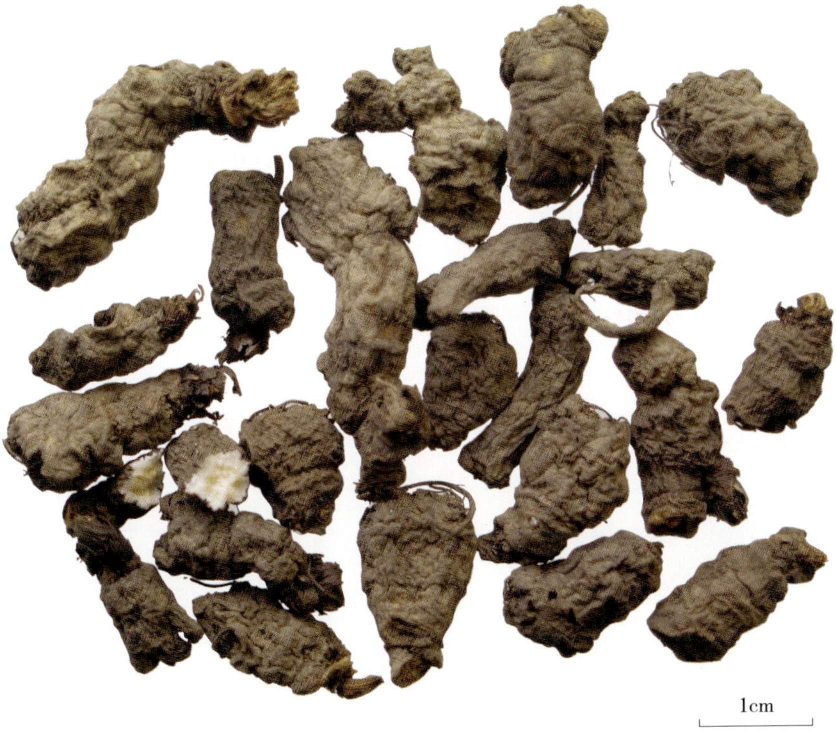

天葵子

性味	甘、苦，寒。
功效	清热解毒，消肿散结。
主治	痈肿疔疮，乳痈，瘰疬，蛇虫咬伤。
用量用法	9~15g。

★ 三角叶黄连 *Coptis deltoidea* C. Y. Cheng et Hsiao

别名： 雅连、峨眉连。| **药材名：** 黄连（根茎）。

植物形态

根状茎不分枝或少分枝，节间明显，密生多数细根，具横走的匍匐茎。叶 3~11 枚。叶片轮廓卵形，稍带革质，三全裂，裂片均具明显的柄；中央全裂片三角状卵形，边缘具极尖的锯齿；侧全裂片斜卵状三角形，表面沿脉被短柔毛或近无毛，下表面无毛，两面的叶脉均隆起。叶柄无毛。花葶 1~2 条；多歧聚伞花序；苞片线状披针形；萼片黄绿色，狭卵形；花瓣近披针形，具蜜槽；花药黄色，花丝狭线形；花柱微弯。蓇葖长圆状卵形，被微柔毛。花期 3~4 月，果期 4~6 月。

生境分布： 生于海拔 1600~2000m 的山地林荫处。分布于四川西部等地。

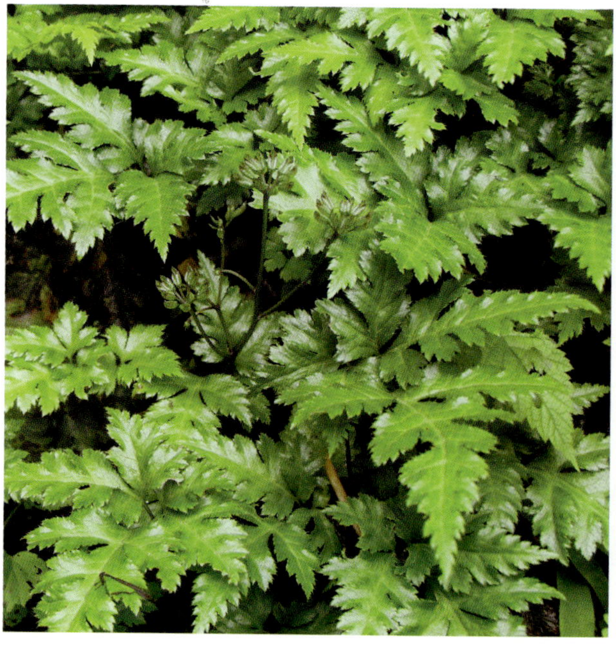
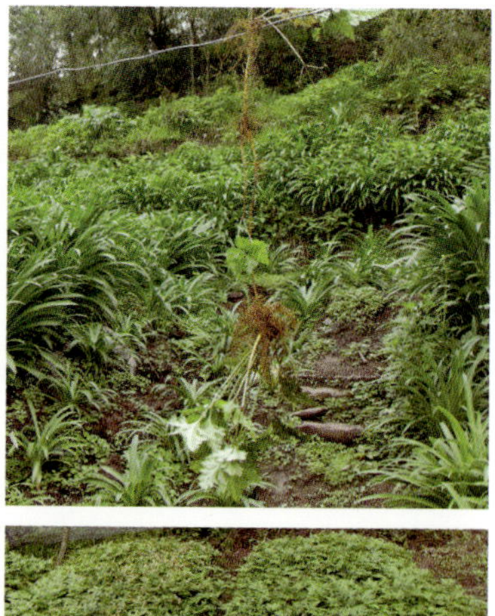
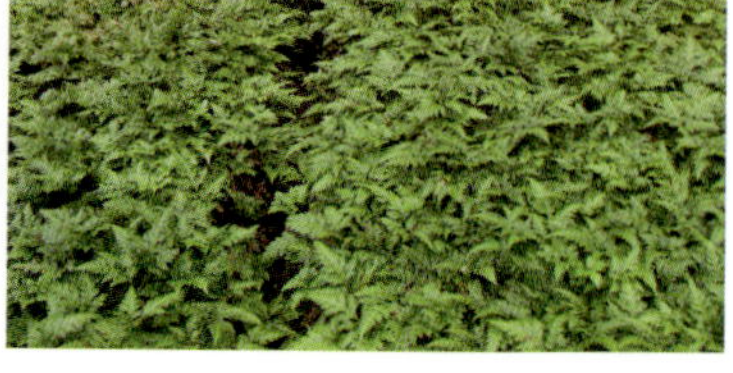

药材性状

黄连

本品多为单枝，略呈圆柱形，微弯曲，长 4~8cm，直径 0.5~1cm。表面灰黄色或黄褐色，粗糙，有不规则结节状隆起、须根及须根残基，有的节间表面平滑如茎秆，习称“过桥”，“过桥”较长。上部多残留褐色鳞叶，顶端常留有残余的茎。质硬，断面不整齐，皮部橙红色或暗棕色，木部鲜黄色或橙黄色，呈放射状排列，髓部有的中空。气微，味极苦。

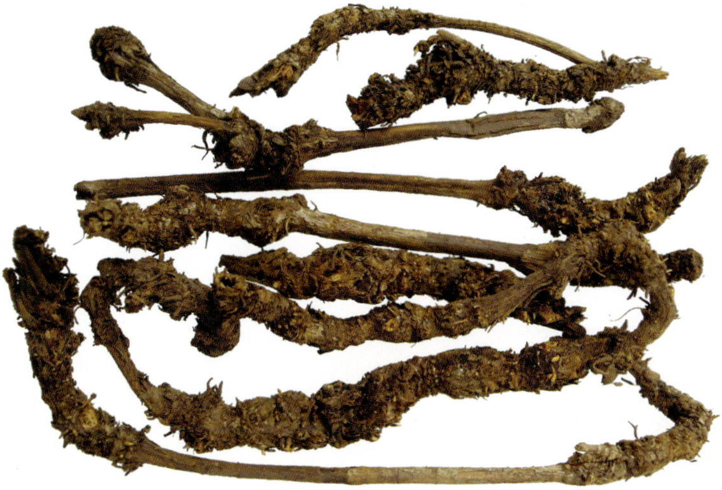

黄连

性味	苦，寒。
功效	清热燥湿，泻火解毒。
主治	湿热痞满，呕吐吞酸，泻痢，黄疸，高热神昏，心火亢盛，心烦不寐，心悸不宁，血热吐衄，目赤，牙痛，消渴，痈肿疔疮，湿疹，湿疮，耳道流脓。
用量用法	2~5g。外用适量。

附　注：《中国药典》2015 年版记载同属植物云连、黄连与三角叶黄连的干燥根茎同等入药。

★ 多被银莲花 *Anemone raddeana* Regel

别名：竹节香附、老鼠屎。| 药材名：两头尖（根茎）。

植物形态

多年生草本。根茎横走或斜生，细长，有节。鳞片状叶 2 或 3 枚。基生叶单一，三出复叶；叶柄无毛或疏生长柔毛；中央小叶 3 深裂或深齿裂，倒卵形或椭圆形，边缘具疏齿，先端钝圆；侧生小叶与中央小叶相似，斜椭圆形或卵形。花葶近无毛；单花；叶状总苞片三出分裂，菱状五角形，裂片狭卵形；花梗疏生柔毛或近无毛；萼片 10~15 枚，白色或白色稍带紫晕，狭长圆形，无毛。瘦果狭卵形，有细毛。花期 4~5 月，果期 5~6 月。

生境分布：生于阔叶林下、沟旁及山坡草丛中。分布于东北及浙江、山东等地。

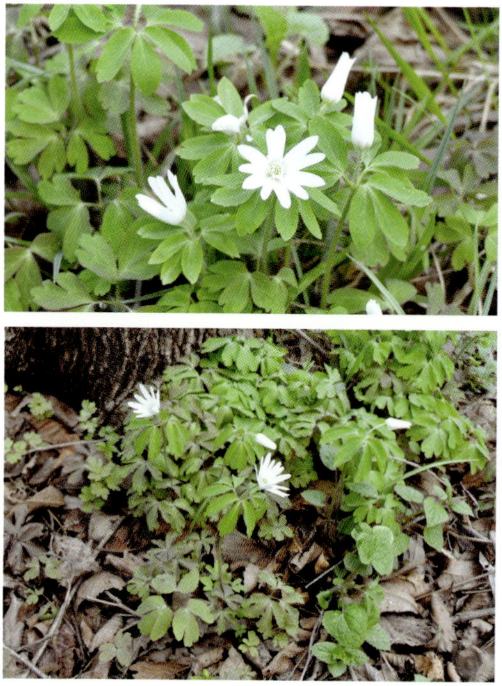

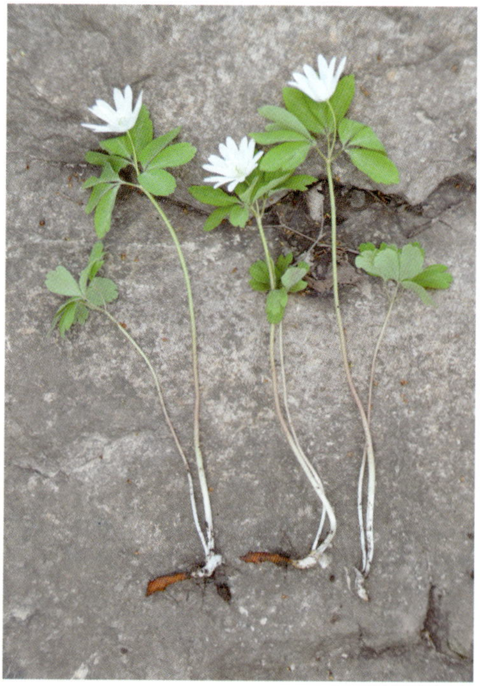

药材性状

威灵仙

根茎呈柱状，长1~11cm，直径0.5~2.5cm；表面淡棕黄色；顶端残留茎基；质较坚韧，断面纤维性；下侧着生多数细根。根较密集，呈细长圆柱形，稍弯曲，长5~23cm，直径0.1~0.4cm；表面棕黑色，有的皮部脱落，露出黄白色木部；质硬脆，易折断，断面木部近圆形，皮部与木部间常有裂隙。气微，味辛辣。

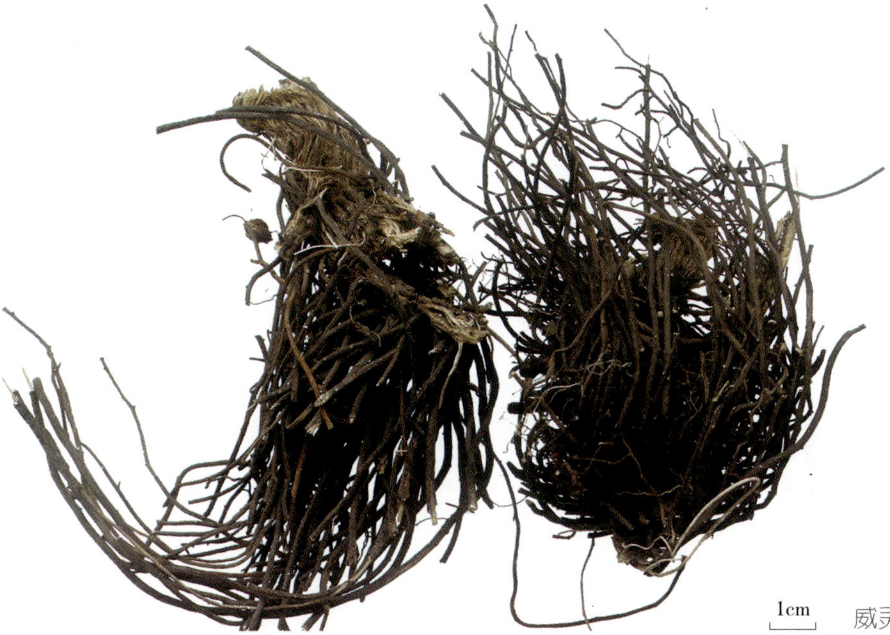

威灵仙

性味	辛、咸，温。
功效	祛风湿，通经络。
主治	风湿痹痛，肢体麻木，筋脉拘挛，屈伸不利。
用量用法	6~10g。

附　注：《中国药典》2015年版记载同属植物棉团铁线莲、威灵仙与东北铁线莲的干燥根和根茎同等入药。

草芍药 *Paeonia obovata* Maxim.

别名：卵叶芍药、山芍药、野芍药。| **药材名：**赤芍（根）。

植物形态

多年生草本。根粗大，圆柱形或纺锤形，有分枝，红棕色。茎直立。叶互生，2回三出复叶；叶柄长14cm；顶生小叶片较大，倒卵形或椭圆形，先端短尖，侧生小叶片稍小，椭圆状倒卵形或卵形，下表面无毛或沿脉疏生短毛。花单生于茎顶；萼片淡绿色或淡红色；花瓣倒卵形，粉红色。蓇葖果长圆形，粗糙，成熟时开裂，外卷，果皮内面红紫色。种子近球形，蓝黑色。花期5~6月，果期8~10月。

生境分布：生于阔叶林下及山沟中。分布于东北、华北、西北及安徽、湖北、湖南、四川、贵州、云南等地。

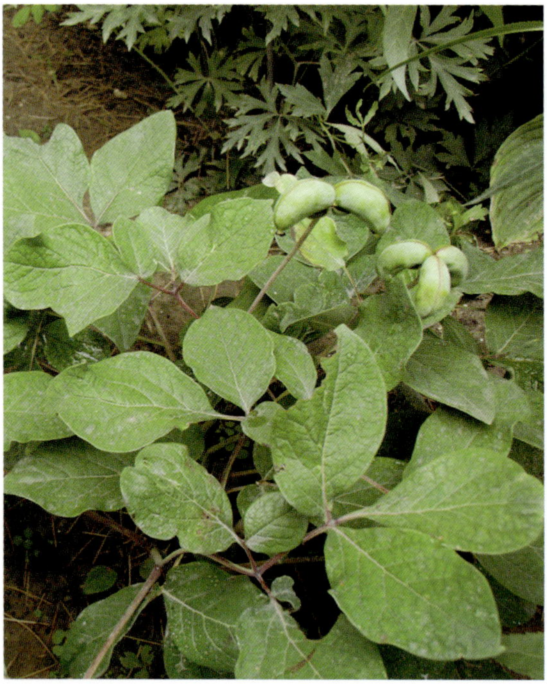

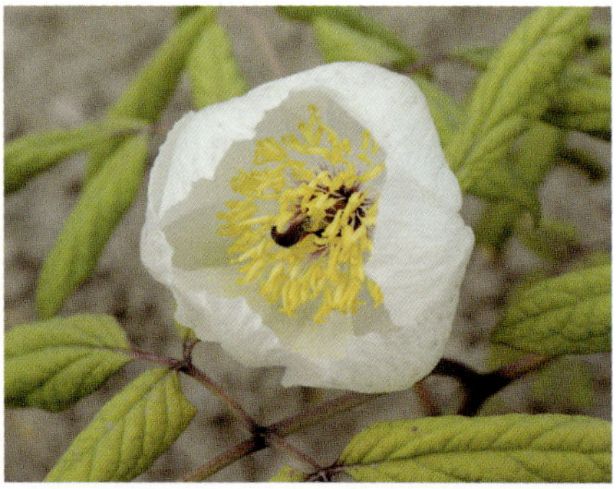

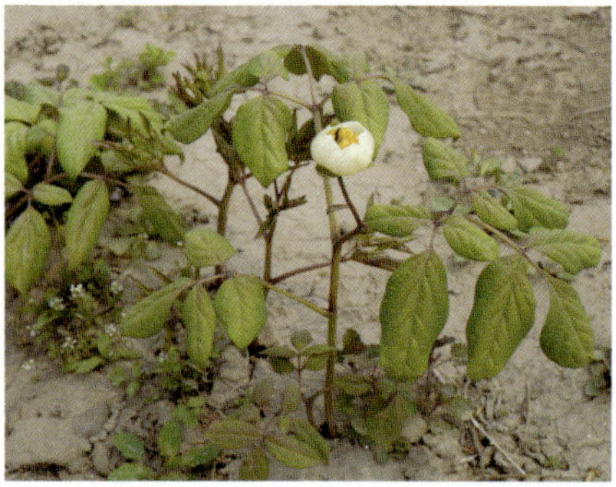

药材性状

赤芍

圆柱形，两端粗细近等，稍弯曲，长10~36cm，直径0.6~3cm。暗褐色或暗棕色，粗糙，有突起皮孔及根痕，有粗深的纵皱纹，外皮易脱落，显出白色或淡棕色皮层。质硬脆，易折断，断面粉白色或黄白色，皮层类粉红色，木质部时有裂隙，中央髓部小。气微香，味微苦、涩。

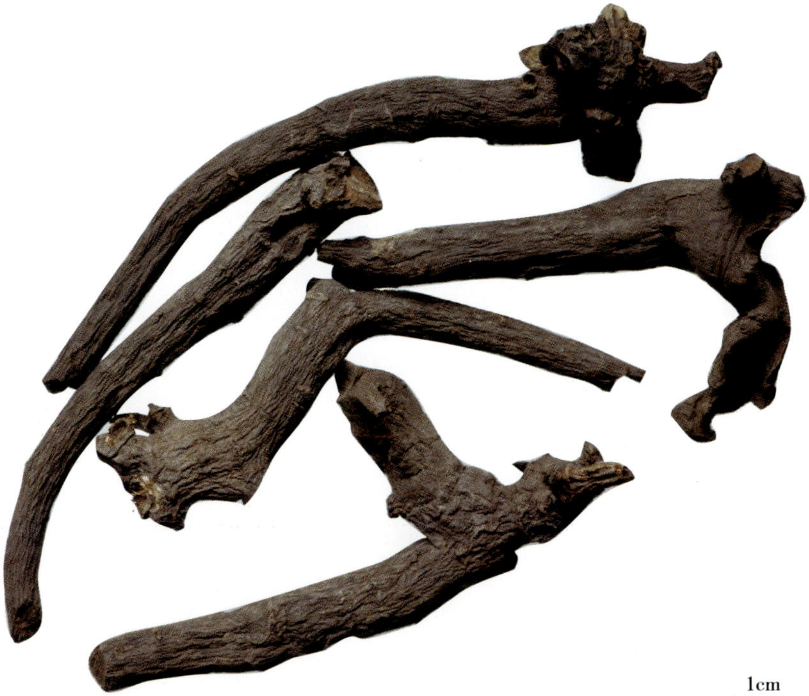

1cm　赤芍

性味	苦，微寒。
功效	活血散瘀，清热凉血。
主治	胸胁疼痛，腹痛，月经不调，痛经，闭经，热入营血，衄血，吐血，血痢，目赤，痈肿，跌打损伤。
用量用法	3~12g。不宜与藜芦同用。

★小毛茛 *Ranunculus ternatus* Thunb.

别名： 金花草。| **药材名：** 猫爪草（块根）。

植物形态

多年生小草本。块根数个簇生，肉质，近纺锤形或近球形。茎无毛或近无毛。基生叶丛生，有长柄，三出复叶或3浅裂至3深裂的单叶；小叶片长0.5~1.7cm，宽0.5~1.5cm。茎生叶多无柄，较小，裂片细窄。聚伞花序；萼片绿色，外表面被疏柔毛；花瓣黄色，倒卵形；雄蕊多数，花丝扁平；心皮离生，丛集于膨大的花托上；子房有1枚胚珠，柱头细小。多数瘦果集成球状聚合果，瘦果扁卵形，细小，表面淡棕色，平滑，顶端具短喙。花期3~4月，果期4~5月。

生境分布： 生于湿草地或水田边。分布于河南、江苏、安徽、浙江、江西、福建、台湾、湖北、湖南、广东、广西、四川、贵州、云南等地。

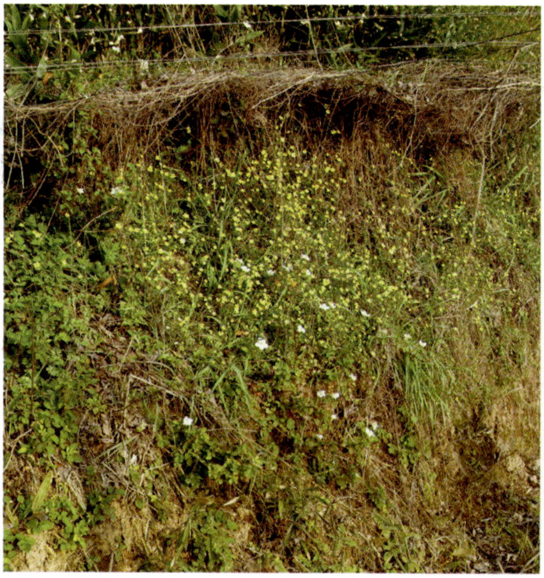

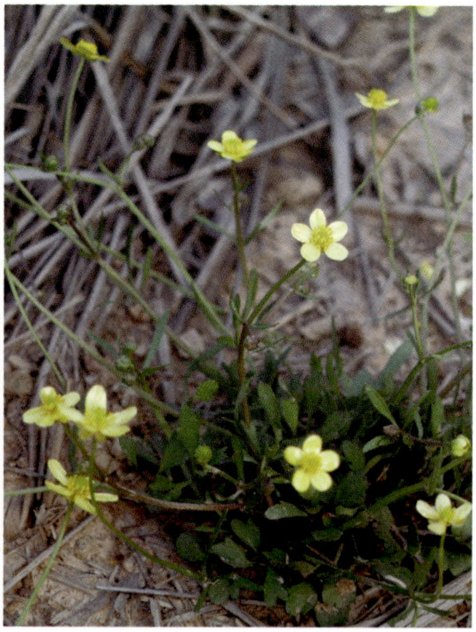

药材性状

猫爪草

本品由数个至数十个纺锤形的块根簇生，形似猫爪，长3~10mm，直径2~3mm，顶端有黄褐色残茎或茎痕。表面黄褐色或灰黄色，久存色泽变深，微有纵皱纹，并有点状须根痕和残留须根。质坚实，断面类白色或黄白色，空心或实心，粉性。气微，味微甘。

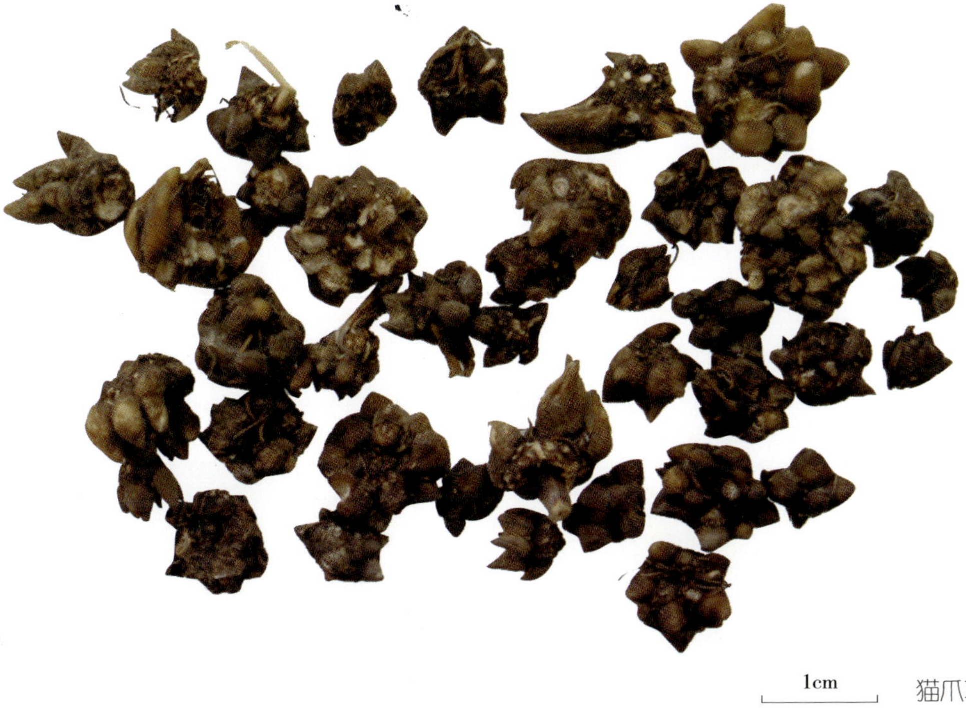

猫爪草

性味	甘、辛，温。
功效	化痰散结，解毒消肿。
主治	瘰疬痰核，疔疮肿毒，蛇虫咬伤。
用量用法	15~30g，单味药可用至120g。

小檗科

★ 拟獴猪刺 *Berberis soulieana* Schneid.

别名：猫刺小檗。| **药材名：**三颗针（根）。

植物形态

常绿灌木，高 0.5~1.5m。根粗壮，内部黄色。茎直立，灰黄色，上部具明显条棱，并散生少数小疣点；刺 3 分叉。叶革质，坚硬，长圆披针形，稀为长圆倒卵形，先端急尖并有一硬刺尖，基部急剧窄缩成极短的柄，边缘具 8~26 个刺状的锯齿。花 7~15（~20）朵簇生；小苞片 2 枚，带红色；萼片 6 枚；花瓣倒卵形，顶端凹缺，基部有短爪，内面近基部处有腺体 2 个；胚珠 2~3 枚。浆果倒卵状长圆形，红色，被白粉。种子 2~3 枚。花期 4~5 月，果期 9~10 月。

生境分布：生于山沟河旁及低山区。分布于陕西及湖北西部、甘肃南部、四川东部和北部等地。

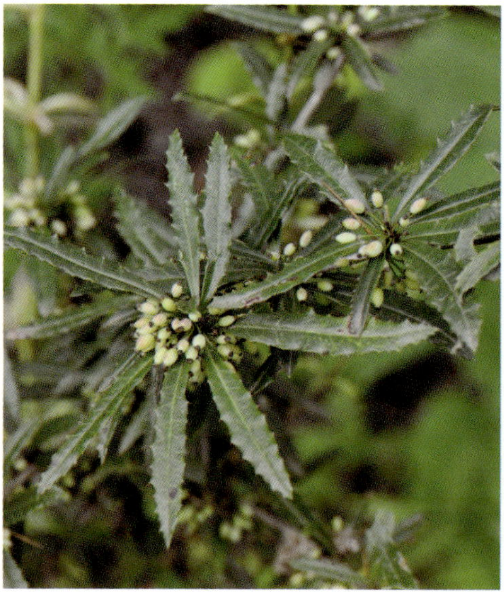

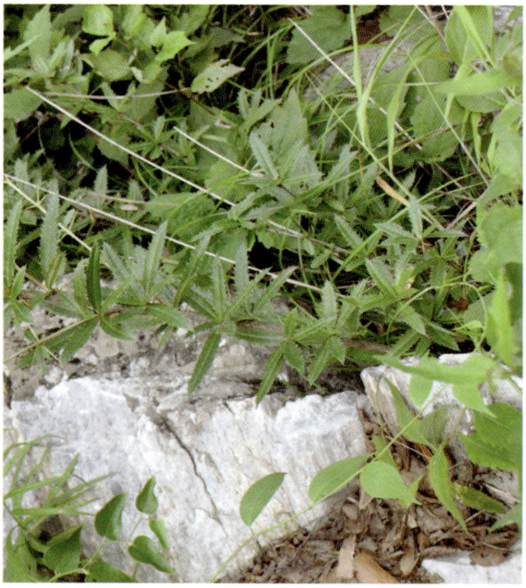

药材
性状

三颗针

类圆柱形，稍扭曲，有少数分枝，长10~15cm，直径1~3cm。根头粗大，向下渐细。外皮灰棕色，有细皱纹，易剥落。质坚硬，不易折断，切面不平坦，鲜黄色。切片近圆形或长圆形，稍显放射状纹理，髓部棕黄色。气微，味苦。

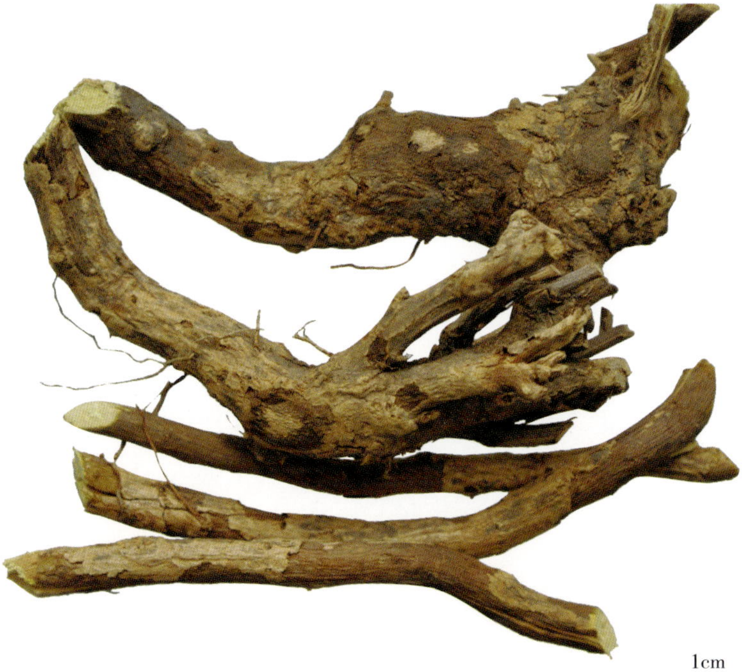

三颗针

性味	苦，寒；有毒。
功效	清热燥湿，泻火解毒。
主治	湿热泻痢，黄疸，湿疹，咽痛目赤，聤耳流脓，痈肿疮毒。
用量用法	9~15g。

附　注:《中国药典》2015年版记载同属植物匙叶小檗、小黄连刺、细叶小檗与拟獴猪刺的干燥根同等入药。

★ 箭叶淫羊藿 *Epimedium sagittatum* (Sieb. et Zucc.) Maxim.

别名：三枝九叶草。| 药材名：淫羊藿（叶）。

植物形态

多年生草本。根状茎质硬，多须根。基生叶1~3枚，三出复叶；叶柄细长；小叶长卵形至卵状披针形，两侧小叶基部呈不对称心形浅裂，边缘有细刺毛。圆锥花序或总状花序顶生；花多数；萼片8枚，排列为2轮，外轮较小，外面有紫色斑点，内轮白色，呈花瓣状；花瓣黄色，有短距或近无距；雄蕊4枚；心皮1个。蓇葖果卵圆形，有种子数粒。花期4~5月，果期5~7月。

生境分布：生于海拔200~1800m的山坡湿地、林下或溪旁阴湿处。分布于陕西、甘肃及长江以南各地。

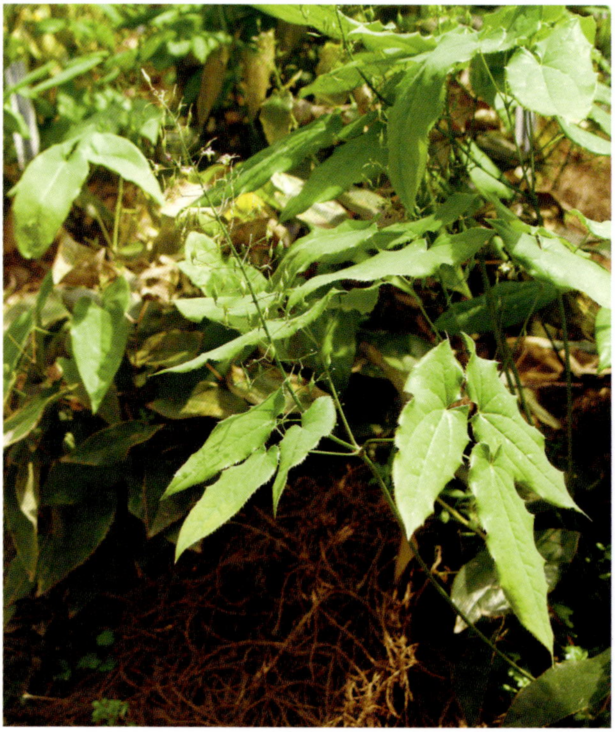

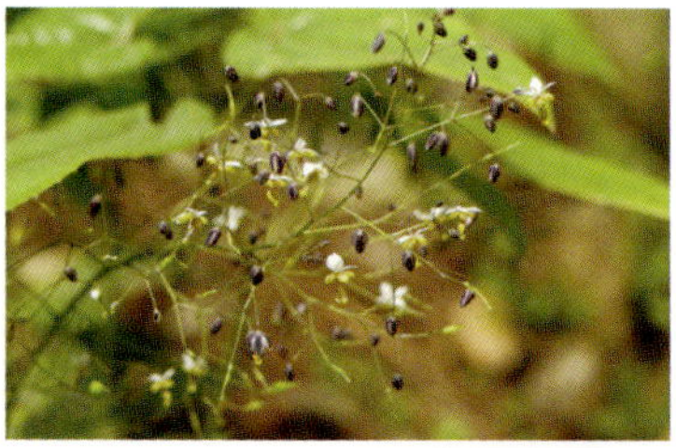

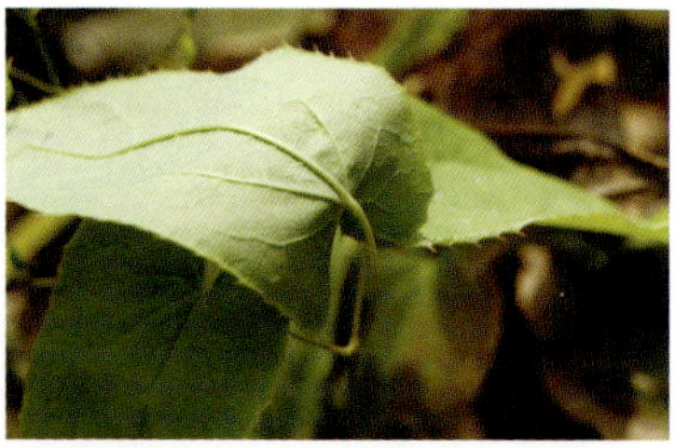

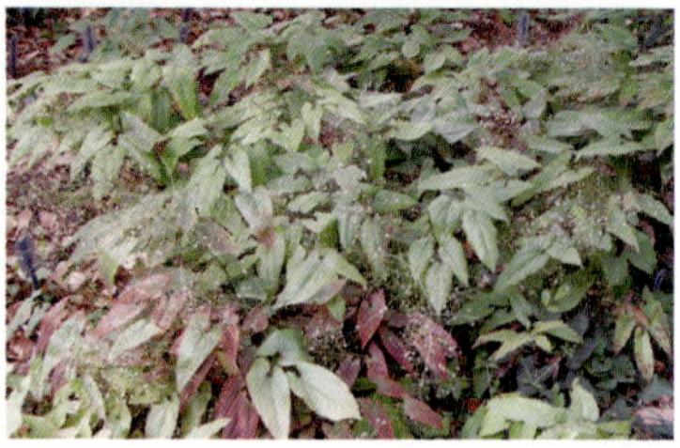

药材性状

淫羊藿

本品为三出复叶，小叶片长卵形至卵状披针形，长4~12cm，宽2.5~5cm；先端渐尖，两侧小叶基部明显偏斜，外侧较大，呈箭形，边缘有刺毛状锯齿；上表面黄绿色，下表面灰绿色，疏被粗短伏毛或近无毛，细脉两面突起，网脉明显。叶片革质。气微，味微苦。

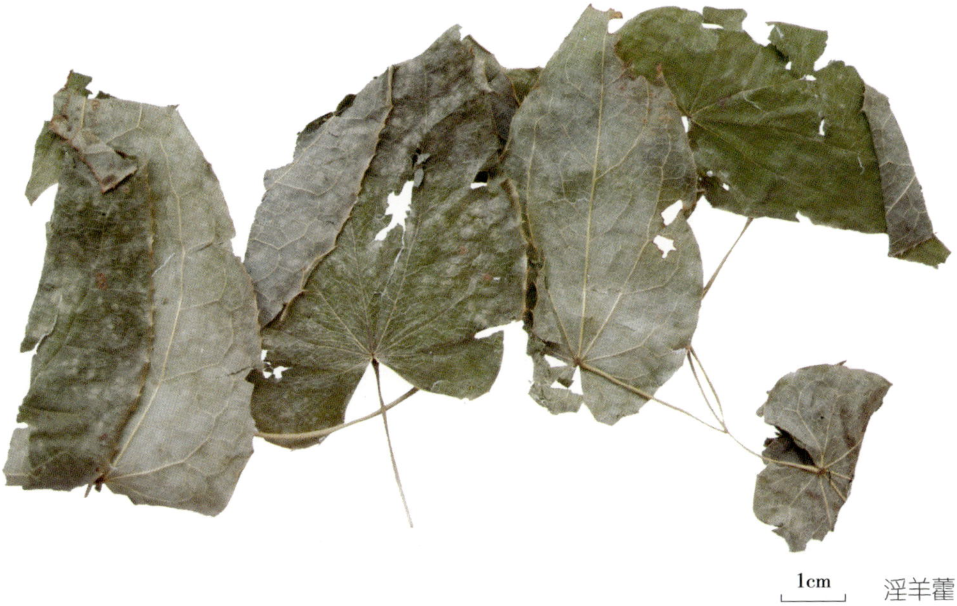

淫羊藿

性味	辛、甘，温。
功效	补肾阳，强筋骨，祛风湿。
主治	肾阳虚衰，阳痿遗精，筋骨痿软，风湿痹痛，麻木拘挛。
用量用法	3~10g。

附　注：《中国药典》2015年版记载同属植物淫羊藿、柔毛淫羊藿、朝鲜淫羊藿与箭叶淫羊藿的干燥叶同等入药。

★巫山淫羊藿 *Epimedium wushanense* T. S. Ying

药材名：巫山淫羊藿（叶）。

植物形态

多年生常绿草本。1 回三出复叶，基生和茎生；叶片革质，小叶披针形至狭披针形，边缘具刺齿，下表面被绵毛或秃净，边缘具刺锯齿。花茎具 2 枚对生叶；圆锥花序顶生，具多数花朵，花序轴无毛；花梗长 1~2cm，疏被腺毛或无毛；花淡黄色，直径达 3.5cm；萼片 2 轮，外轮萼片近圆形，内轮萼片阔椭圆形；花瓣呈角状距，淡黄色，向内弯曲，基部浅杯状，有时基部带紫色。蒴果长约 1.5cm。花期 4~5 月，果期 5~6 月。

生境分布：生于海拔 300~1700m 的林下、灌丛、草丛或石缝中。分布于陕西、湖北、广西、四川、贵州等地。

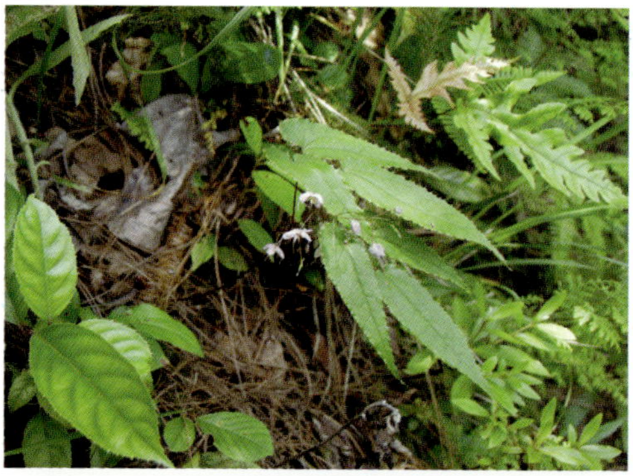
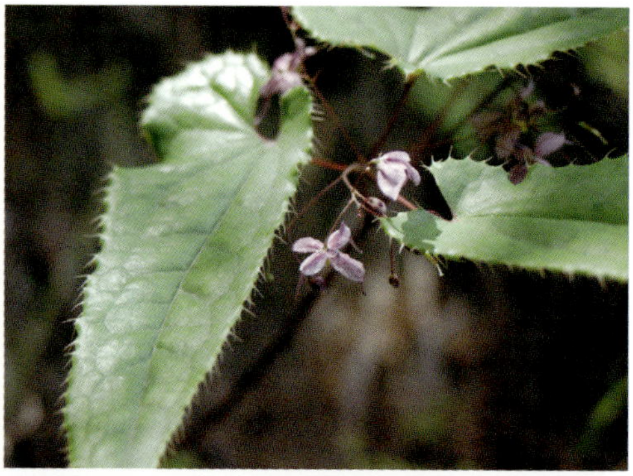
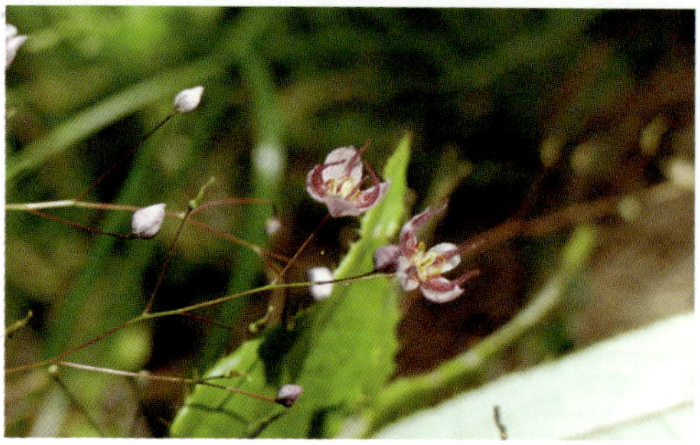
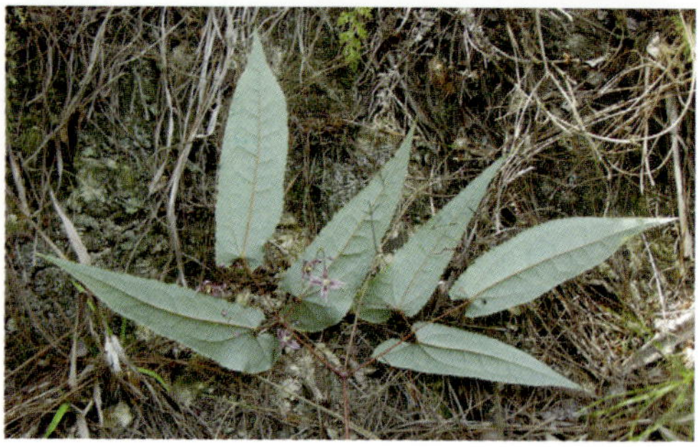

药材性状

巫山淫羊藿

本品为1回三出复叶，小叶片披针形至狭披针形，长9~23cm，宽1.8~4.5cm，先端渐尖或长渐尖，边缘具刺齿，侧生小叶基部的裂片偏斜，内边裂片小，圆形，外边裂片大，三角形，渐尖。下表面被绵毛或秃净。近革质。气微，味微苦。

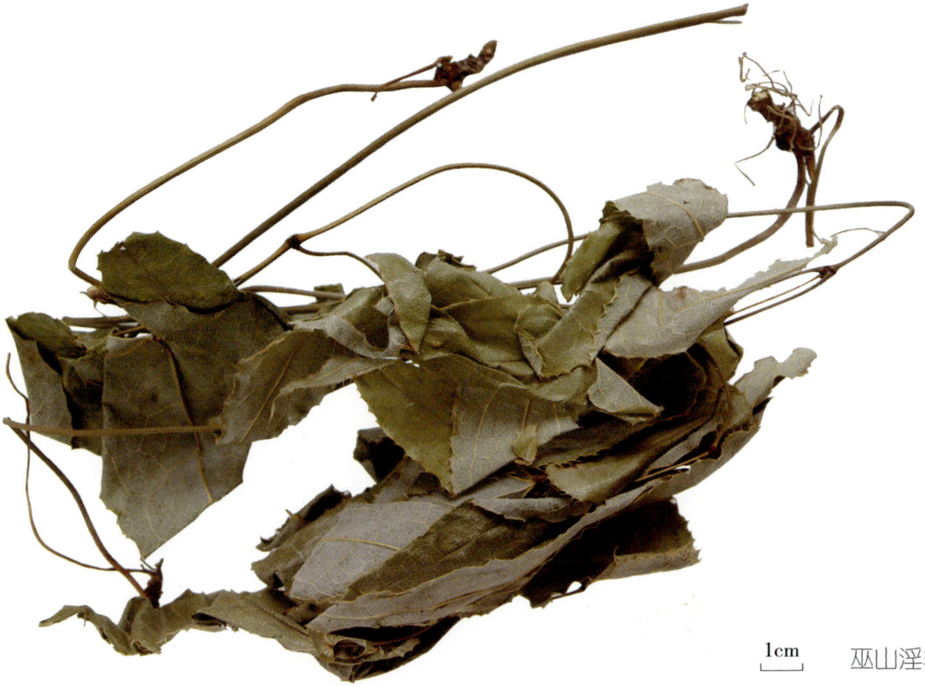

巫山淫羊藿

性味	辛、甘，温。
功效	补肾阳，强筋骨，祛风湿。
主治	肾阳虚衰，阳痿遗精，筋骨痿软，风湿痹痛，麻木拘挛，绝经期眩晕。
用量用法	3~9g。

六角莲 *Dysosma pleiantha* (Hance) Woodson

别名： 八角金盘、八角莲。| **药材名：** 八角莲（根及根茎）。

植物形态

多年生草本。根状茎粗壮。茎直立，无毛。茎生叶常为 2 枚，对生，盾状着生；叶片轮廓矩圆形或近圆形，无毛，8~9 浅裂，裂片宽三角状卵形，边缘有针刺状细齿；叶柄无毛。花 5~8 朵簇生于 2 枚茎生叶叶柄的交叉处，下垂；花梗长达 2.8cm；萼片卵状或椭圆状矩圆形；花瓣 6 片，紫红色，矩圆形；雄蕊 6 枚，花丝长 7~8mm，花药长 1.4~1.5cm；雌蕊 1 枚。浆果近球形。花期 3~6 月，果期 7~9 月。

生境分布： 生于山谷和山坡杂木林下阴湿处。分布于台湾、福建、浙江、安徽、湖北、广西等地。

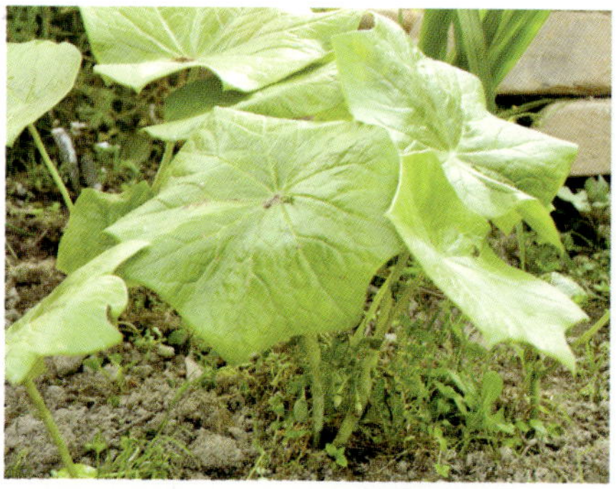

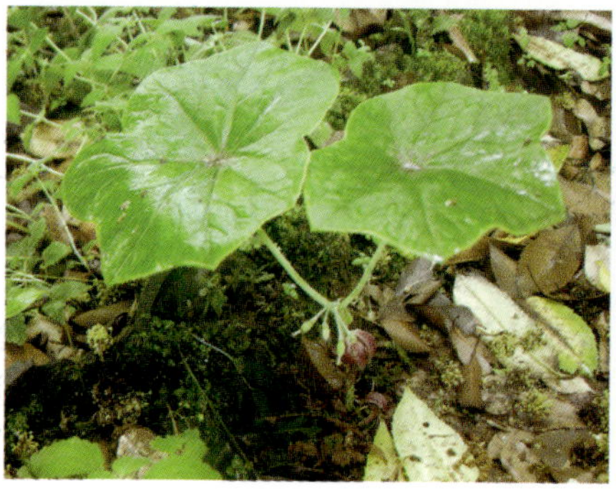

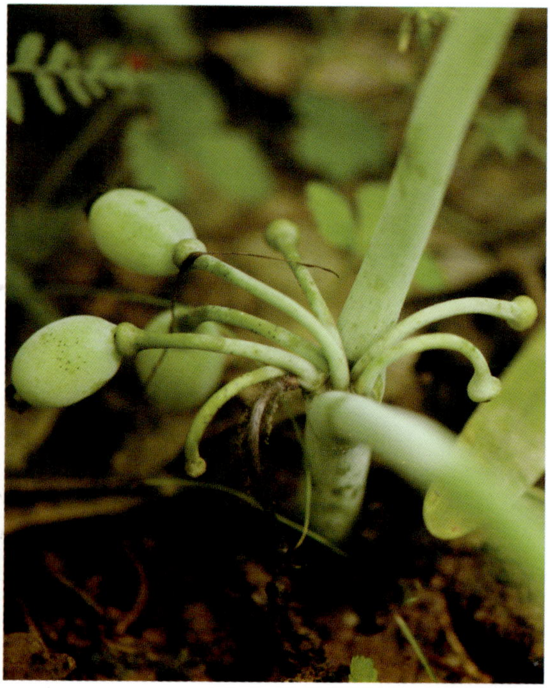

药材
性状

八角莲

根茎呈结节状，长 6~10cm，直径 0.7~1.5cm，鲜时浅黄色，干后呈棕黑色；表面平坦或微凹，上部有几个小的凹点，下部具环纹。须根多数，长达 20cm，直径约 1mm，鲜时浅黄色，干后呈棕黄色；质硬而脆，易折断。根茎断面黄绿色，角质。根的断面黄色，中央有圆点状中柱。气微，味苦。

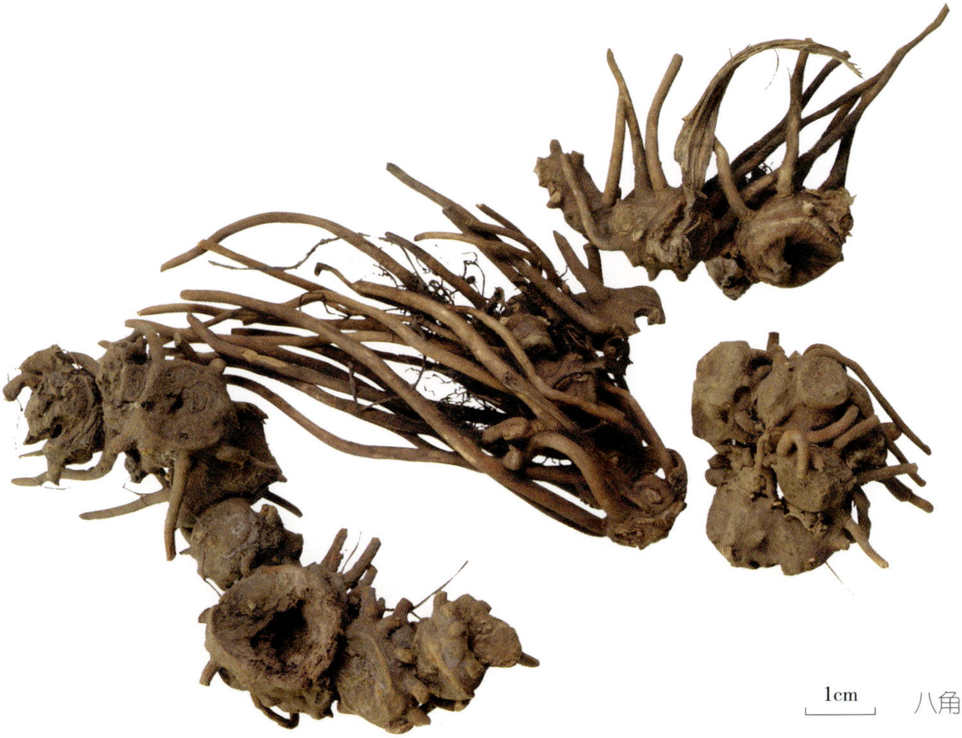

八角莲

性味	甘、苦，凉；有小毒。
功效	清热解毒，活血化瘀。
主治	跌打损伤，虫蛇咬伤，痈疮疖肿，淋巴结炎，腮腺炎，乳腺癌。
用量用法	3~12g。外用适量，研末调敷，浸酒涂敷或外敷。

木通科

★ 白木通 *Akebia trifoliata* (Thunb.) Koidz. var. *australis* (Diels) Rehd.

别名：八月瓜藤。| 药材名：木通（藤茎）、预知子（近成熟果实）。

植物形态

落叶或半常绿藤本，全体无毛。三出复叶；小叶革质，卵状矩圆形，全缘或微波状，两面均为淡绿色。花单性，雌雄同株，紫色微红或淡紫色，总状花序腋生。雄花着生于花序上部，具细小苞片；花被片 3 片；雄蕊 6 枚，花丝三角形，退化雌蕊 3 或 4 枚。雌花 1~3 朵生于花序下部；苞片线形；花被片 3 片；退化雄蕊 6 枚；雌蕊 3~6 枚。浆果状蓇葖果，成熟时紫色。花期 3~4 月，果期 10~11 月。

生境分布： 生于山谷、山坡灌丛、沟缘或疏林半阴湿处。分布于河南、山西、陕西、江苏、浙江、江西、福建、湖北、湖南、贵州、四川、云南、广东、海南等地。

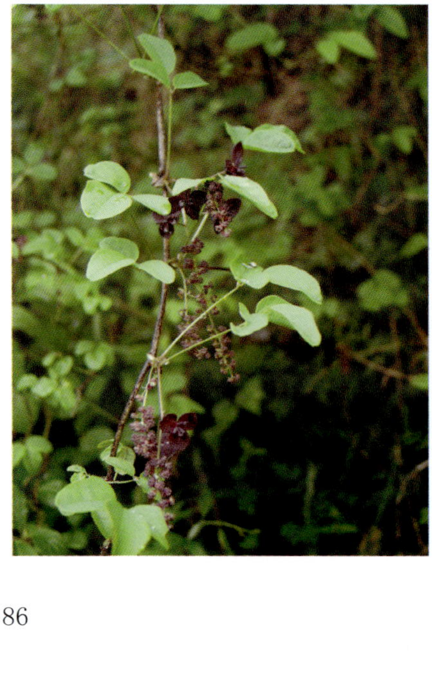

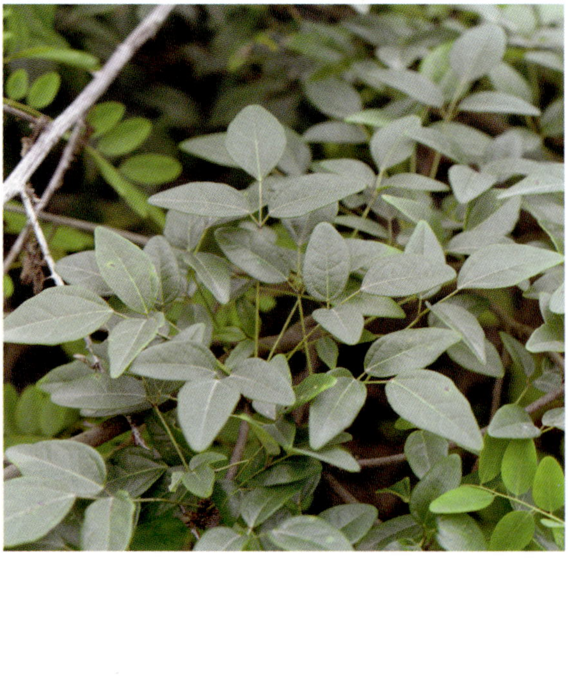

药材性状

木通

圆柱形，常稍扭曲，长 30~70cm，直径 0.5~2cm。表面灰棕色至灰褐色，外皮粗糙而有许多不规则的裂纹或纵沟纹，具突起的皮孔。节部膨大或不明显，具侧枝断痕。体轻，质坚实，不易折断，断面不整齐，皮部较厚，黄棕色，可见淡黄色颗粒状小点，木部黄白色，射线呈放射状排列，髓小或有时中空，黄白色或黄棕色。气微，味微苦而涩。

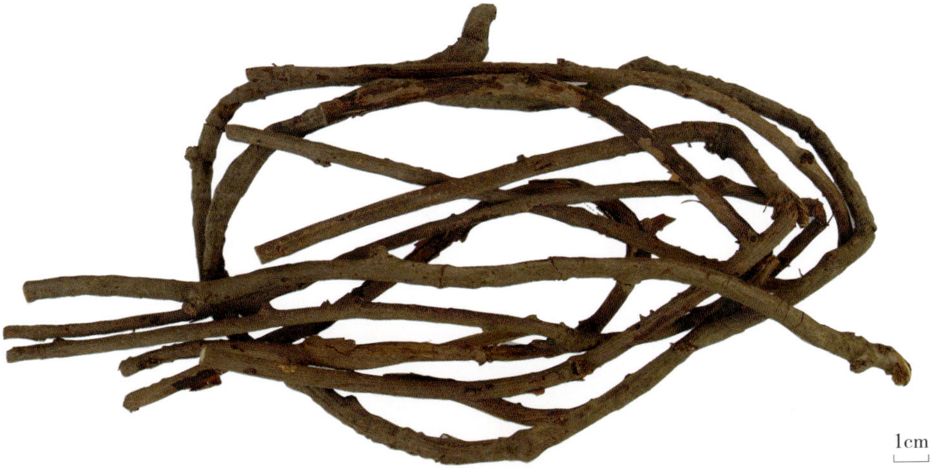

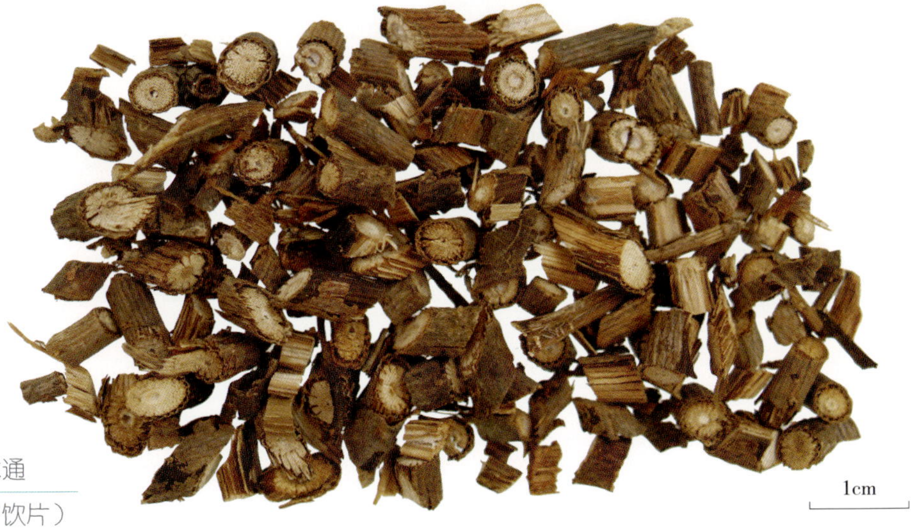

木通

木通（饮片）

性味	苦，寒。
功效	利尿通淋，清心除烦，通经下乳。
主治	淋证，水肿，心烦尿赤，口舌生疮，经闭乳少，湿热痹痛。
用量用法	3~6g。

药材性状

预知子

肾形或长椭圆形，稍弯曲，长 3~9cm，直径 1.5~3.5cm。表面黄棕色或黑褐色，有不规则的深皱纹，顶端钝圆，基部有果梗痕。质硬，破开后，果瓤淡黄色或黄棕色。种子多数，扁长卵形，黄棕色或紫褐色，具光泽，有条状纹理。气微香，味苦。

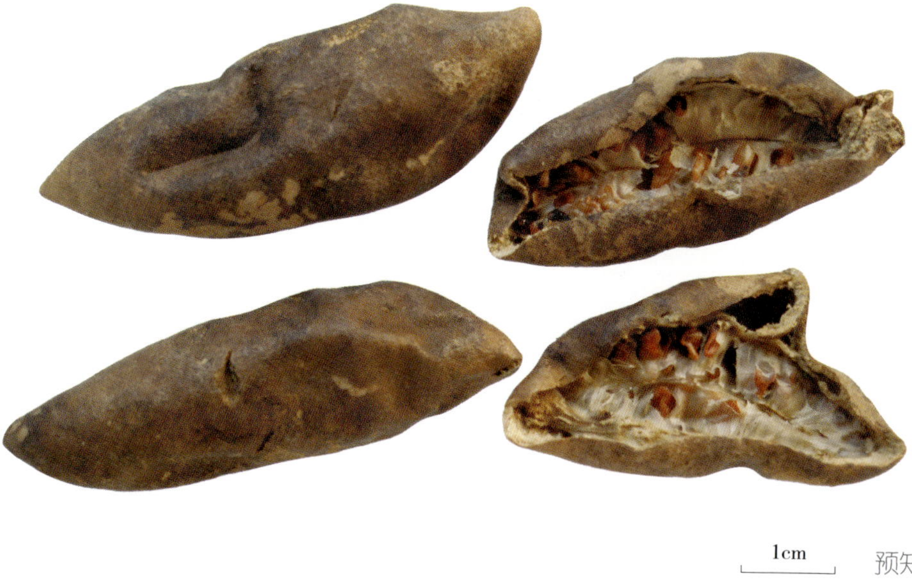

预知子

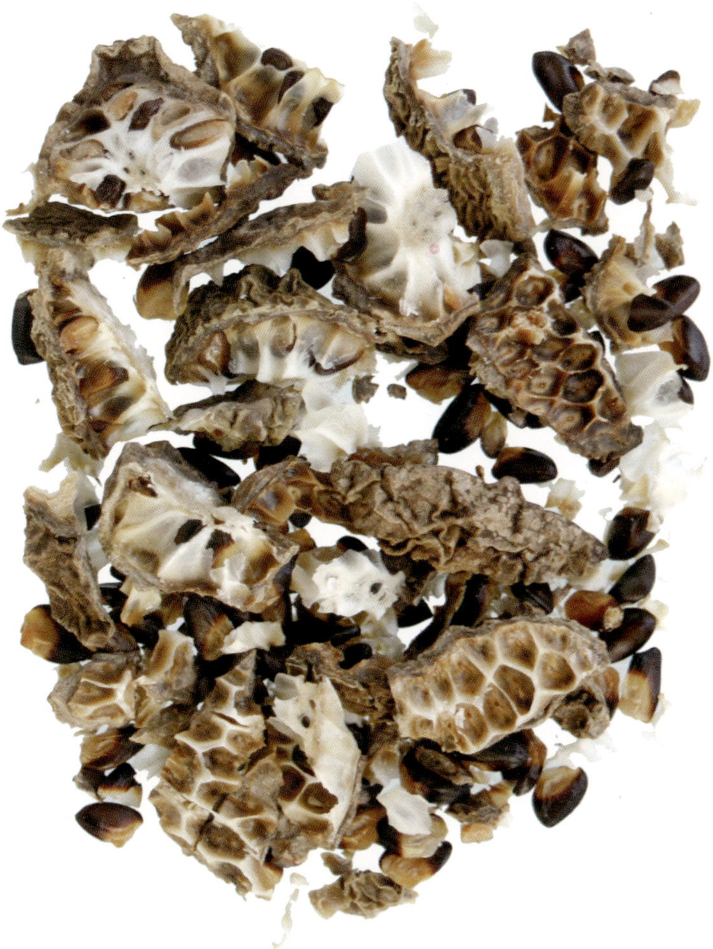

1cm 预知子（饮片）

性味	苦，寒。
功效	疏肝理气，活血止痛，散结，利尿。
主治	脘胁胀痛，经闭痛经，痰核痞块，小便不利。
用量用法	3~9g。

附　注： 同属植物木通、三叶木通与白木通的干燥藤茎（木通），以及干燥果实（预知子）同等入药。

罂粟科

★ 紫堇 *Corydalis bungeana* Turcz.

别名：地丁草、布氏地丁。| 药材名：苦地丁（全草）。

植物形态

多年生或栽培为二年生草本，微被白粉。地下具细长主根。基生叶和茎下部叶长 3~10cm，具长柄；叶片轮廓卵形，2~3 回羽状全裂，两表面灰绿色，无毛。总状花序上有花数朵；苞片叶状，羽状深裂；花梗长 1~2mm；萼片小，近三角形，鳞片状，早落；花瓣淡紫色，倒卵状长椭圆形，基部延伸成距。蒴果长圆形，扁平。种子黑色，有光泽。花期 4~5 月。

生境分布：生于山沟、旷地、林缘。分布于辽宁、河北、内蒙古、山东、山西、陕西、甘肃、宁夏等地。

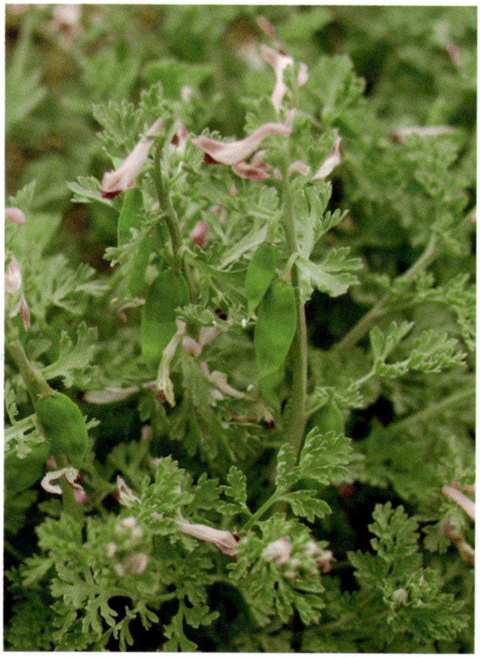

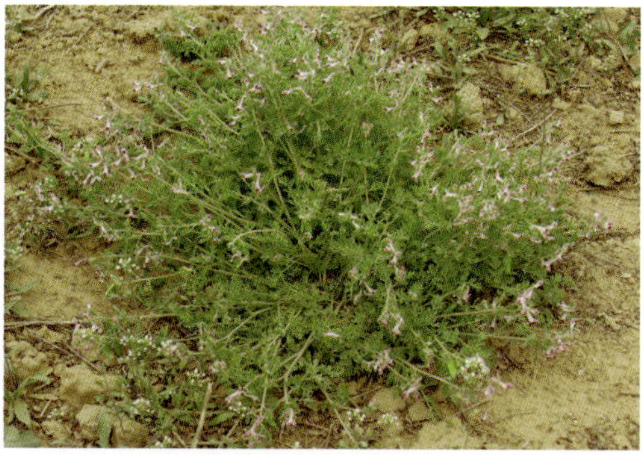

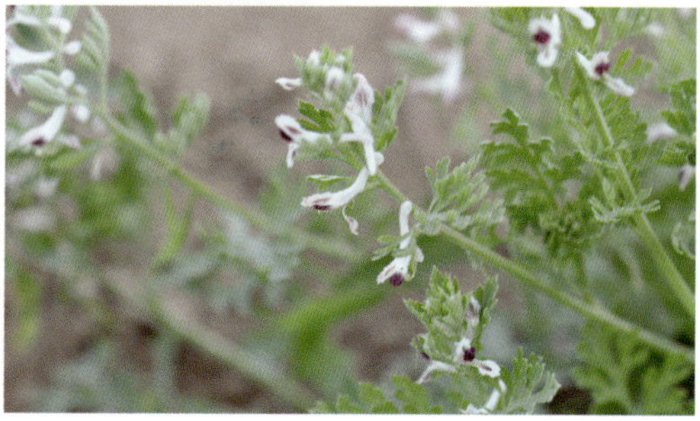

药材性状

苦地丁

本品皱缩成团，长10~30cm。主根圆锥形，表面棕黄色。茎细，多分枝，表面灰绿色或黄绿色，具5条纵棱，质软，断面中空。叶多皱缩破碎，暗绿色或灰绿色，完整叶片2~3回羽状全裂。花少见，花冠唇形，有距，淡紫色。蒴果扁长椭圆形，呈荚果状。种子扁心形，黑色，有光泽。气微，味苦。

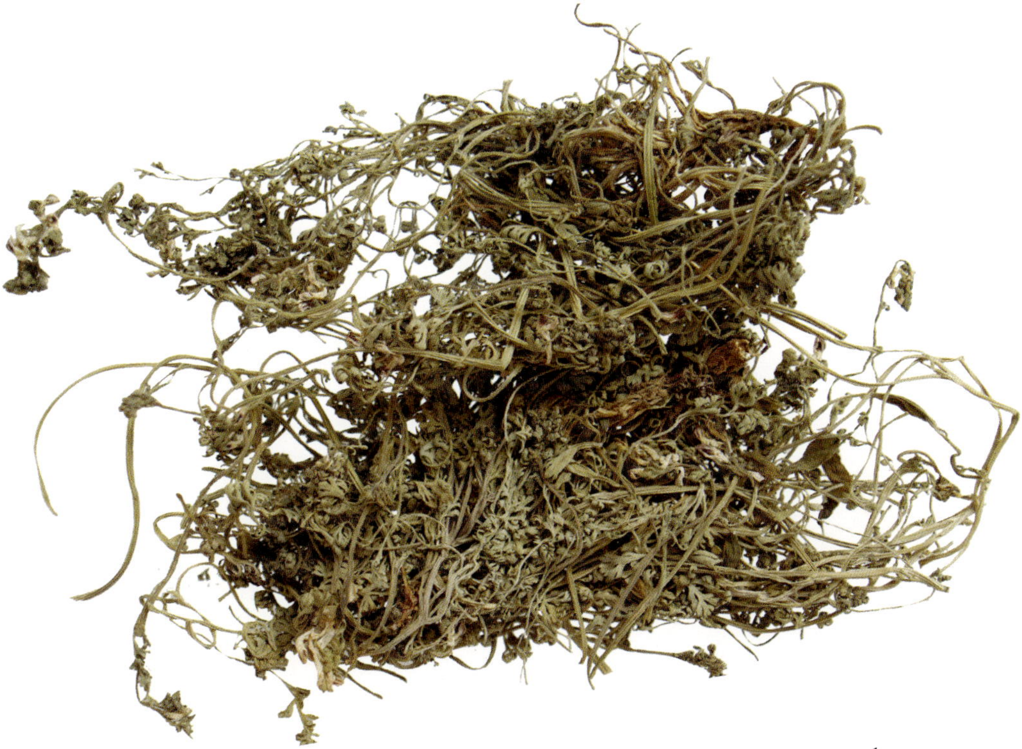

苦地丁

性味	苦，寒。
功效	清热解毒，散结消肿。
主治	时疫感冒，咽喉肿痛，疔疮肿痛，痈疽发背，痄腮丹毒。
用量用法	9~15g。外用适量，煎汤洗患处。

★ 延胡索 *Corydalis yanhusuo* W. T. Wang

别名：玄胡索。| 药材名：延胡索（块茎）。

植物形态

多年生草本。块茎扁圆球状，内部黄色。地下茎上有时生小球状块茎；地上茎纤细，稍肉质，易折断。基生叶与茎生叶同形，有柄；茎生叶互生，2 回三出，全缘，边缘有时带微红色。总状花序顶生或与叶对生，花排列稀疏；苞片阔披针形，全缘或者下部的苞片有齿或裂；花红紫色，横着生于纤细的小花梗上；花萼早落；花瓣边缘粉红色，中央紫绿色，上部 1 片边缘波状，尾部延伸成长距，内轮 2 片比外轮 2 片窄小；雄蕊 6 枚。蒴果线形。花期 4 月，果期 5~6 月。

生境分布：均为栽培，宜生于沿溪两岸或山脚的粉沙质壤土、沙质壤土或沙土中。全国多数地区均有栽培。

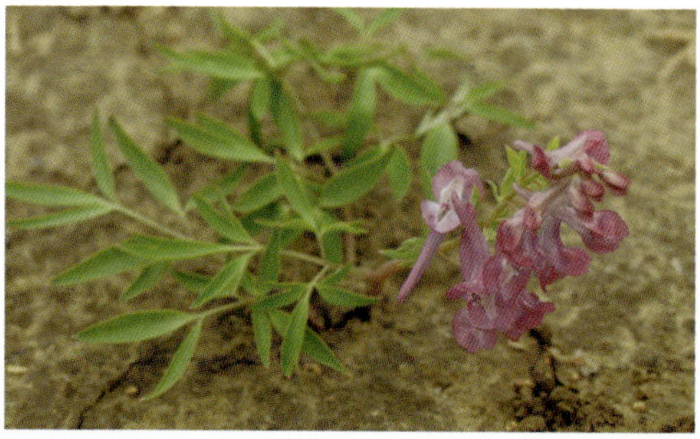
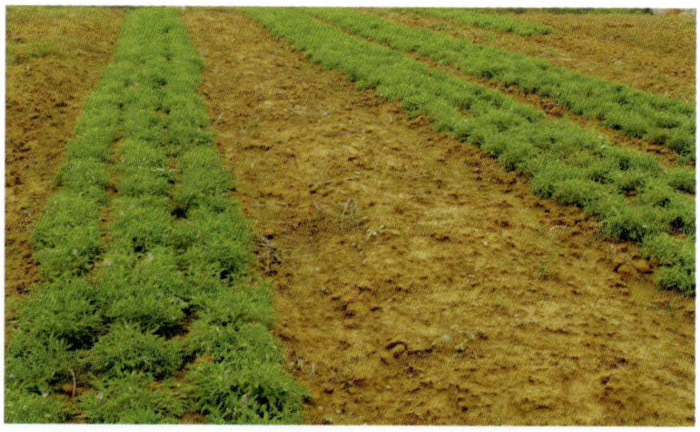
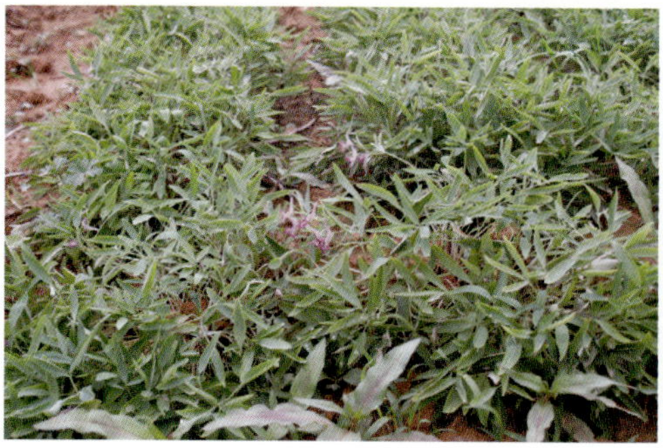
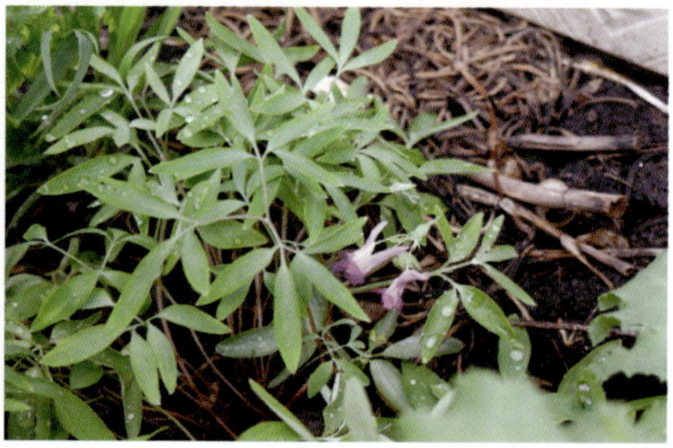

药材
性状

延胡索

不规则的扁球形，直径 0.5~1.5cm。表面黄色或黄褐色，有不规则网状皱纹。顶端有略凹陷的茎痕，底部常有疙瘩状突起。质硬而脆，断面黄色，角质样，有蜡样光泽。气微，味苦。

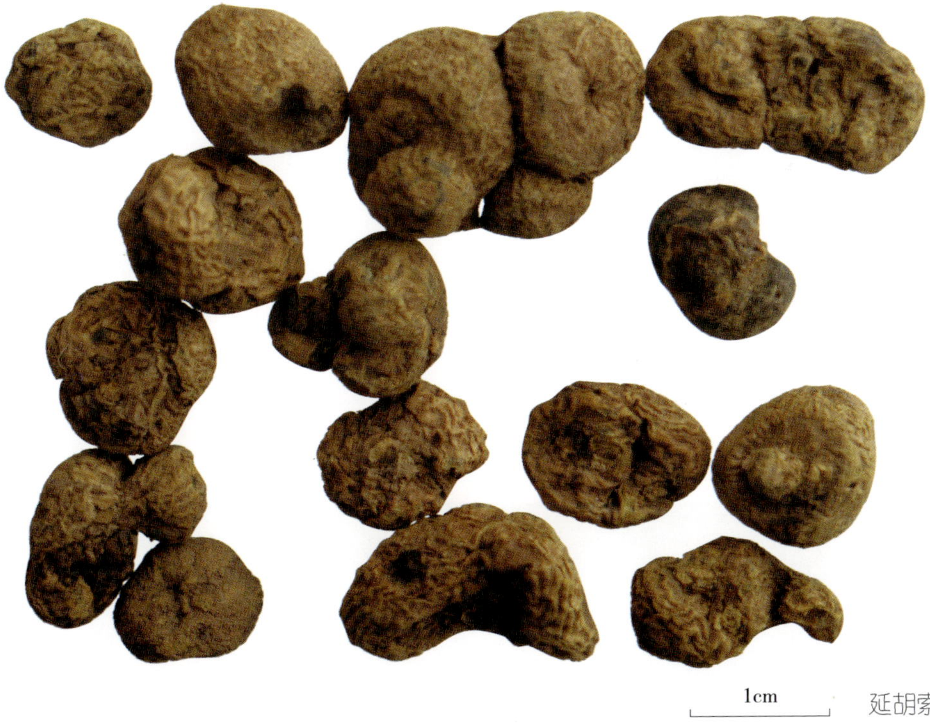

延胡索

性味	苦、辛，温。
功效	活血，行气，止痛。
主治	胸胁、脘腹疼痛，胸痹心痛，经闭痛经，产后瘀阻，跌扑肿痛。
用量用法	3~10g；一次 1.5~3g，研末吞服。

桑科

★ 构棘 *Cudrania cochinchinensis* Kudo. et Masam.

别名：蕖芝、山荔子、穿破石。| 药材名：穿破石（根）。

植物形态

常绿直立或攀缘灌木，全株有白色乳汁。根长而粗壮，圆柱形，外皮金黄色或橙红色，极薄，易剥落。枝有粗壮、伸直或略弯曲的棘刺。叶互生；叶柄长 5~10mm；叶片革质，倒卵状椭圆形或椭圆形，全缘。头状花序单生或成对腋生，具短柄，被柔毛；花单性，雌雄异株。雄花序直径 6mm；花被片有毛；雌花序球状，结果时增大；雌花花被片顶端厚，有绒毛。聚花果肉质，球形，灰绿色，熟时橙红色，被毛；瘦果包围于肉质花被和苞片中。花期 4~5 月，果期 9~10 月。

生境分布：生于山坡、溪边、灌丛中。分布湖南、安徽、浙江、福建、广东、广西等地。

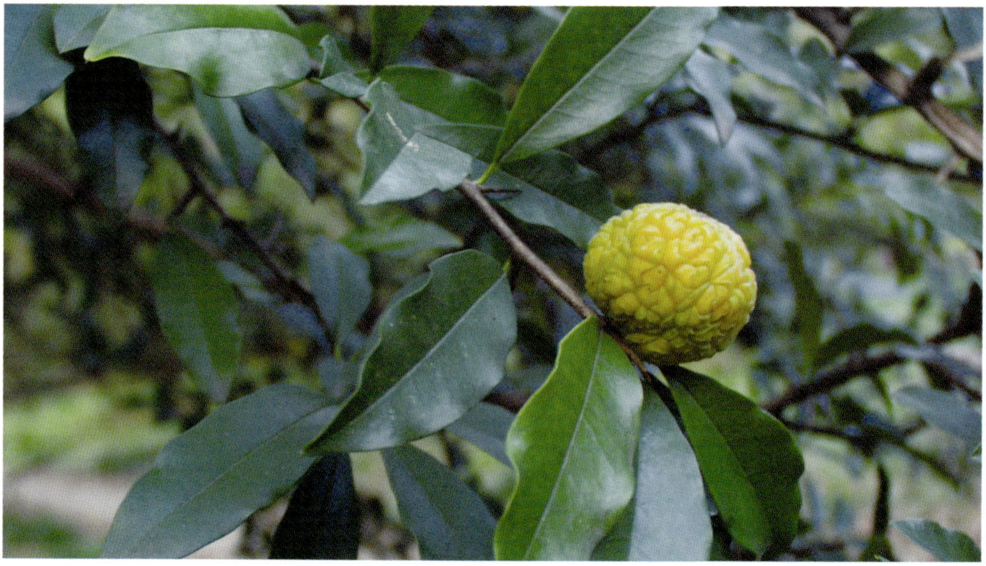

药材性状

穿破石

圆柱形，有的有分枝或稍弯曲，长 10~27cm，直径 0.5~2.5cm。表面橙黄色或橙红色，密布黄白色点状或横长的疤痕；外皮菲薄，易成层脱落，脱落处显棕红色或淡黄色。质坚硬而轻，不易折断，切断面淡黄色或黄棕色，木部发达，密布小孔。气微，味淡。

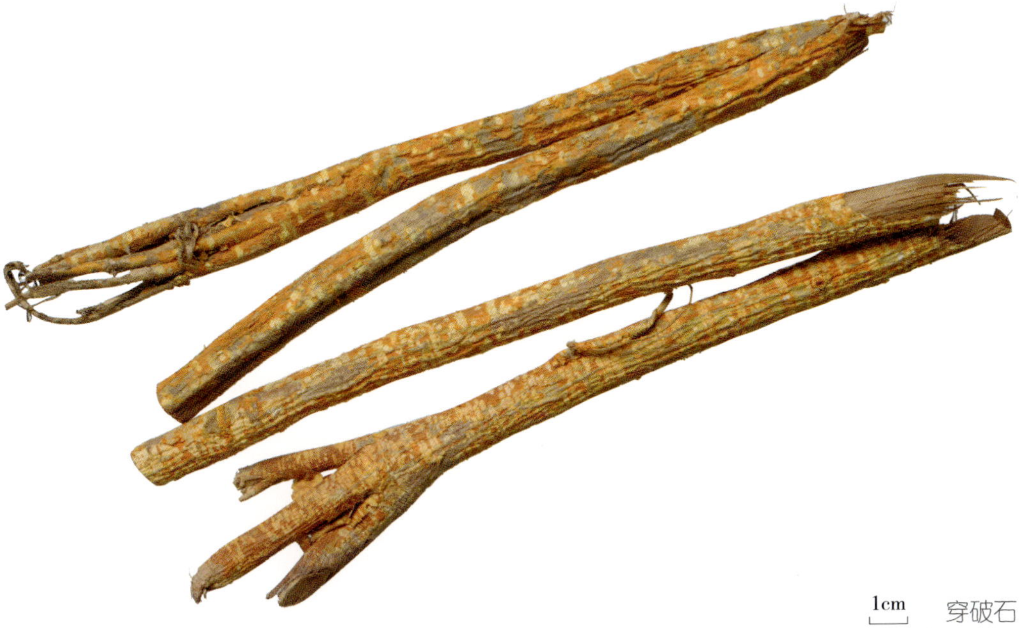

1cm 穿破石

性味	淡、微苦，凉。
功效	祛风利湿，活血通经。
主治	风湿关节疼痛，肺结核，湿热黄疸，淋浊，经闭，劳伤咯血，跌打损伤，疔疮痈肿。
用量用法	15~30g。外用适量。

薜荔 *Ficus pumila* L.

别名：王不留行、水馒头、凉粉果。| 药材名：薜荔果（聚花果）。

植物形态

常绿攀缘或匍匐灌木，有乳汁。茎灰褐色，多分枝；幼枝有细柔毛，作匍匐状，节上生气生根。不育幼枝的叶小，互生；叶片卵圆形。成长后，枝硬而直立，叶大而厚；托叶卵状三角形，外面被细柔毛；叶柄长 0.5~1.5cm；叶片革质，椭圆形，全缘。隐头花序，花单性，小花多数，着生于肉质花托的内壁上；花托单生于叶腋，有短柄；雄花托长椭圆形，长达 5cm；雌花托稍大，倒卵形，表面紫绿色。瘦果细小，棕褐色，果皮薄膜质，表面富黏液。花期 5~6 月，隐花果成熟期 10 月。

生境分布：生于低海拔丘陵地区、山坡树木间或断墙破壁上。分布于山东、安徽、江苏、浙江、福建、台湾、广东、广西、江西、湖南、湖北、四川、贵州、云南等地。

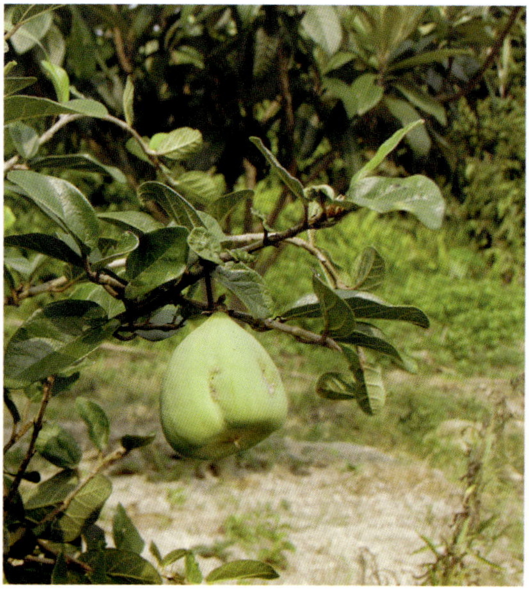

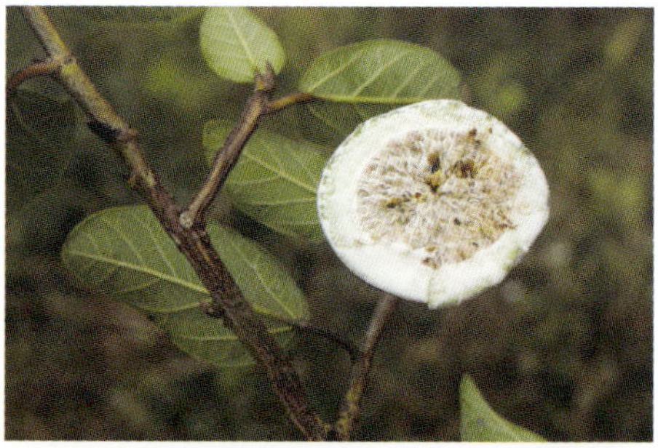

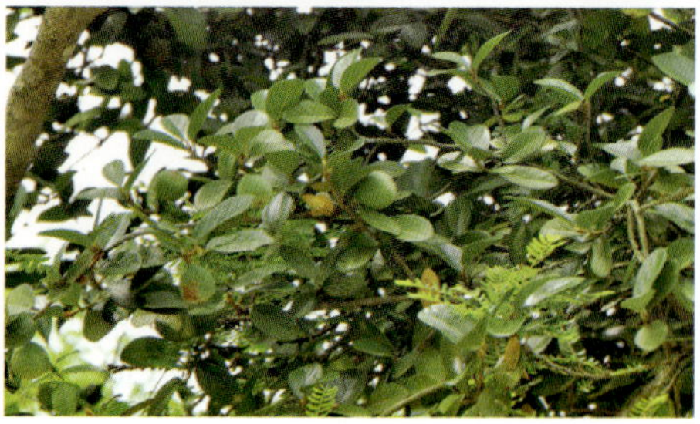

药材性状

薜荔果

本品为干燥的花托，膨大成梨形或倒卵形，黄褐色至黑褐色，长 4~6cm，直径 4cm。顶端近截形，中央有一稍突出的小孔，孔内有膜质的小苞片充塞，孔外通常有细密的褐色绒毛；下端渐狭，具有短的果柄痕迹。质坚硬而轻，内生无数单性花或黄棕色圆球状瘦果。

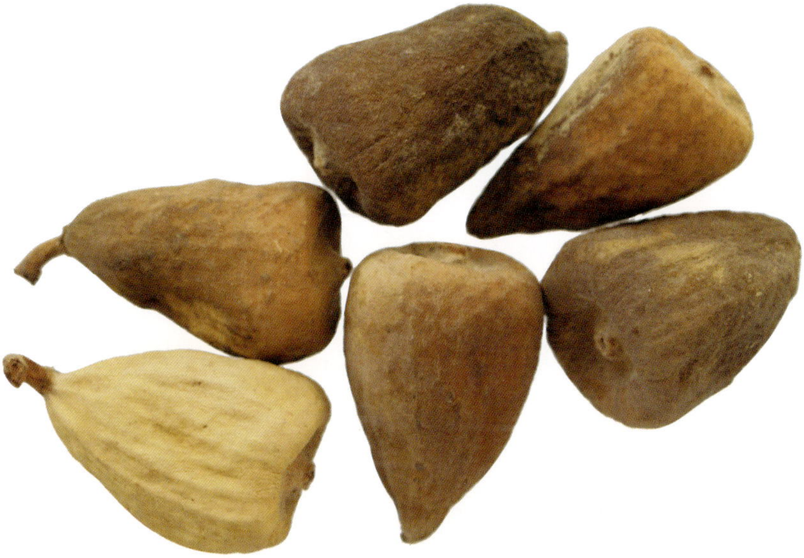

1cm 薜荔果

性味	甘，凉。
功效	壮阳固精，利湿通乳，活血，消肿。
主治	乳汁不足，乳糜尿，淋浊，遗精，阳痿，月经不调，便血。
用量用法	6~15g。

商陆科

★ 垂序商陆 *Phytolacca americana* L.

别名：美国商陆。| 药材名：商陆（根）。

植物形态

多年生草本，高 1~2m。根粗壮，肥大，倒圆锥形。茎直立，圆柱形，有时带紫红色。叶片椭圆状卵形或卵状披针形，先端急尖，基部楔形；叶柄长 1~4cm。总状花序顶生或侧生；花梗长 6~8mm；花白色，微带红晕；花被片 5 枚；雄蕊、心皮及花柱通常均为 10 枚，心皮合生。果序下垂；浆果扁球形，熟时紫黑色。种子肾圆形。花期 6~8 月，果期 8~10 月。

生境分布： 多栽培，或逸为野生。分布于北京、山东、江苏、浙江、江西、湖北、广西、云南等地。

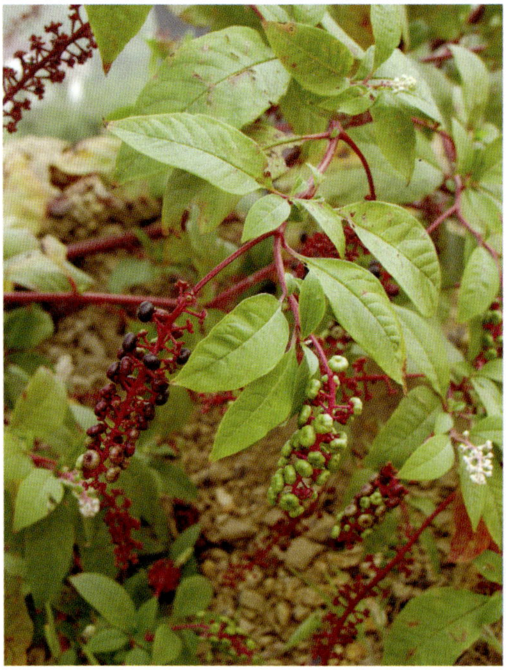

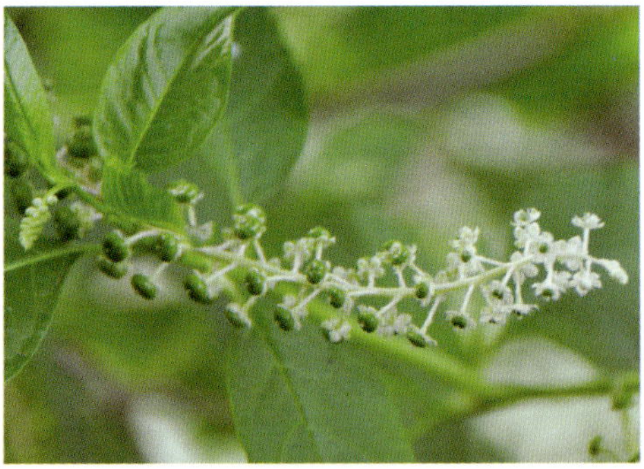

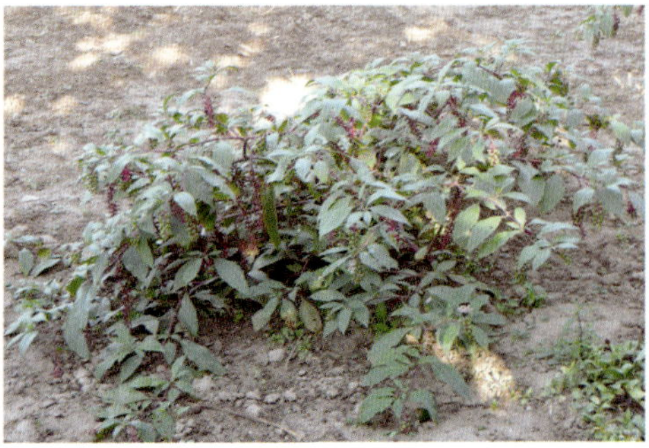

药材性状

商陆

本品为横切或纵切的不规则块片，厚薄不等。外皮灰黄色或灰棕色。横切片弯曲不平，边缘皱缩，直径 2~8cm；切面浅黄棕色或黄白色，木部隆起，形成数个突起的同心性环轮。纵切片弯曲或卷曲，长 5~8cm，宽 1~2cm，木部呈平行条状突起。质硬。气微，味稍甜，久嚼麻舌。

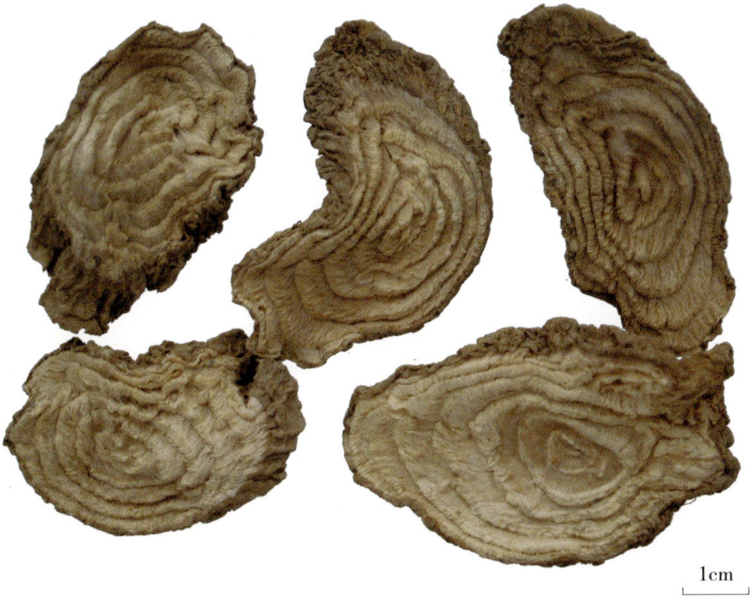

商陆

性味	苦，寒；有毒。
功效	逐水消肿，通利二便；外用解毒散结。
主治	水肿胀满，二便不通，痈肿疮毒。
用量用法	3~9g。外用适量，煎汤熏洗。

附　注：《中国药典》2015 年版记载同属植物商陆与垂序商陆的干燥根同等入药。

藜科

土荆芥 *Chenopodium ambrosioides* L.

别名：臭草、鹅脚草。| 药材名：土荆芥（全草）。

植物形态

一年生或多年生直立草本。茎有棱，分枝，被腺毛或无毛。单叶互生，具短柄；叶片长圆形至长圆状披针形，下部的叶边缘有不规则钝齿或呈波浪形，上部的叶较小，为线形或线状披针形，全缘，上表面绿色，下表面有腺点，揉之有一种特异的香气。花小，穗状花序分枝或不分枝；花簇生于苞腋内；苞片呈叶状且长于花束；花束为腋生及顶生；萼片 5 枚；花被 5 裂，裂片三角状卵形。胞果藏于萼内。种子细小，红棕色。花期夏、秋二季。

生境分布：生于村旁、旷地、路旁，亦有栽培。分布于福建、广东、广西及西南各地。

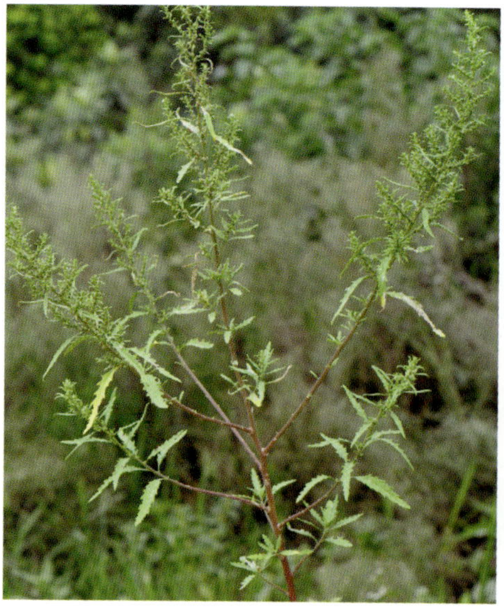

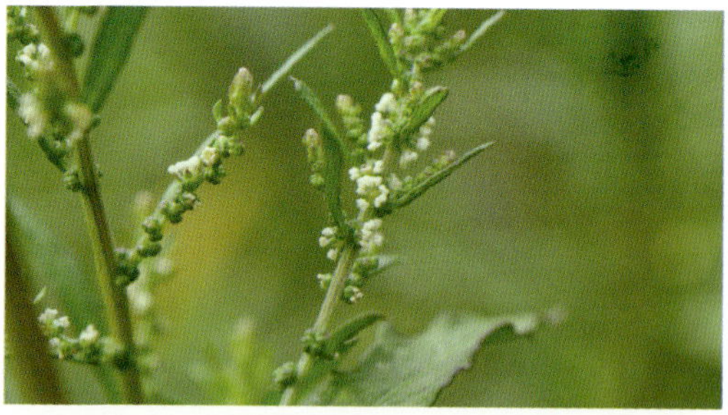

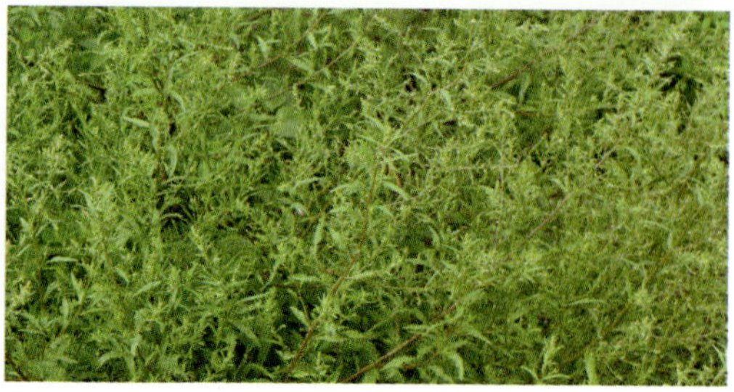

药材性状

千日红

球形或长圆形，多数单一，少数 2~3 个聚生，紫红色、浅红色或白色。总苞片 2 枚，对生，绿色，心形或卵形，两面具毛。花覆瓦状排列，每花具 1 枚干膜质苞片，卵形，白色，顶端红色，另有小苞片 2 枚，三角状披针形，包围花被，紫红色、浅红色或白色，膜质，有光泽，背面棱脊处有细锯齿；花被 5 枚，线状披针形，顶端紫红色，外面密被白色长柔绵毛；雄蕊 5 枚，花丝连合成管状，花药黄色。胞果球形。种子 1 粒，棕色，坚硬具光泽。气微，味淡。

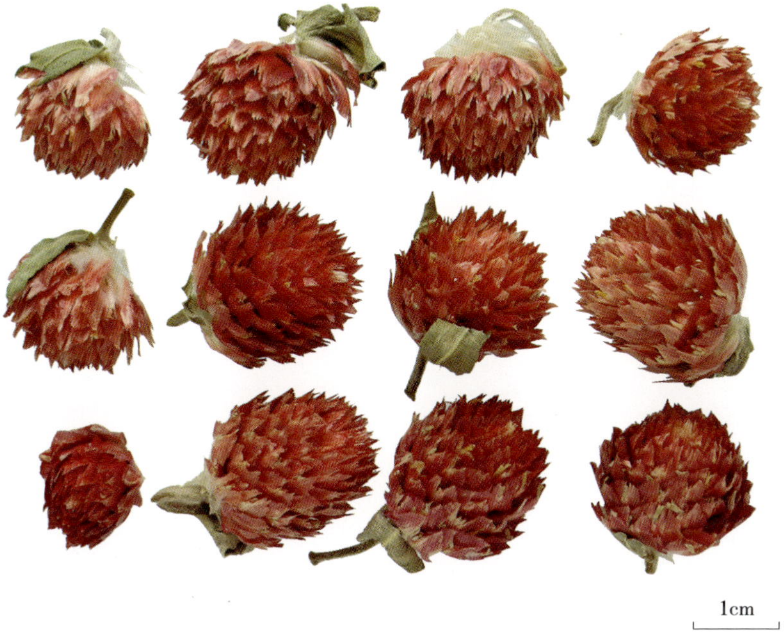

千日红

性味	甘，平。
功效	祛痰平喘，清肝明目。
主治	慢性支气管炎，喘息性支气管炎，眼目昏糊。
用量用法	9~15g。

蓼科

辣蓼 *Polygonum hydropiper* L.

别名：水蓼、辣草。| 药材名：水蓼（地上部分）。

植物形态

一年生草本，高 40~80cm。茎直立或倾斜，多分枝，无毛。叶有短柄；叶片披针形，全缘，通常两面有腺点；托叶鞘筒形，膜质，紫褐色，有睫毛。花序穗状，顶生或腋生，细长，下部间断；苞片钟形，疏生睫毛或无毛；花疏生，淡绿色或淡红色；花被 5 深裂，有腺点；雄蕊通常 6 枚；花柱 2~3 枚。瘦果卵形，扁平，少有 3 条棱，有小点，暗褐色，稍有光泽。花期 5~9 月，果期 6~10 月。

生境分布： 生于田野水边或山谷湿地。分布于东北、华北及河南、陕西、甘肃、江苏、浙江、湖北、福建、广东、广西和云南等地。

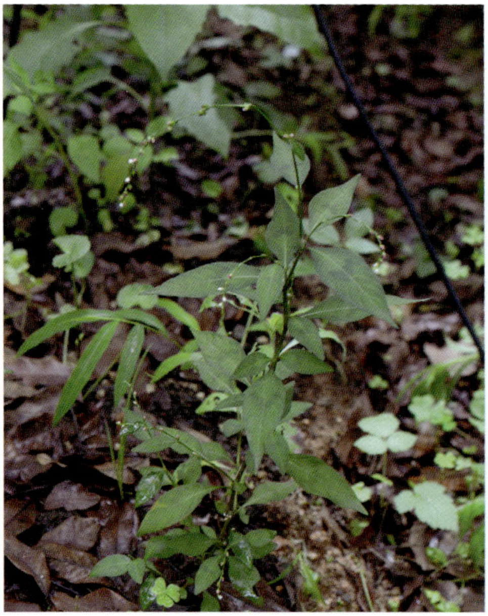

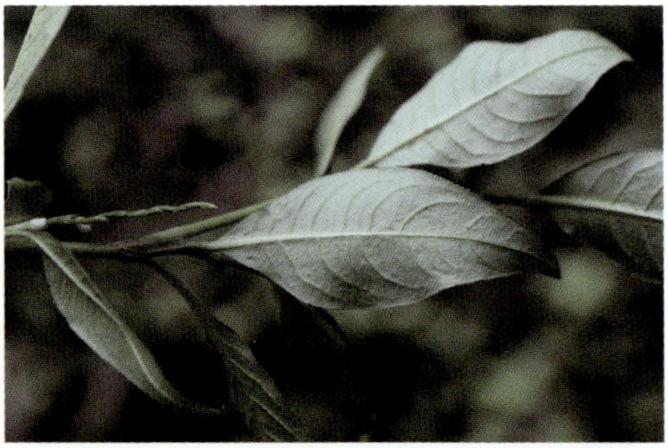

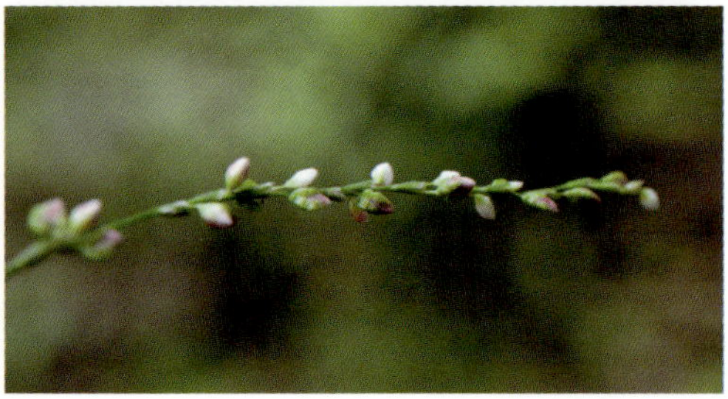

药材性状

水蓼

茎呈圆柱形，有分枝，长30~70cm；表面灰绿色或棕红色，有细棱线，节膨大；质脆，易折断，断面浅黄色，中空。叶互生，有柄；叶片皱缩或破碎，完整者展平后呈披针形或卵状披针形，长5~10cm，宽0.7~1.5cm，先端渐尖，基部楔形，全缘，上表面棕褐色，下表面褐绿色，两面有棕黑色斑点及细小的腺点；托叶鞘筒状，长0.8~1.1cm，紫褐色，缘毛长1~3mm。穗状花序长4~10cm，花簇稀疏间断；花被淡绿色，5裂，密被腺点。气微，味辛、辣。

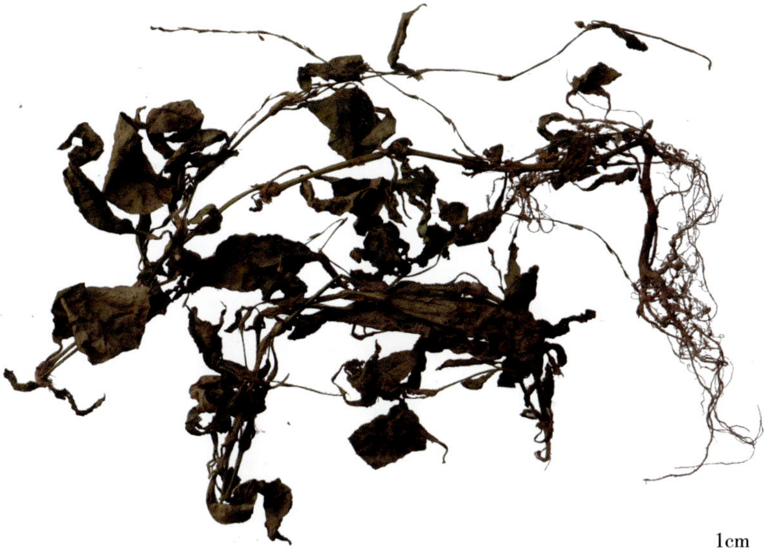

1cm　水蓼

性味	辛、苦，平。
功效	行滞化湿，散瘀止血，祛风止痒，解毒。
主治	湿滞内阻，脘闷腹痛，泄泻，痢疾，小儿疳积，崩漏，血滞经闭，痛经，跌打损伤，风湿痹痛，便血，外伤出血，皮肤瘙痒，湿疹，风疹，足癣，痈肿，毒蛇咬伤。
用量用法	15~30g；鲜品30~60g。外用适量，煎水浸洗或捣敷。

草血竭 *Polygonum paleaceum* Wall. ex J. D. Hook.

别名：红茎蓼、地蜂子。| 药材名：草血竭（根茎）。

植物形态

多年生草本。根茎粗壮，肉质，长块状或弯曲，表面暗褐色，具多条弯曲细根。茎直立，稍细弱，不分枝，稀两茎并生，表面有棱线。基生叶具长柄；叶片窄长椭圆形或窄披针形，基部楔形，两侧稍不对称，全缘。茎生叶互生，向上叶柄渐短。托叶鞘膜质，棕色，疏被短柔毛，有纵脉多条。总状花序穗状，单生于茎顶；小花粉红色，花梗长约 2mm，基部有一卵状披针形膜质苞片；花被宿存，花被片卵状椭圆形。瘦果三棱形，棕黑色。花期 5~10 月，果期 9~12 月。

生境分布：生于高山草原石间，以阴坡为多。分布于四川、贵州、云南等地。

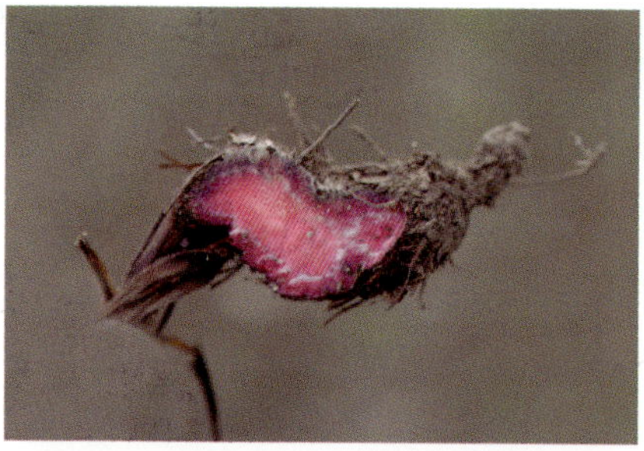

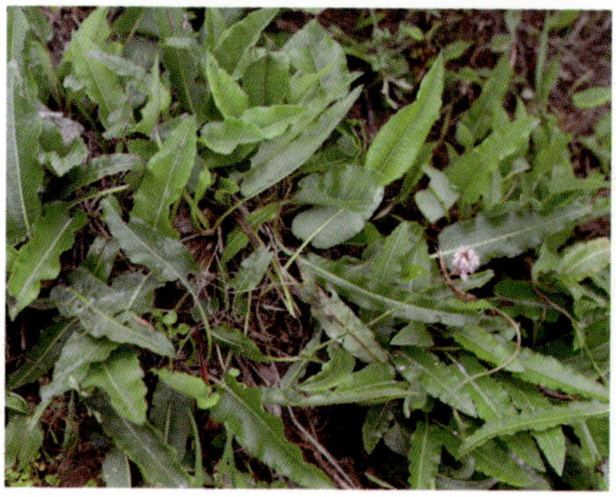

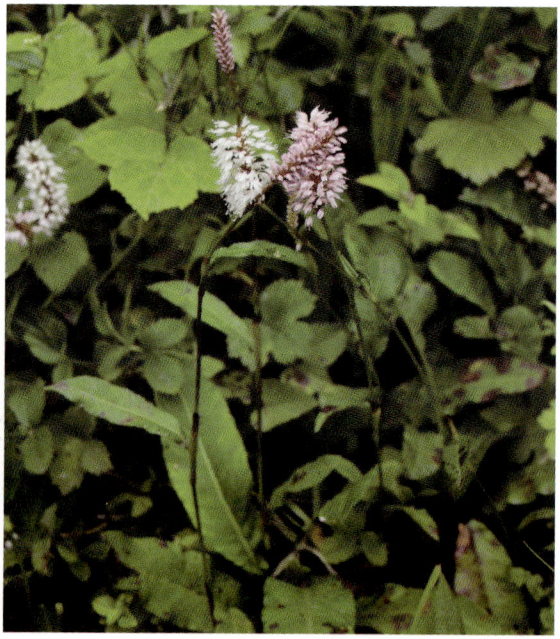

药材性状

草血竭

扁圆柱形，常弯曲，长2~6cm，直径0.8~2cm。表面紫褐色至黑褐色，两端略尖，一面隆起，另面稍有凹槽，全体密具粗环纹，有残留细根或根痕。质硬，折断面三角肾形，颗粒状，红棕色或灰棕色，维管束点25~40个，断续排成环状。气微，味涩、微苦。

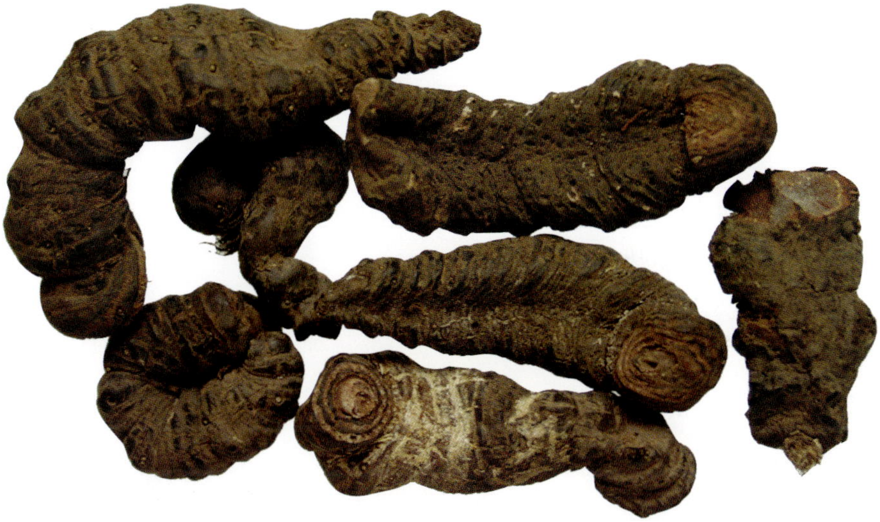

1cm　草血竭

性味	苦、涩，微温。
功效	活血散瘀，止痛，止血。
主治	慢性胃炎，胃及十二指肠溃疡，痢疾，肠炎，月经不调，红崩，白带异常，跌打损伤，创伤出血。
用量用法	9~15g。外用适量，研末调敷。

★ 蓼蓝 *Polygonum tinctorium* Ait.

别名：靛蓝叶。| 药材名：蓼大青叶（叶）、青黛（叶或茎叶经加工制得的干燥粉末、团块或颗粒）。

植物形态

一年生草本。茎圆形，直立，有分枝。叶互生；柄长0.5~1.5cm；叶片绿色，干后变深蓝绿色，卵形或宽椭圆形，边缘有短睫毛；托叶鞘圆筒状，膜质，被伏毛，有长睫毛。花序穗状，顶生或腋生，花密集；苞片绿色，漏斗形，有睫毛，具3~5朵花；花梗与苞片等长，纤细；花被浅紫红色，5裂，花被片卵圆形；雄蕊6~8枚；花柱3枚，下部合生。瘦果三棱形，褐色，包于宿存花被内。花期6~9月，果期8~10月。

生境分布：生于海拔200~1000m的田野水边，多栽培。分布于全国各地。

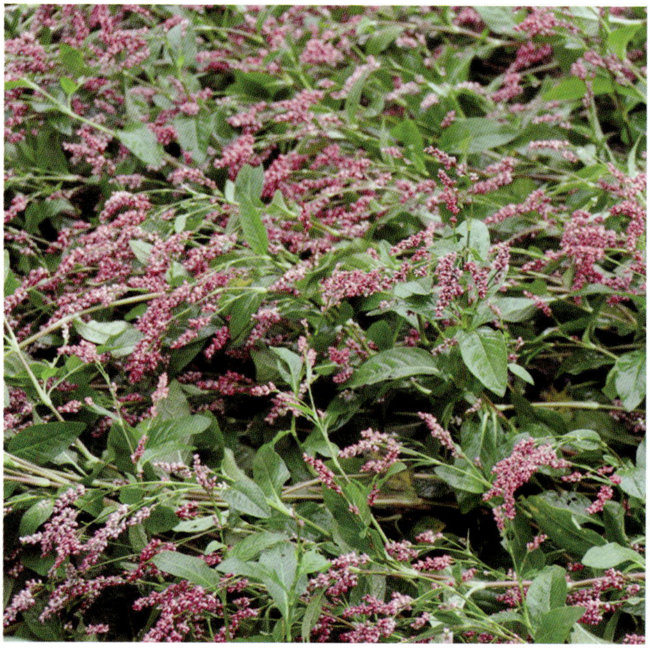

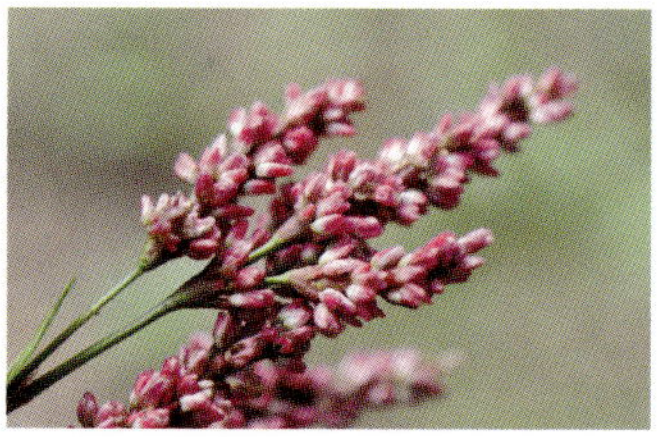

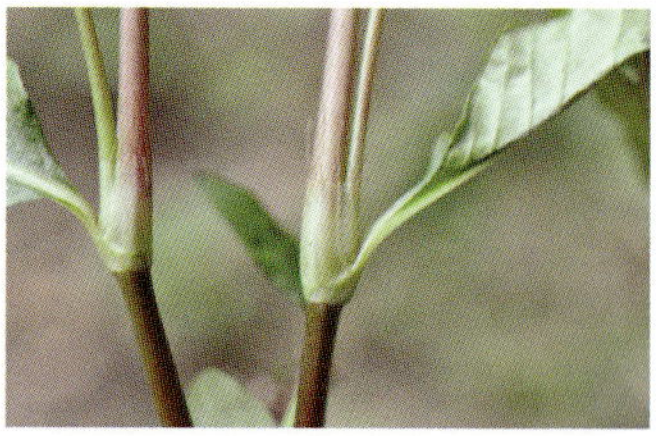

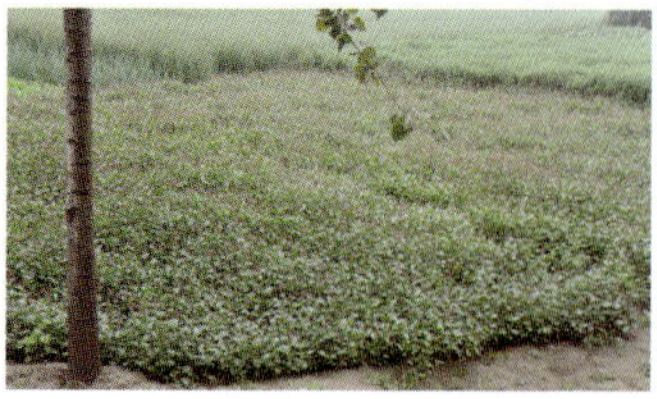

药材性状

蓼大青叶

本品多皱缩、破碎，完整者展平后呈椭圆形，长3~8cm，宽2~5cm。蓝绿色或黑蓝色，先端钝，基部渐狭，全缘。叶脉浅黄棕色，于下表面略突起。叶柄扁平，偶带膜质托叶鞘。质脆。气微，味微涩而稍苦。

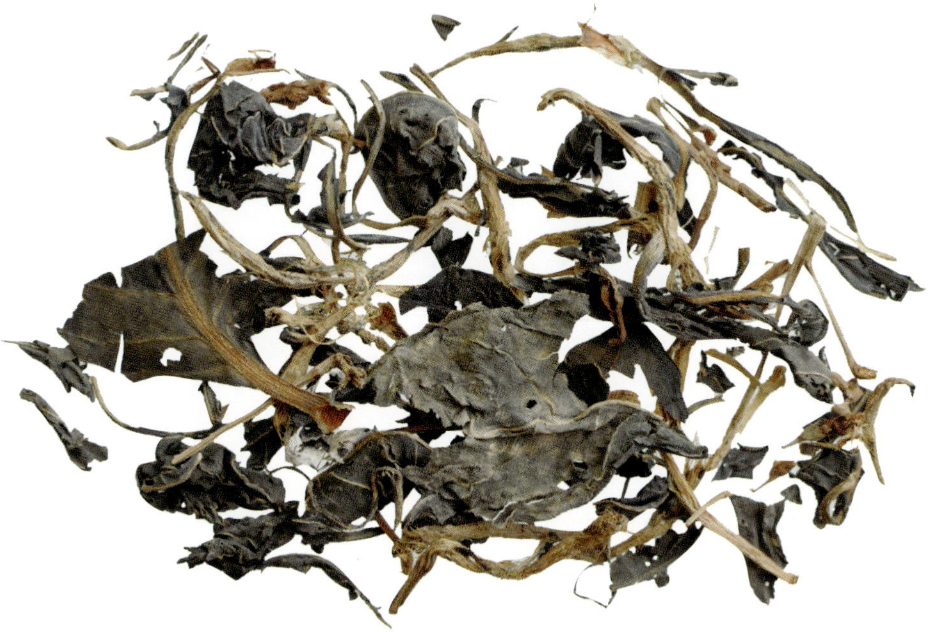

1cm 蓼大青叶

性味	苦，寒。
功效	清热解毒，凉血消斑。
主治	温病发热，发斑发疹，肺热咳喘，喉痹，痄腮，丹毒，痈肿。
用量用法	9~15g。

药材性状

青黛

本品为深蓝色的粉末，体轻，易飞扬；或呈不规则多孔性的团块、颗粒，用手搓捻即成细末。微有草腥气，味淡。

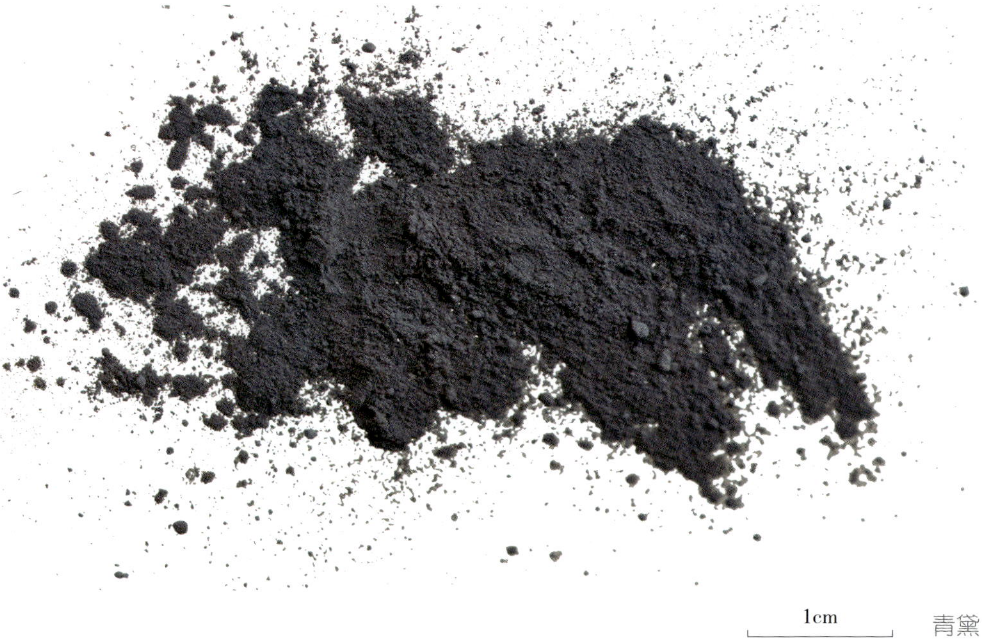

青黛

性味	咸，寒。
功效	清热解毒，凉血消斑，泻火定惊。
主治	温毒发斑，血热吐衄，胸痛咯血，口疮，痄腮，喉痹，小儿惊痫。
用量用法	1~3g，宜入丸、散。外用适量。

附　注：《中国药典》2015 年版记载十字花科植物菘蓝、爵床科植物马蓝与蓼蓝的叶或茎叶经加工制得的干燥粉末、团块或颗粒同等入药。

★ 唐古特大黄 *Rheum tanguticum* Maxim. ex Balf.

别名：鸡爪大黄。| 药材名：大黄（根和根茎）。

植物形态

多年生高大草本。根及根茎肥大，黄褐色。茎直立，中空。基生叶的叶柄肉质粗壮；叶片宽卵形或近圆形，掌状深裂，裂片狭长，三角状披针形或狭线形，下表面有柔毛。茎生叶较小，互生，有短柄。托叶鞘状，膜质，密生短柔毛。圆锥花序大型，顶生；花小，数朵成簇，紫红色或带红紫色；花梗中下部有关节；花被片 6 枚，排成 2 轮，内轮稍大，椭圆形。果枝多，聚拢，瘦果有 3 条棱，沿棱生翅，棕色。花期 6~7 月，果期 7~8 月。

生境分布：生于山地林缘或草地，亦有栽培。分布于甘肃、青海及西藏东北部等地。

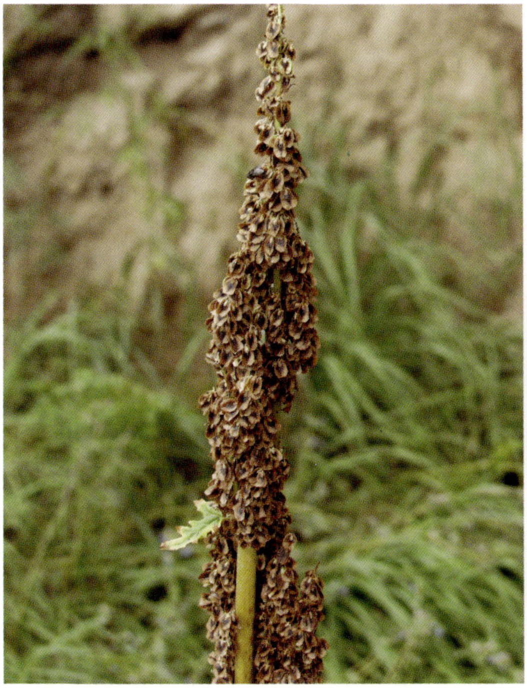

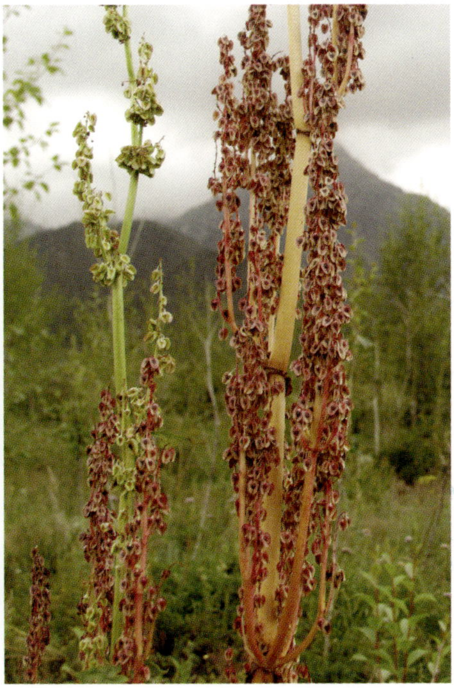

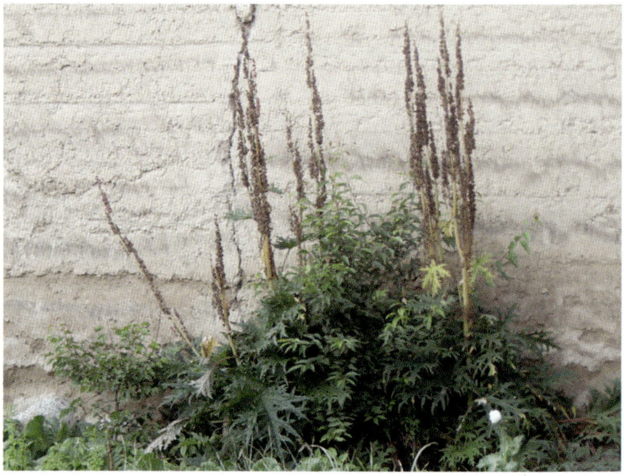

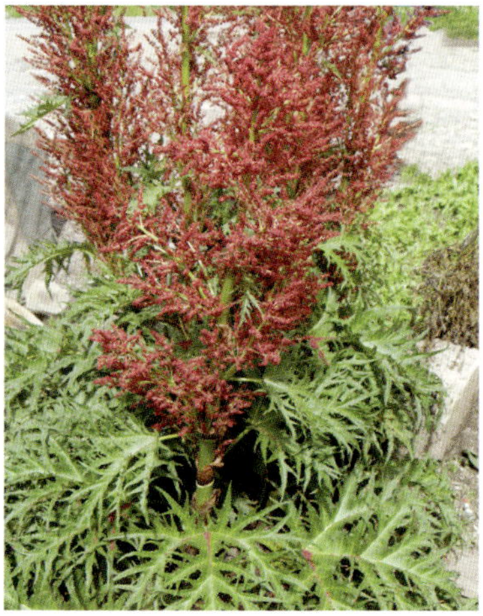

药材性状

大黄

类圆柱形、圆锥形、卵圆形或不规则块状，长 3~17cm，直径 3~10cm。除尽外皮者表面黄棕色至红棕色，有的可见类白色网状纹理及星点（异型维管束）散在，残留的外皮棕褐色，多具绳孔及粗皱纹。质坚实，有的中心稍松软，断面淡红棕色或黄棕色，显颗粒性。根茎髓部宽广，有星点环列或散在；根木部发达，具放射状纹理，形成层环明显，无星点。气清香，味苦而微涩，嚼之粘牙，有沙粒感。

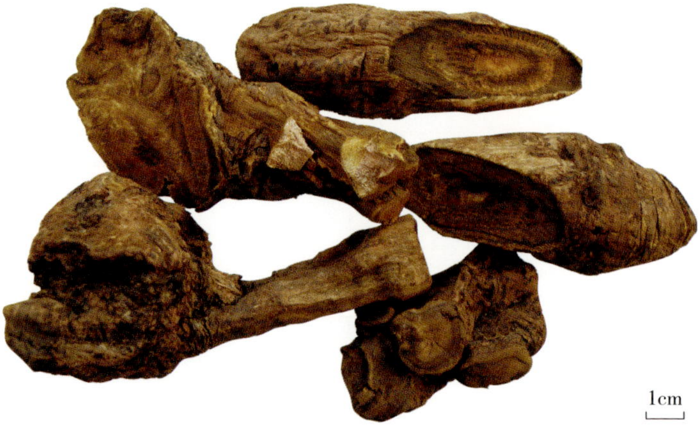

1cm 大黄

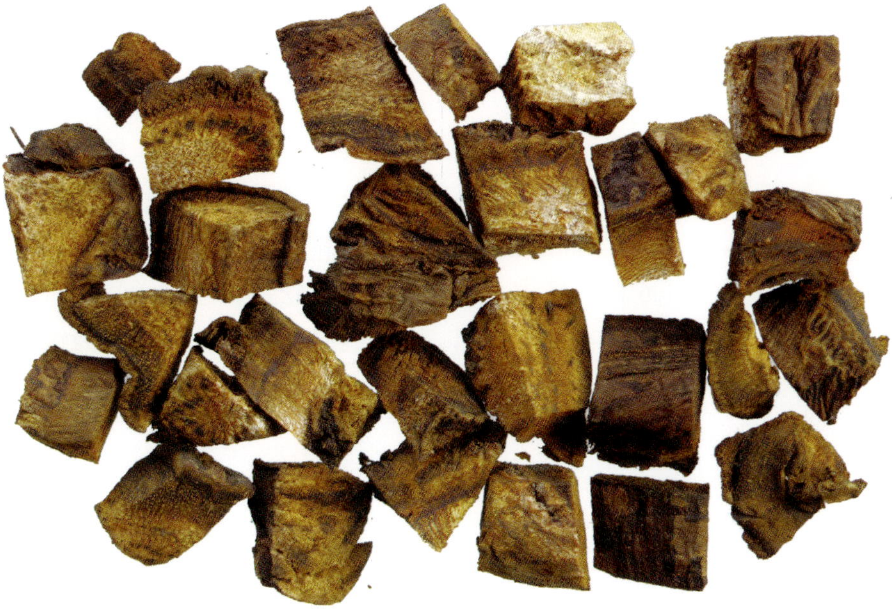

1cm 大黄块

性味	苦，寒。
功效	泻下攻积，清热泻火，凉血解毒，逐瘀通经，利湿退黄。
主治	实热积滞便秘，血热吐衄，目赤咽肿，痈肿疔疮，肠痈腹痛，瘀血经闭，产后瘀阻，跌打损伤，湿热痢疾，黄疸尿赤，淋证，水肿，烧烫伤。
用量用法	3~15g；用于泻下不宜久煎。外用适量，研末敷于患处。孕妇及月经期、哺乳期慎用。

附　注：《中国药典》2015年版记载同属植物掌叶大黄、药用大黄与唐古特大黄的干燥根和根茎同等入药。

尼泊尔酸模 *Rumex nepalensis* Spreng.

别名：牛舌片、牛耳大黄。| **药材名**：羊蹄（根）。

植物形态

多年生草本。茎直立，有沟槽。基生叶有长柄，叶片矩圆状卵形或三角状卵形，边缘有波状皱折；茎生叶较小，有短柄或近无柄；托叶鞘膜质。花序圆锥状，顶生；花两性，轮生；花被片 6 枚，排成 2 轮，在果时内轮花被片增大，宽卵形，一部分或全部有瘤状突起，边缘有针刺状齿，齿顶端为钩状；雄蕊 6 枚；柱头 3 个。瘦果卵形，有 3 条锐棱，褐色，光亮。花期 4~5 月，果期 6~7 月。

生境分布：生于山谷湿地。分布于甘肃、陕西、湖北、四川、云南、贵州、西藏等地。

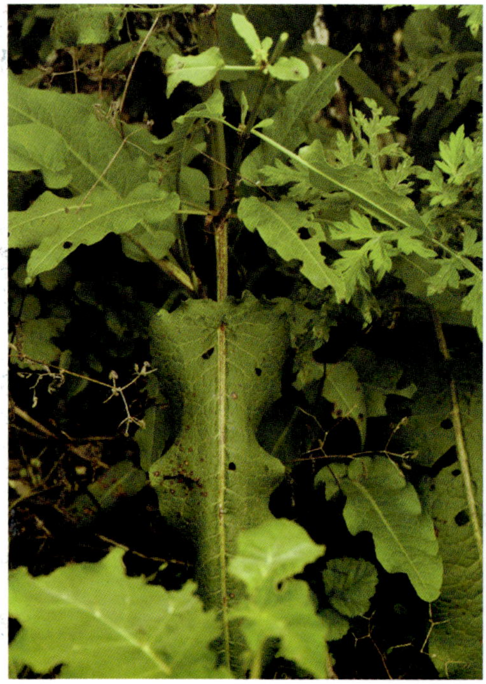

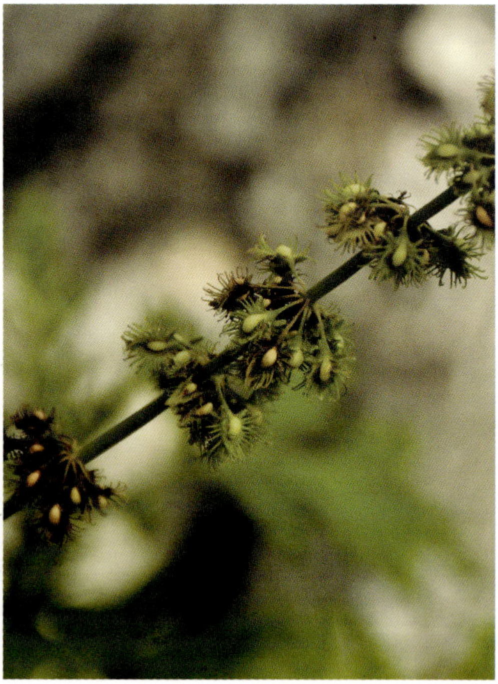

药材性状

羊蹄

类圆锥形，下部有分枝，长约13cm，直径达2.5cm。根头部具残留茎基及支根痕，周围具少量干枯的棕色叶基纤维，其下有密集横纹；表面黄灰色，多纵沟及横长皮孔样疤痕。质硬，易折断，折断面淡棕色。气微，味苦、涩。

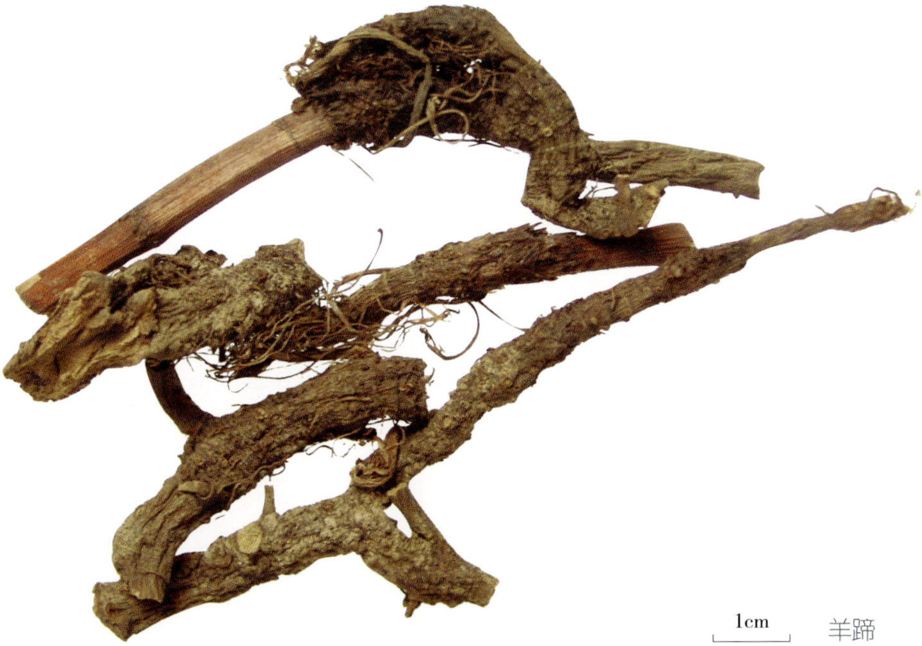

1cm　羊蹄

性味	苦，寒。
功效	清热通便，凉血止血，杀虫止痒。
主治	大便秘结，吐血，衄血，肠风便血，痔血，崩漏，疥癣，白秃，痈疮肿毒，跌打损伤。
用量用法	9~15g。外用适量，捣敷或煎水洗。

藤黄科

★ 地耳草 *Hypericum japonicum* Thunb.

别名：对月草、七寸金。| 药材名：地耳草（全草）。

植物形态

一年生草本，全株无毛。主根细，侧根多须状。茎直立或倾斜，具棱，节明显，基部近节处常生不定根。单叶对生，无叶柄；叶片卵形或卵状长圆形，抱茎，全缘，两面具细小的透明油点，叶脉 3~5 条，自基部发出。聚伞花序顶生，呈叉状分枝；苞片和小苞片膜质，短小；花小，黄色；萼片披针形；花瓣 5 片。蒴果长圆形，成熟时开裂成 3 果瓣，外面包有等长宿存萼。种子多数，细小，淡褐色。花期 5~6 月，果期 6~7 月。

生境分布： 生于山野、平原、路旁或阳光充足及较潮湿的地方。分布于河南、江苏、安徽、浙江、江西、福建、台湾、湖北、湖南、广东、广西、贵州、四川、云南等地。

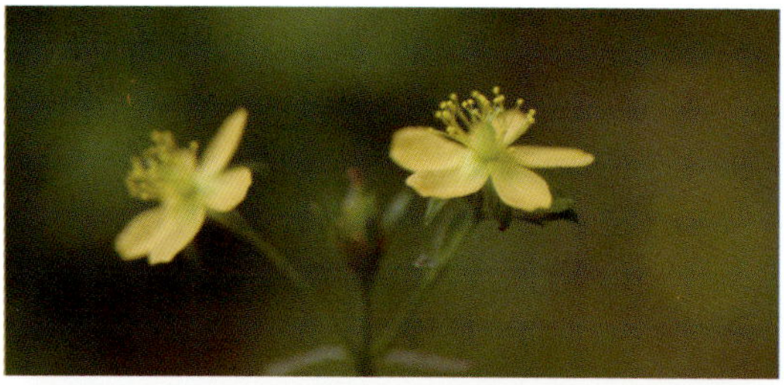

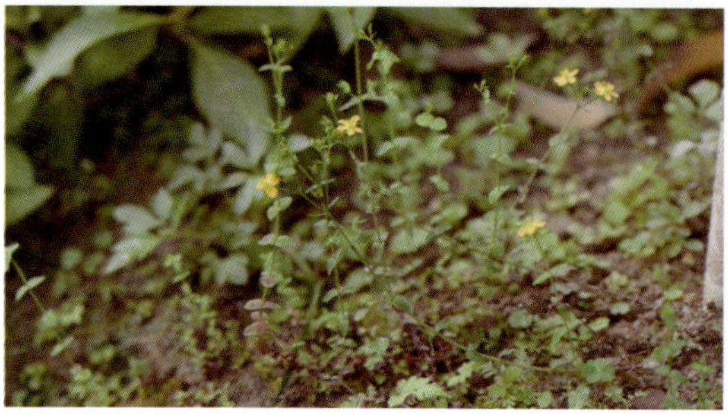

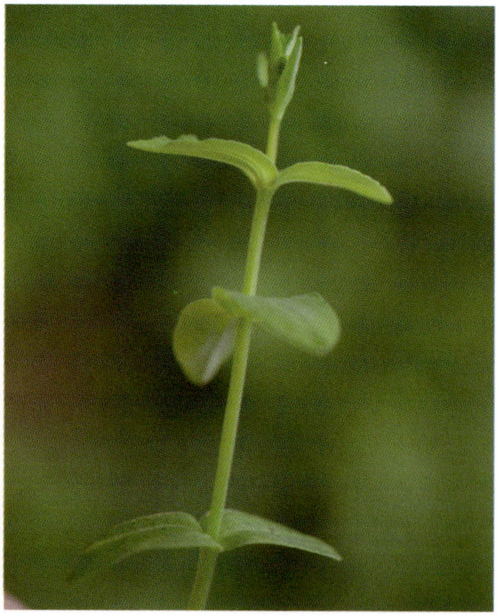

药材性状

地耳草

全草长 10~40cm，黄褐色。茎单一或基部分枝，有 4 条棱，表面黄绿色或黄棕色；质脆，易折断，断面中空。叶对生，无柄；叶片卵形或卵圆形，纸质，全缘，具细小透明腺点。聚伞花序顶生，花小，黄色。气无，味微苦。

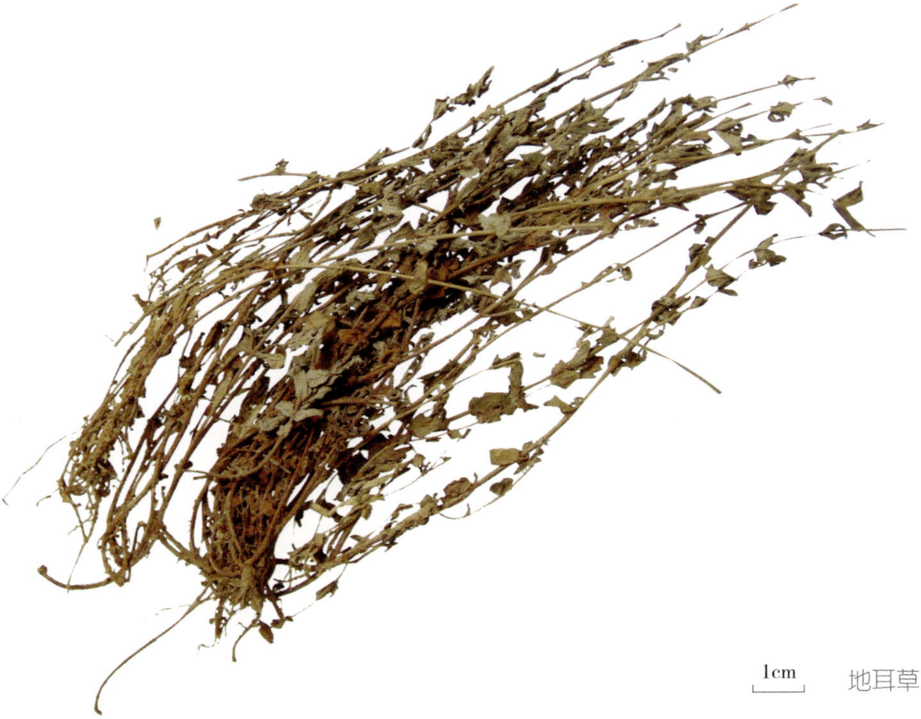

地耳草

性味	苦、辛，平。
功效	清热利湿，消肿解毒，止痛。
主治	急、慢性肝炎，泄泻，痢疾，疮疖肿痛，跌打损伤，蛇咬伤。
用量用法	9~15g。外用适量。

★ 贯叶金丝桃 *Hypericum perforatum* L.

别名：贯叶连翘。| **药材名**：贯叶金丝桃（地上部分）。

植物形态

一年生草本，全株各部分带有黑色腺点。茎直立，常多分枝，圆柱形，具细纵棱，具节。单叶对生，叶椭圆形至线形，全缘，基部抱茎，散布透明腺点，边缘有黑色腺点。花着生于枝端或顶生排成聚伞花序；花黄色；萼片长圆形或披针形；花瓣5片；雄蕊多数，花药有黑色腺点；子房上位，花柱3枚，分离。蒴果具背生的腺条及侧生的囊状腺体，顶端开裂。种子多数，圆筒形。花期6~7月，果期10月。

生境分布：生于山野、平原、路旁及树林草丛中。分布于河北、河南、山东、江苏、江西、湖北、湖南、四川、贵州、陕西、甘肃、新疆等地。

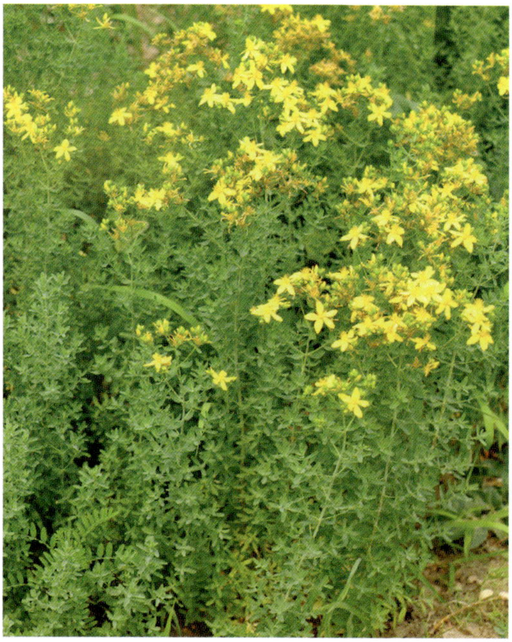

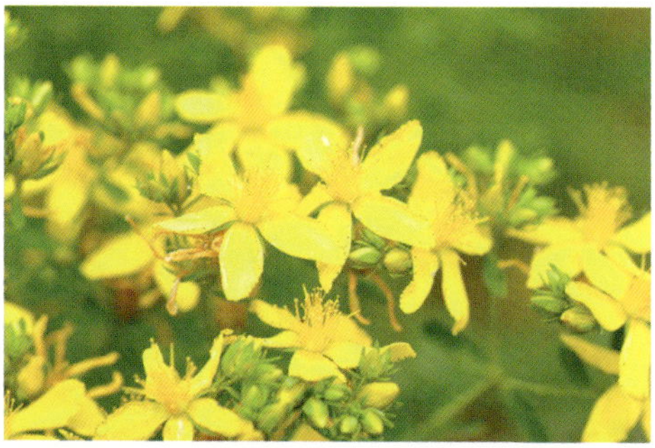

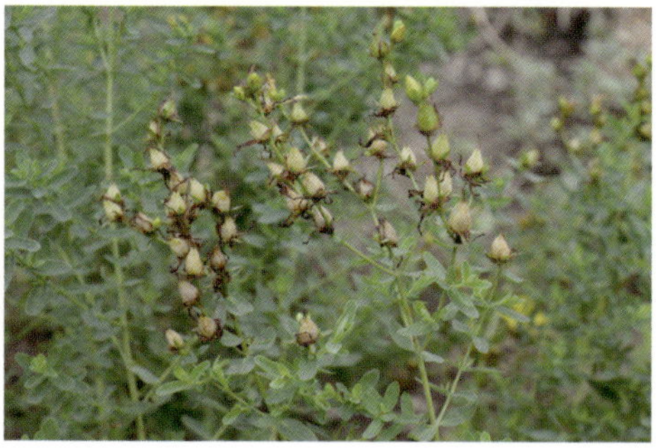

药材性状

贯叶金丝桃

茎呈圆柱形，长 10~100cm，多分枝，茎及分枝两侧各具 1 条纵棱；小枝细瘦，对生于叶腋。单叶对生，无柄，抱茎；叶片披针形或长椭圆形，长 1~2cm，宽 0.3~0.7cm，全面散布透明或黑色的腺点，黑色腺点大多分布于叶片边缘或近顶端。聚伞花序顶生，花黄色；花萼、花瓣各 5 片，长圆形或披针形，边缘有黑色腺点；雄蕊多数，合生为 3 束；花柱 3 枚。气微，味微苦涩。

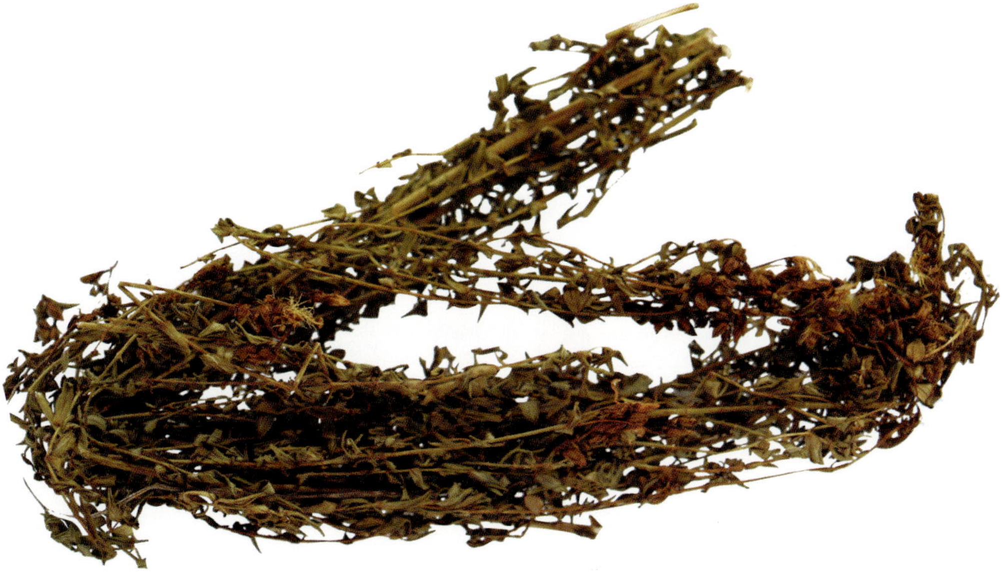

1cm 贯叶金丝桃

性味	辛，寒。
功效	疏肝解郁，清热利湿，消肿通乳。
主治	肝气郁结，情志不畅，心胸郁闷，关节肿痛，乳痈，乳少。
用量用法	2~3g。

元宝草 *Hypericum sampsonii* Hance

别名：对月草、对经草、刘寄奴。| 药材名：元宝草（全草）。

植物形态

多年生草本，光滑无毛。茎直立，圆柱形。叶对生，长椭圆状披针形，两叶长 7~13cm，宽约 2.5cm，其基部完全合生为一体，而茎贯穿其中心。花小，黄色；萼片、花瓣各 5 片；雄蕊 3 束；花柱 3 枚。蒴果卵圆形，3 室，具黄褐色腺体。花、果期全年。

生境分布：生于山坡或路边阴湿处。分布于安徽、福建、广东、广西、贵州、河南、湖北、湖南、江苏、江西、陕西、四川、台湾、云南、浙江等地。

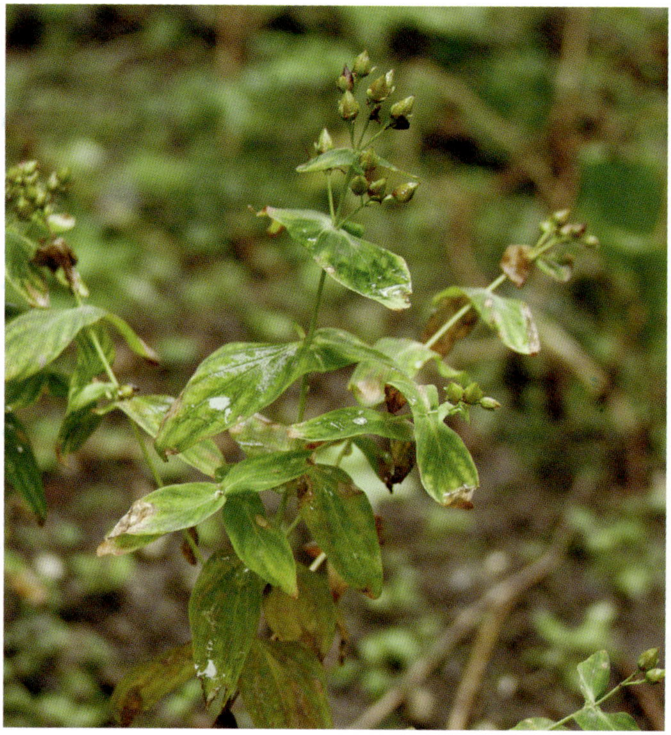

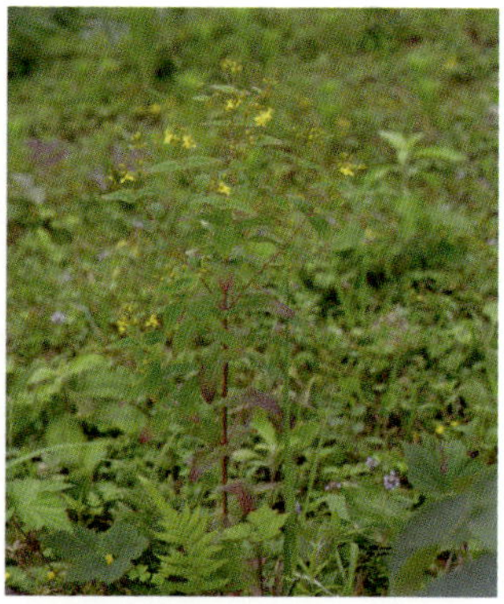

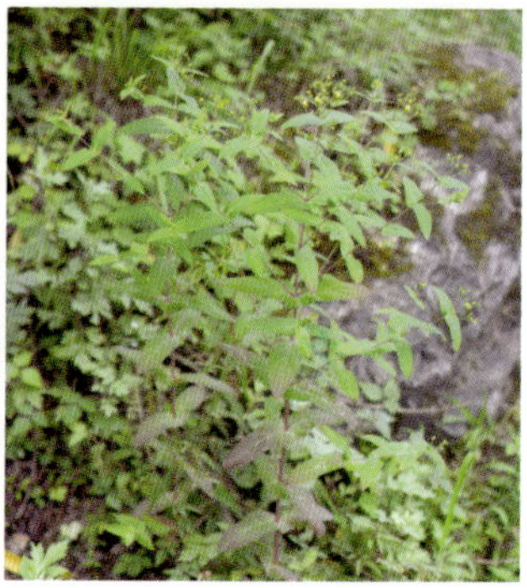

药材性状

元宝草

根呈细圆柱形，稍弯曲，长3~7cm，支根细小；表面淡棕色。茎圆柱形，直径2~5mm，长30~80cm；表面光滑，棕红色或黄棕色；质坚硬，断面中空。叶对生，两叶基部合生为一体，茎贯穿于中间；叶多皱缩，完整叶片展平后呈长椭圆形，上表面灰绿色或灰棕色，下表面灰白色，有众多黑色腺点。聚伞花序顶生，花小，黄色。蒴果卵圆形，红棕色。种子细小，多数。气微，味淡。

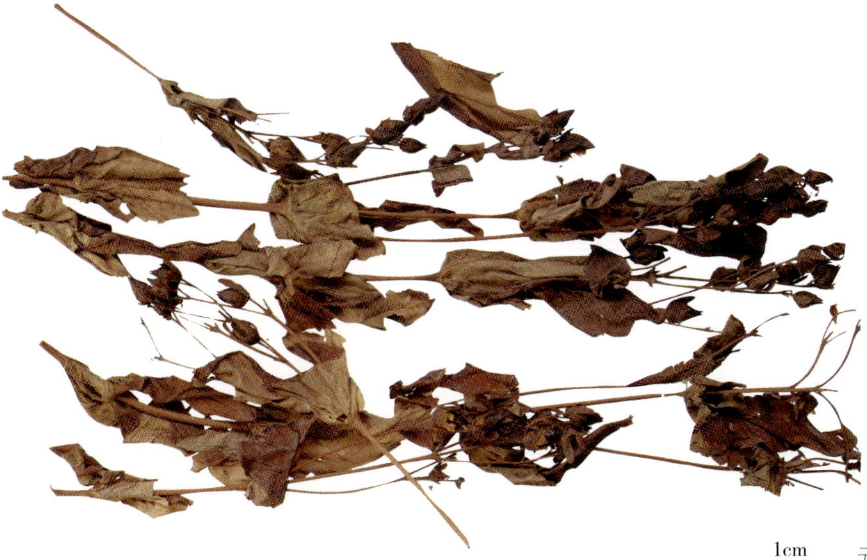

1cm 元宝草

性味	苦、辛，寒。
功效	凉血止血，清热解毒，活血调经，通经活络。
主治	吐血，咯血，衄血，血淋，月经不调，痛经，白带异常，跌打损伤，风湿痹痛，腰腿痛，头癣，口疮，目翳。
用量用法	9~15g；鲜品30~60g。外用适量，鲜品洗净捣敷或干品研末外敷。

茅膏菜科

光萼茅膏菜 *Drosera peltata* Smith var. *glabrata* Y. Z. Ruan

别名：茅膏菜、落地珍珠。| 药材名：茅膏菜（全草）。

植物形态

多年生草本。球茎直径约1cm。茎高10~25cm，无毛。叶互生，具细柄；叶片半月形或半圆形，边缘密生长腺毛，毛顶端膨大，红紫色；叶柄盾状着生，无毛。蝎尾状聚伞花序生于茎或分枝顶端，具少数花；花萼钟形，几无毛，裂片5枚，卵形，边缘啮蚀状；花瓣5片，白色，倒卵形；雄蕊5枚；子房无毛，1室，侧膜胎座3个，胚珠多数，花柱3枚，细裂至中部。蒴果长约2mm，室背开裂。花、果期6~9月。

生境分布： 生于山坡草地或林边。分布于长江流域、珠江流域各地，以及西藏南部等地。

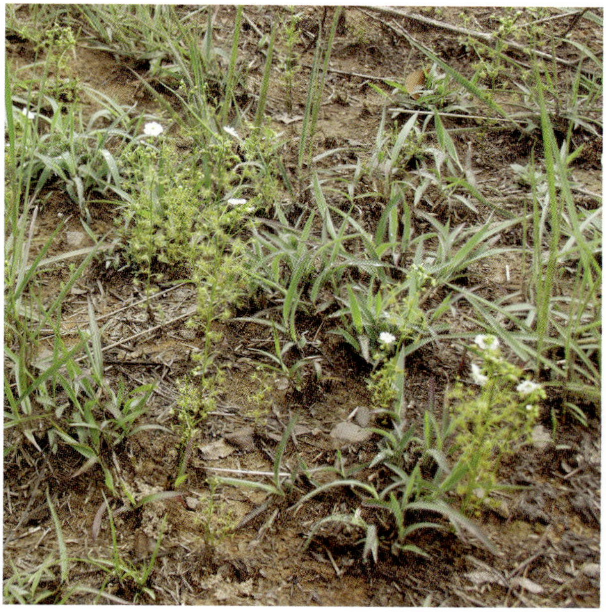

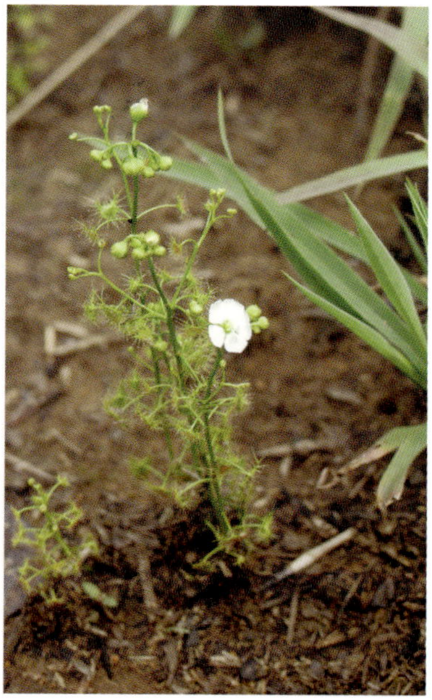

药材性状

茅膏菜

全草纤细，长 5~25cm。球茎，直径 3~8mm；表面灰黑色，粗糙，顶端可见凹点状茎痕；质轻，断面粉性，黄色至棕黄色，可见排列不规则的维管束小点。茎圆形，直径 0.5~1mm，表面棕黑色，具纵棱，多中空。叶片半月形，边缘有多数棕色的丝毛状物；叶柄细长。茎顶常具花或小蒴果。气微，味甘。

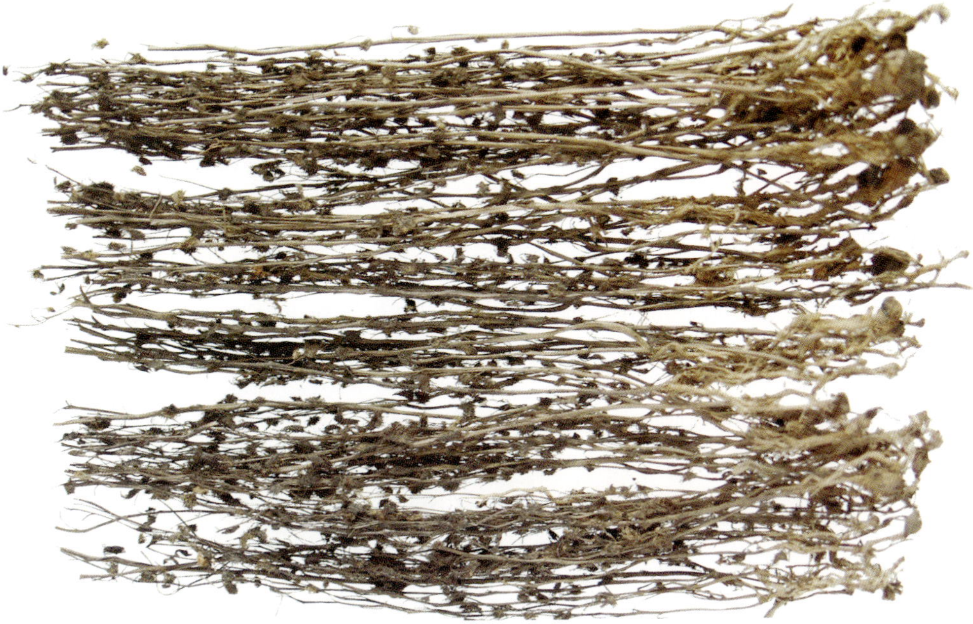

1cm　茅膏菜

性味	甘、辛，平。
功效	祛风止痛，活血，解毒。
主治	跌打损伤，腰肌劳损，胃痛，感冒，咽喉肿痛，痢疾，疟疾，小儿疳积，目翳，瘰疬，湿疹，疥疮。
用量用法	3~9g。外用适量，捣敷。本品有毒，内服宜慎。孕妇禁服。

堇菜科

★ 紫花地丁 *Viola yedoensis* Makino

别名：光瓣地丁。| 药材名：紫花地丁（全草）。

植物形态

多年生草本。根白色至黄褐色。根茎粗短，无地上茎。叶片舌形、长圆形或长圆状披针形，叶缘具圆齿，中上部尤为明显，果期叶增大；叶柄具狭翅，上部翅较宽；托叶基部与叶柄合生。小苞片生于花梗的中部；萼片5枚，卵状披针形，边缘具膜质狭边；花瓣5片，紫堇色或紫色，下瓣连距长14~18cm，距细；子房无毛，花柱基部膝曲。蒴果长圆形，无毛。花、果期4月中旬至8月。

生境分布： 生于路边、林缘、草地、灌丛、荒地。分布于东北及河北、河南、山东、陕西、山西、江苏、安徽、浙江、江西、湖北、湖南、福建等地。

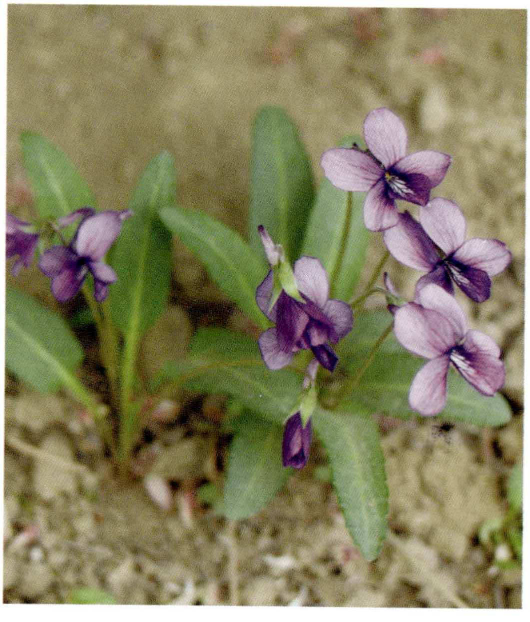

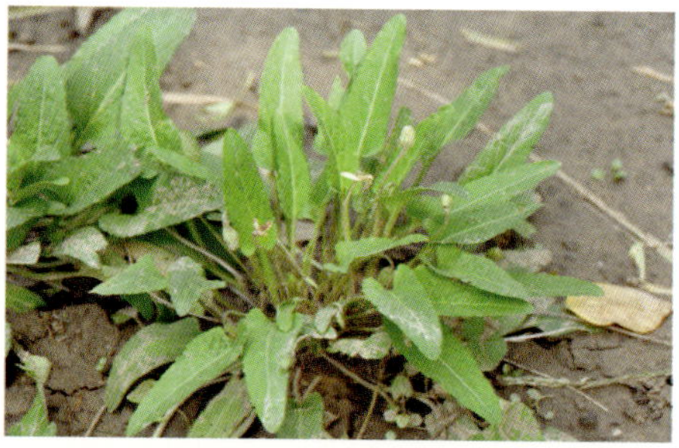

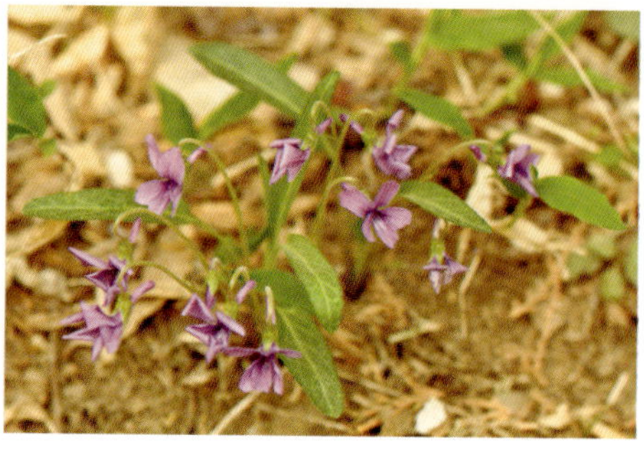

药材性状

紫花地丁

多皱缩成团。主根长圆锥形，直径 1~3mm，淡黄棕色，有细纵皱纹。叶基生，灰绿色，完整叶片展平后呈披针形或卵状披针形，长 1.5~6cm，宽 1~2cm，先端钝，基部截形或稍心形，边缘具钝锯齿，两面有毛；叶柄细，长 2~6cm，上部具明显狭翅。花茎纤细；花瓣 5 片，紫堇色或淡棕色；花距细管状。蒴果椭圆形或 3 裂。种子多数，淡棕色。气微，味微苦而稍黏。

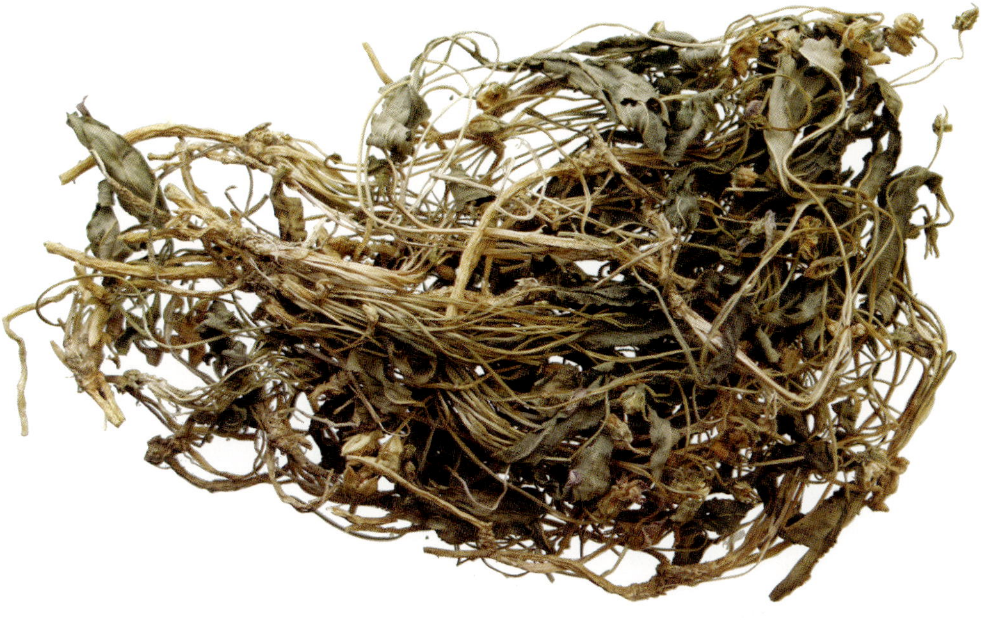

紫花地丁

性味	苦、辛，寒。
功效	清热解毒，凉血消肿。
主治	疔疮肿毒，痈疽发背，丹毒，毒蛇咬伤。
用量用法	15~30g。

十字花科

★ 独行菜 *Lepidium apetalum* Willd.

别名：辣辣菜、辣蒿。| 药材名：葶苈子（种子）。

植物形态

茎直立，有分枝，具微小头状腺毛或无毛。基生叶狭匙形或倒披针形，羽状浅裂或深裂。茎生叶披针形或长圆形，基部宽，无柄，呈耳状抱茎，边缘有疏齿或全缘；最上部叶线形，全缘或微有疏齿。总状花序，顶生，果期伸长，疏松，花极小。短角果近圆形或宽椭圆形，扁平，宽 2~3mm，无毛。花、果期 5~7 月。

生境分布： 生于田野、路旁或山坡杂草中。分布于黑龙江、吉林、辽宁、河北、河南、山西、山东、内蒙古、安徽、江苏、浙江、陕西、宁夏、甘肃、青海、云南、贵州、四川、西藏等地。

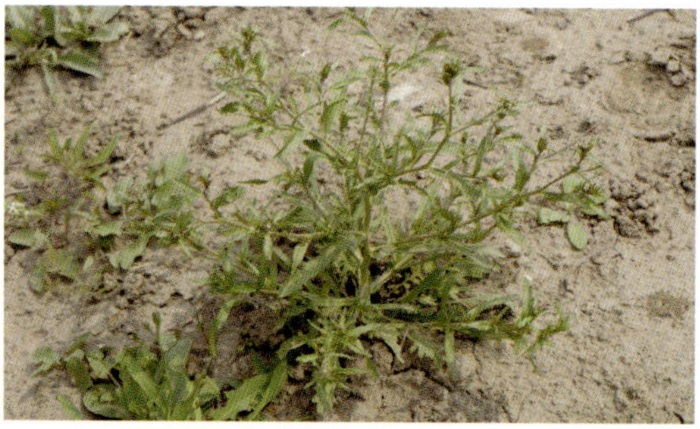
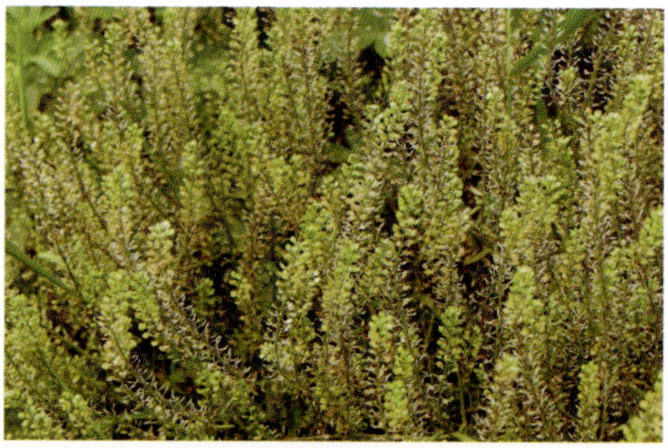
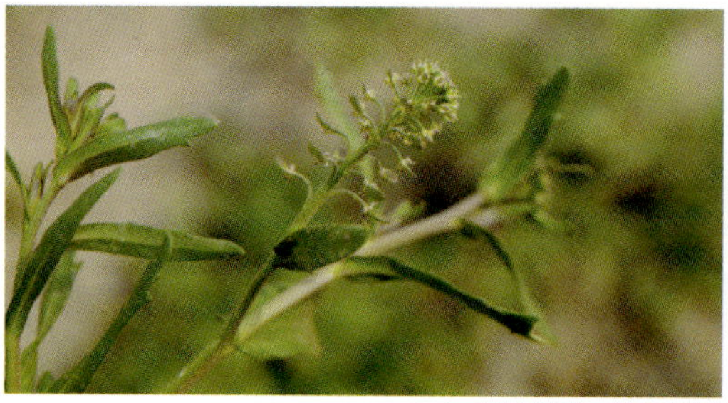
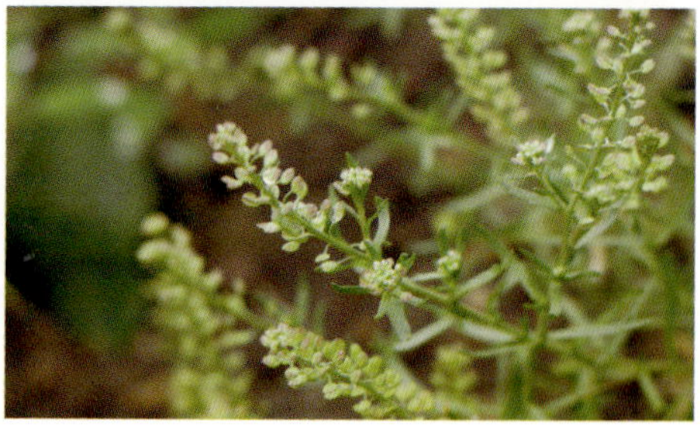

药材性状

葶苈子

扁卵形，长 1~1.5mm，宽 0.5~1mm。表面棕色或红棕色，微有光泽。一端钝圆，另端尖而微凹，种脐位于凹入端。气微，味微辛辣，黏性较强。

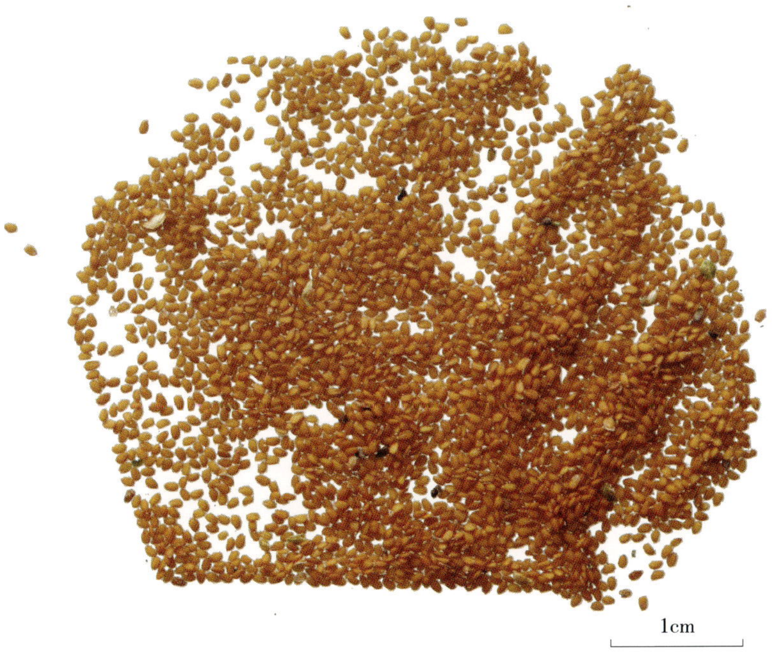

葶苈子

性味	辛、苦，大寒。
功效	泻肺平喘，行水消肿。
主治	痰涎壅肺，喘咳痰多，胸胁胀满，不得平卧，胸腹水肿，小便不利。
用量用法	3~10g，包煎。

附　注：《中国药典》2015 年版记载十字花科植物播娘蒿与独行菜的干燥种子同等入药。

★ 菘蓝 *Isatis indigotica* Fort.

别名： 北板蓝、大靛。| **药材名：** 大青叶（叶）、板蓝根（根）、青黛（叶或茎叶经加工制得的干燥粉末、团块或颗粒）。

植物形态

二年生草本。主根圆柱形，灰黄色。茎直立，上部多分枝，无毛或稍有柔毛，稍有粉霜。基生叶莲座丛状，长椭圆形至长圆状倒披针形，通常全缘，少有呈啮蚀状，蓝绿色，有长柄；茎生叶长圆形至长圆状披针形，叶耳锐形，抱茎，全缘或稍有不明显锯齿。总状花序呈圆锥状，疏松；花黄色；萼片长圆状椭圆形；花瓣倒披针形，具细长爪。短角果长圆形，不开裂。花、果期 4~6 月。

生境分布： 生于海拔 600~2800m 的农田、路边、荒地。全国各地多有栽培。

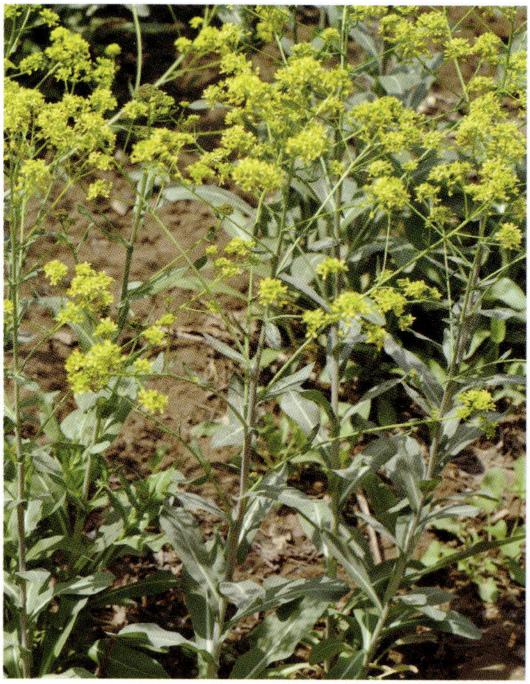

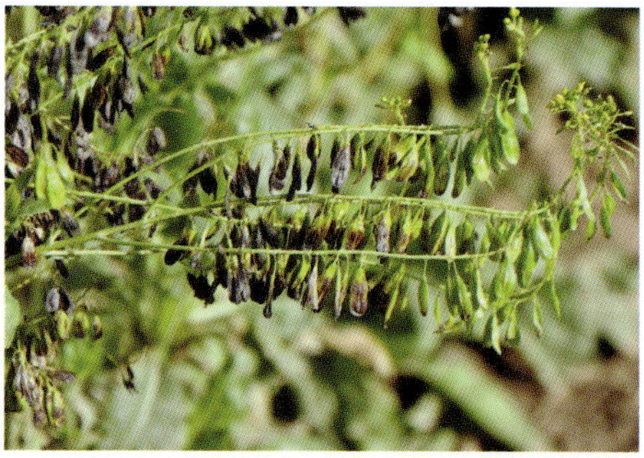

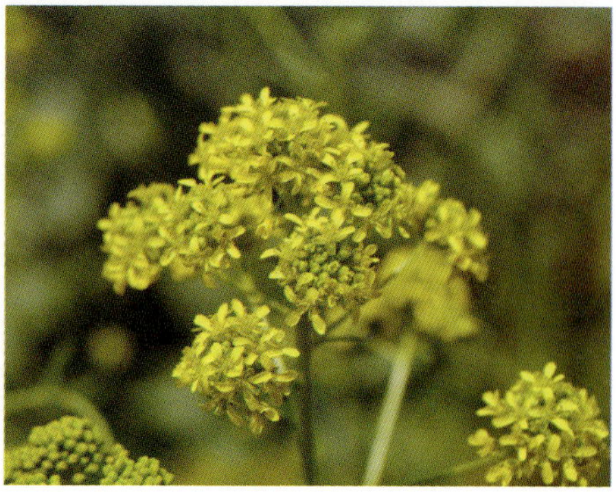

药材性状

大青叶

本品多皱缩卷曲，有的破碎。完整叶片展平后呈长椭圆形至长圆状倒披针形，长 5~20cm，宽 2~6cm；上表面暗灰绿色，有的可见色较深稍突起的小点；先端钝，全缘或微波状，基部狭窄下延至叶柄呈翼状；叶柄长 4~10cm，淡棕黄色。质脆。气微，味微酸、苦、涩。

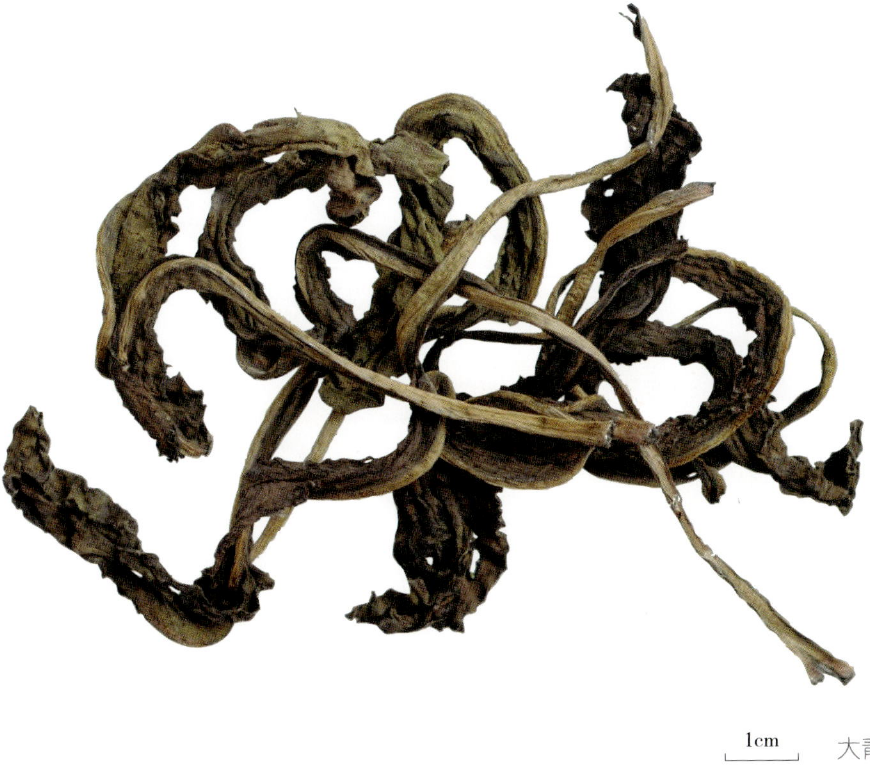

大青叶

性味	苦，寒。
功效	清热解毒，凉血消斑。
主治	温病高热，神昏，发斑发疹，痄腮，喉痹，丹毒，痈肿。
用量用法	9~15g。

药材性状

板蓝根

圆柱形，稍扭曲，长 10~20cm，直径 0.5~1cm。表面淡灰黄色或淡棕黄色，有纵皱纹、横长皮孔样突起及支根痕。根头略膨大，可见暗绿色或暗棕色轮状排列的叶柄残基和密集的疣状突起。体实，质略软，断面皮部黄白色，木部黄色。气微，味微甜后苦涩。

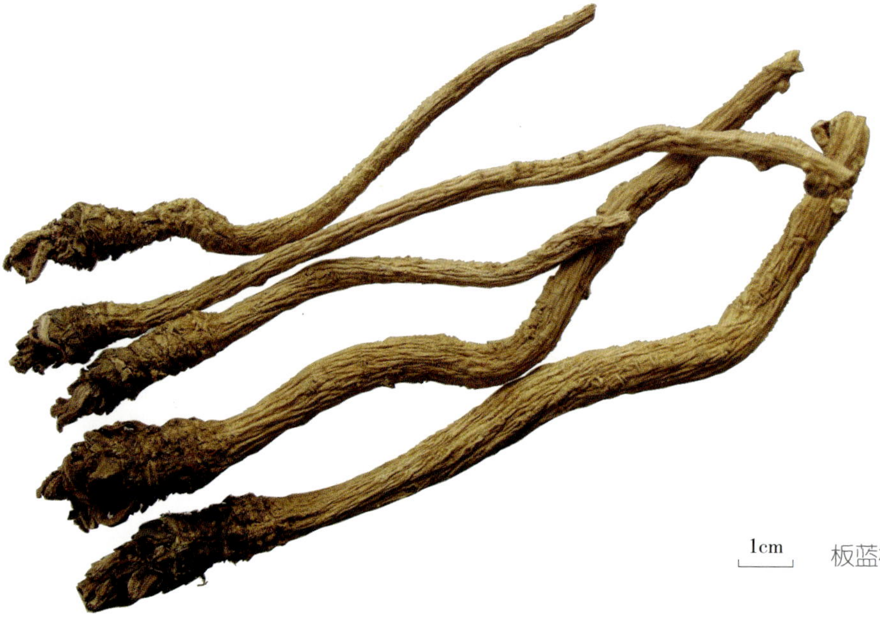

板蓝根

性味	苦，寒。
功效	清热解毒，凉血利咽。
主治	温疫时毒，发热咽痛，温毒发斑，痄腮，烂喉丹痧，大头瘟疫，丹毒，痈肿。
用量用法	9~15g。

药材性状

青黛

本品为深蓝色的粉末，体轻，易飞扬。或呈不规则多孔性的团块、颗粒，用手搓捻即成细末。微有草腥气，味淡。

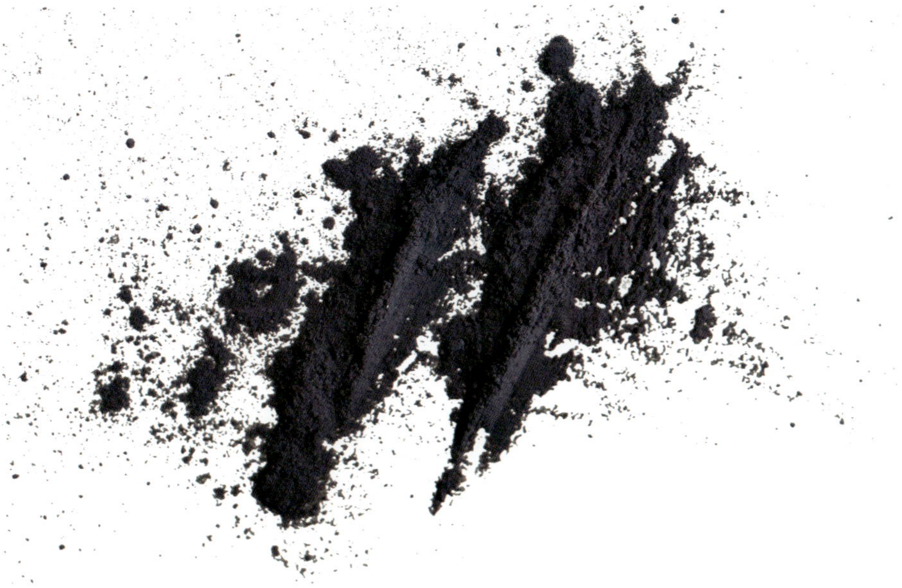

青黛

性味	咸，寒。
功效	清热解毒，凉血消斑，泻火定惊。
主治	温毒发斑，血热吐衄，胸痛咳血，口疮，痄腮，喉痹，小儿惊痫。
用量用法	1~3g，宜入丸、散。外用适量。

附　注：《中国药典》2015年版记载爵床科植物马蓝、蓼科植物蓼蓝与菘蓝的叶或茎叶经加工制得的干燥粉末、团块或颗粒同等入药。

蔊菜 *Rorippa indica* (L.) Hiern

别名：印度蔊菜、野油菜、野萝卜菜。| **药材名：**蔊菜（全草）。

植物形态

一年生草本，全体有毛或无毛。茎直立，粗壮，不分枝或分枝。基生叶和下部叶有柄，大头羽状分裂；顶生裂片卵形或矩圆形，边缘有齿牙；侧生裂片向下渐缩小，全缘，两面无毛。上部叶无柄，矩圆形。总状花序顶生；花小，黄色。长角果圆柱形，长 1~2cm，斜上开展，稍弯曲；果梗长 2~4mm。种子多数，细小，卵形，褐色。花期 4~6 月，果期 6~8 月。

生境分布：生于路旁、荒地。分布于山东、河南、陕西、甘肃、江苏、浙江、江西、湖南、福建、台湾、广东等地。

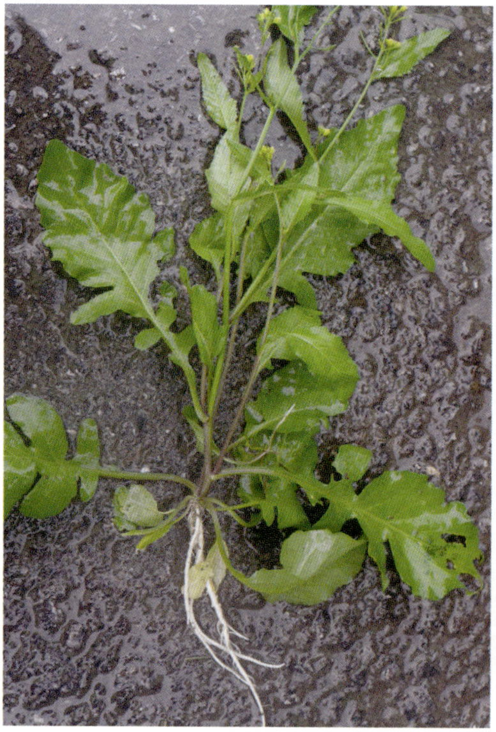

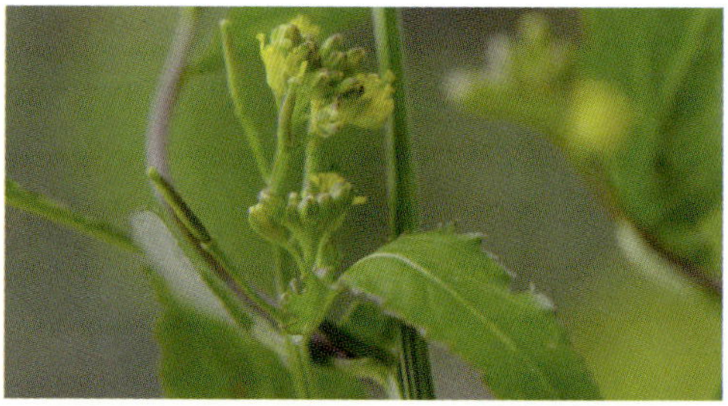

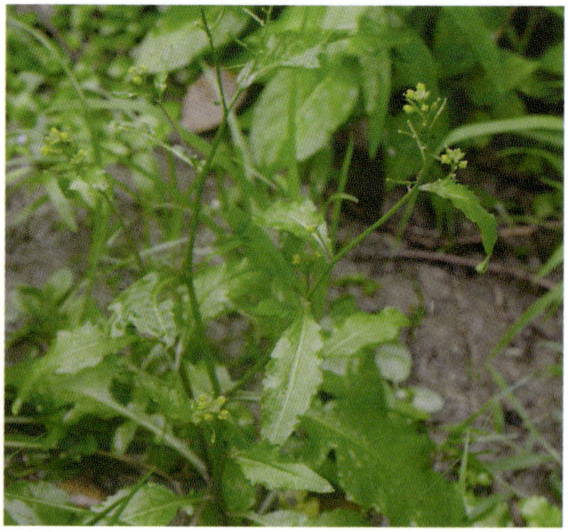

药材性状

蔊菜

全草长 15~35cm，淡绿色。根长，弯曲，表面淡黄色。茎近基部有分枝，淡绿色，有时带紫色。叶多卷曲，皱缩或破碎，完整者展开后呈长椭圆形或宽披针形，羽状分裂，先端圆钝。总状花序顶生；花小，黄色。角果线形，稍弯曲，长 1~2cm。种子 2 列。无臭，味淡。

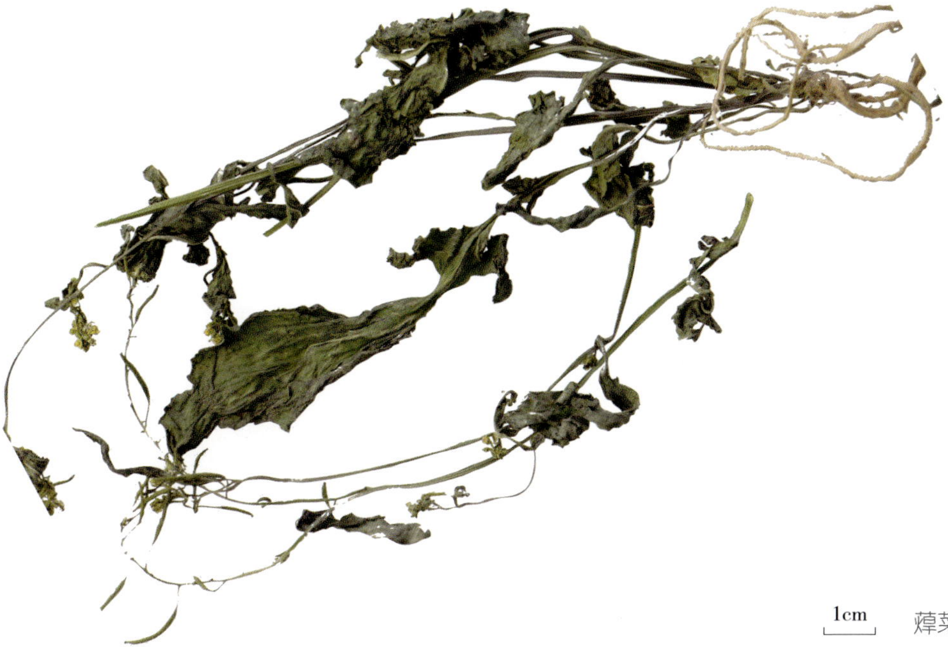

1cm 蔊菜

性味	辛，温。
功效	疏风解表，化痰止咳，活血消肿。
主治	风寒感冒，痰多咳嗽，疔疮痈肿，跌打损伤。
用量用法	15~30g。外用鲜品适量，捣敷患处。

杜鹃花科

★ 兴安杜鹃 *Rhododendron dauricum* L.

别名：达乌里杜鹃。| 药材名：满山红（叶）。

植物形态 半常绿小灌木。小枝细而弯曲，有鳞片和柔毛。叶互生，近革质，有鳞片，长圆形或椭圆形，先端钝圆，基部楔形，近全缘或具细钝齿。花 1~4 朵，顶生，粉红色，先叶开放，有毛或鳞片；花冠漏斗状，5 裂，外表面有毛；雄蕊 10 枚；雌蕊 1 枚，子房密被鳞片。蒴果长圆形，被有鳞片。花期 4~5 月，果期 7 月。

生境分布：生于山坡林缘或落叶松林、桦木林下。分布于黑龙江、吉林、内蒙古等地。

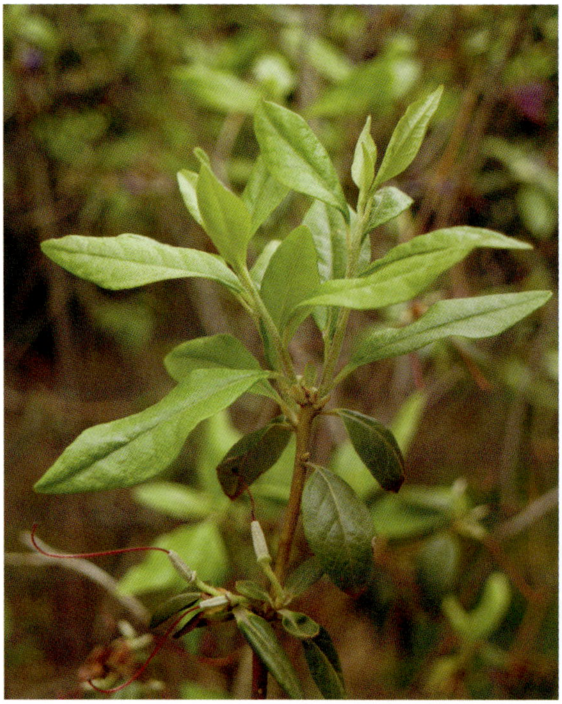

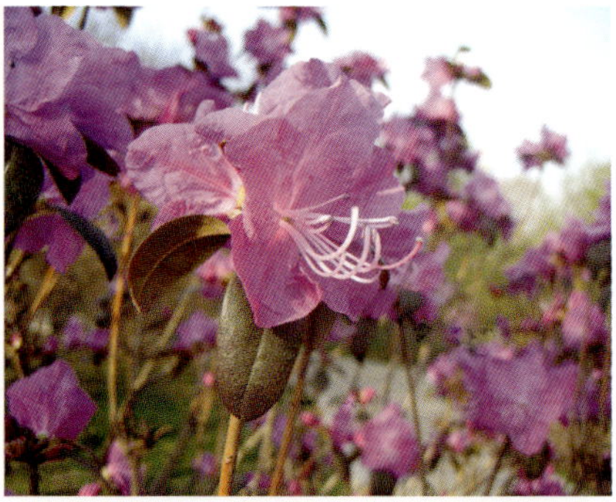

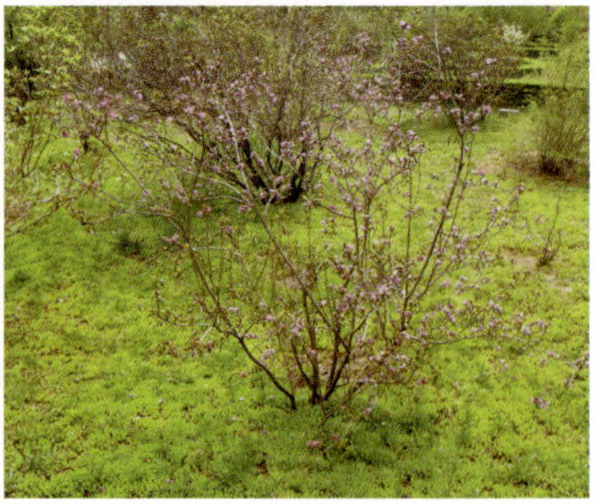

药材性状

闹羊花

本品数朵花簇生于一总柄上，多脱落为单朵，灰黄色至黄褐色，皱缩。花萼5裂，裂片半圆形至三角形，边缘有较长的细毛。花冠钟状，筒部较长，约至2.5cm，顶端卷折，5裂，花瓣宽卵形，先端钝或微凹。雄蕊5枚，花丝卷曲，等长或略长于花冠，中部以下有茸毛，花药红棕色，顶孔裂。雌蕊1枚，柱头头状。花梗长1~2.8cm，棕褐色，有短茸毛。气微，味微麻。

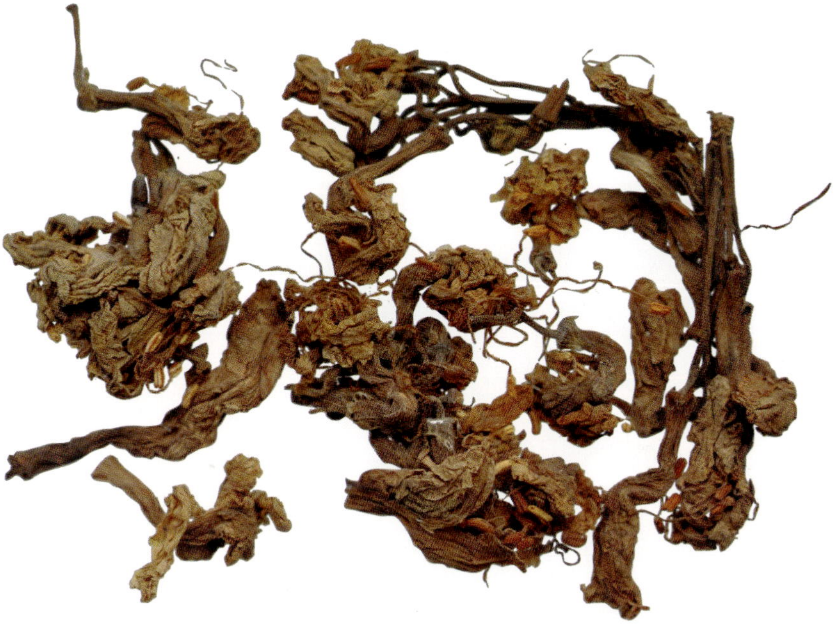

闹羊花

性味	辛，温；有大毒。
功效	祛风除湿，散瘀定痛。
主治	风湿痹痛，偏正头痛，跌扑肿痛，顽癣。
用量用法	0.6~1.5g，浸酒或入丸、散。外用适量，煎水洗。不宜多服、久服；体虚者及孕妇禁用。

鹿蹄草科

★ 普通鹿蹄草 *Pyrola decorata* H. Andres

别名：卵叶鹿蹄草。| 药材名：鹿衔草（全草）。

植物形态

叶片薄革质，椭圆形或卵形，先端圆形或钝尖，基部楔形，边缘有疏微凸形小齿，上表面深绿色通常沿叶脉为白色或淡绿色，下表面色浅，有时带紫红色。总状花序有花5~8朵；花葶长15~20cm；苞片狭条形；花乳白色，俯垂，宽钟状；萼片长圆形或披针形；花瓣倒卵状长圆形。花期6~7月，果期7~8月。

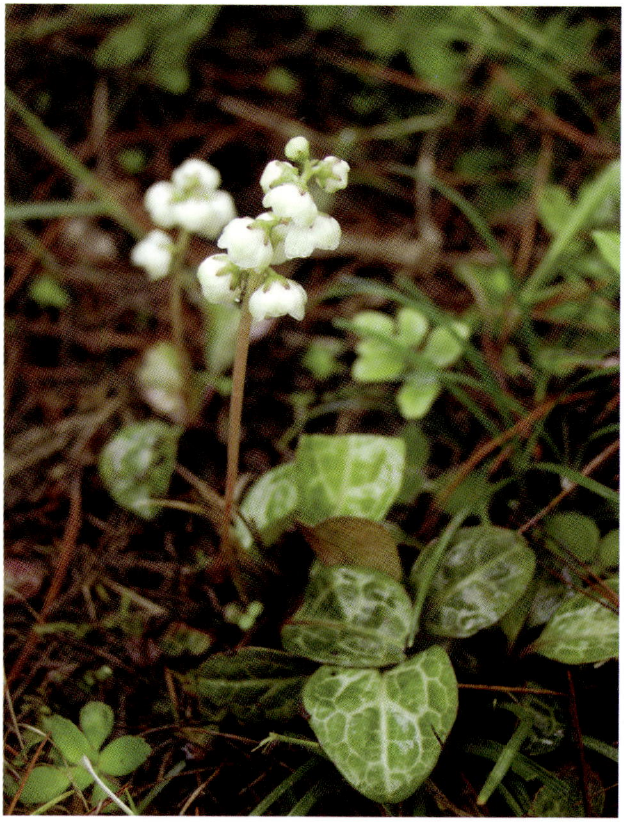

生境分布：生于山地常绿阔叶林下或疏林中。分布于陕西、甘肃、湖南、湖北、江西、安徽、浙江、贵州、四川、西藏等地。

药材性状

鹿衔草

根茎细长。茎圆柱形或具纵棱，长 10~30cm。叶基生，长卵圆形或近圆形，长 2~8cm，暗绿色或紫褐色，先端圆或稍尖，全缘或有稀疏的小锯齿，边缘略反卷，上表面有时沿脉具白色的斑纹，下表面有时具白粉。总状花序有花 4 至 10 余朵；花半下垂，萼片 5 枚，舌形或卵状长圆形；花瓣 5 片，早落；雄蕊 10 枚，花药基部有小角，顶孔开裂；花柱外露，有环状突起的柱头盘。蒴果扁球形，直径 7~10mm，5 纵裂，裂瓣边缘有蛛丝状毛。气微，味淡、微苦。

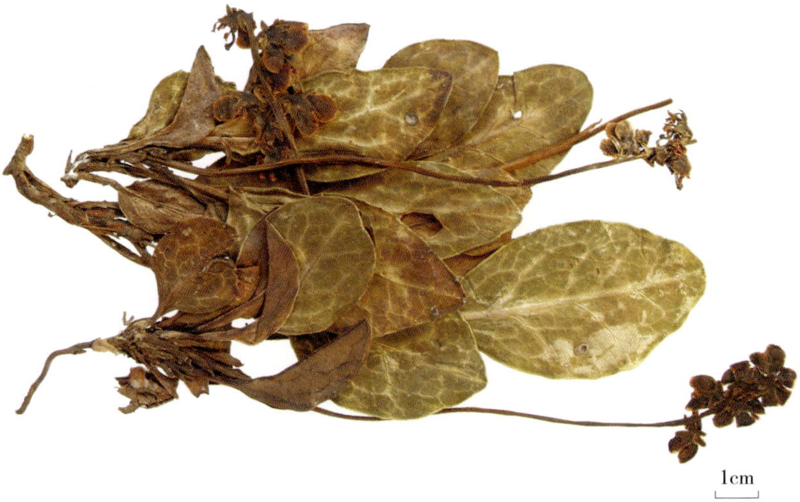

鹿衔草

性味	甘、苦，温。
功效	祛风湿，强筋骨，止血，止咳。
主治	风湿痹痛，肾虚腰痛，腰膝无力，月经过多，久咳劳嗽。
用量用法	9~15g。

附　注：《中国药典》2015 年版记载同属植物鹿蹄草与普通鹿蹄草的干燥全草同等入药。

虎耳草科

七叶鬼灯檠 *Rodgersia aesculifolia* Batal

别名：鬼灯檠、索骨丹、老蛇盘。| 药材名：索骨丹根（根茎）。

植物形态

多年生草本。根茎横生，肥大，外皮棕褐色，内面粉红色。茎直立，中空，不分枝。基生叶通常 1~2 枚；叶柄上端通常被棕色长柔毛。茎生叶 2~3 枚；叶均为掌状复叶，小叶 5~7 枚，倒披针形或倒卵形，通常被棕色长柔毛，边缘有不整齐的重锯齿，下表面脉上有毛。大圆锥花序，顶生；花梗密生短柔毛；花小，无花瓣；花萼裂片宽卵形，绿白色，宿存；雄蕊 10 枚；心皮 2 个，下部合生，子房半下位，2 室。蒴果。种子多数。花期 6~7 月，果期 8~9 月。

生境分布： 生于海拔 1200~2600m 的山坡、草丛、林下或沟旁阴湿处。分布于河南、湖北、湖南、陕西、宁夏、甘肃、四川、云南、西藏等地。

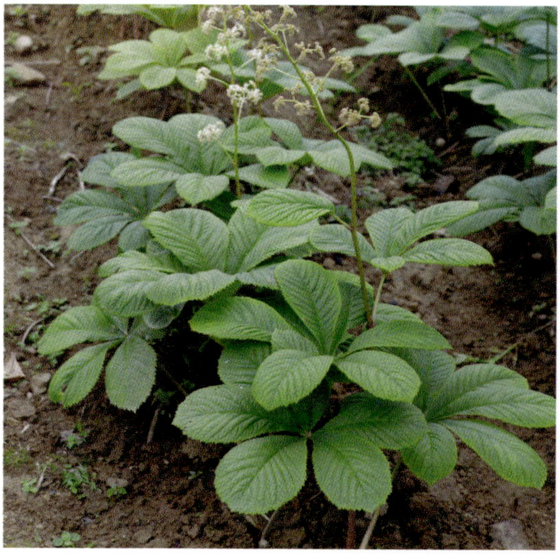

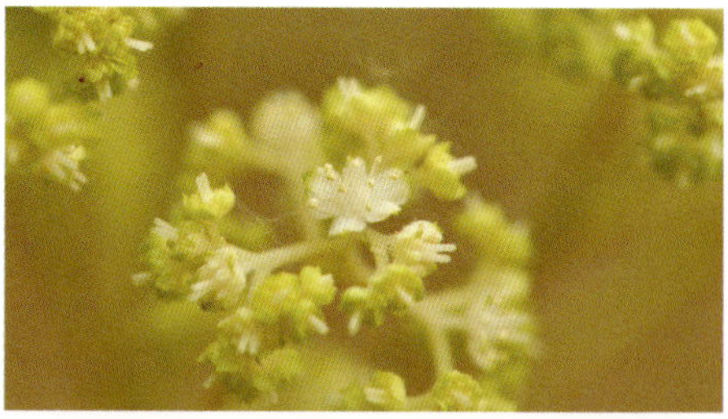

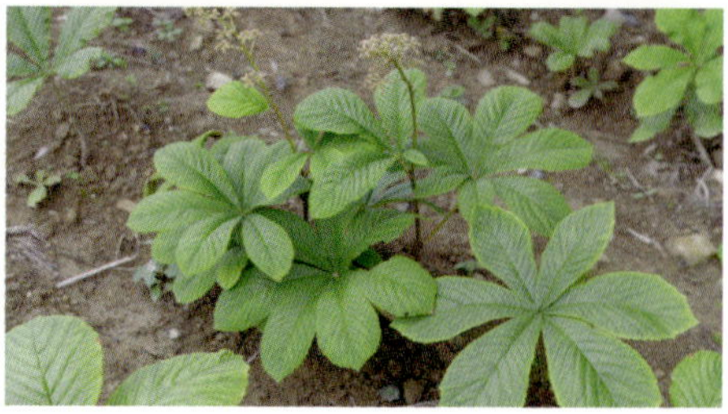

药材性状

索骨丹根

圆柱状，长 10~20cm，直径 2~3.5cm；外皮褐色，皱缩，上端有棕色鳞毛及许多须根或根痕。商品多切成薄片状，表面棕色，皱缩，有点状根痕，有的有棕黄色鳞毛；切面红棕色或暗黄色，有许多白色闪光的小点。质脆，断面粉性。气微，味涩、苦。

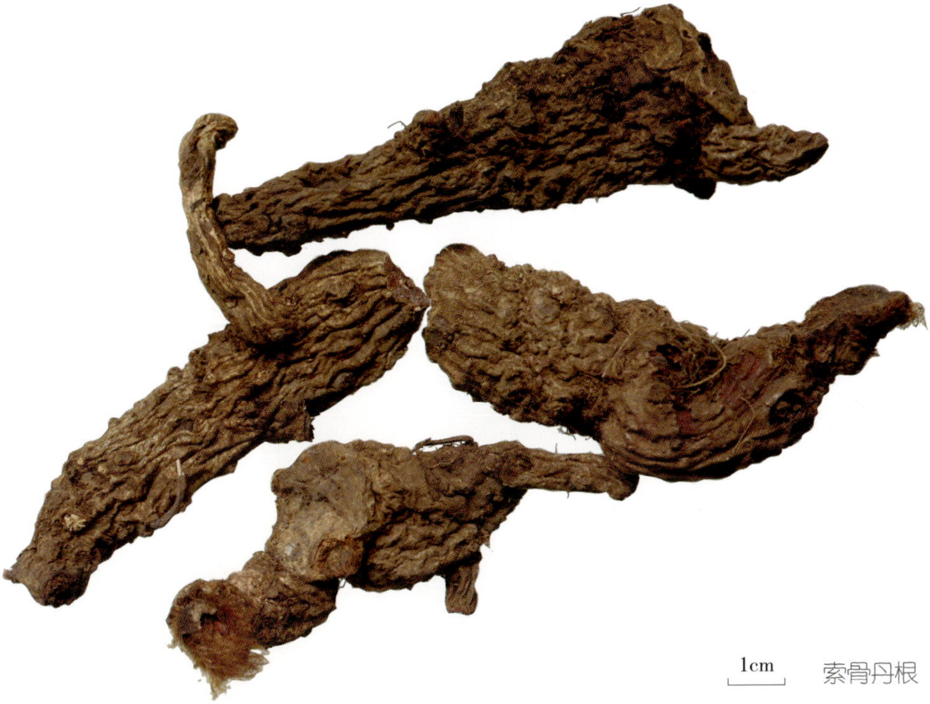

1cm 索骨丹根

性味	苦、涩，平；有小毒。
功效	消炎解毒，收敛止血。
主治	腹泻，细菌性痢疾，便血，子宫脱垂，脱肛。
用量用法	9~15g。外用适量，捣烂敷或煎水洗患处。

★岩白菜 *Bergenia purpurascens* (Hook. f. et Thoms.) Engl.

别名：滇岩白菜。| **药材名**：岩白菜（根茎）。

植物形态

多年生草本。根茎粗而长。叶均基生，有粗柄；叶片厚软，狭倒卵形、矩圆形或椭圆形，上表面红绿色有光泽，下表面淡绿色，全缘至边缘有小齿，无毛。花序总状，顶部时常下垂；花梗有褐色短绵毛；花萼宽钟状，萼裂片 5 枚；花瓣 5 片，紫红色或暗紫色，宽倒卵形；雄蕊 10 个；花柱通常比花瓣短，偶有较长者，顶部头状稍 2 裂。蒴果。

生境分布：生于海拔 3000~4000m 的杂木林内阴湿处或有岩石的草坡上。分布于云南、四川、西藏等地。

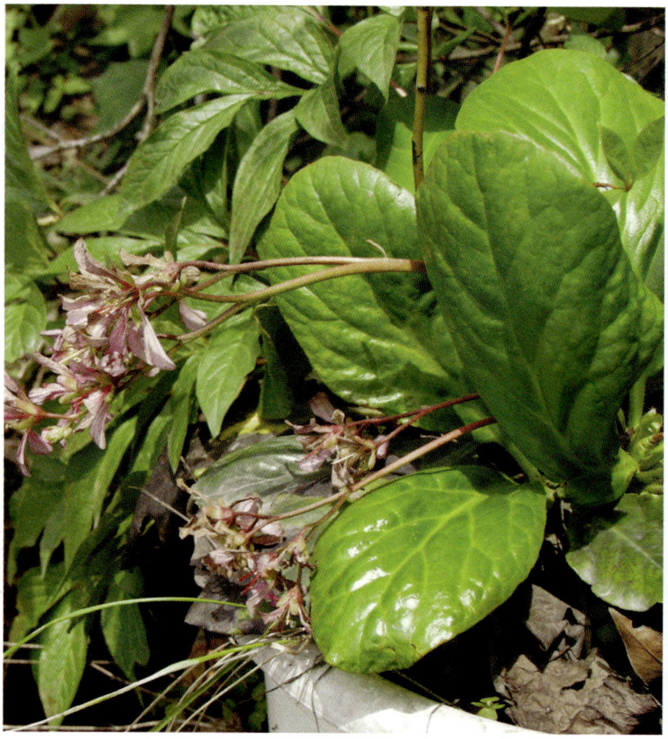

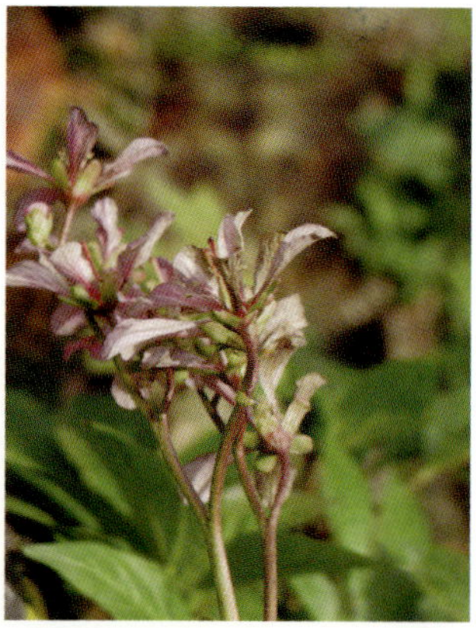

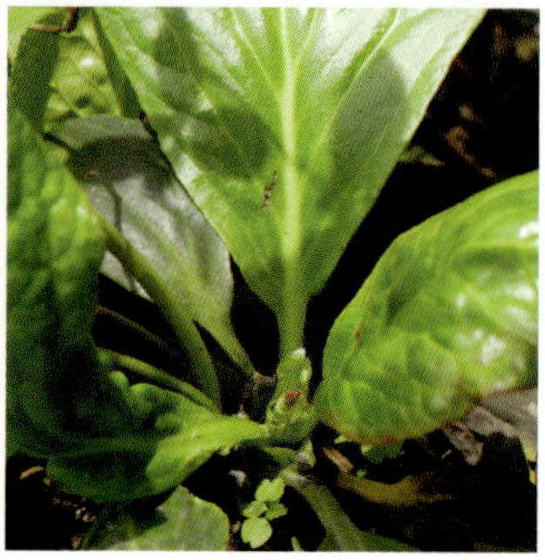

药材性状

岩白菜

圆柱形，略弯曲，直径 0. 6~2cm，长 3~10cm；表面灰棕色至黑褐色，具密集或疏而隆起的环节，节上有棕黑色叶基残存，有皱缩条纹和须状根痕。质坚实而脆，易折断，断面类白色或粉红色，略显粉质，部分断面有网状裂隙，近边缘处有点状维管束环列。气微，味苦、涩。

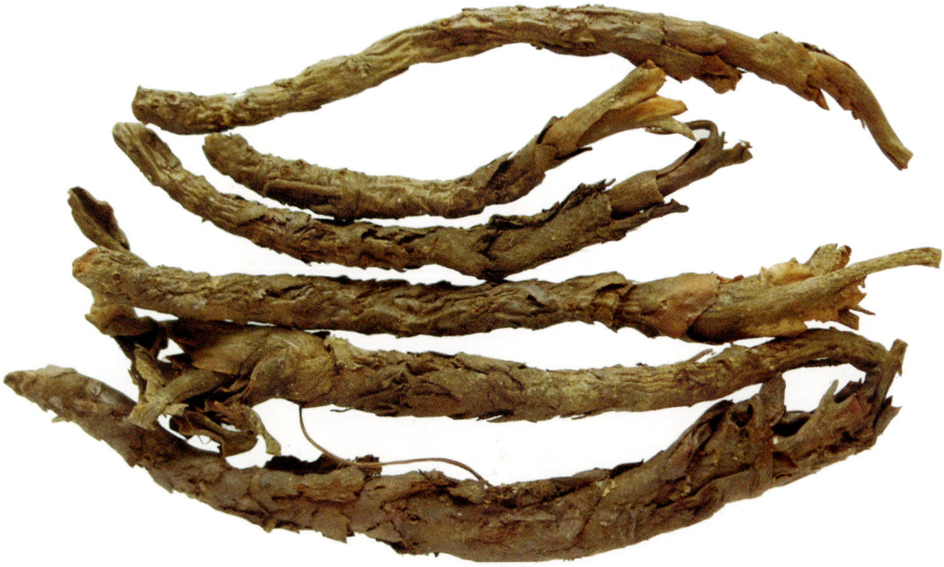

1cm　岩白菜

性味	苦、涩，平。
功效	收敛止泻，止血止咳，舒筋活络。
主治	腹泻，痢疾，食欲不振，内外伤出血，肺结核咳嗽，气管炎咳嗽，风湿疼痛，跌打损伤。
用量用法	6~12g。外用适量。

虎耳草 *Saxifraga stolonifera* Curtis

别名：猫耳朵。| **药材名：**虎耳草（全草）。

植物形态

多年生草本，全株有毛。匍匐茎细长，紫红色，着地长出新株。叶数枚，全部基生或生于茎下部，肉质肥厚；叶柄有长柔毛；叶片肾圆形，边缘有浅裂及不整齐钝锯齿，上表面暗绿色，沿脉处有白斑纹，下表面暗紫红色，两面均有白色长伏毛。花茎从叶丛中抽出，圆锥花序；小苞片卵状长椭圆形或条形；花两性，不整齐；花萼卵形；花瓣白色，不整齐，上面 3 片较小，卵形，有深红色及深黄色斑点，披针形下垂。蒴果卵圆形，顶端有宿存花柱，成 2 喙。种子多数。花期 5~7 月，果期 10~11 月。

生境分布：生于山坡阴湿林下、阴湿岩石上或石缝中，庭园亦有栽培。分布于长江以南各地。

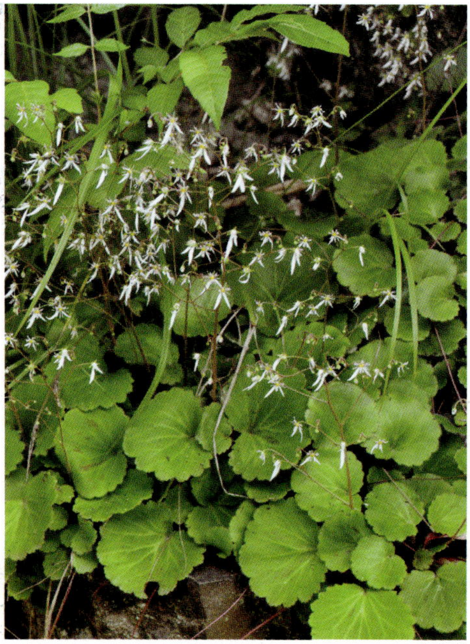

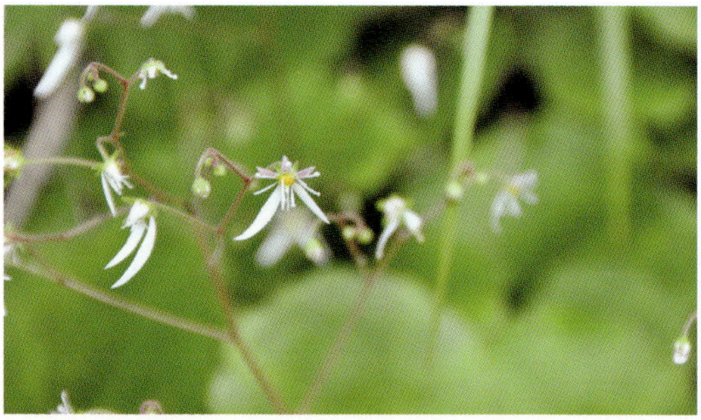

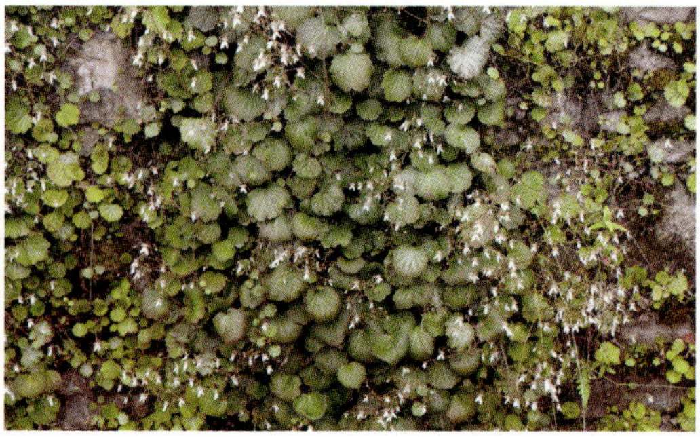

药材性状

虎耳草

本品皱缩，长 15~45cm，全株有毛。匍匐茎细长。叶基生；叶柄长，有毛；叶片卷曲，完整者展平后呈肾圆形，基部心形或截平，长 2~7cm，宽 3~12cm，边缘有 9~11 浅裂或不整齐钝锯齿，两面有伏毛。常见有花序。气微，味苦。

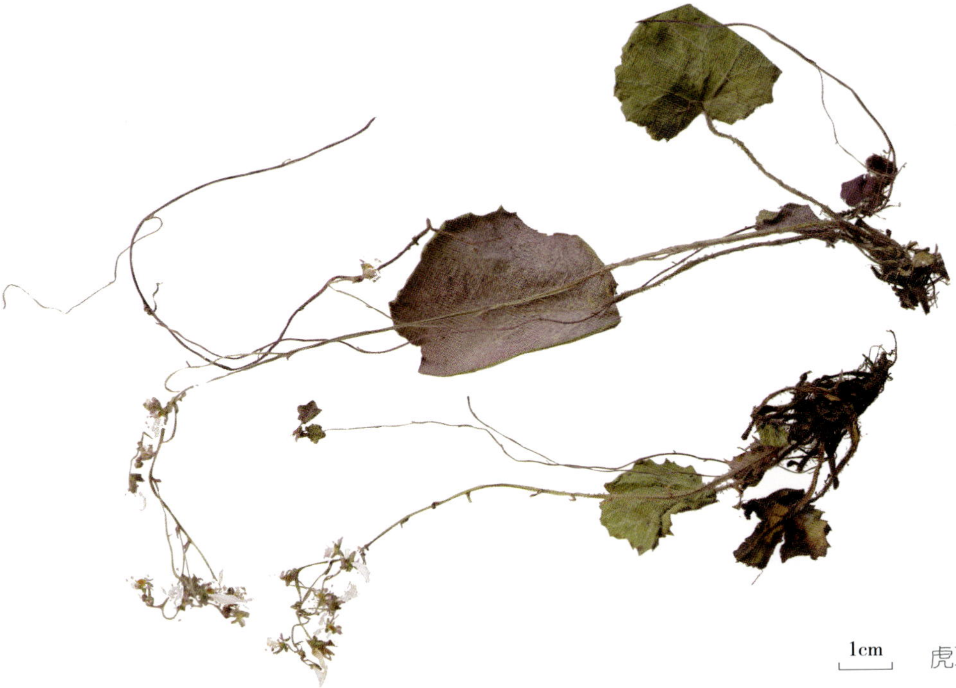

1cm 虎耳草

性味	苦、辛，寒；有小毒。
功效	清热解毒。
主治	小儿发热，咳嗽气喘，中耳炎，耳郭溃烂，疔疮，疖肿，湿疹。
用量用法	9~15g。外用适量。

蔷薇科

木瓜 *Chaenomeles sinensis* (Thouin) Koehne

别名：木李、光皮木瓜。| 药材名：木瓜（果实）。

植物形态

落叶灌木或小乔木。树皮成片状剥落。小枝无刺，紫红色或紫褐色，幼枝被毛。叶互生；托叶膜质，卵状披针形，边缘有腺齿；叶柄微被柔毛，有腺体；叶片椭圆状卵形或椭圆状矩圆形，稀倒卵形，边缘有刺芒状尖锐锯齿，齿尖有腺体，幼时下表面密被黄白色绒毛。花单生于叶腋；花梗长 5~10mm；萼筒钟状，萼片三角状披针形，边缘有腺齿，内面密被浅褐色绒毛，反折；花瓣倒卵形，淡粉红色。果实长椭圆形，长 10~15cm，暗黄色，木质；果柄短。花期 4 月，果期 9~10 月。

生境分布：多为栽培。分布于陕西、山东、安徽、江苏、浙江、江西、湖北、广东、广西、四川等地。

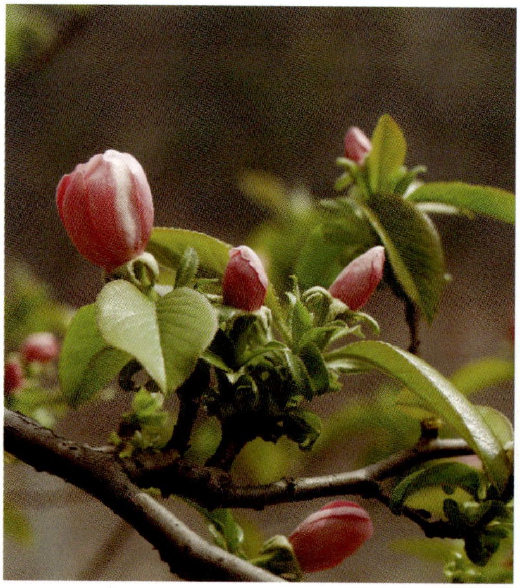

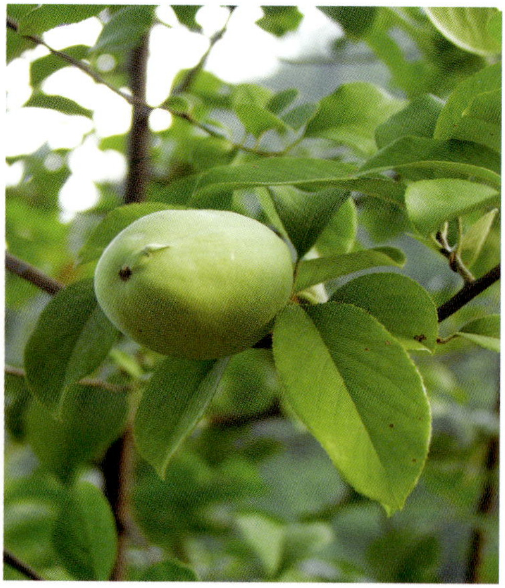

药材性状

月季花

类球形，直径1.5~2.5cm。花托长圆形，萼片5枚，暗绿色，先端尾尖；花瓣呈覆瓦状排列，有的散落，长圆形，紫红色或淡紫红色；雄蕊多数，黄色。体轻，质脆。气清香，味淡、微苦。

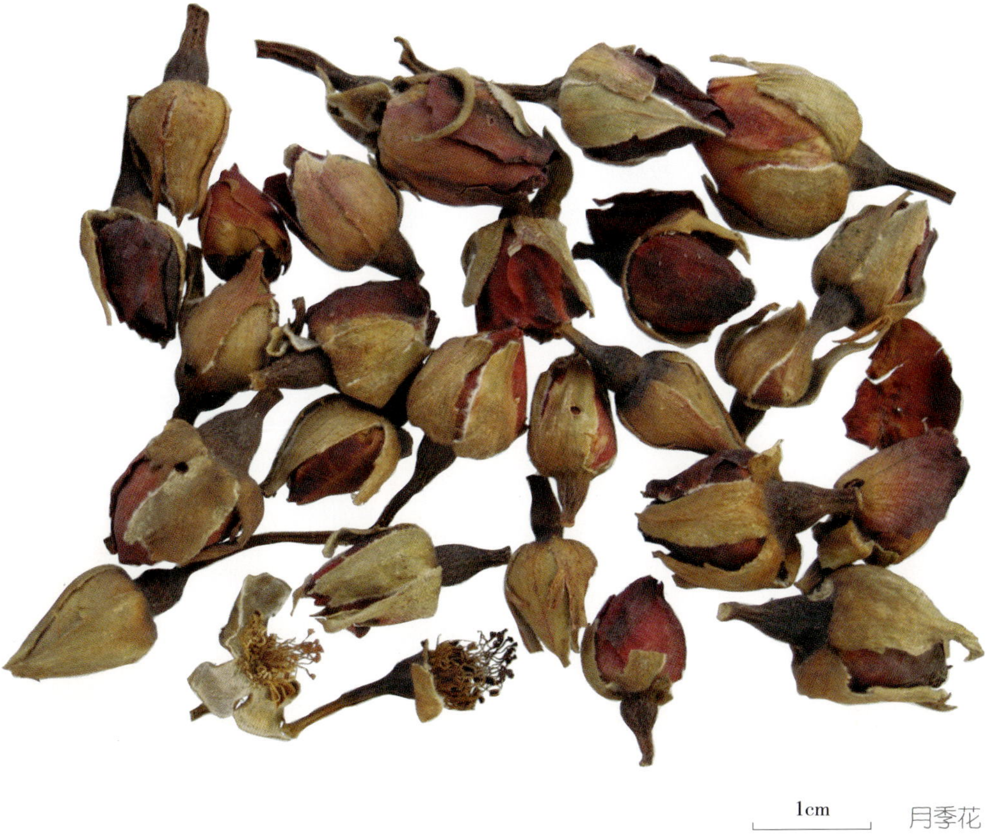

月季花

性味	甘，温。
功效	活血调经，疏肝解郁。
主治	气滞血瘀，月经不调，痛经，闭经，胸胁胀痛。
用量用法	3~6g。

★地榆 *Sanguisorba officinalis* L.

别名：黄瓜香。| **药材名**：地榆（根）。

植物形态

多年生草本。根茎粗壮。茎直立，有细棱，无毛。奇数羽状复叶；小叶通常 4~6 对，上表面绿色，下表面淡绿色，基生小叶卵形至长圆状卵形；托叶抱茎，有齿。花小，密集成近球形或短圆柱形的穗状花序，数个疏生于茎顶；花序长 1~4cm；花暗紫红色、紫红色或红色，自花序顶端向下逐渐开放，每朵小花有 2 枚膜质苞片；萼片宿存；无花冠；雄蕊 4 枚，花丝丝状，花药黑紫色；子房上位。瘦果暗棕色，被细毛。花、果期 6~9 月。

生境分布：生于山坡、林缘、灌丛、田边。分布于全国各地。

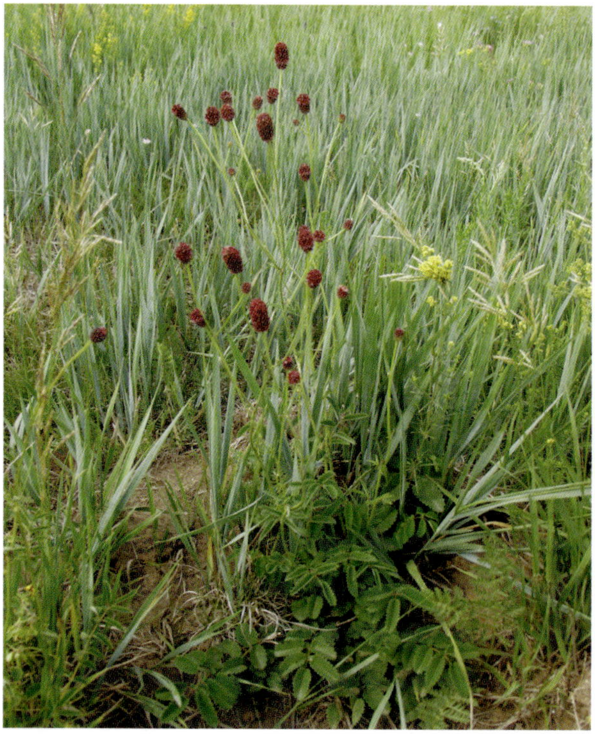
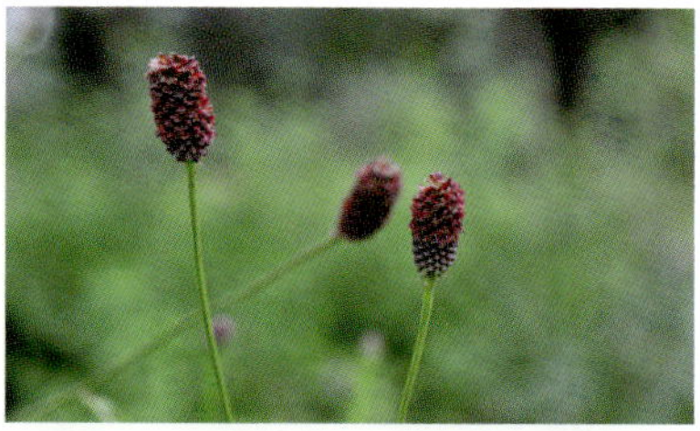
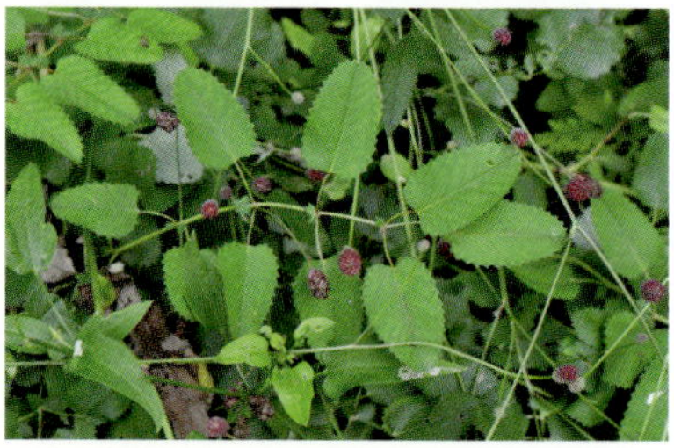
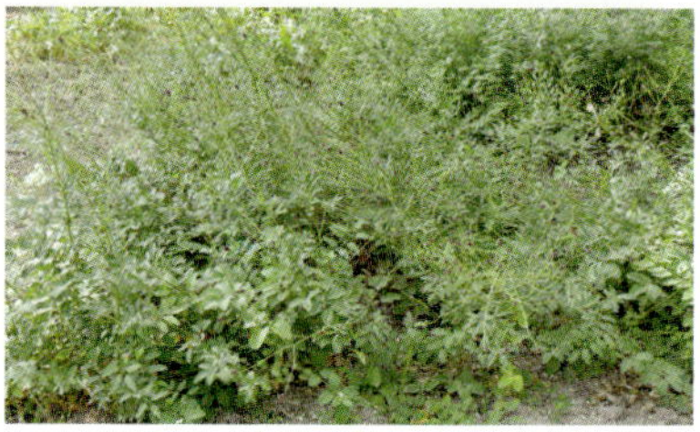

药材
性状

地榆

不规则纺锤形或圆柱形，稍弯曲，长5~25cm，直径0.5~2cm。表面灰褐色至暗棕色，粗糙，有纵纹。质硬，断面较平坦，粉红色或淡黄色，木部略呈放射状排列。气微，味微苦涩。

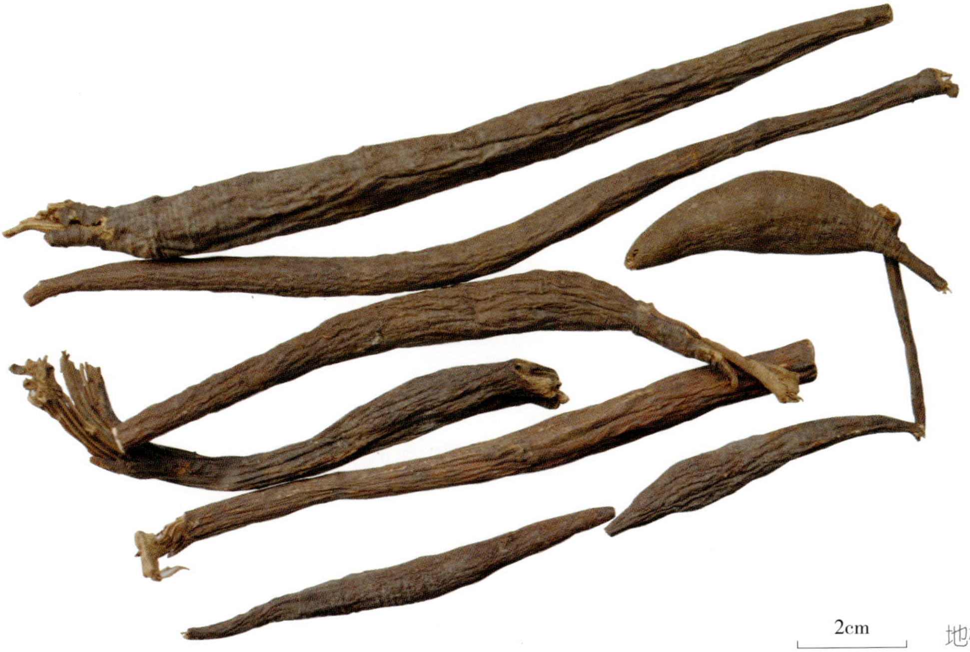

地榆

性味	苦、酸、涩，微寒。
功效	凉血止血，解毒敛疮。
主治	便血，痔血，血痢，崩漏，水火烫伤，痈肿疮毒。
用量用法	9~15g。外用适量，研末调敷患处。

附　注：《中国药典》2015年版记载同属植物长叶地榆与地榆的干燥根同等入药。

★ 齿叶扁核木 *Prinsepia uniflora* Batal. var. *serrata* Rehd.

别名：扁核木。| 药材名：蕤仁（果核）。

植物形态

灌木。小枝无毛或有极短柔毛；枝刺无毛，刺无叶。叶下表面淡绿色，两面均无毛，不育枝上的叶卵状披针形或卵状长圆形，花枝上的叶长圆形或狭椭圆形，叶缘有明显锯齿。花单生或2~3朵簇生于叶丛内；花梗无毛；萼筒陀螺状，萼片短三角状卵形或半圆形，全缘，萼片外面无毛；花瓣白色，有紫色脉纹，倒卵形；雄蕊10枚；心皮1个，无毛，柱头短。核果球形，熟后红褐色或黑褐色，无毛，有光泽。花期5月，果期6~9月。

生境分布：生于海拔800~2000m的山坡、山谷。分布于山西、陕西、甘肃、青海及四川等地。

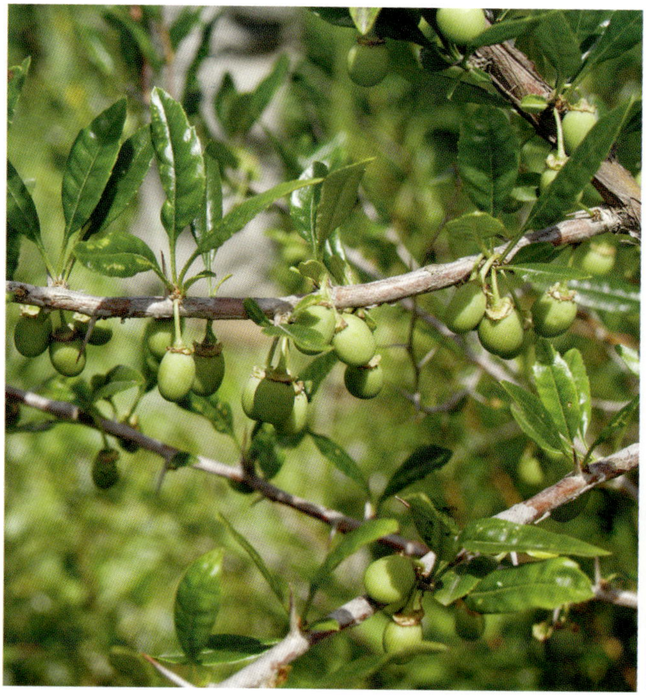

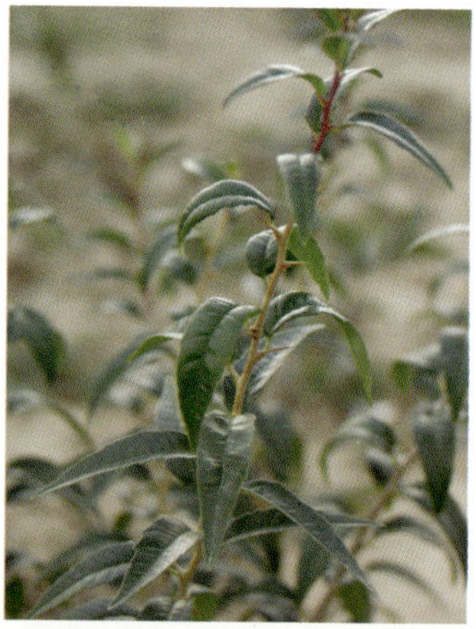

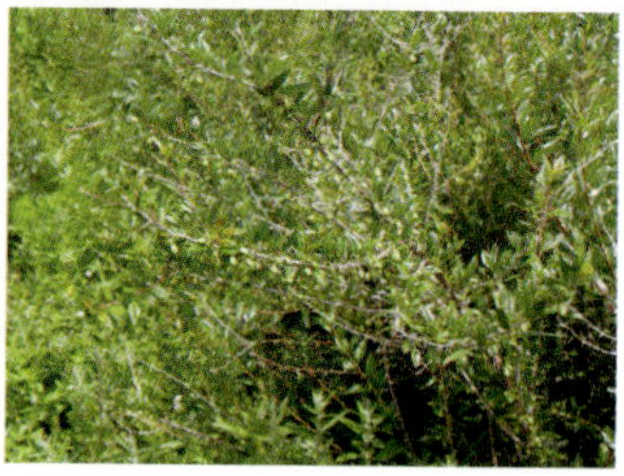

药材性状

蕤仁

类卵圆形，稍扁，长 7~10mm，宽 6~8mm，厚 3~5mm。表面淡黄棕色或深棕色，有明显的网状沟纹，间有棕褐色果肉残留，顶端尖，两侧略不对称。质坚硬。种子扁平卵圆形，种皮薄，浅棕色或红棕色，易剥落；子叶 2 枚，乳白色，有油脂。气微，味微苦。

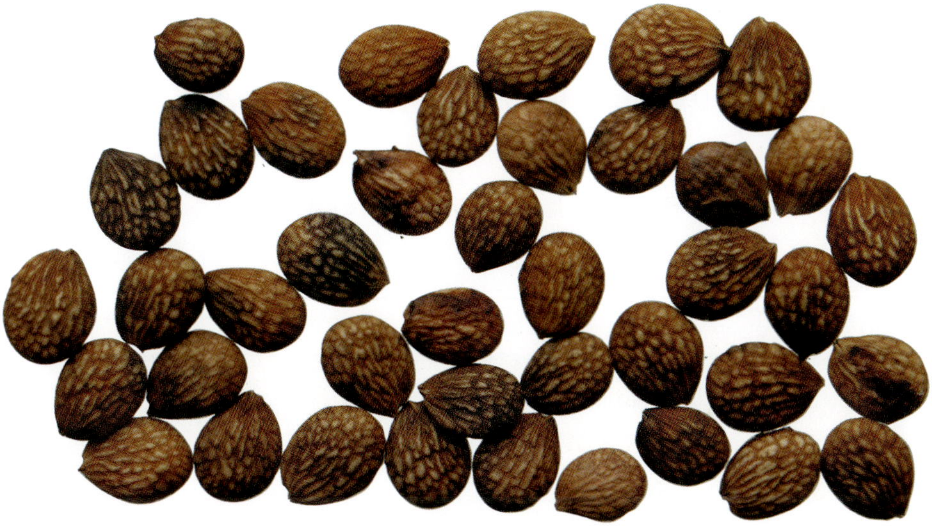

1cm 蕤仁

性味	甘，微寒。
功效	疏风散热，养肝明目。
主治	目赤肿痛，睑弦赤烂，目暗羞明。
用量用法	5~9g。

附　注：《中国药典》2015 年版记载同属植物蕤核与齿叶扁核木的干燥果核同等入药。

★山桃 *Prunus davidiana* (Carr.) Franch.

别名：山毛桃。| **药材名：**桃仁（种子）。

植物形态

乔木，株高可达 10m。树皮暗紫色，光滑。叶片卵状披针形，叶边具细锐锯齿；叶柄常具腺体。花单生，先于叶开放；萼筒钟形，萼片卵形至卵状长圆形，紫色；花瓣倒卵形或近圆形，粉红色；雄蕊多数；子房被柔毛。果实近球形，淡黄色，外面密被短柔毛；果肉薄而干，不可食；果核球形或近球形，顶端圆钝，基部截形，表面具纵横沟纹和孔穴。花期 3~4 月，果期 7~8 月。

生境分布：生于海拔 800~3200m 的林中、山谷或山坡上。分布于辽宁、河北、山西、内蒙古、陕西、甘肃、宁夏、青海、河南、山东、四川、云南等地。

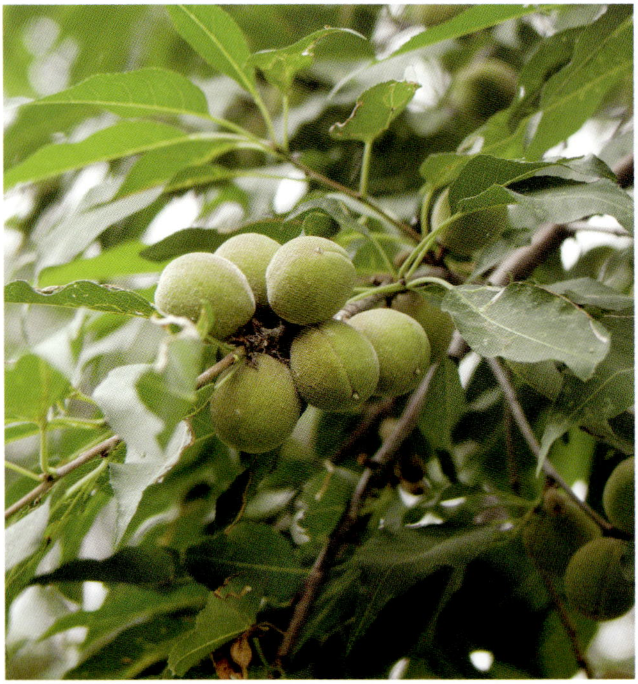

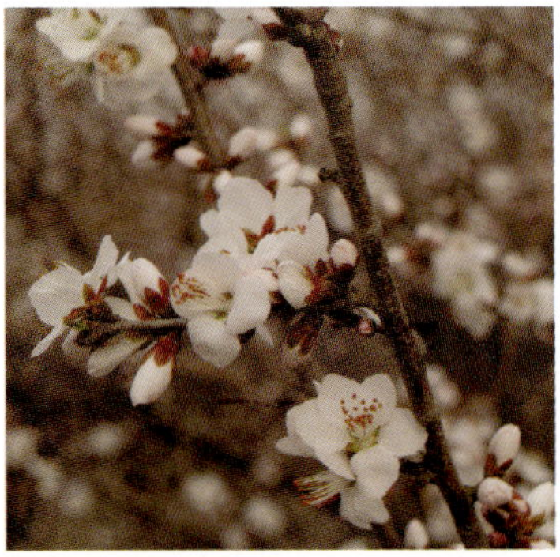

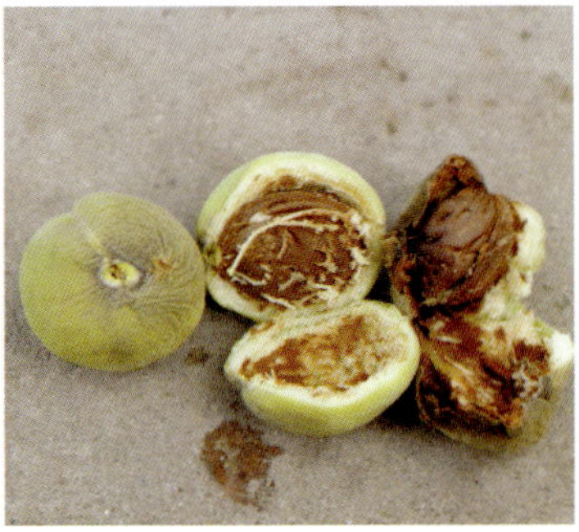

药材性状

桃仁

类卵圆形，长约 0.9cm，宽约 0.7cm，厚约 0.5cm。表面黄棕色至红棕色，密布颗粒状突起。一端尖，中部膨大，另端钝圆稍偏斜，边缘较薄。尖端一侧有短线形种脐，圆端有颜色略深不甚明显的合点，自合点处散出多数纵向维管束。种皮薄，子叶 2，类白色，富油性。气微，味微苦。

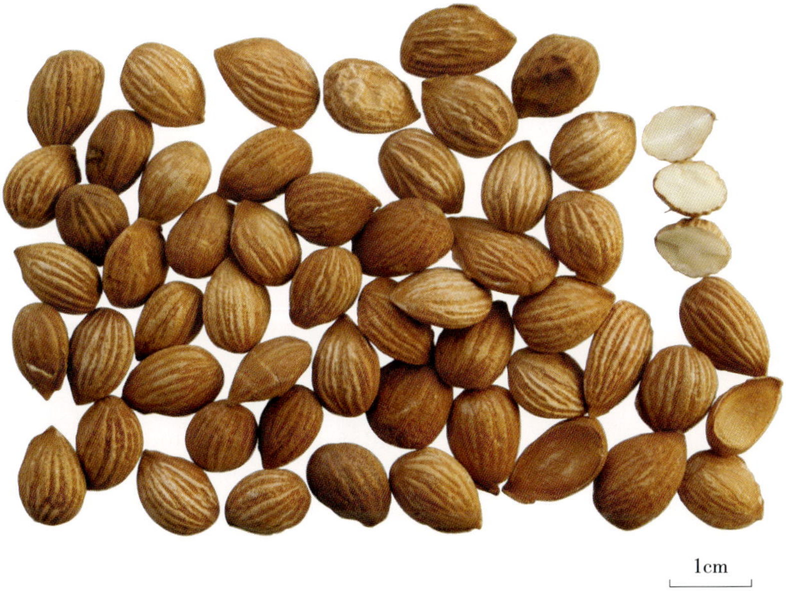

桃仁

性味	苦、甘，平。
功效	活血祛瘀，润肠通便，止咳平喘。
主治	经闭痛经，癥瘕痞块，肺痈肠痈，跌扑损伤，肠燥便秘，咳嗽气喘。
用量用法	5~10g。孕妇慎用。

附 注：《中国药典》2015 年版记载同属植物桃与山桃的干燥种子同等入药。

★欧李 *Prunus humilis* Bge.

别名：小李仁。| **药材名：**郁李仁（种子）。

植物形态

落叶灌木，株高 1~1.5m。分枝多，嫩枝被短柔毛。叶片倒卵状长椭圆形或倒卵状披针形，先端急尖，基部楔形，边缘具细锯齿，两面无毛，网脉较浅；叶柄极短。花 1~2 朵，与叶同时开放；花梗长 0.8~1.3cm，被稀柔毛；萼筒钟状，无毛或微具毛，萼片三角形，先端急尖，花后反折；花瓣淡红色；子房无毛。核果近球形，鲜红色。花期 5 月，果期 7~8 月。

生境分布：生于海拔 400~1800m 的荒山坡或沙丘边上。分布于我国大部分地区。

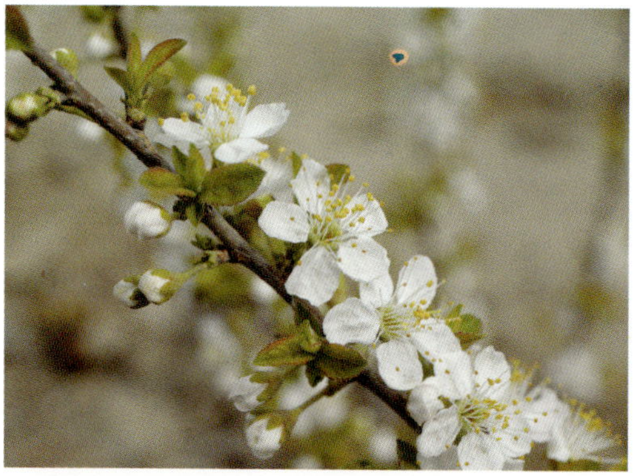

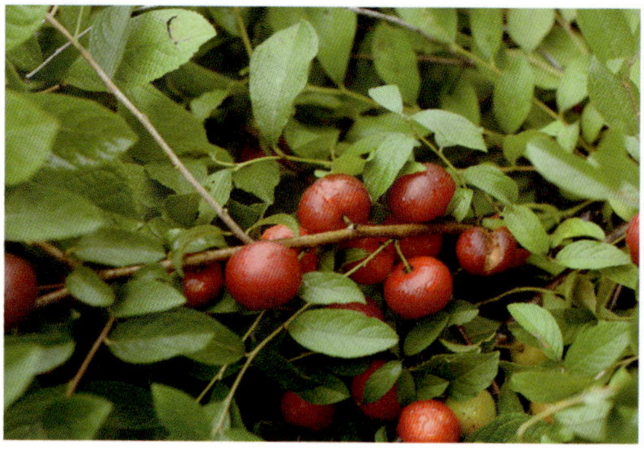

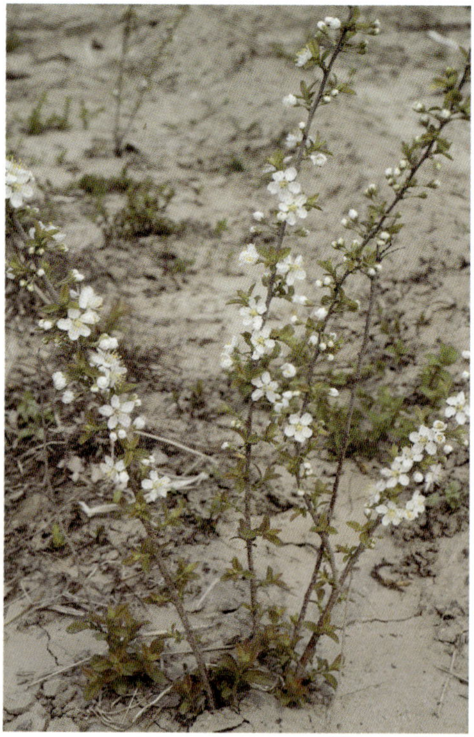

药材
性状

郁李仁

卵形，长5~8mm，直径3~5mm。表面黄白色或浅棕色，一端尖，另端钝圆，尖端一侧有线形种脐，圆端中央有深色合点，自合点处向上具多条纵向维管束脉纹。种皮薄，子叶2枚，乳白色，富油性。气微，味微苦。

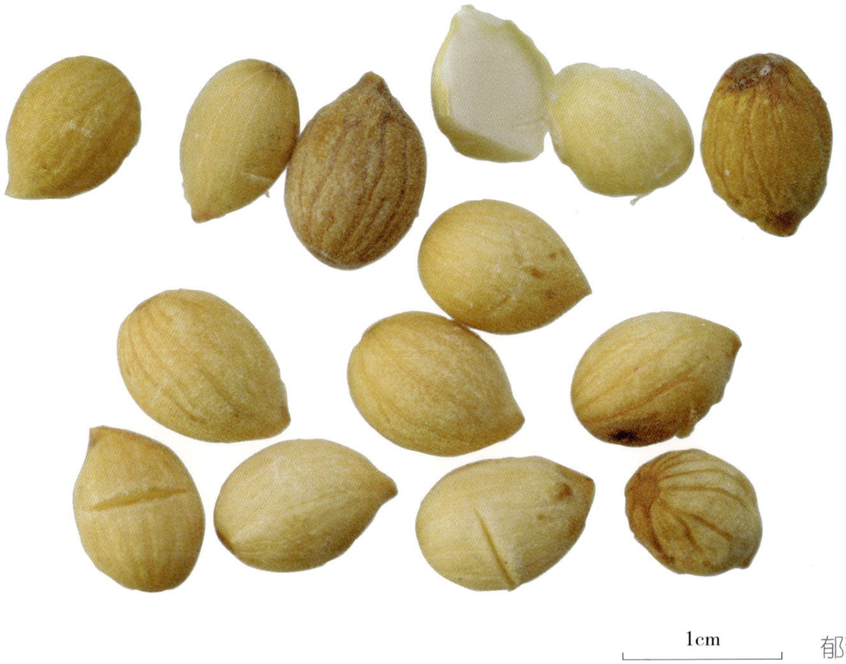

郁李仁

性味	辛、苦、甘，平。
功效	润肠通便，下气利水。
主治	津枯肠燥，食积气滞，腹胀便秘，水肿，脚气，小便不利。
用量用法	6~10g。孕妇慎用。

附　注：《中国药典》2015年版记载同属植物郁李、长柄扁桃与欧李的干燥种子同等入药。

★ 东北杏 *Prunus mandshurica* (Maxim.) Koehne

别名：辽杏。| 药材名：苦杏仁（种子）。

植物形态

落叶大乔木。幼枝无毛。叶卵形或宽卵形，边缘有粗而深的重锯齿；幼叶有毛，逐渐脱落；老叶无毛或微有毛。叶柄近顶端有 2 个腺体。花 1 朵，少有 2 朵，生于叶腋，先于叶开放；花梗无毛，长于萼筒；花瓣白色；雄蕊多数；心皮有短柔毛。核果扁圆形，有短柔毛，黄色，有红晕或红点，两侧较扁，有明显的沟，成熟时不裂；果核两侧扁平，粗糙，边缘钝。花期 4 月，果期 5~7 月。

生境分布：生于海拔 200~1000m 的山坡灌丛下、山地林中或荒野。分布于黑龙江、吉林、辽宁等地。

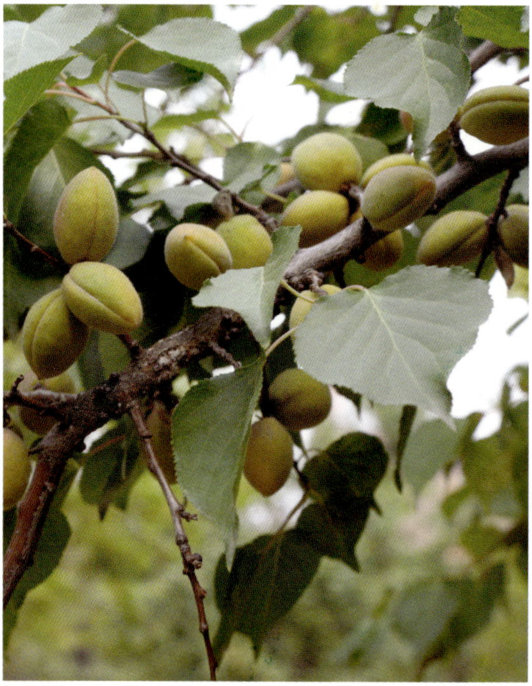

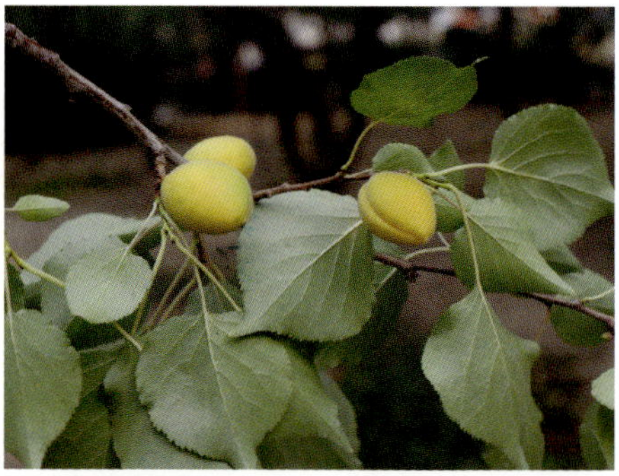

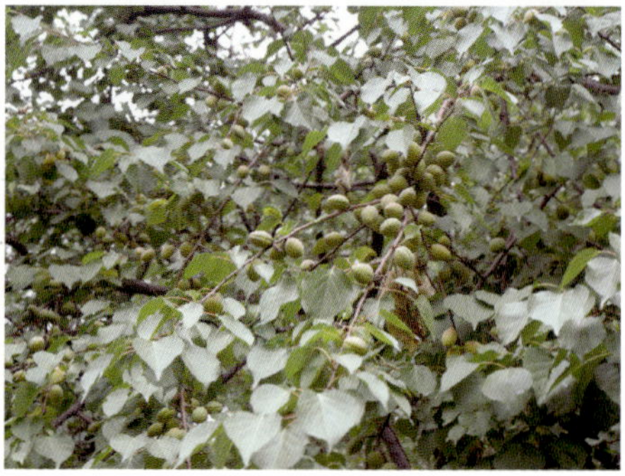

药材性状

苦杏仁

扁心形，长 1~1.9cm，宽 0.8~1.5cm，厚 0.5~0.8cm。表面黄棕色至深棕色，一端尖，另端钝圆，肥厚，左右不对称，尖端一侧有短线形种脐，圆端合点处向上具多数深棕色的脉纹。种皮薄，子叶 2 枚，乳白色，富油性。气微，味苦。

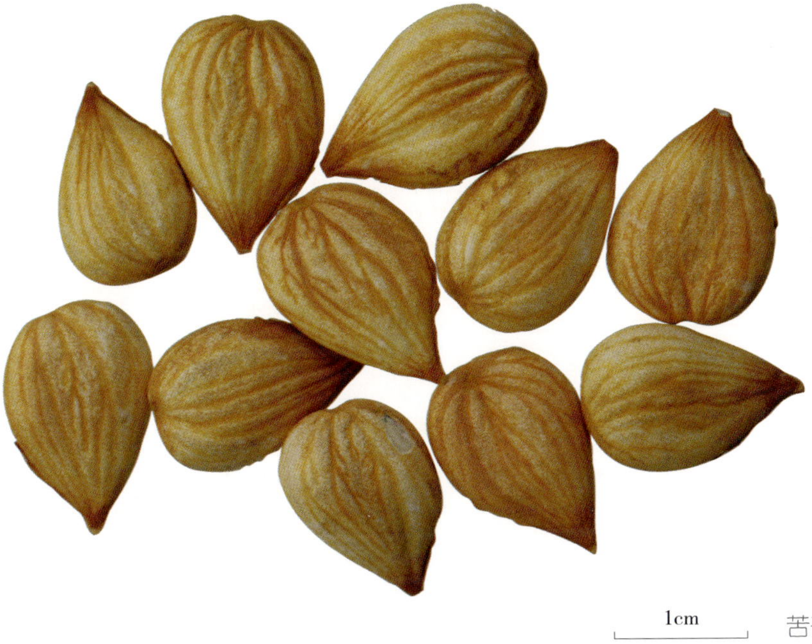

苦杏仁

性味	苦，微温；有小毒。
功效	降气止咳平喘，润肠通便。
主治	咳嗽气喘，胸满痰多，肠燥便秘。
用量用法	5~10g，生品入煎剂后下。内服不宜过量，以免中毒。

附　注：《中国药典》2015 年版记载同属植物杏、山杏、西伯利亚杏与东北杏的干燥种子同等入药。

豆科

★ 苏木 *Caesalpinia sappan* L.

别名：红苏木。| 药材名：苏木（心材）。

植物形态

灌木或小乔木。树干有刺，新枝幼时被细柔毛，皮孔凸出，呈圆形。复叶互生，叶轴上被柔毛；小叶长圆形，全缘，两面无毛，下表面具腺点。圆锥花序顶生或腋生，被短柔毛；花两性；花萼 5 枚，稍不等，下面一片较大；花瓣黄色，阔倒卵形，最上面一片基部带粉红色。荚果扁斜状倒卵圆形，厚革质，成熟后红棕色，不裂开。种子椭圆形或长圆形。花期 4~6 月，果期 8~11 月。

生境分布： 生于高温多湿、阳光充足的平坝。分布于广西、广东、云南、贵州、四川、台湾等地。

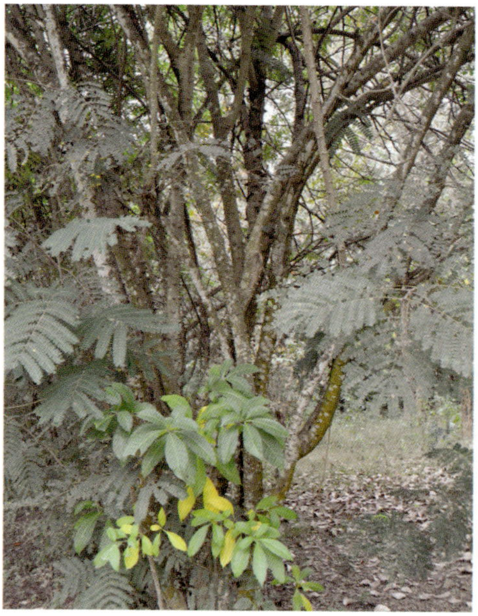

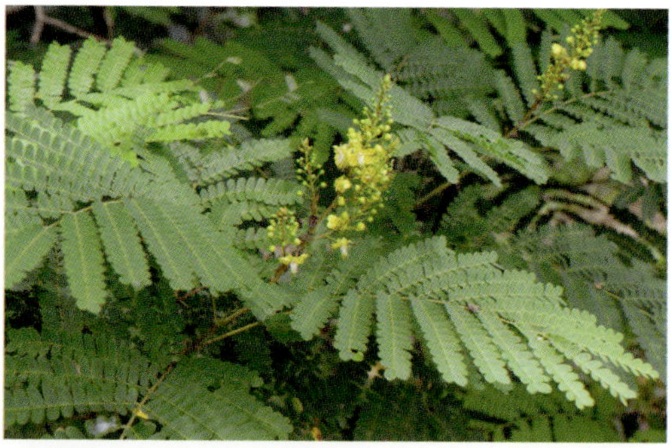

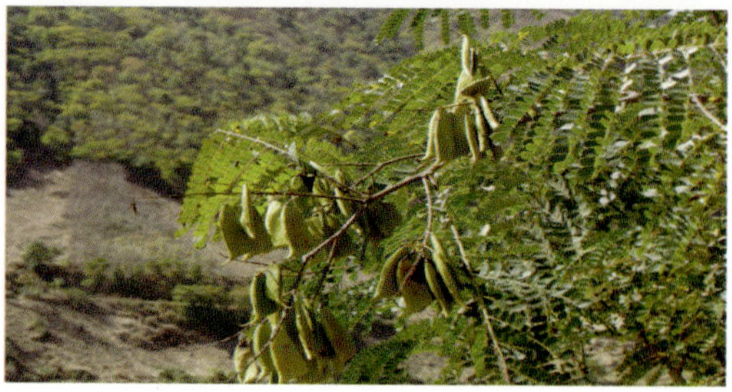

药材
性状

苏木

长圆柱形或对剖半圆柱形，长 10~100cm，直径 3~12cm。表面黄红色至棕红色，有刀削痕，常见纵向裂缝。质坚硬，断面略具光泽，年轮明显，有的可见暗棕色、质松、带亮星的髓部。气微，味微涩。

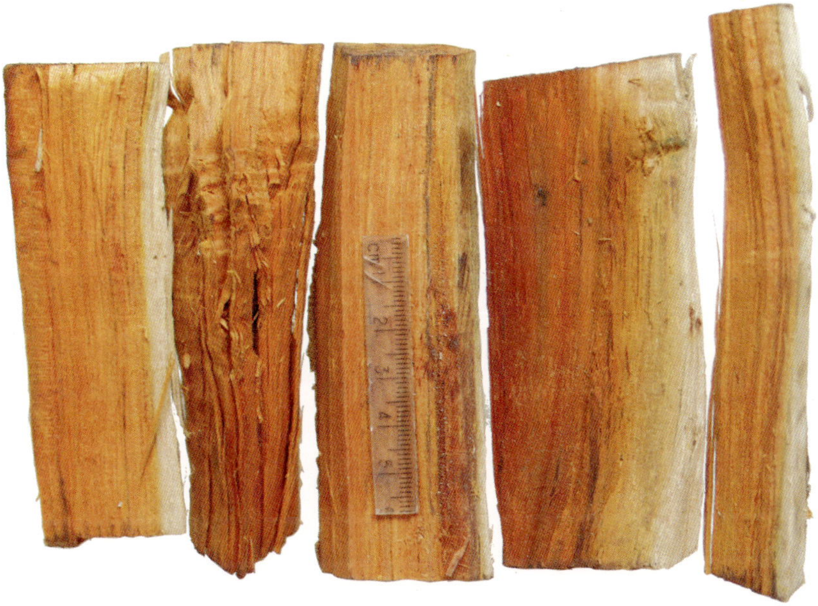

1cm 苏木

性味	甘、咸，平。
功效	活血祛瘀，消肿止痛。
主治	跌打损伤，骨折筋伤，瘀滞肿痛，经闭痛经，产后瘀阻，胸腹刺痛，痈疽肿痛。
用量用法	3~9g。孕妇慎用。

★尖叶番泻 *Cassia acutifolia* Delile

别名：埃及番泻叶。| **药材名：**番泻叶（小叶）。

植物形态

小灌木，高达 1m。叶为羽状复叶。小叶 4~8 对，具短柄；小叶片长卵圆形，先端急尖或有棘尖，叶基不对称，全缘，两面均有细短毛茸。托叶卵状披针形。总状花序腋生；萼片 5 枚；花瓣 5 片，黄色，倒卵形，下面 2 片较大；雄蕊 10 枚；雌蕊弯曲呈镰刀状，子房具柄。荚果较宽，先端尖突微小，不明显，含种子 6~7 粒。

生境分布：原产于埃及尼罗河流域。

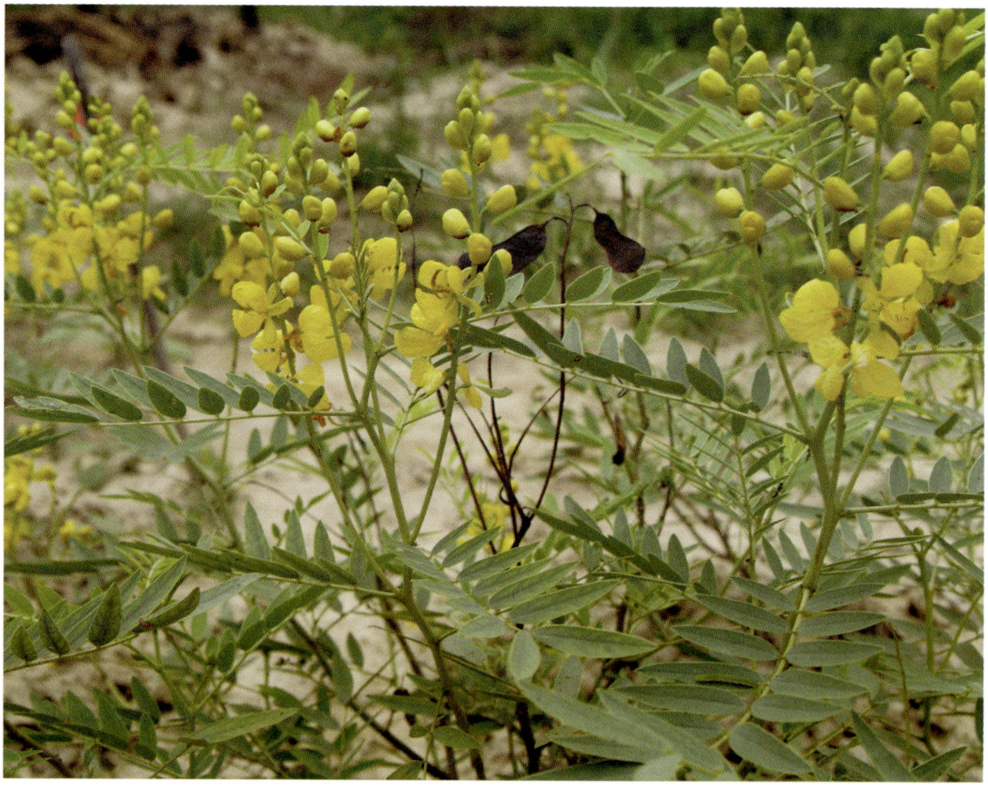

药材性状

番泻叶

披针形或长卵形，略卷曲，长 1.5~5cm，宽 0.4~2cm，叶端短尖或微突，叶基不对称，全缘。上表面黄绿色，下表面浅黄绿色，两面均有细短毛茸，叶脉稍隆起。革质。气微弱而特异，味微苦，稍有黏性。

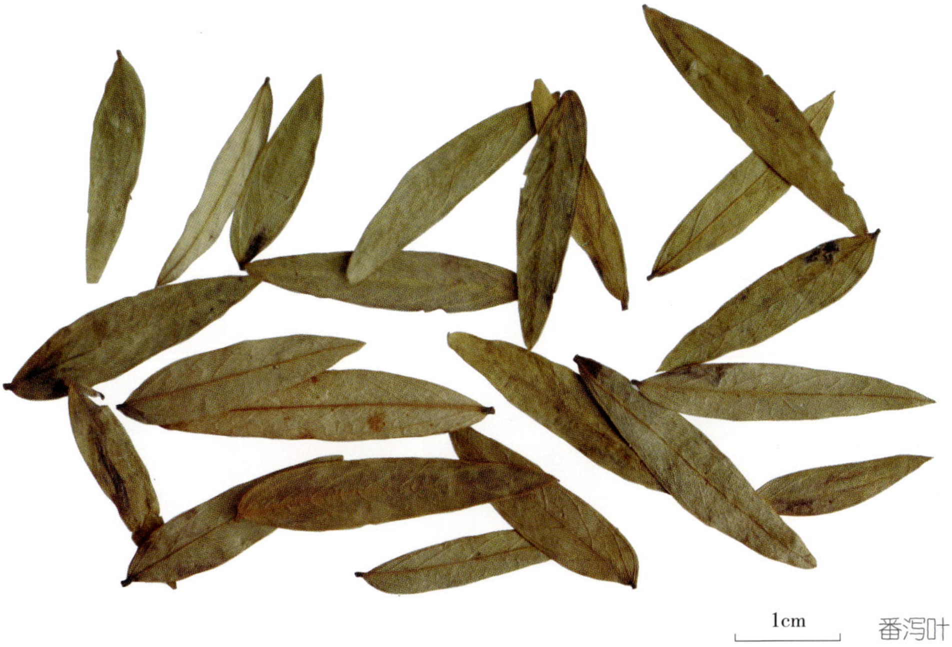

番泻叶

性味	甘、苦，寒。
功效	泻热行滞，通便，利水。
主治	热结积滞，便秘腹痛，水肿胀满。
用量用法	2~6g，后下，或开水泡服。孕妇慎用。

附 注：《中国药典》2015 年版记载同属植物狭叶番泻与尖叶番泻的干燥小叶同等入药。

苦豆子 *Sophora alopecuroides* L.

别名：苦豆根、苦甘草。| 药材名：苦豆草（全草）。

植物形态

草本或基部木质化成亚灌木状。枝条密生灰色平贴绢毛。羽状复叶，叶轴密生灰色平贴绢毛；小叶 15~25 枚，灰绿色，矩圆状披针形或矩圆形，两面密生平贴绢毛。总状花序顶生，长 12~15cm，花密生；萼钟状，长约 8mm，密生平贴绢毛；花冠黄色，较萼长 2~3 倍。荚果串珠状，长 3~7cm，密生短细而平伏的绢毛。种子 6~12 粒。

生境分布：生于阳光充足、排水良好的石灰性土壤或沙丘，也常侵入农田。分布于河北、河南、山西、内蒙古、陕西、甘肃、新疆、西藏等地。

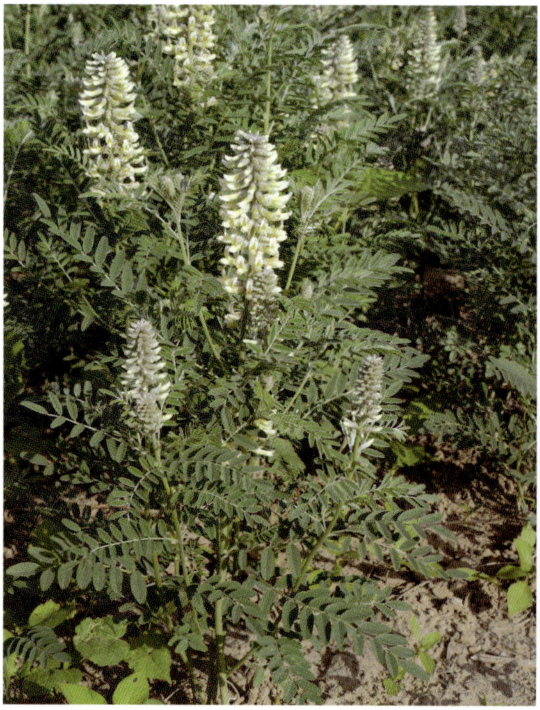

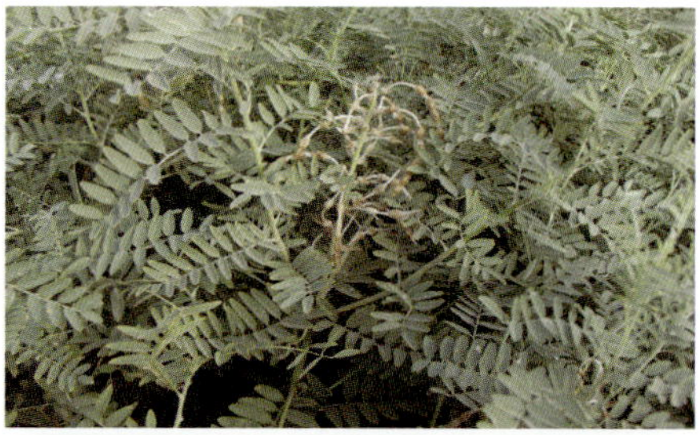

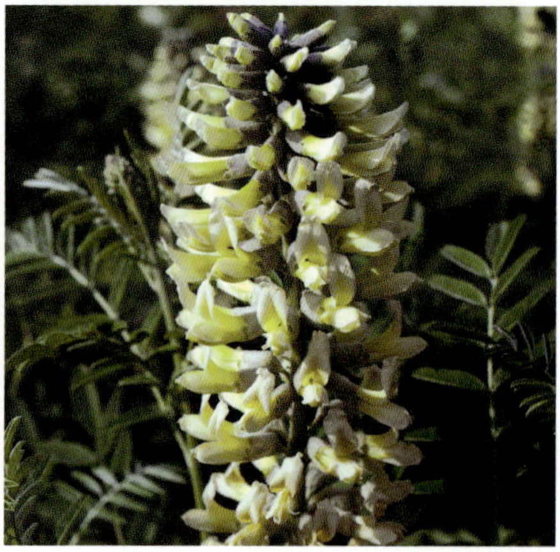

药材
性状

苦豆草

茎呈圆柱形，上部分枝，长30~80cm，直径0.4~1cm，灰绿色，表面被灰白色伏毛；质脆，折断面皮部淡黄绿色，髓部类白色。叶互生，羽状复叶；小叶片多已脱落或破碎，完整者展开呈矩圆状披针形或矩圆形，长1.5~2.8cm，宽0.7~1cm，两面均被灰白色伏毛。总状花序顶生，花冠蝶形，黄白色。气微，味苦。

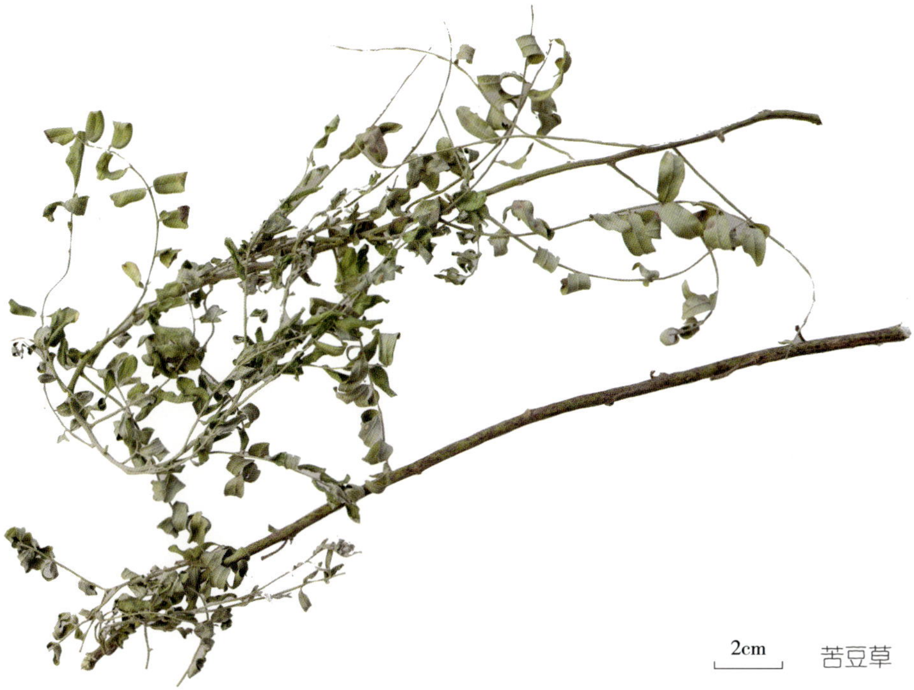

苦豆草

性味	苦，寒；有毒。
功效	清热利湿，止痛，杀虫。
主治	细菌性痢疾，阿米巴痢疾。
用量用法	1.5~3g。

★ 降香檀 *Dalbergia odorifera* T. Chen.

别名： 花梨母、降香。| **药材名：** 降香（心材）。

植物形态

乔木。树皮粗糙，褐色。单数羽状复叶；小叶互生，近革质，卵形或椭圆形，全缘。花序腋生，多数聚伞花序集成圆锥花序；总花梗长 3~5cm；苞片阔卵形；花梗短；花萼钟状，下部 1 枚萼片披针形，其余萼片卵形，急尖；花冠淡黄色或白色，旗瓣、翼瓣、龙骨瓣均有爪；雄蕊单体，花药小，药室顶裂；子房狭椭圆形，花柱短，柱头小。荚果舌状长椭圆形，扁平，被微毛，果柄长约 1cm，不开裂。种子 1~2 粒。花期 4~6 月，果期 6~8 月。

生境分布： 生于山坡疏林中、林缘或村边开阔地。分布于海南，广东、广西、福建、云南等地有引种。

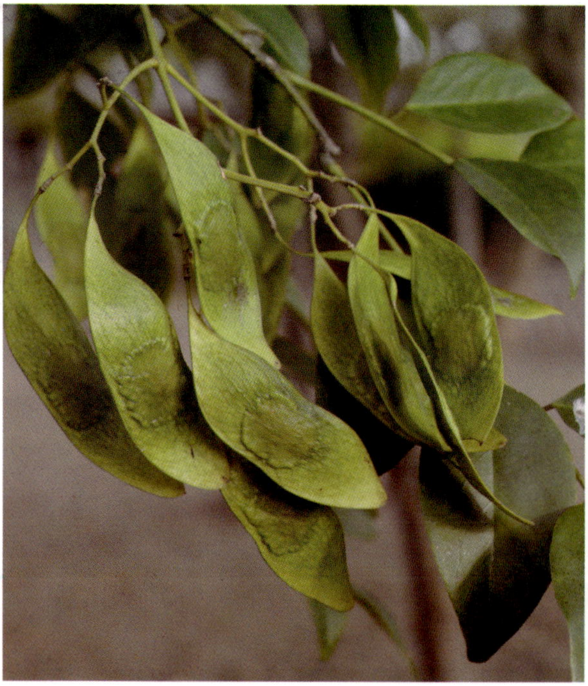

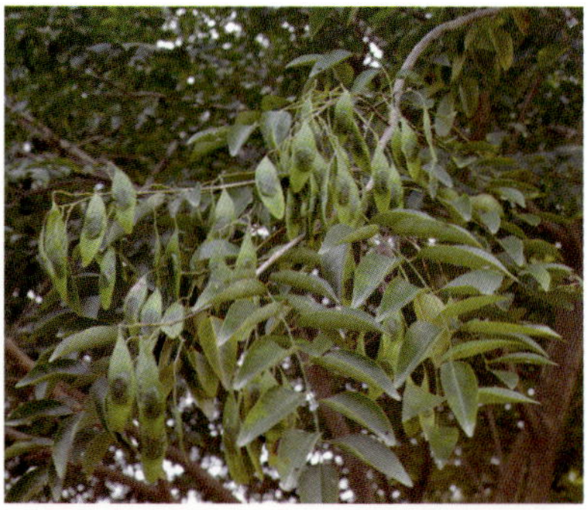

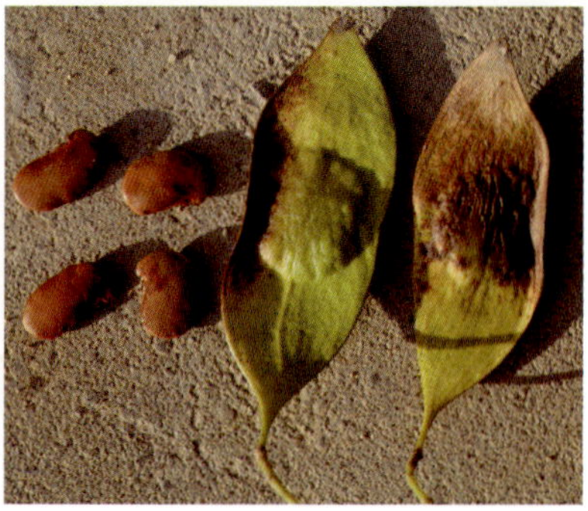

降香

类圆柱形或不规则块状。表面紫红色或红褐色，切面有致密的纹理。质硬，有油性。气微香，味微苦。

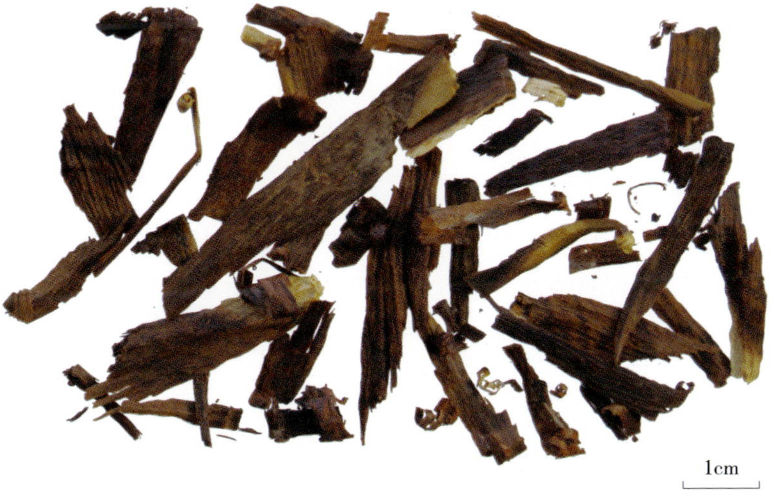

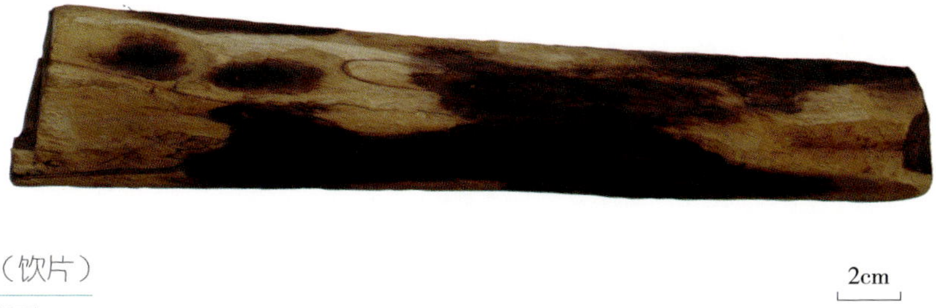

降香（饮片）

降香

性味	辛，温。
功效	化瘀止血，理气止痛。
主治	吐血，衄血，外伤出血，肝郁胁痛，胸痹刺痛，跌扑伤痛，呕吐腹痛。
用量用法	9~15g，后下。外用适量，研细末敷患处。

相思子 *Abrus precatorius* L.

别名：相思藤、红豆、相思豆。| **药材名：**相思子（种子）。

植物形态

缠绕性藤本。茎丛生，细长，老茎暗棕色，稍木化，幼茎绿色。叶互生，双数羽状复叶，叶轴有稀毛；小叶有短柄，近长方形或倒卵形，全缘，下表面有贴伏细刚毛，叶常易凋落。总状花序腋生，花序轴粗短，花小，淡紫色，有短梗，集生于花序轴上；花萼钟状，萼齿4裂；花冠蝶形，旗瓣广卵形，基部有三角状的爪，翼瓣与龙骨瓣狭窄。荚果黄绿色，近长方形或长圆形，革质，先端有短喙，有白色细刚毛。种子椭圆形，上部红色，基部近种脐部分黑色，有光泽。花期3~5月，果期5~6月。

生境分布：生于干燥的丘陵路旁或近海岸的灌木丛中，常栽培于山村路边、屋旁。分布于福建、台湾、广东、广西、云南等地。

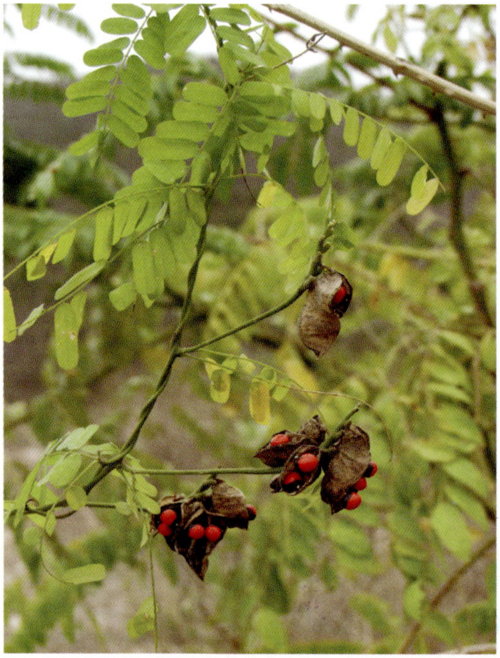

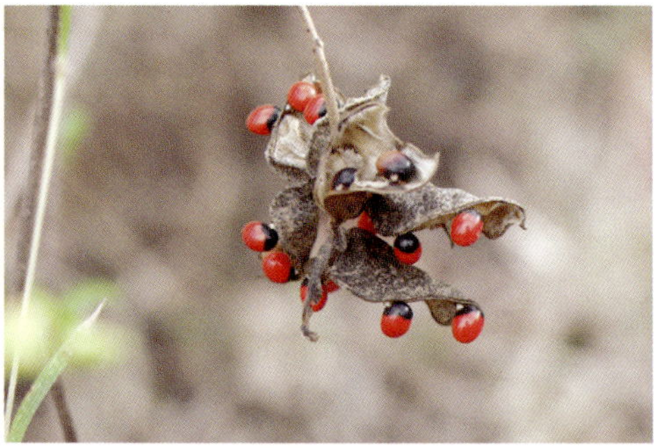

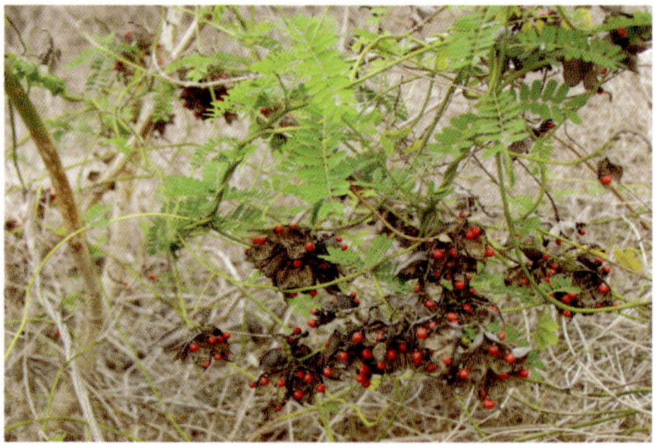

药材
性状

相思子

长椭圆形而稍扁，少数近球形，长 5~7mm，直径 3.5~4.5mm，有光泽，一端（约 2/3）朱红色，另端（约 1/3）黑色。种脐凹陷，椭圆形近白色，位于黑色处的侧面，有时残存短小种柄。质坚硬，浸泡后剥去种皮，可见黄白色子叶 2 枚，肥厚，胚根明显。有青草气，味微苦、涩。

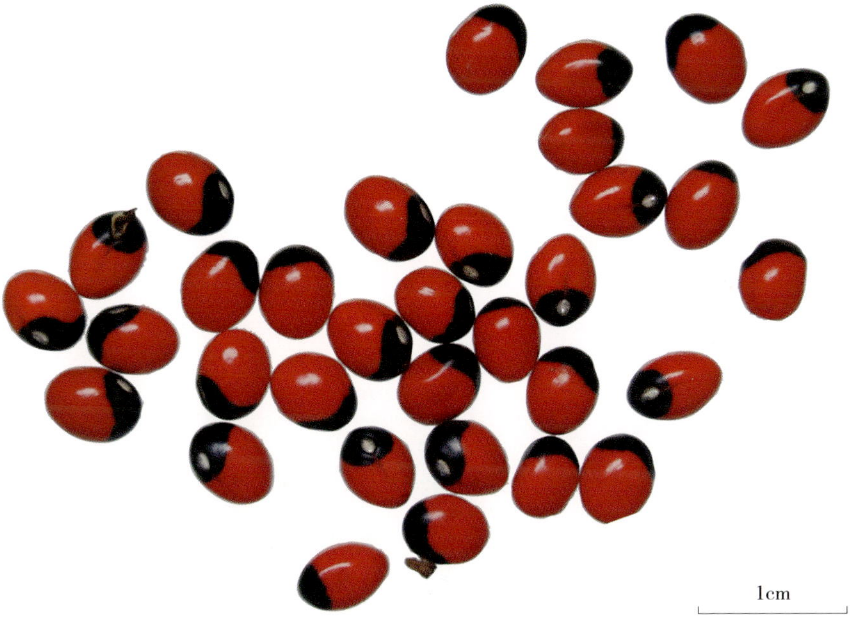

相思子

性味	苦，平；有大毒。
功效	涌吐，杀虫。
主治	疥癣、痈疮、湿疹等皮肤病。
用量用法	外用适量，捣烂或研粉调油涂敷患处。本品不宜内服，以防中毒。

乔木刺桐 *Erythrina arborescens* Roxb.

别名： 刺桐、鹦哥花。| **药材名：** 海桐皮（树皮或根皮）。

植物形态

乔木，高 7~8m。茎干有粗锐硬刺。复叶互生。叶柄长 10~15cm。小叶 3 枚，肾状扁圆形，两面均无毛；小叶柄粗短，有腺体。总状花序腋生，花密生于总花梗上部，无毛；花萼陀螺形，肢截平或具不等的 2 裂；花冠红色，旗瓣矩圆状椭圆形，长 3~4cm，翼瓣短小，约为旗瓣的 1/5，龙骨瓣连合，菱形，长约 1.5cm，均无爪。荚果棱形，长约 10cm。种子 1~2 粒，肾形，黑色有光泽。花期 8~9 月，果期 10 月。

生境分布： 生于山坡、沟谷，或作行道树栽培。分布于四川、贵州、云南等地。

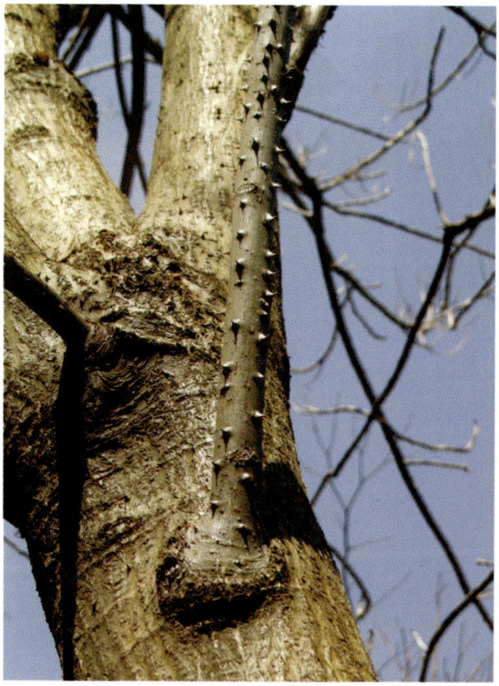

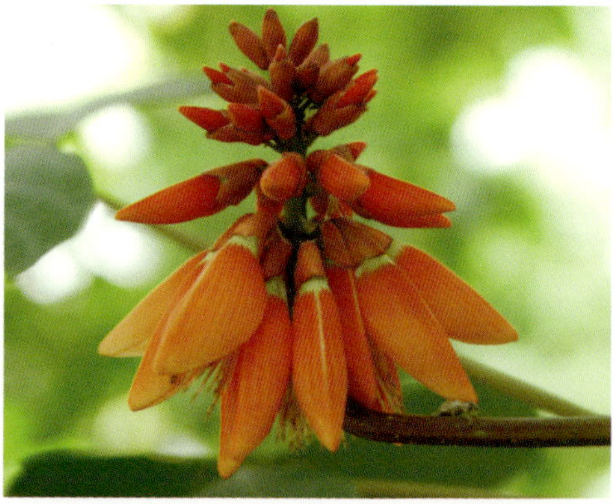

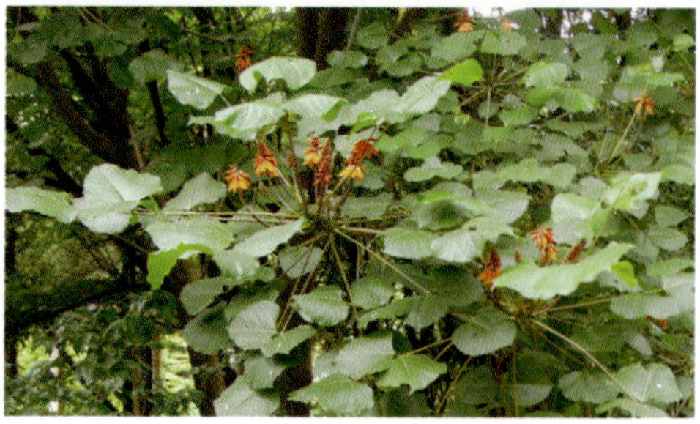

药材性状

海桐皮

本品多呈内卷的长条形或平坦小方块，厚 3~6mm。外表面黄棕色或棕褐色，有的暗绿色，粗糙；内表皮浅黄棕色，平滑有细纵纹。质坚硬，折断面黄色，纤维性。气微，味微苦。

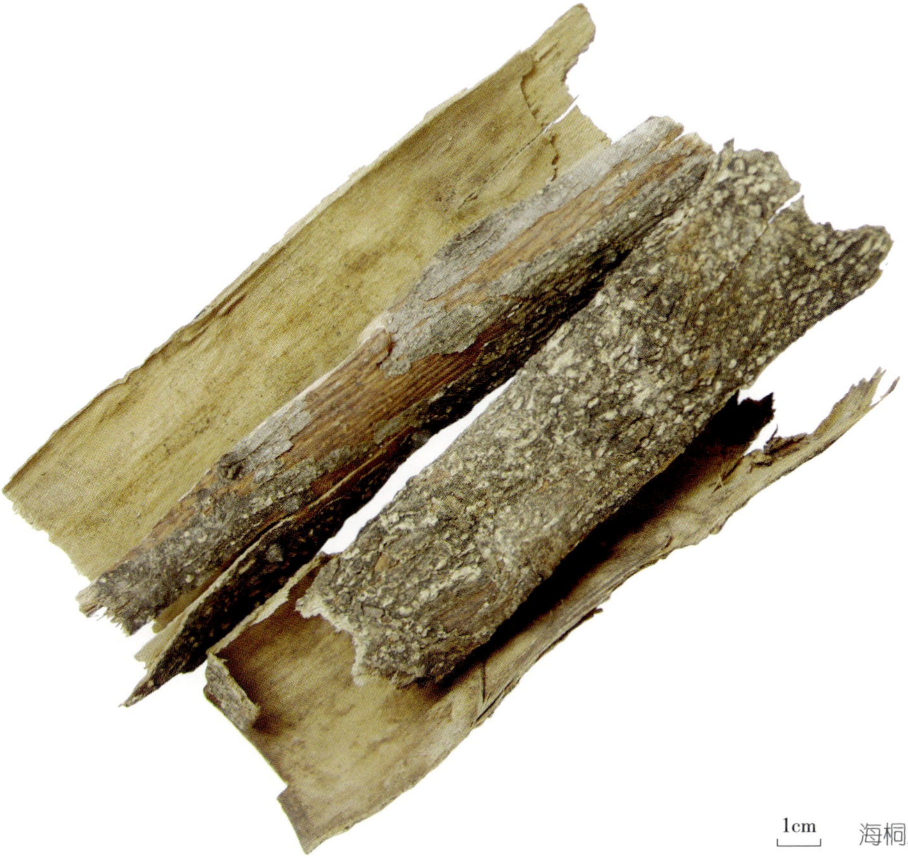

海桐皮

性味	苦、辛，平。
功效	祛风湿，通经络，止痒。
主治	风湿痹痛，腰膝疼痛，疥癣，湿疹。
用量用法	6~12g。外用适量。

★刀豆 *Canavalia gladiata* (Jacq.) DC.

药材名： 刀豆（种子）。

植物形态

一年生缠绕状草质藤本。三出复叶；顶生小叶片通常宽卵形，全缘。总状花序腋生，花常簇生于花序轴上；萼管钟状，稍被毛；花冠蝶形，淡红色或淡紫色，旗瓣宽椭圆形，顶端凹入，基部具不明显的耳及宽爪，翼瓣和龙骨瓣均弯曲，具向下的耳。荚果线形，扁而略弯曲，先端弯曲或钩状，边缘有隆脊。种子10~14粒，种皮粉红色、红色或褐色，种脐约为种子全长的3/4。花期6~9月，果期8~11月。

生境分布： 栽培于气候温暖地带。分布于江苏、安徽、浙江、江西、台湾、湖北、湖南、广东、广西、陕西、四川等地。

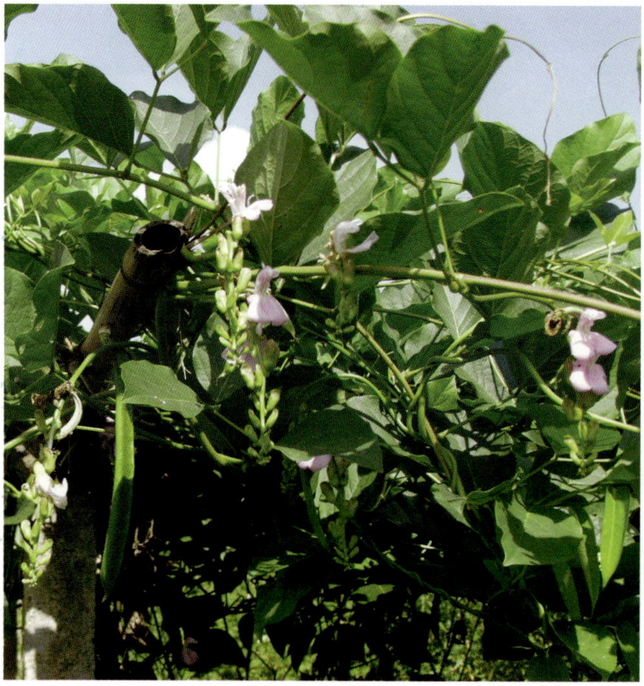

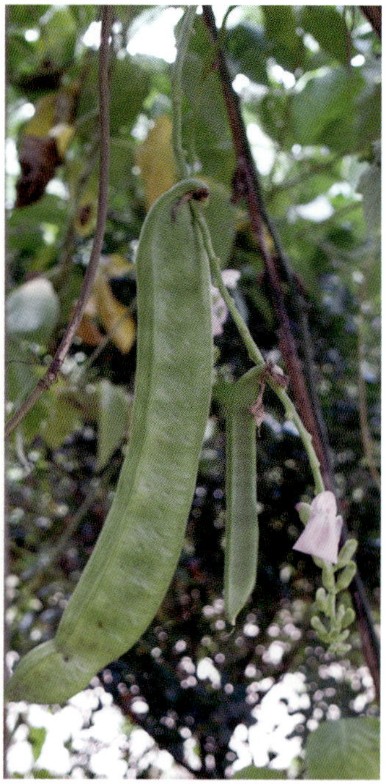

药材性状

刀豆

扁卵形或扁肾形，长 2~3.5cm，宽 1~2cm，厚 0.5~1.2cm。表面淡红色至红紫色，微皱缩，略有光泽。边缘具眉状黑色种脐，长约 2cm，上有白色细纹 3 条。质硬，难破碎。种皮革质，内表面棕绿色而光亮。子叶 2 枚，黄白色，油润。气微，味淡，嚼之有豆腥味。

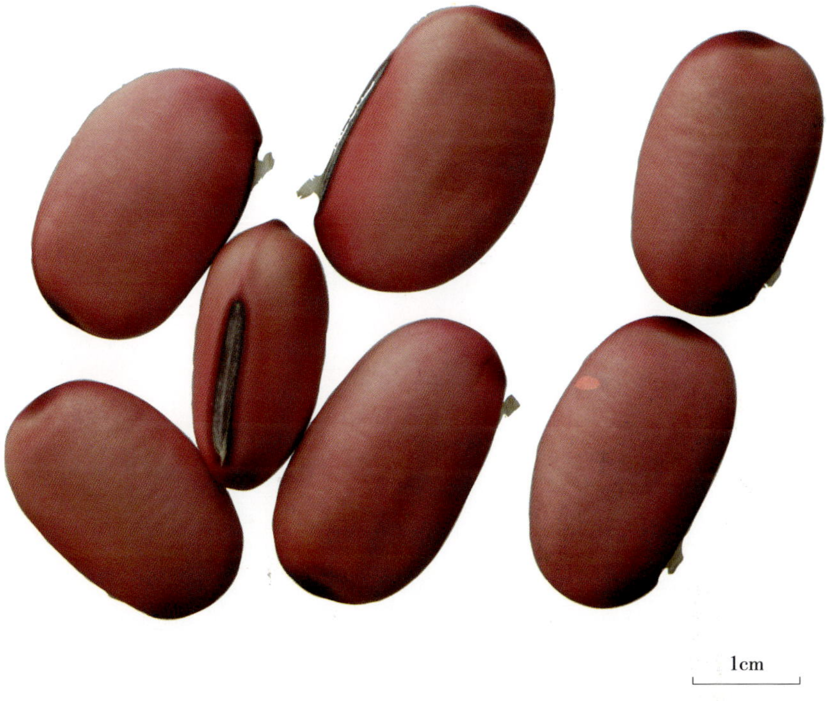

刀豆

性味	甘，温。
功效	温中，下气，止呃。
主治	虚寒呃逆，呕吐。
用量用法	6~9g。

★甘葛藤 *Pueraria thomsonii* Benth.

药材名： 粉葛（根）。

植物形态

藤本。根肥大。茎枝被黄褐色短毛或杂有长硬毛。三出复叶，具长柄；托叶披针状长椭圆形，有毛；小叶片菱状卵形至宽卵形，有时3裂，先端短渐尖，基部圆形。总状花序腋生；小苞片卵形；花萼钟状，萼齿5枚，披针形，较萼筒长，被黄色长硬毛；花冠紫色，旗瓣近圆形，长1.0~1.8cm。荚果长椭圆形，扁平，密被黄褐色长硬毛。种子肾形或圆形。花期6~9月，果期9~10月。

生境分布： 野生于山野灌丛或疏林中，亦有栽培。分布于广东、广西、四川、云南等地。

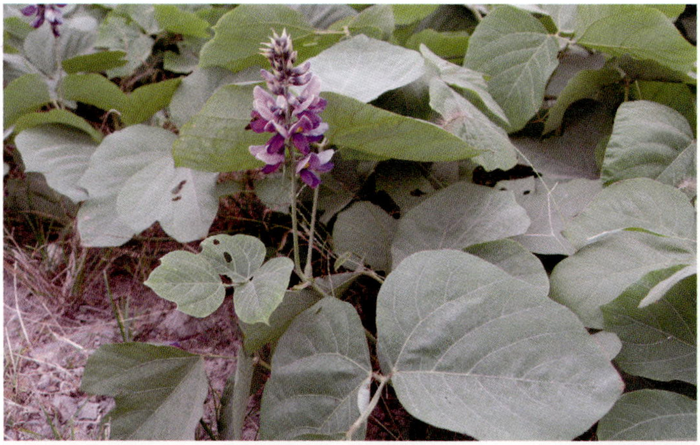

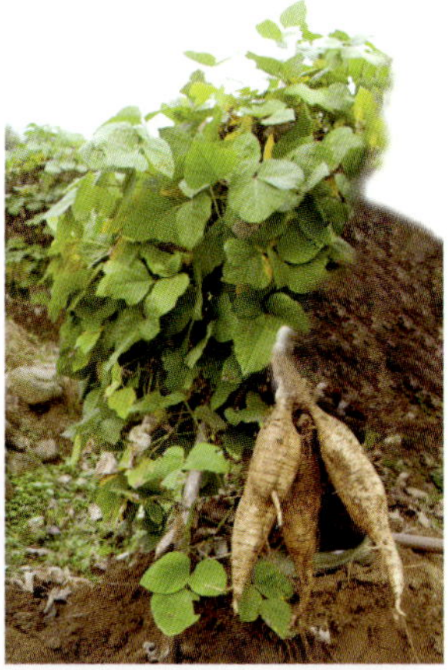

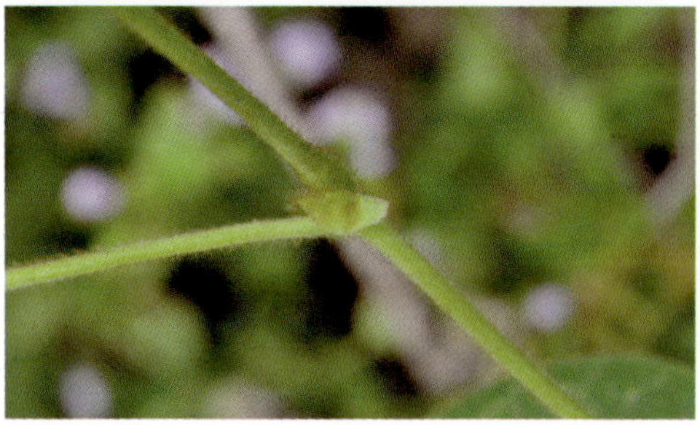

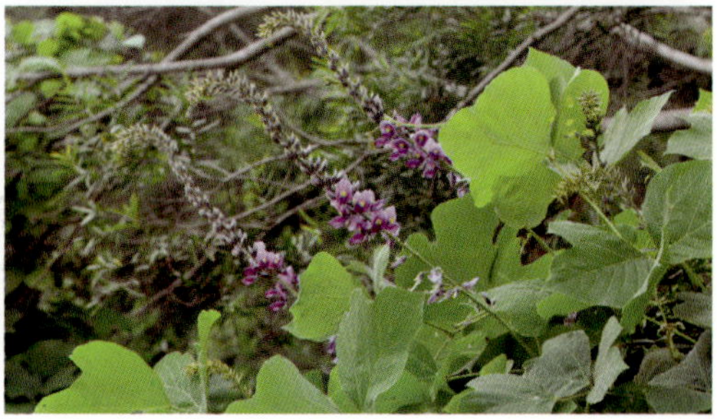

药材性状

粉葛

圆柱形、类纺锤形或半圆柱形，长 12~15cm，直径 4~8cm；有的为纵切或斜切的厚片，大小不一。表面黄白色或淡棕色，未去外皮的呈灰棕色。体重，质硬，富粉性，横切面可见由纤维形成的浅棕色同心性环纹，纵切面可见由纤维形成的数条纵纹。气微，味微甜。

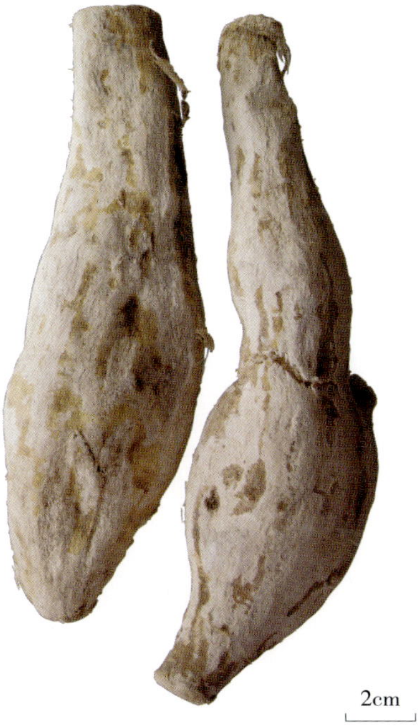

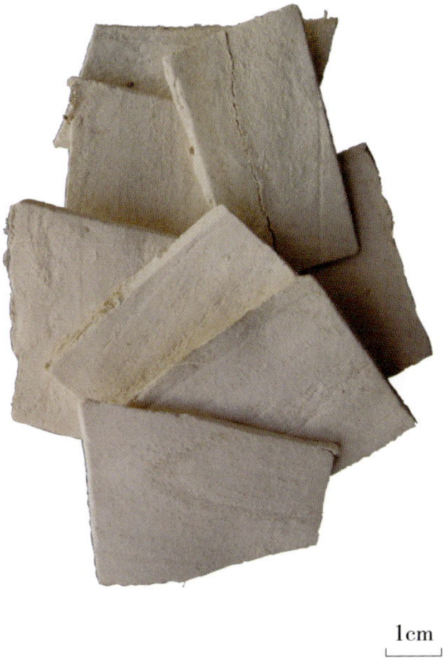

粉葛 | 粉葛片

性味	甘、辛，凉。
功效	解肌退热，生津止渴，透疹，升阳止泻，通经活络，解酒毒。
主治	外感发热头痛，项背强痛，口渴，消渴，麻疹不透，热痢，泄泻，眩晕头痛，中风偏瘫，胸痹心痛，酒毒伤中。
用量用法	10~15g。

★扁豆 *Dolichos lablab* L.

别名：白眉豆。| **药材名**：白扁豆（种子）。

植物形态

一年生缠绕草本。三出羽状复叶；叶柄长 3~7cm；顶生小叶菱卵形，全缘，两面有短硬毛，侧生小叶斜卵形。总状花序腋生，花序轴粗壮；萼宽钟状；萼下小苞片舌状，易脱落；花冠白色或紫红色，旗瓣近肾形，先端稍凹，基部有附属体和短爪，翼瓣斜倒卵形，基部有爪，龙骨瓣内弯成直角。荚果镰刀状半月形或长圆形，扁平，边缘弯曲或直，顶端有尖喙。种子肾形，黑色、紫色或白色。花期 7~9 月，果期 8~10 月。

生境分布：全国各地均有栽培。

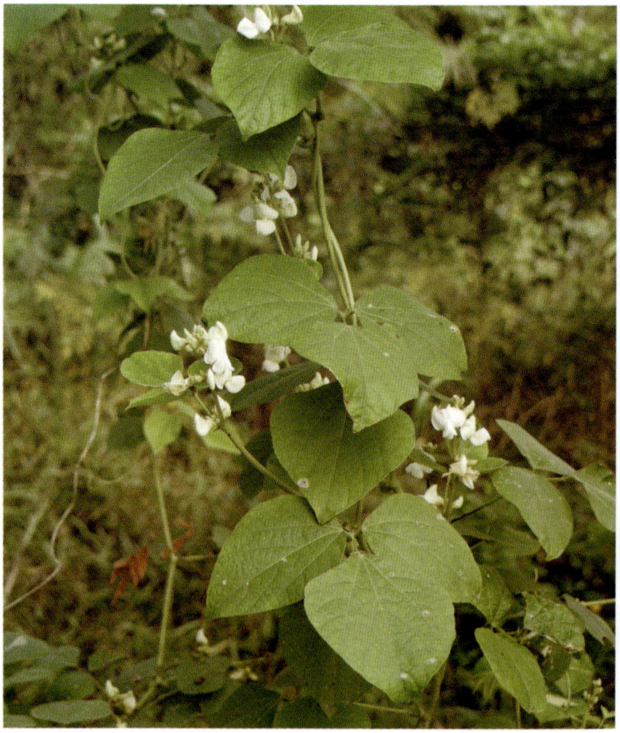

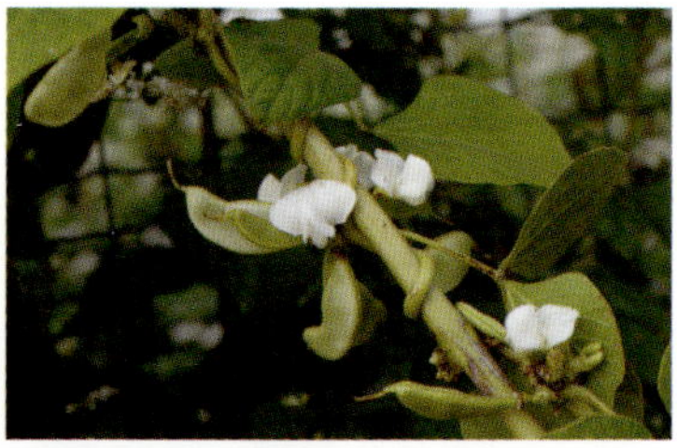

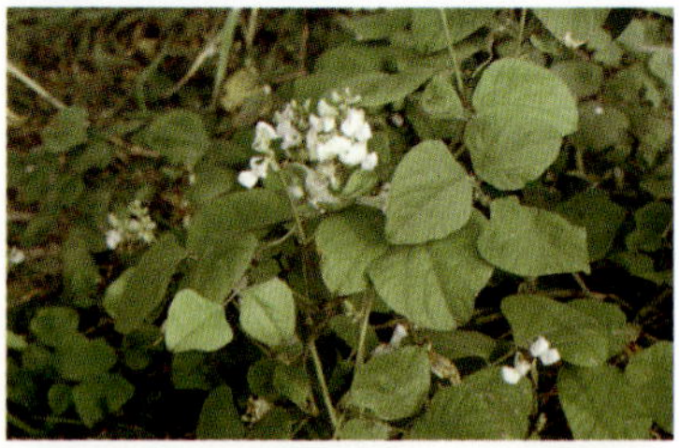

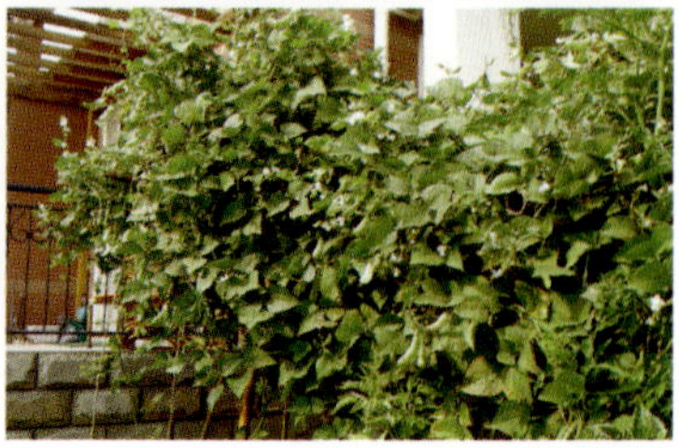

药材
性状

白扁豆

扁椭圆形或扁卵圆形，长 8~13mm，宽 6~9mm，厚约 7mm。表面淡黄白色或淡黄色，平滑，略有光泽，一侧边缘有隆起的白色眉状种阜。质坚硬。种皮薄而脆。子叶 2 枚，肥厚，黄白色。气微，味淡，嚼之有豆腥味。

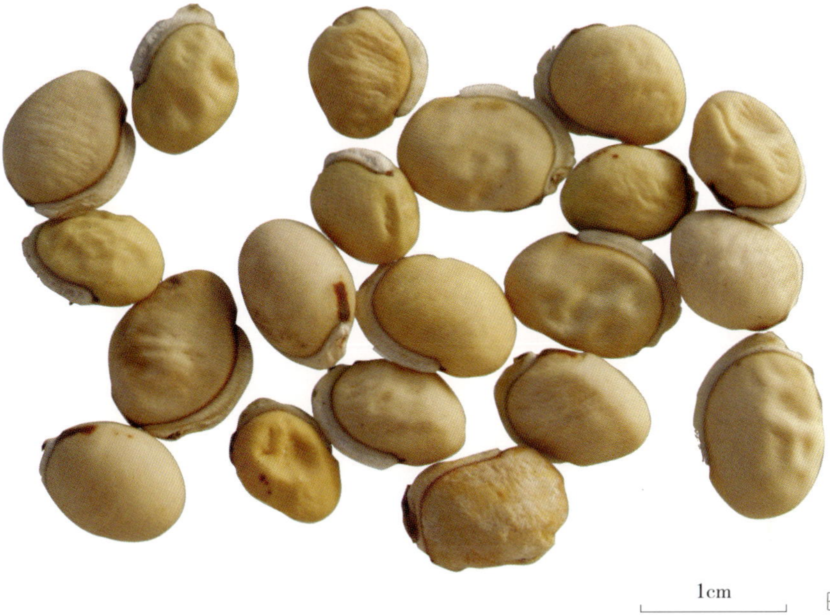

白扁豆

性味	甘，微温。
功效	健脾化湿，和中消暑。
主治	脾胃虚弱，食欲不振，大便溏泻，白带过多，暑湿吐泻，胸闷腹胀。
用量用法	9~15g。

附　注：扁豆的种子颜色变异大，有黑色、紫色或白色等，但仅用白色种子入药。

★ 蔓性千斤拔 *Flemingia prostrata* Roxburgh

别名：蔓千斤拔、千斤拔、一条根。| 药材名：千斤拔（根）。

植物形态

直立或披散亚灌木。掌状三出复叶。小叶厚纸质，长椭圆形或卵状披针形，长 4~7（~9）cm，宽 1.7~3cm，上表面被疏短柔毛，下表面密被灰褐色柔毛，基出脉 3 条，侧脉及网脉在上表面稍凹陷，下表面凸起，侧生小叶略小。总状花序腋生，密被灰褐色至灰白色柔毛；苞片狭卵状披针形；花密生；萼裂片披针形，被灰白色长伏毛；花冠紫红色。荚果椭圆状。花、果期夏秋季。

生境分布：生于海拔 50~300m 的平地旷野或山坡、路旁草地上。分布于云南、四川、贵州、湖北、湖南、广西、广东、海南、江西、福建和台湾等地。

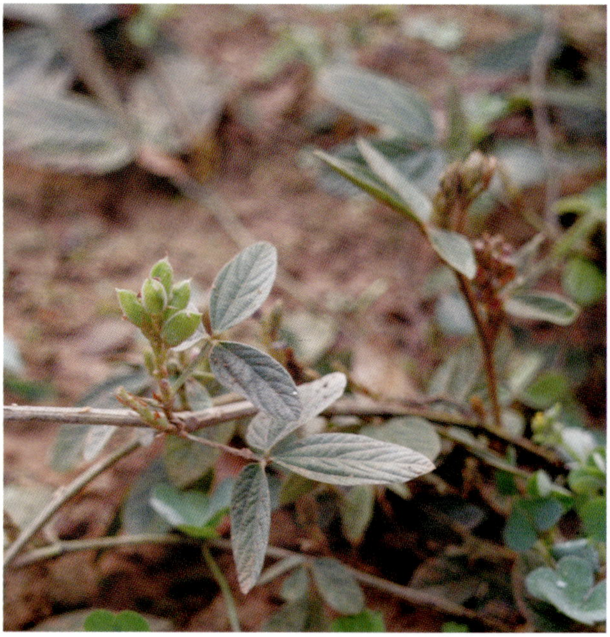

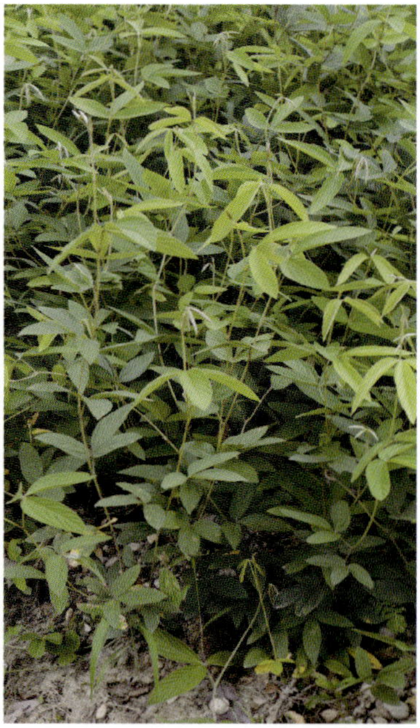

药材性状

千斤拔

长圆柱形，上部粗下部渐细，极少分枝，长30~70cm，上部直径1~2cm。表面棕黄色、灰黄色至棕褐色，有稍突起的横长皮孔及细皱纹，近顶部常呈圆肩膀状，下半部间见须根痕；栓皮薄，鲜时易刮离，刮去栓皮可见棕红色或棕褐色皮部。质坚韧，不易折断，横切面皮部棕红色，木部宽广，淡黄白色，有细微的放射状纹理。气微，味微甘、涩。

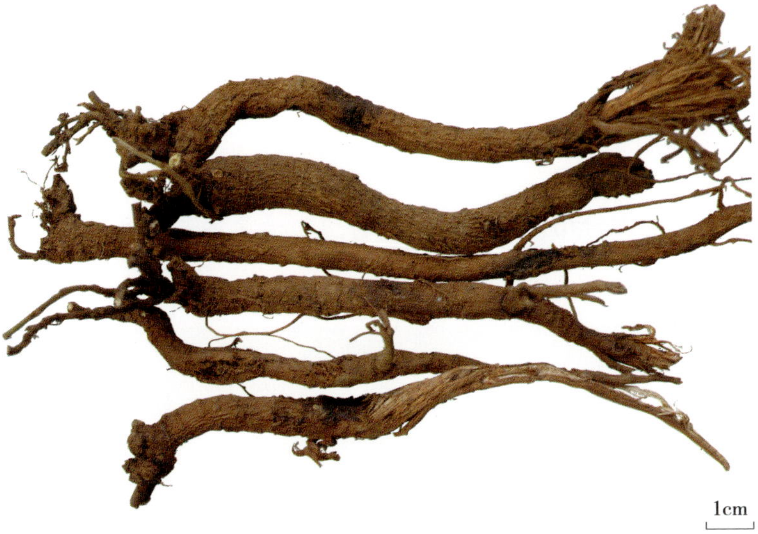

千斤拔

性味	甘、微涩，平。
功效	祛风湿，强腰膝。
主治	风湿性关节炎，腰腿痛，腰肌劳损，白带异常，跌打损伤。
用量用法	25~50g。

附　注：《中国药典》2015年版（四部）“成方制剂中本版药典未收载的药材和饮片”记载同属植物大叶千斤拔、锈毛千斤拔与蔓性千斤拔的干燥根同等入药。

丁癸草 *Zornia gibbosa* Spanog.

别名：二叶丁癸草。| **药材名：**丁癸草（全草）。

植物形态

多年生纤弱多分枝草本，有时有粗厚的根状茎。托叶披针形，有明显的脉纹；小叶卵状长圆形、倒卵形至披针形，背面有褐色或黑色腺点。总状花序腋生；花 2~6（~10）朵疏生于花序轴上；苞片卵形，盾状着生，具缘毛，有明显的纵脉纹；花萼长 3mm；花冠黄色，旗瓣有纵脉，翼瓣和龙骨瓣均较小，具瓣柄。荚果有荚节，荚节近圆形，表面具明显网脉及针刺。花期 4~7 月，果期 7~9 月。

生境分布：生于田边、村边稍干旱的旷野草地上。分布于江南各地。

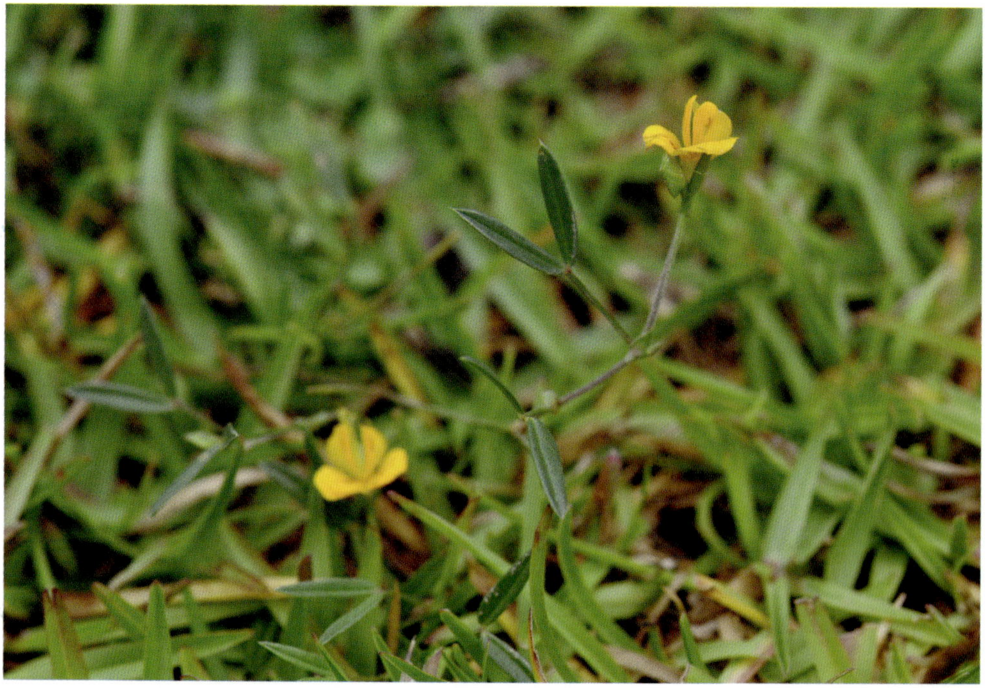

药材性状

丁癸草

全草长 20~40cm。根及根茎长圆锥形，黄色或灰黄色，直径约 2mm。茎纤细，丛生，黄绿色或灰绿色，无毛。小叶 2 枚，生于叶柄顶端，呈“人”字形，多皱缩卷曲，完整者展平后呈卵状长圆形、倒卵形至披针形，灰绿色或灰白色，长 8~15mm，先端处具一细尖刺，全缘；托叶细，披针形。气微，味淡。

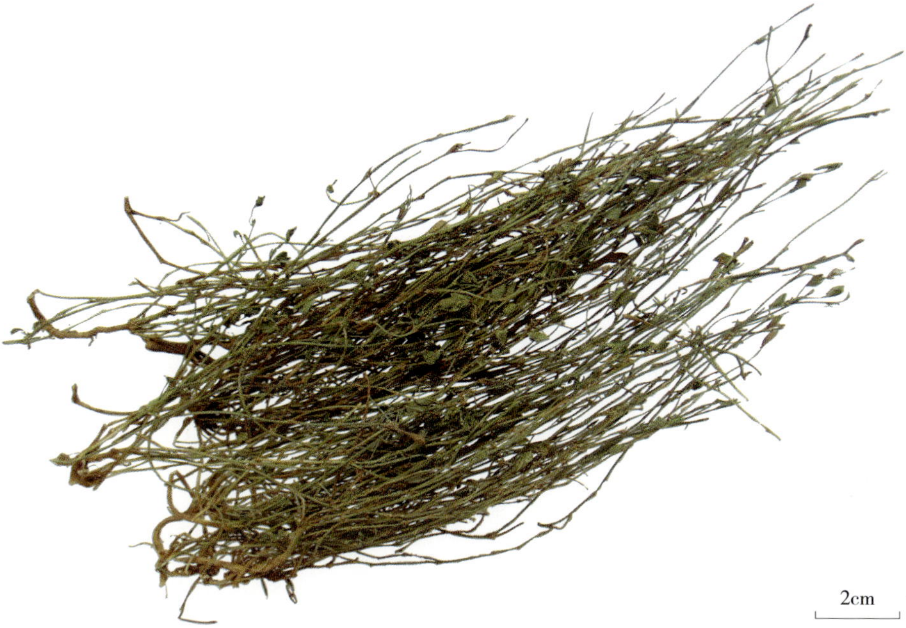

2cm 丁癸草

性味	甘、淡，凉。
功效	清热，凉血解毒。
主治	感冒，咽喉炎，急性黄疸型肝炎，急性胃肠炎，急性阑尾炎，小儿疳积，急性乳腺炎，眼角膜炎，跌打损伤，痈疖肿毒，毒蛇咬伤。
用量用法	25~50g。外用适量，鲜品捣烂敷患处。

★蒙古黄芪 *Astragalus membranaceus* (Fisch.) Bge. var. *mongholicus* (Bge.) Hsiao

别名：白皮芪。| 药材名：黄芪（根）。

植物形态

多年生直立草本。上部分枝，有棱，具毛。奇数羽状复叶；小叶 25~37 枚，宽椭圆形、椭圆形或长圆形，长 5~10mm，宽 3~5mm，下表面有短柔毛；托叶三角状披针形。总状花序生于茎的上部叶腋，花序梗比复叶长，花多数，排列较稀疏；苞片线状披针形；萼钟状，有黑色短毛，萼齿不等长，三角形至披针形；花冠黄色，旗瓣倒卵状长圆形，子房有柄，结果时延伸突出萼外。荚果半椭圆形，果皮膜质，稍膨胀。花期 6~7 月，果期 7~8 月。

生境分布：生于向阳草地及山坡。分布于东北、华北、西北等地。

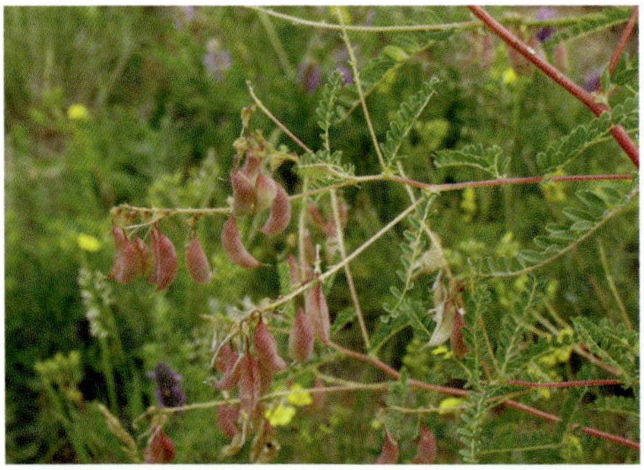

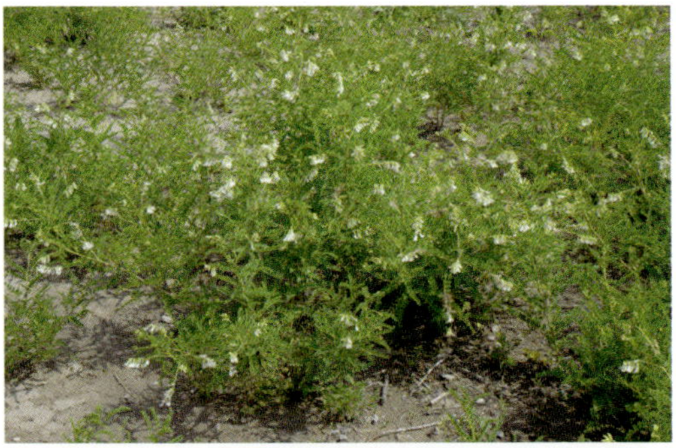

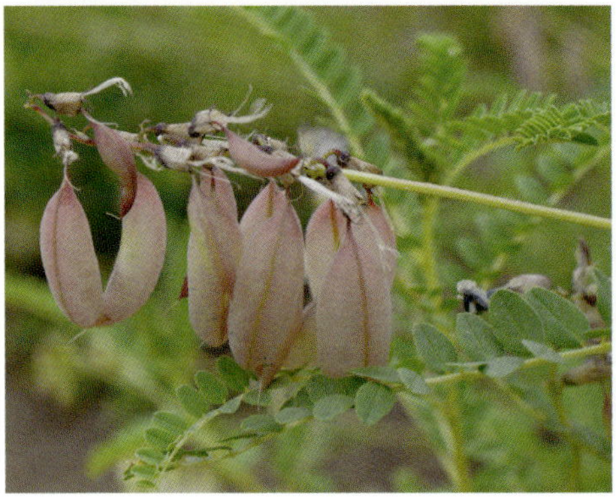

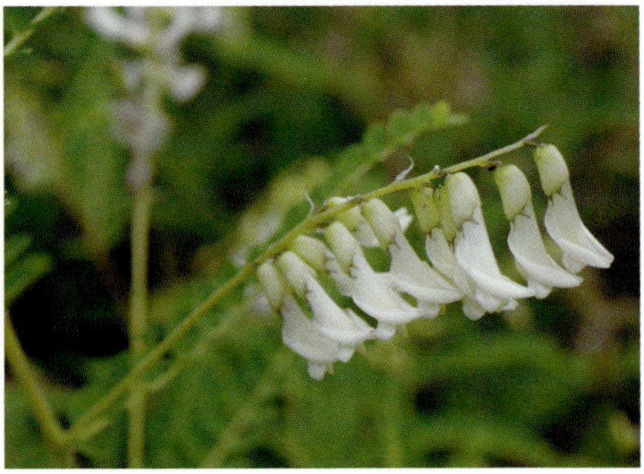

药材性状

黄芪

圆柱形，有的有分枝，上端较粗，长30~90cm，直径1~3.5cm。表面淡棕黄色或淡棕褐色，有不整齐的纵皱纹或纵沟。质硬而韧，不易折断，断面纤维性强，并显粉性，皮部黄白色，木部淡黄色，有放射状纹理及裂隙，老根中心偶呈枯朽状，黑褐色或呈空洞。气微，味微甜，嚼之微有豆腥味。

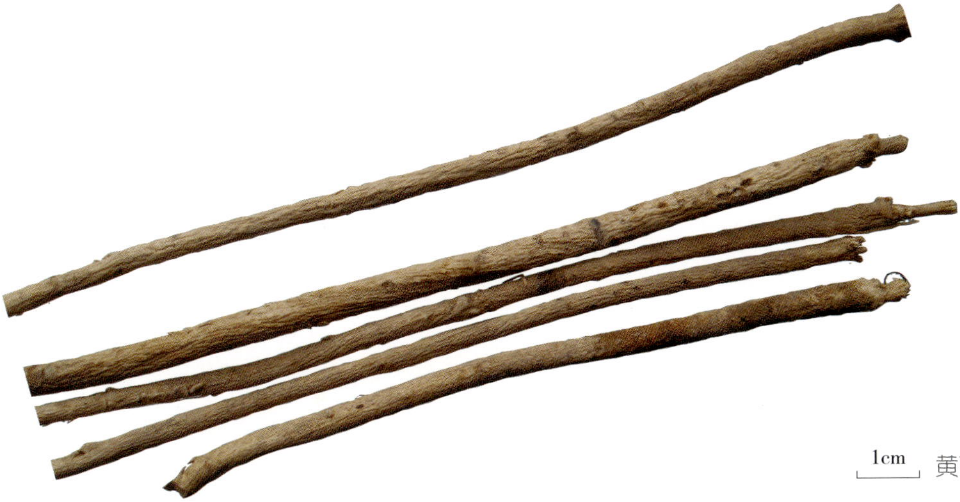

1cm 黄芪

性味	甘，微温。
功效	补气升阳，固表止汗，利水消肿，生津养血，行滞通痹，托毒排脓，敛疮生肌。
主治	气虚乏力，食少便溏，中气下陷，久泻脱肛，便血崩漏，表虚自汗，气虚水肿，内热消渴，血虚萎黄，半身不遂，痹痛麻木，痈疽难溃，久溃不敛。
用量用法	9~30g。

附　注：《中国药典》2015年版记载同属植物膜荚黄芪与蒙古黄芪的干燥根同等入药。

桃金娘科

桃金娘 *Rhodomyrtus tomentosa* (Ait.) Hassk.

别名：山稔、岗稔、桃娘。| **药材名**：桃金娘根（根）。

植物形态

常绿灌木。幼枝常呈红色，密被柔毛。单叶对生；叶柄长 4~7mm；叶片革质，椭圆形或倒卵形，全缘，上表面深绿色，光滑，下表面灰绿色，密被柔毛，离基三出脉，侧脉与中脉近垂直。聚伞花序腋生，紫红色；小苞片卵圆形；萼筒钟形，顶端 5 裂，裂片圆形；花瓣倒卵形；雄蕊排成数列；子房下位，3 室，胚珠多数。浆果球形或卵形，熟时暗紫色，顶端有宿存花萼，味甜可食。种子多数。花期 5~7 月，果期 7~9 月。

生境分布：生于阳光充足的丘陵地、灌木丛中或路边。分布于福建、台湾、湖南、广东、海南、广西、贵州、云南等地。

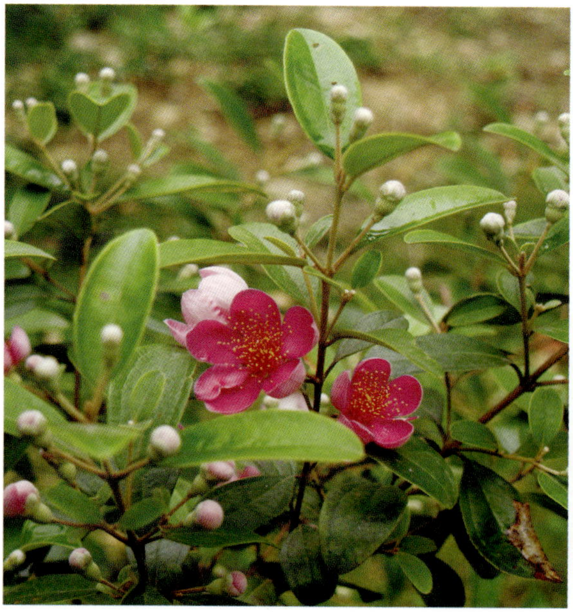

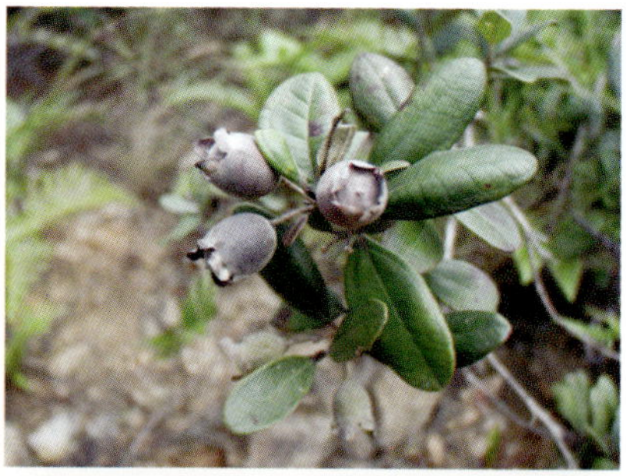

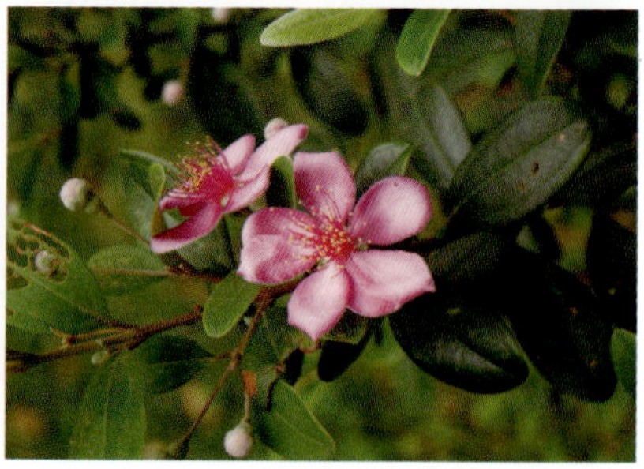

药材性状

桃金娘根

圆柱形，稍弯曲，多为不规则的片或短段，直径 0.5~3cm。外皮棕灰色或黑褐色，粗糙，常脱落，脱落处显赭红色或棕红色。质硬，不易折断，断面淡棕色，老根可见同心环纹，气微，味涩。

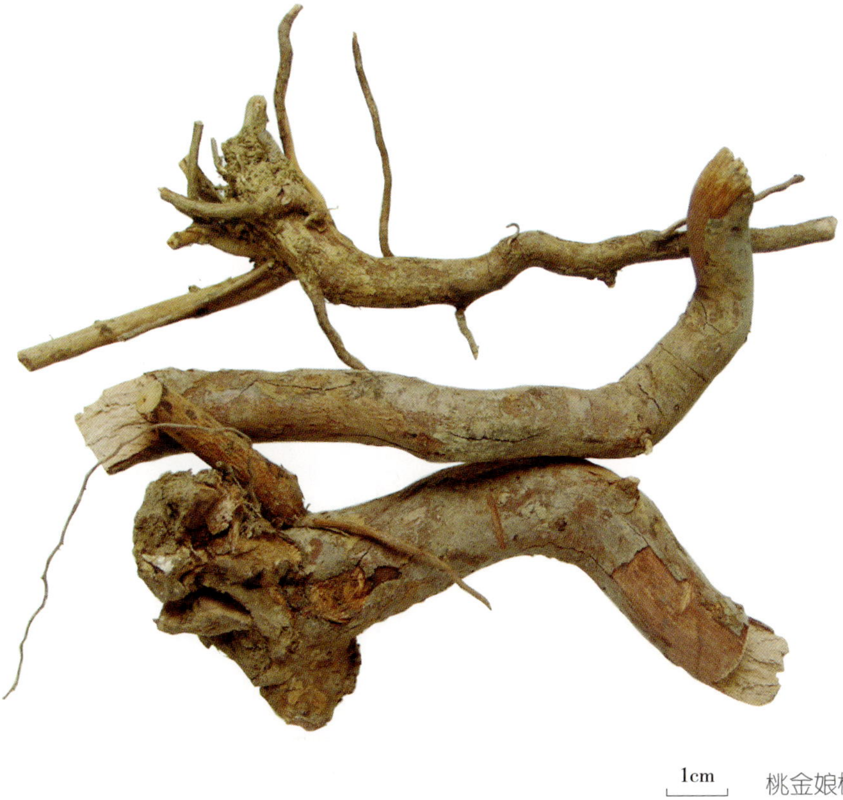

桃金娘根

性味	甘、涩，平。
功效	祛风活络，收敛止泻。
主治	肝炎，风湿疼痛，腰肌劳损，肾炎，胃痛，消化不良，痢疾，功能失调性子宫出血，脱肛，烧烫伤。
用量用法	15~30g。外用适量。

★丁香 *Eugenia caryophyllata* Thunb.

别名：母丁香、公丁香。| **药材名：**丁香（花蕾）、母丁香（果实）。

植物形态

常绿乔木。叶对生；叶柄明显，两侧常有下延叶基；叶片长圆状卵形或长圆状倒卵形，全缘。花芳香，气味浓烈，排成顶生聚伞圆锥花序；花萼肥厚，绿色后转紫色，合生，呈长管状，先端4裂，裂片三角形；花冠白色稍带淡紫色。浆果红棕色，长椭圆形，顶端有肥厚的宿存花萼裂片，有香气。种子长方形，与果皮分离。

生境分布：原产印度、越南及东非沿海等地，我国广东、海南有栽培。

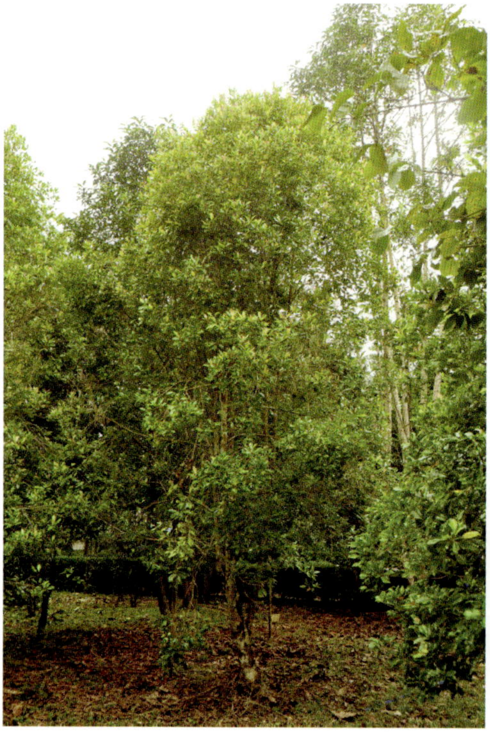

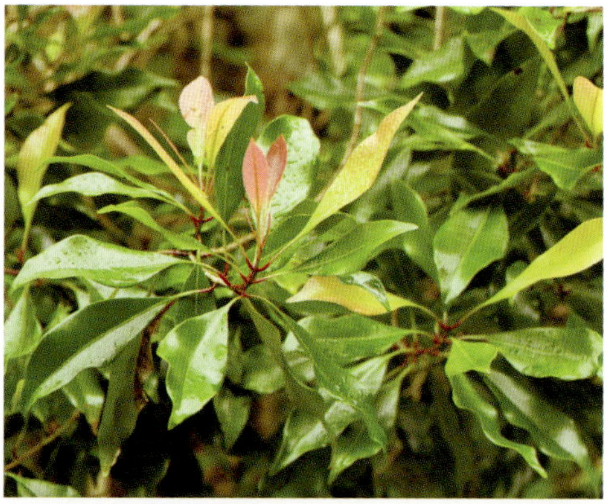

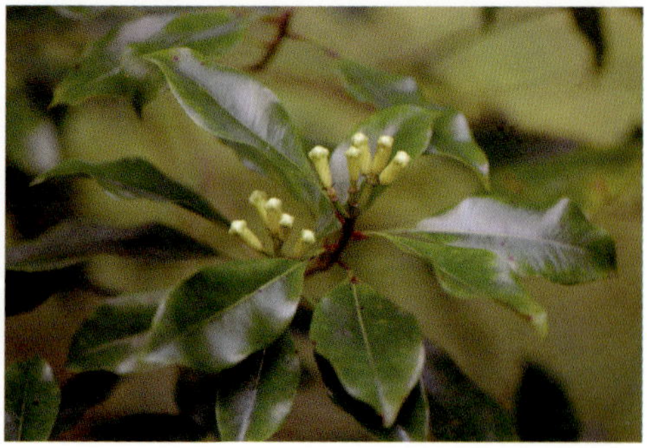

药材性状

丁香

本品略呈研棒状，长 1~2cm。花冠圆球形，直径 0.3~0.5cm，花瓣 4 片，复瓦状抱合，棕褐色或褐黄色，花瓣内为雄蕊和花柱，搓碎后可见众多黄色细粒状的花药。萼筒圆柱状，略扁，有的稍弯曲，长 0.7~1.4cm，直径 0.3~0.6cm，红棕色或棕褐色，上部有 4 枚三角状的萼片，“十”字状分开。质坚实，富油性。气芳香浓烈，味辛辣，有麻舌感。

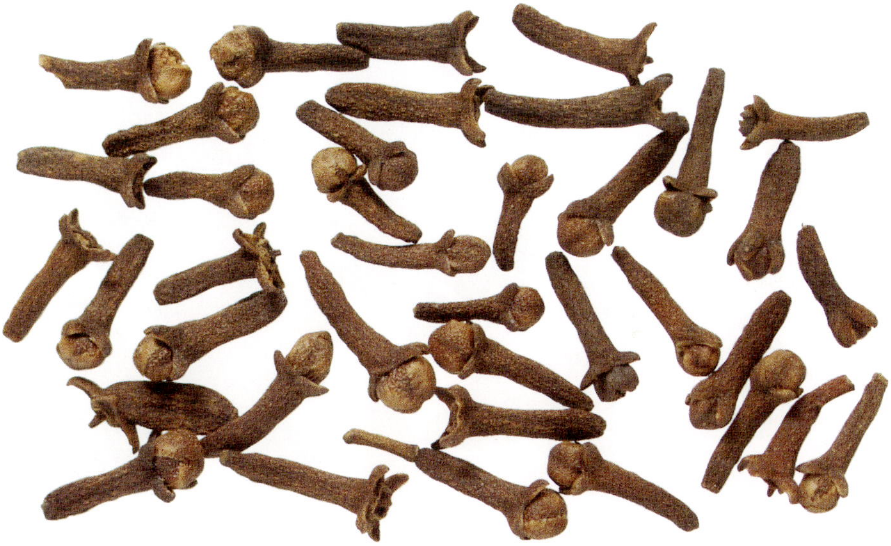

1cm 丁香

性味	辛，温。
功效	温中降逆，补肾助阳。
主治	脾胃虚寒，呃逆呕吐，食少吐泻，心腹冷痛，肾虚阳痿。
用量用法	1~3g。内服或研末外敷。不宜与郁金同用。

药材性状

母丁香

卵圆形或长椭圆形，长 1.5~3cm，直径 0.5~1cm。表面黄棕色或褐棕色，有细皱纹；顶端有 4 枚宿存萼片向内弯曲成钩状；基部有果梗痕；果皮与种仁可剥离，种仁由 2 枚子叶合抱而成，棕色或暗棕色，显油性，中央具 1 条明显的纵沟；内有胚，呈细杆状。质较硬，难折断。气香，味麻辣。

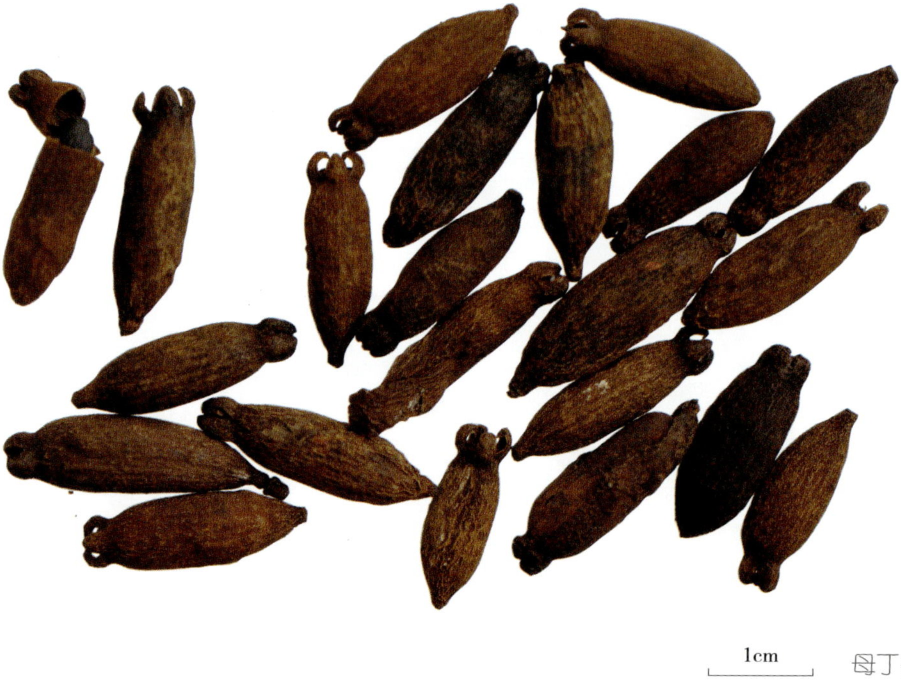

母丁香

性味	辛，温。
功效	温中降逆，补肾助阳。
主治	脾胃虚寒，呃逆呕吐，食少吐泻，心腹冷痛，肾虚阳痿。
用量用法	1~3g。内服或研末外敷。不宜与郁金同用。

使君子科

★ 绒毛诃子 *Terminalia chebula* Retz. var. *tomentella* Kurt.

别名：微毛诃子。| **药材名**：诃子（果实）。

植物形态

大乔木。小枝密被铜色平伏长柔毛或银色伏毛。叶互生或近对生，近革质，椭圆形或卵形，两面密被铜色平伏长柔毛或银色伏毛；叶柄有锈色短柔毛，有时近顶端有腺体。圆锥花序顶生，由穗状花序组成，花序轴有毛；苞片条形，有毛；花两性，无梗；花萼杯状，5 裂，裂片三角形，内面有棕黄色长毛；无花瓣。核果椭圆形或近卵形，形如橄榄，熟时黑色，通常有钝棱 5~6 条。花期 5 月，果期 7~9 月。

生境分布：生于海拔 500~1100m 的阳坡林缘。分布于云南西部等地。

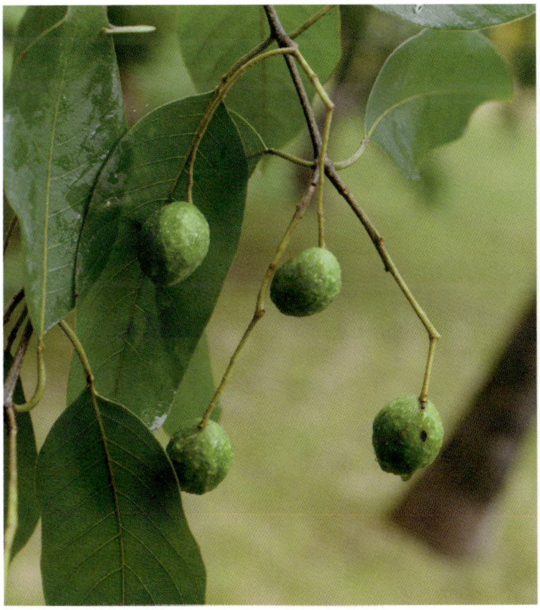

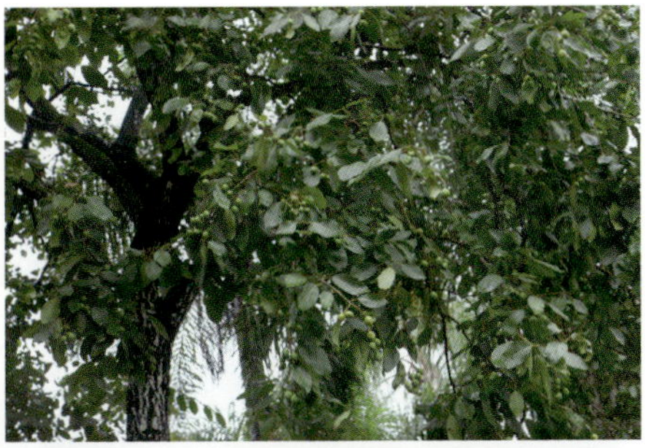

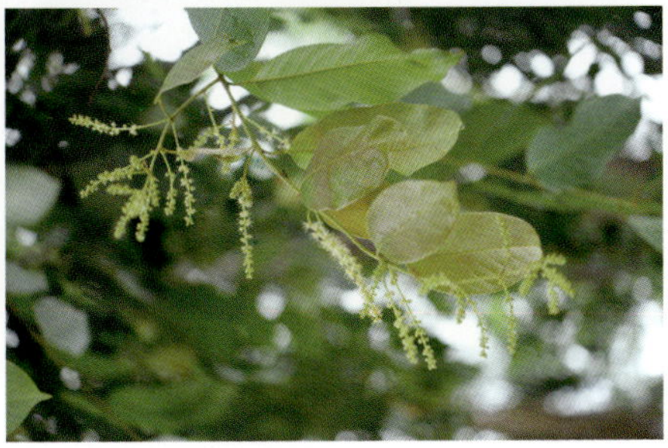

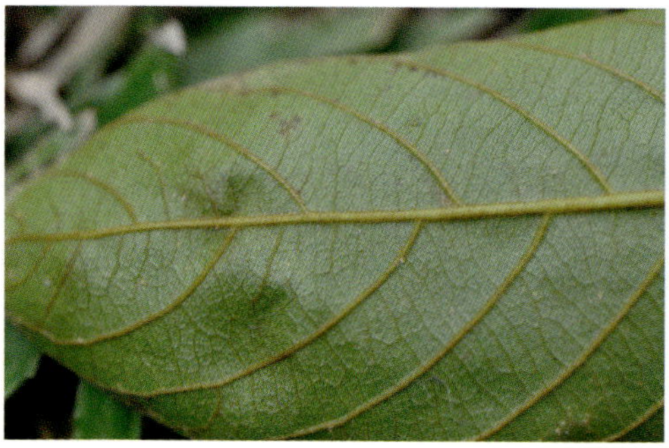

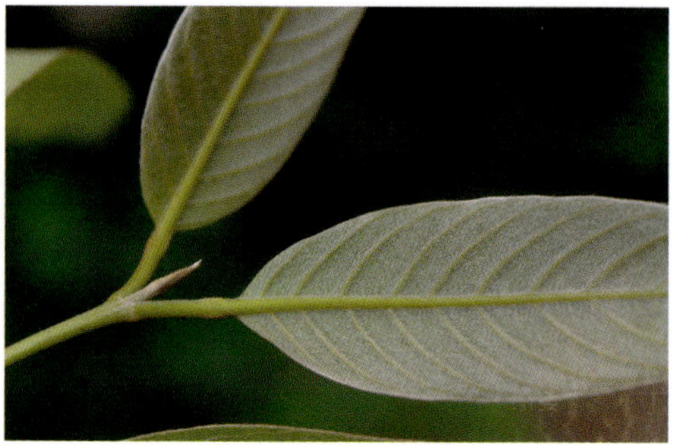

药材性状

诃子

长圆形或卵圆形，长 2~4cm，直径 2~2.5cm。表面黄棕色或暗棕色，略具光泽，有 5~6 条纵棱线及不规则的皱纹，基部有圆形果梗痕。质坚实。果肉厚 0.2~0.4cm，黄棕色或黄褐色。果核长 1.5~2.5cm，直径 1~1.5cm，浅黄色，粗糙，坚硬。种子狭长呈纺锤形，长约 1cm，直径 0.2~0.4cm，种皮黄棕色，子叶 2 枚，白色，相互重叠卷旋。气微，味酸涩后甜。

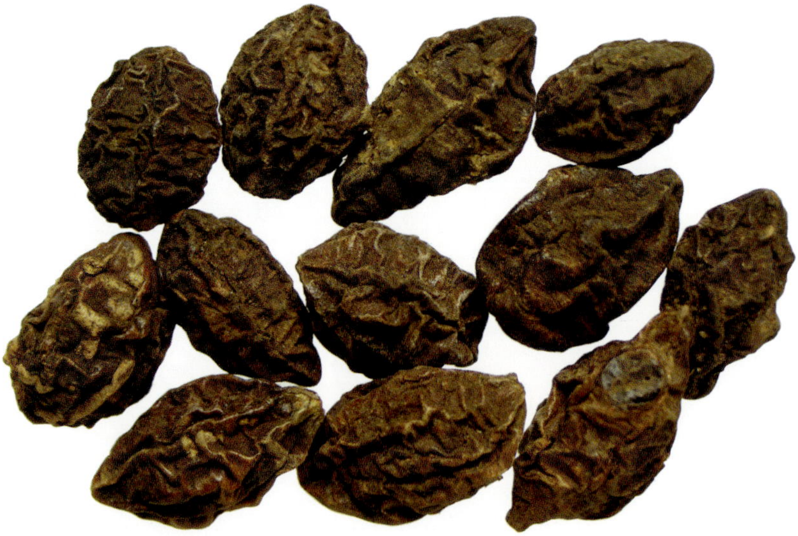

1cm 诃子

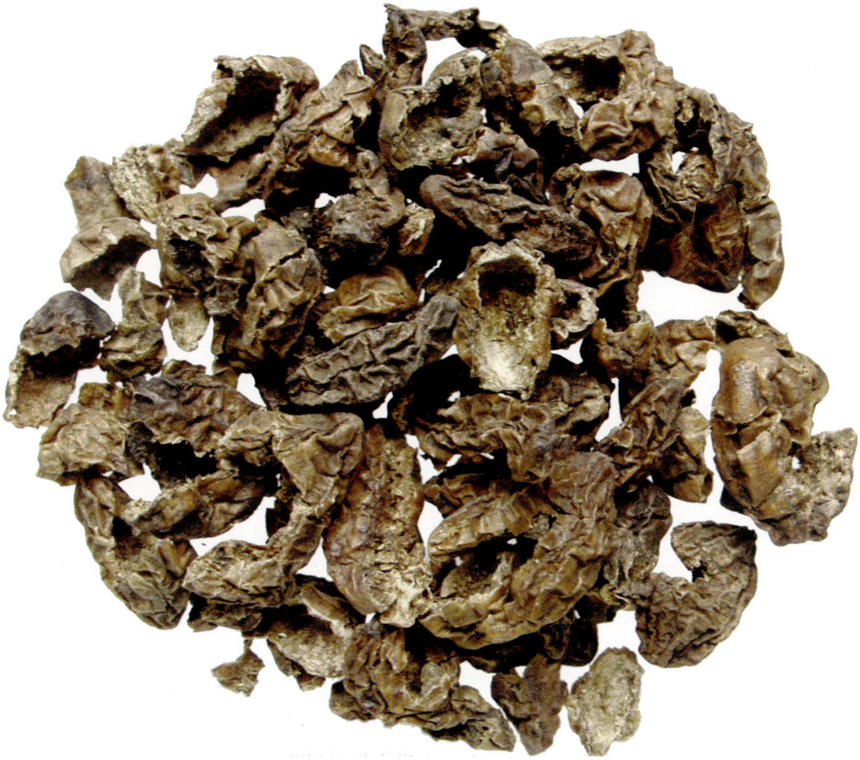

1cm 诃子肉

性味	苦、酸、涩，平。
功效	涩肠止泻，敛肺止咳，降火利咽。
主治	久泻久痢，便血脱肛，肺虚喘咳，久嗽不止，咽痛音哑。
用量用法	3~10g。

附　注：《中国药典》2015 年版记载同属植物诃子与绒毛诃子的干燥果实同等入药。

山茱萸科

★ 青荚叶 *Helwingia japonica* (Thunb.) Dietr.

别名：叶上珠。| **药材名：**小通草（茎髓）。

植物形态

落叶灌木。嫩枝绿色或紫绿色。叶互生，卵形或卵状椭圆形，罕为卵状披针形，先端渐尖，边缘为细锯齿，近基部有刺状齿；托叶钻状，边缘具睫毛，早落。花雌雄异株；雄花形成密聚伞花序，雌花具梗，单生或簇生于叶上表面中脉的中部或近基部；花瓣三角状卵形；雄花具雄蕊 3~5 枚，雌花子房下位，3~5 室，花柱 3~5 裂。核果近球形，黑色，具 3~5 条棱。花期 4~5 月，果期 6~8 月。

生境分布：生于山坡、林缘。分布于陕西、河南、安徽、浙江、江西、福建、台湾、湖北、湖南、广东、广西、四川、贵州等地。

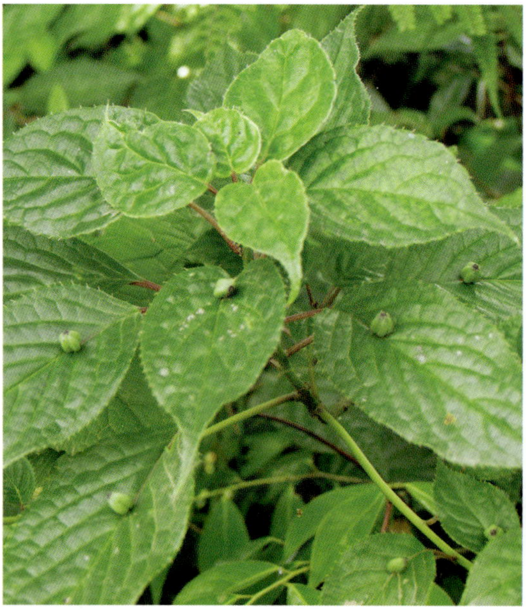

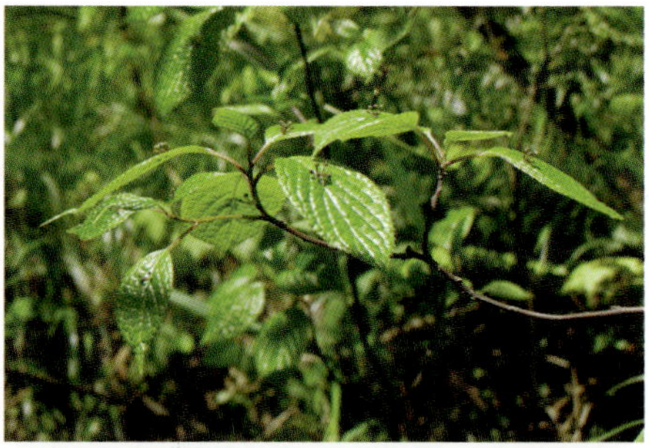

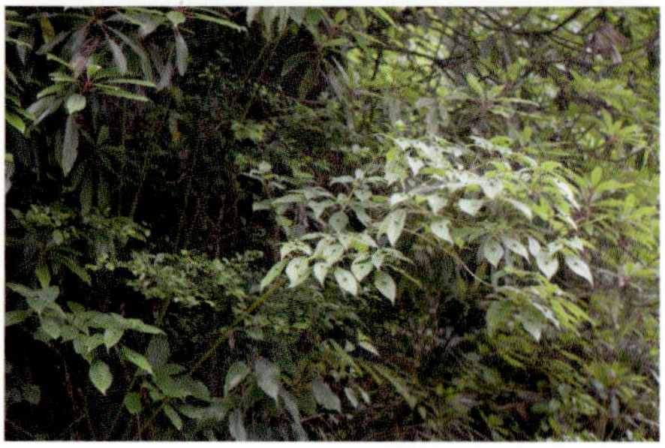

药材性状

小通草

圆柱形，长 30~50cm，直径 0.5~1cm。表面白色或淡黄色，有浅纵条纹。体轻，质较硬，捏之不易变形，易折断，断面平坦，无空心，显银白色光泽。水浸后无黏滑感。气微，无味。

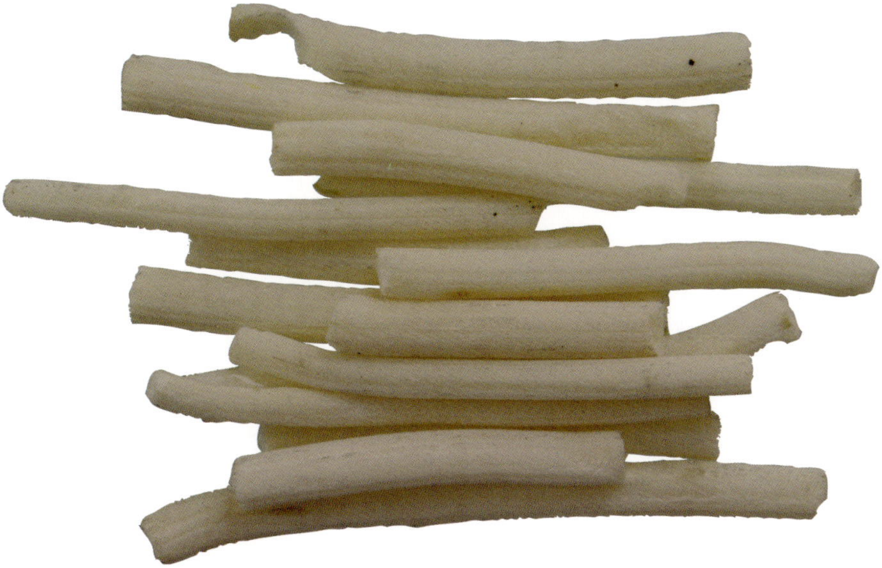

1cm 小通草

性味	甘、淡，寒。
功效	清热，利尿，下乳。
主治	小便不利，淋证，乳汁不下。
用量用法	3~6g。

附　注:《中国药典》2015 年版记载旌节花科植物喜马山旌节花、中国旌节花与山茱萸科植物青荚叶的干燥茎髓同等入药。

卫矛科

卫矛 *Euonymus alatus* Siebold.

别名：鬼羽愁、四棱麻。| **药材名**：鬼箭羽（枝翅或带翅嫩枝）。

植物形态

落叶灌木。树皮光滑，灰白色；小枝四棱形，棱上常生有扁条状木栓翅，棕褐色。单叶对生；叶柄长 1~2mm；叶片窄倒卵形或椭圆形，边缘具细锯齿，上表面深绿色，下表面淡绿色，秋季叶片变为红色。花小，淡黄绿色，排成聚伞花序腋生；总花梗长 1~1.5cm；花萼 4 浅裂，裂片半圆形，边缘有不整齐毛状齿；花瓣近圆形；花盘方形，肥厚，与子房合生。蒴果椭圆形，绿色或带紫色，1~3 室，分离，裂瓣长卵形。种子卵形，淡褐色，外被橘红色假种皮。花期 5~6 月，果期 9~10 月。

生境分布：生于山坡灌丛中或草地。分布于河北、陕西、甘肃、山东、安徽、江苏、浙江、湖北、湖南、贵州、四川、云南等地。

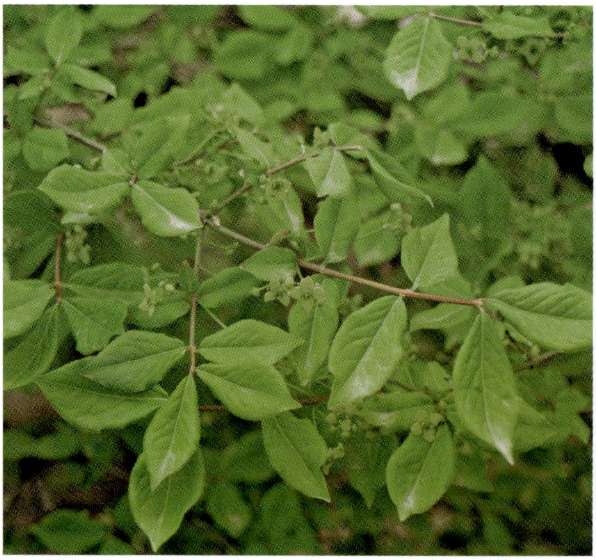

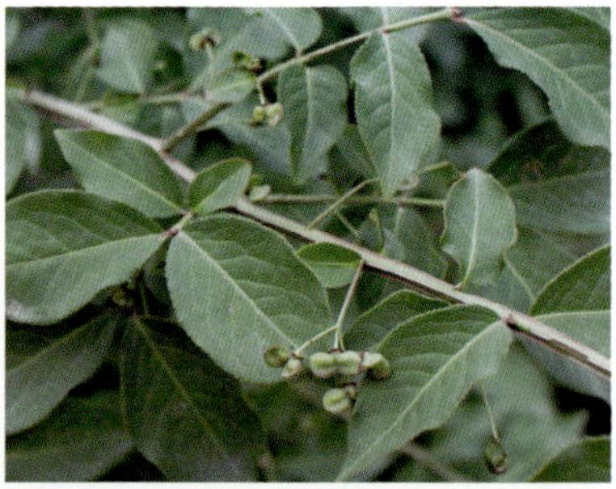

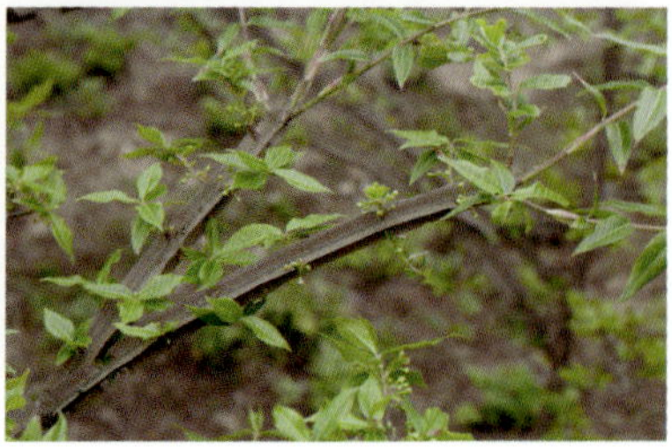

药材性状

鬼箭羽

本品为具翅状物的圆柱形枝条，顶端多分枝，长 40~60cm，直径 2~6mm；表面较粗糙，暗灰绿色至灰黄绿色，有纵纹及皮孔，皮孔纵生，灰白色，略突起而微向外反卷。翅状物扁平状，靠近基部处稍厚，向外渐薄，宽 4~10mm，厚约 2mm；表面深灰棕色至暗红棕色，具细长的纵直纹理或微波状弯曲，翅极易剥落，枝条上常见断痕。枝坚硬而韧，难折断，断面淡黄白色，粗纤维性。味微苦。商品中也有用木翅的，为破碎扁平的薄片，长短大小不一，宽 4~10mm，两边不等厚，靠枝条生长的一边厚可至 2mm，向外渐薄；表面土棕黄色，微有光泽，两面均有细长的纵直纹理或微波状弯曲，有时可见横向凹陷槽纹。质轻而脆，易折断，断面平整，暗红色。味微涩。

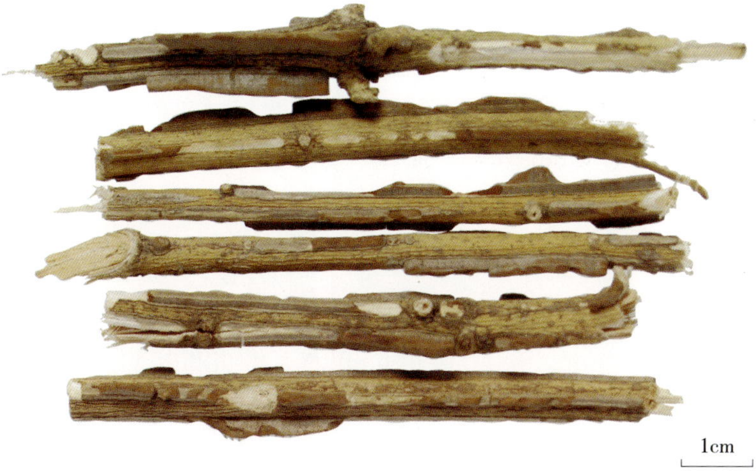

鬼箭羽

性味	苦，寒。
功效	行血通经，散瘀止痛，杀虫。
主治	月经不调，产后瘀血腹痛，跌打损伤，虫积腹痛，过敏性皮炎等。
用量用法	5~10g。外用适量。

★扶芳藤 *Euonymus fortunei* H. -M.

别名：爬行卫矛。| **药材名：**扶芳藤（带叶茎枝）。

植物形态

常绿藤本灌木，高 1 米至数米。小枝方棱不明显。叶片薄革质，椭圆形、长方椭圆形或长倒卵形，宽窄变异较大，边缘齿浅不明显，侧脉细微和小脉全不明显；叶柄长 3~6mm。聚伞花序 3~4 次分枝；花序梗长 1.5~3cm，最终小聚伞花密集，有花 4~7 朵，分枝中央有单花；花白绿色，4 数；花盘方形；花丝细长；子房三角锥状，4 条棱。蒴果粉红色，果皮光滑，近球状。种子长椭圆状，棕褐色，假种皮鲜红色。花期 6 月，果期 10 月。

生境分布：生长于山坡丛林中，亦有栽培。全国各地均有分布。

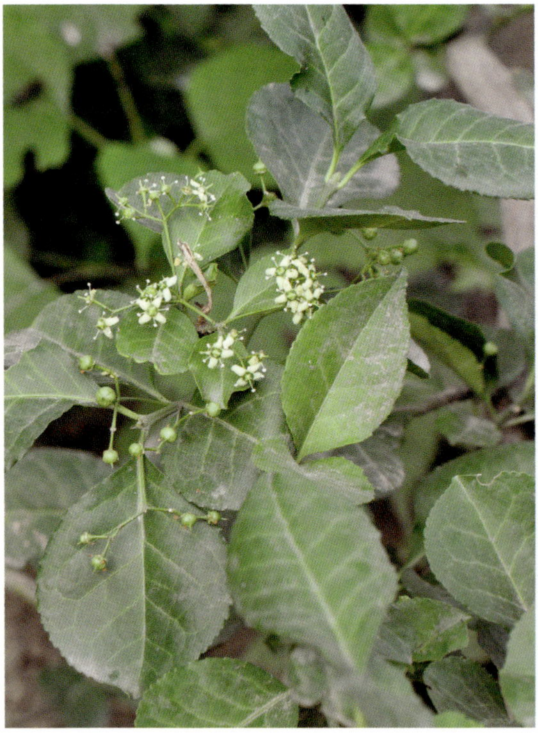

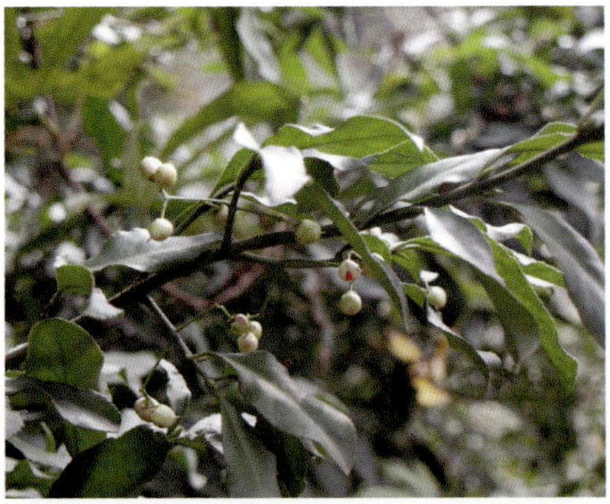

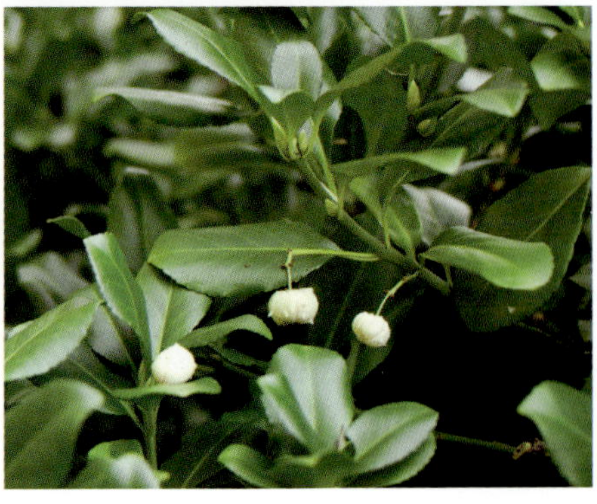

药材性状

扶芳藤

茎枝呈圆柱形；表面灰绿色，多生细根，并具小瘤状突起；质脆易折，断面黄白色，中空。叶对生，椭圆形、长方椭圆形或长倒卵形，长 3.5~8cm，宽 1.5~4cm，先端钝或急尖，基部宽楔形，边缘齿线不明显，薄革质，上表面叶脉稍突起。气微弱，味辛。

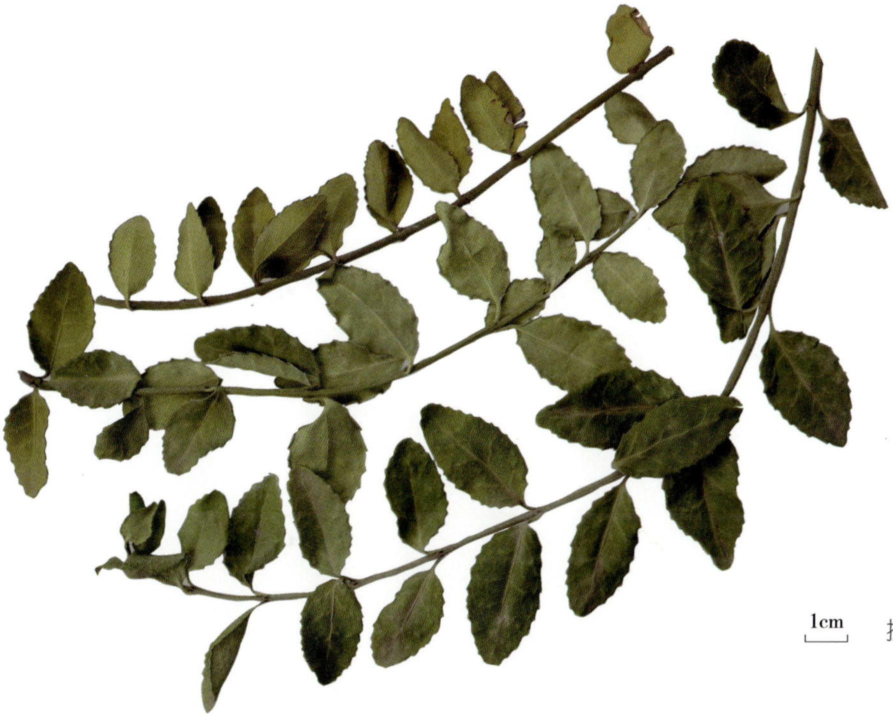

扶芳藤

性味	苦、甘、微辛，微温。
功效	舒筋活络，益肾壮腰，止血消瘀。
主治	肾虚腰膝酸痛，半身不遂，风湿痹痛，小儿惊风，咯血，吐血，血崩，月经不调，子宫脱垂，跌打骨折，创伤出血。
用量用法	15~30g。外用适量，研粉调敷，或捣敷，或煎水熏洗。

冬青科

大叶冬青 *Ilex latifolia* Thunb.

别名：波罗树。| **药材名：**苦丁茶（叶）。

植物形态

常绿大乔木，高可达 20m，胸径可达 60cm。小枝有纵裂纹。叶片厚革质，矩圆形或卵状矩圆形，两面无毛，上表面有光泽；叶柄粗短。花雌雄异株，多数排成假圆锥花序，4 数。雄花序每一分枝有 3~9 朵花排成聚伞状；花萼壳斗状；花瓣卵状长圆形。雌花序每一分枝有 1~3 朵花；花萼直径 3mm；花瓣卵形。果球形，红色或褐色，外果皮厚，分核 4 粒。花期 4 月，果期 9~10 月。

生境分布：生于山林中。分布于江苏、安徽、浙江、江西、福建、河南、湖北、广西、云南等地。

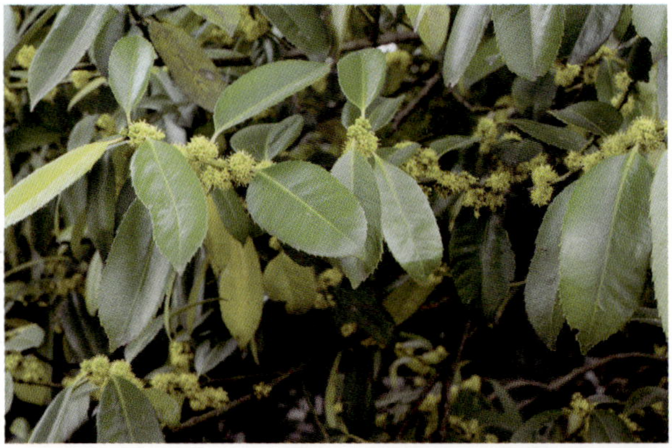

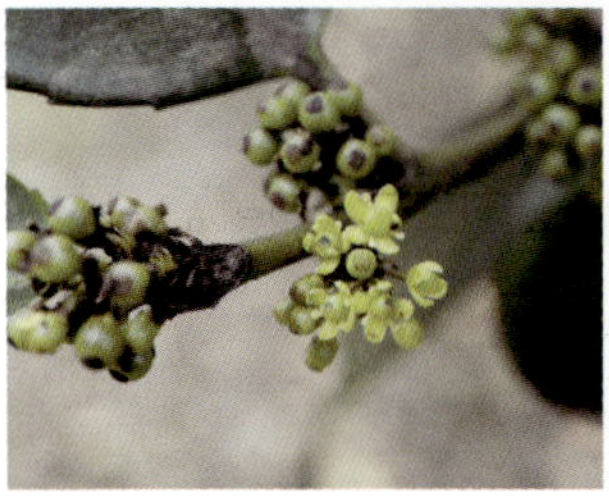

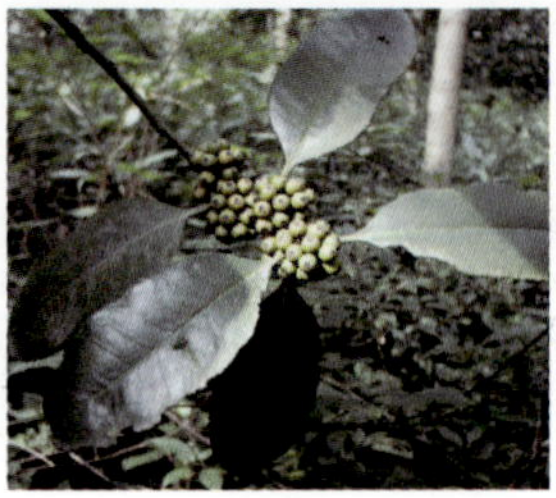

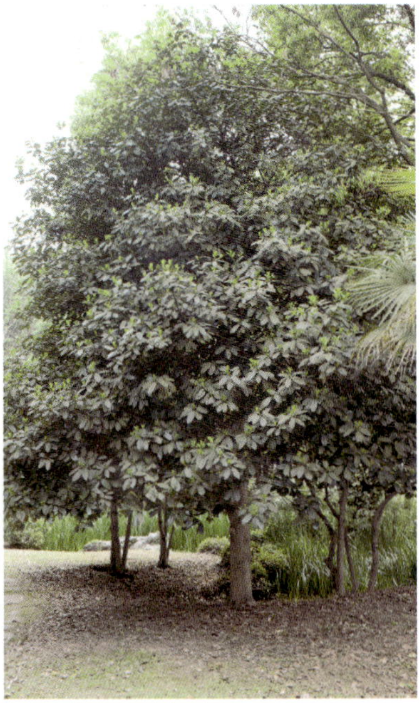

药材性状

苦丁茶

卵状长圆形，革质，不皱缩，有的纵向微卷曲，上表面黄绿色或灰绿色，有光泽，下表面黄绿色。味微苦。

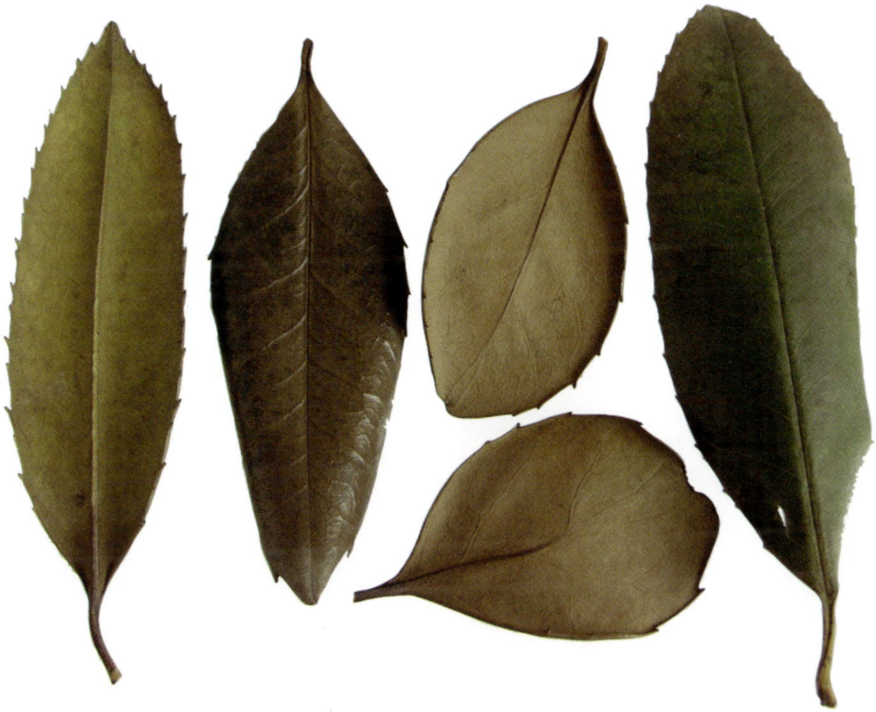

1cm 苦丁茶

性味	苦、甘，寒。
功效	清热解毒，清头目，除烦渴，止泻。
主治	头痛，齿痛，目赤，热病烦渴，痢疾。
用量用法	3~9g。

★铁冬青 *Ilex rotunda* Thunb.

别名：救必应、熊胆木。| **药材名：**救必应（树皮）。

植物形态

常绿乔木。树皮淡绿灰色而平滑，内皮黄色。茎枝灰绿色，圆柱形，有棱。单叶互生；叶片椭圆形或卵圆形，全缘，薄革质，上表面深绿色，有光泽，下表面淡绿色，两面均无毛，侧脉6~8对，埋于叶肉间而不明显，中脉明显；叶柄短。花单性，雌雄异株，伞形花序腋生；雄花4~6朵，雄蕊花丝短；雌花5~7朵，子房球形。果为浆果状核果，熟时红色，顶端有宿存花柱，果内有种子5粒。花期5~6月，果期9~10月。

生境分布：生于荒山疏林中、丘陵或溪边。分布于江苏、浙江、安徽、江西、湖南、广东、广西、福建、台湾、云南等地。

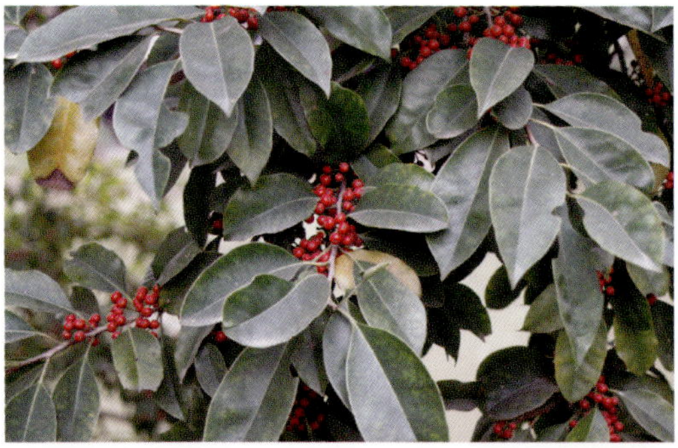

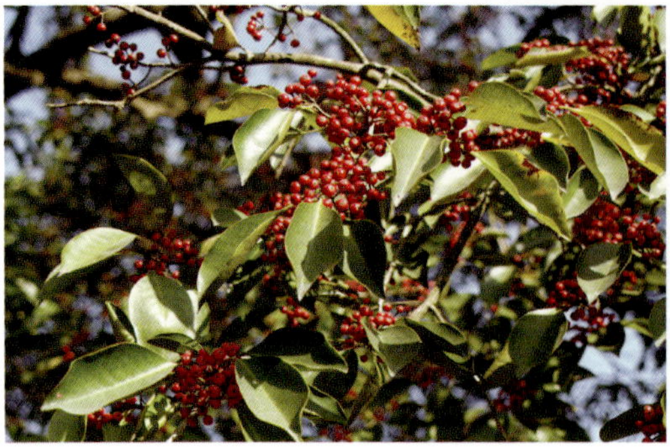

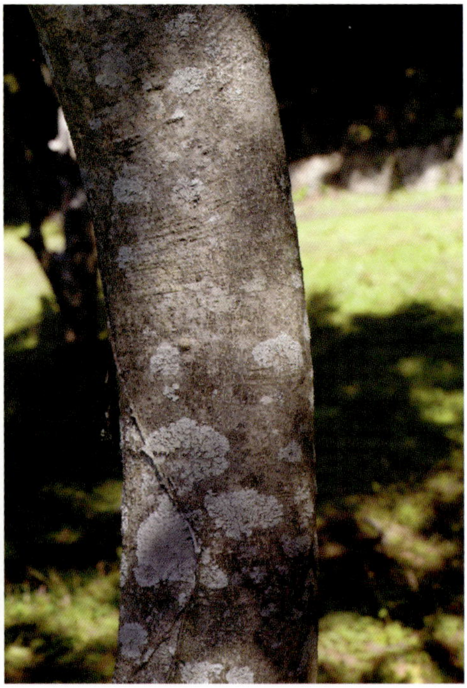

药材性状

救必应

卷筒状、半卷筒状或略卷曲的板状，长短不一，厚1~15mm。外表面灰白色至浅褐色，较粗糙，有皱纹。内表面黄绿色、黄棕色或黑褐色，有细纵纹。质硬而脆，断面略平坦。气微香，味苦、微涩。

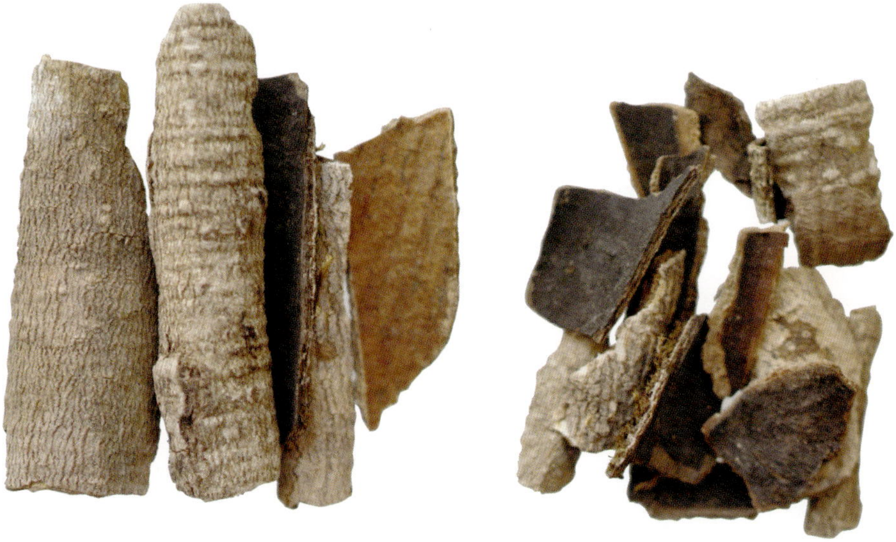

1cm　救必应

性味	苦，寒。
功效	清热解毒，利湿止痛。
主治	暑湿发热，咽喉肿痛，湿热泻痢，脘腹胀痛，风湿痹痛，湿疹，疮疖，跌打损伤。
用量用法	9~30g。外用适量，煎浓汤涂敷患处。

大戟科

★ 地锦 *Euphorbia humifusa* Willd.

别名：血见愁、铺地锦。| 药材名：地锦草（全草）。

植物形态

一年生草本。茎纤细，多分枝，平卧，常带红色，具疏柔毛或无毛。叶对生；叶片长圆形，边缘具细齿，叶绿色，中央无椭圆形紫红色斑；叶柄短；托叶细锥形，羽状细裂。杯状聚伞花序，单生于分枝的叶腋；总梗短或无梗；总苞倒圆锥形，顶端 4 裂，裂片膜质，长三角形，裂片间有腺体；腺体扁椭圆形，具花瓣状附属物。蒴果近球形，无毛。种子卵形，具灰白色细毛。花期 6~9 月，果期 7~10 月。

生境分布：生于原野荒地、路旁、田间。几乎遍布全国。

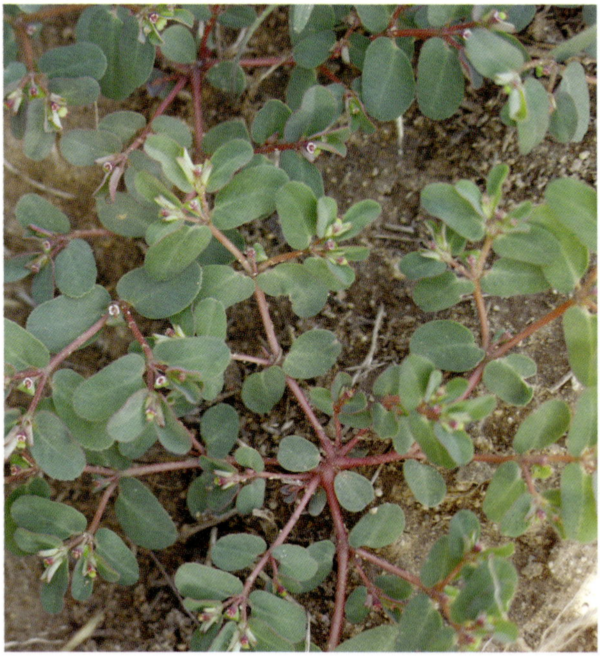

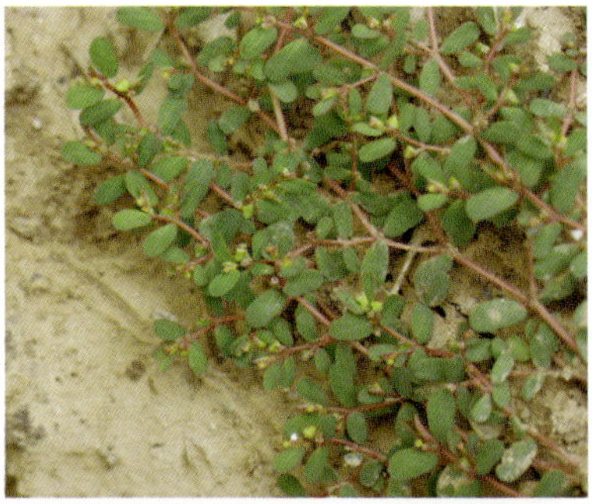

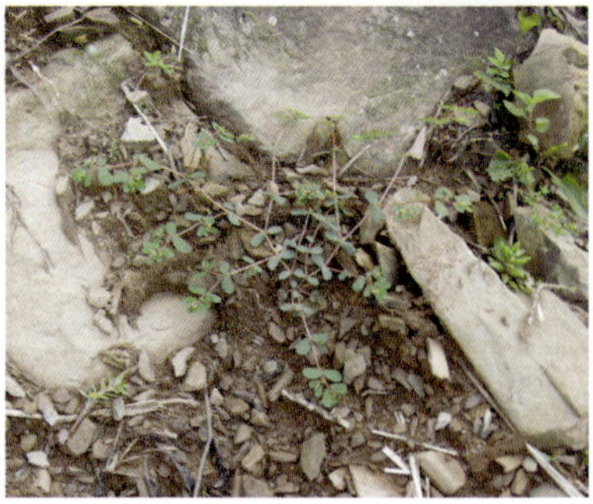

药材性状

地锦草

本品常皱缩卷曲，根细小。茎细，呈叉状分枝，表面带紫红色，光滑无毛或疏生白色细柔毛；质脆，易折断，断面黄白色，中空。单叶对生，具淡红色短柄或几无柄；叶片多皱缩或已脱落，展平后呈长椭圆形，长 5~10mm，宽 4~6mm，绿色或带紫红色，通常无毛或疏生细柔毛，先端钝圆，基部偏斜，边缘具小锯齿或呈微波状。杯状聚伞花序腋生，细小。蒴果三棱状球形，表面光滑。种子细小，卵形，褐色。气微，味微涩。

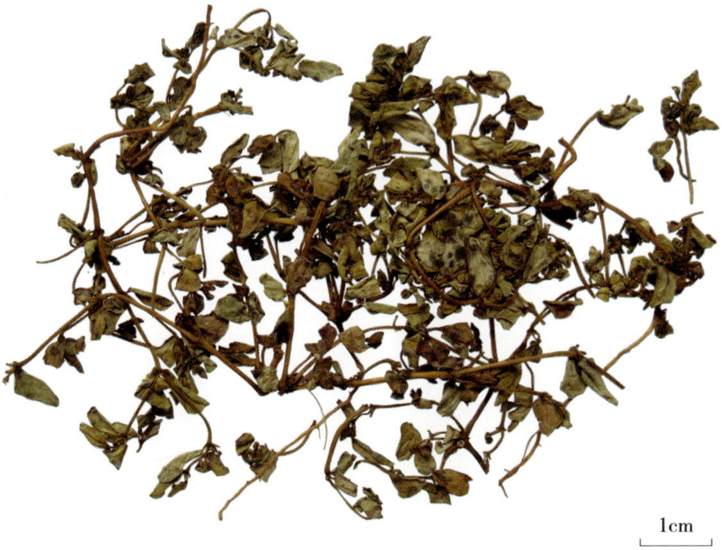

地锦草

性味	辛，平。
功效	清热解毒，凉血止血，利湿退黄。
主治	痢疾，泄泻，咯血，尿血，便血，崩漏，疮疖痈肿，湿热黄疸。
用量用法	9~20g。外用适量。

附　注：《中国药典》2015 年版记载大戟科植物斑地锦与地锦的干燥全草同等入药。

★续随子 *Euphorbia lathyris* L.

别名：仙人对座草、百药解。| 药材名：千金子（种子）、千金子霜（炮制加工品）。

植物形态

二年生草本。全株无毛，灰绿色。茎粗壮，直立，多分枝，高 30~100cm。叶交互对生，卵状披针形，先端锐尖，基部心形，抱茎。总花序顶生，具 2~4 枚伞梗，呈伞状，基部具轮生的苞叶 2~4 枚；每伞梗再叉状分枝，顶端有 2 枚三角状卵形苞片。杯状聚伞花序钟状，顶端 4~5 裂，裂片间有腺体；腺体新月形，两端有短而钝的角。蒴果近球形，无毛。种子长圆状球形。花期 5~7 月，果期 6~9 月。

生境分布：生于向阳山坡，多栽培。分布于黑龙江、吉林、辽宁、河北、河南、山东、山西、江苏、浙江、福建、台湾、湖南、广西、云南、贵州、四川等地。

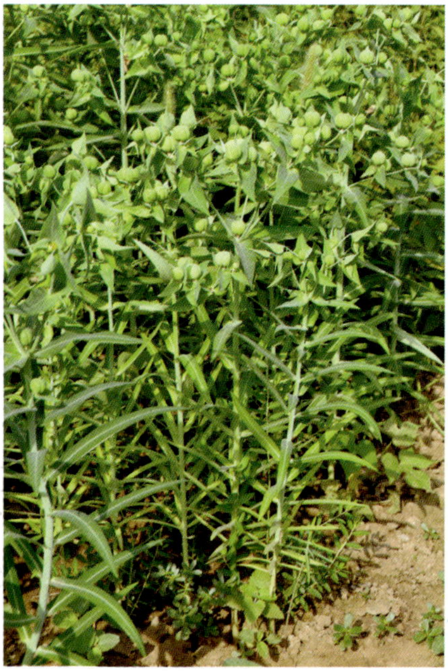
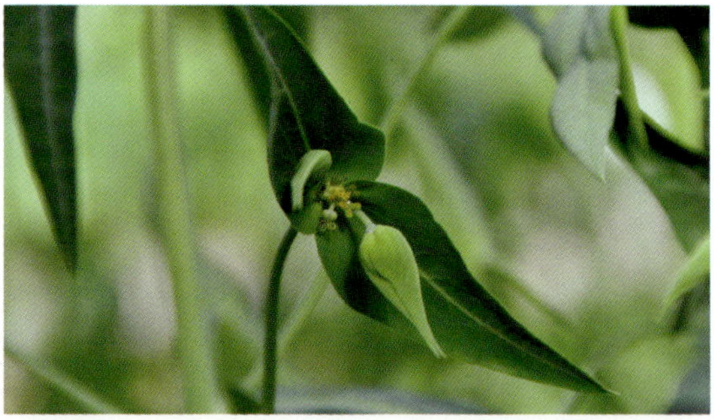
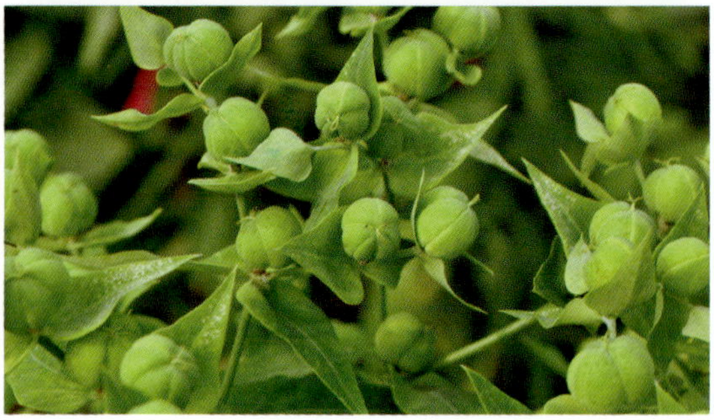

药材性状

酸枣仁

扁圆形或扁椭圆形，长 5~9mm，宽 5~7mm，厚约 3mm。表面紫红色或紫褐色，平滑有光泽，有的有裂纹。一面较平坦，中间有 1 条隆起的纵线纹；另一面稍突起。一端凹陷，可见线形种脐；另端有细小突起的合点。种皮较脆，胚乳白色，子叶 2 枚，浅黄色，富油性。气微，味淡。

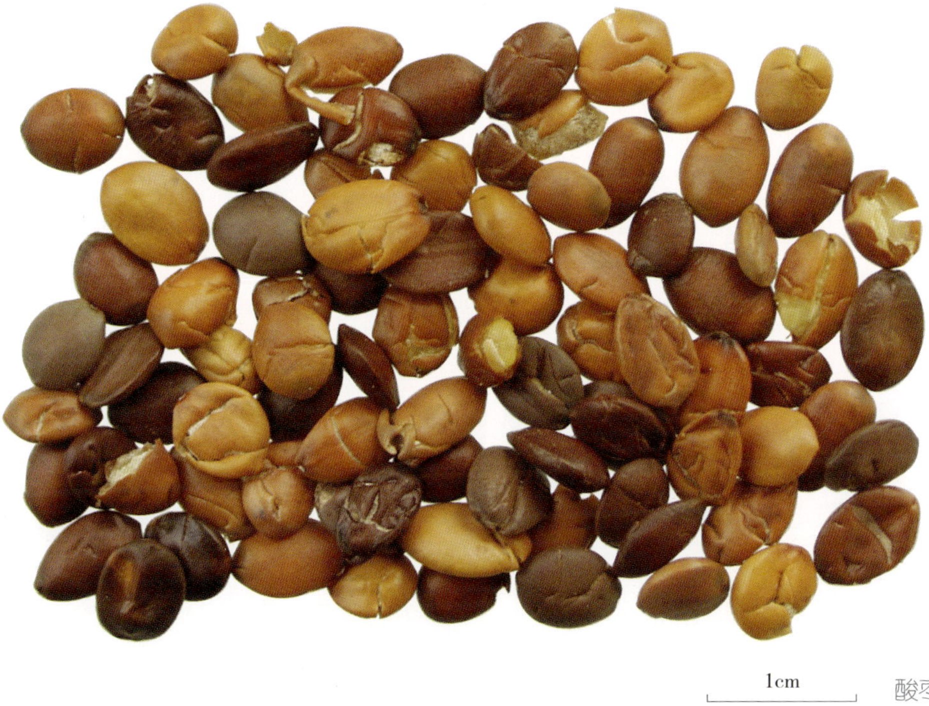

酸枣仁

性味	甘、酸，平。
功效	养心补肝，宁心安神，敛汗，生津。
主治	虚烦不眠，惊悸多梦，体虚多汗，津伤口渴。
用量用法	9~15g。

省沽油科

★ 山香圆 *Turpinia arguta* Seem.

别名：锐尖山香圆。| 药材名：山香圆叶（叶）。

植物形态

落叶灌木。单叶厚纸质，椭圆形或长圆形，先端尾尖，尖尾长 1.5~2mm，具疏锯齿，齿尖具硬腺体，侧脉 10~13 对，平行，无毛；叶柄长 1.2~1.8cm；托叶生于叶柄内侧。顶生圆锥花序，长（4）5~8（~17）cm；花白色；花梗中部具 2 枚苞片；萼片 5 枚，三角形，绿色；花瓣白色，无毛；花丝疏被柔毛；子房及花柱被柔毛。果近球形，幼时绿色，转红色，干后黑色，粗糙。种子 2~3 粒。

生境分布：生于海拔 400~700m 的林下、灌木丛及路旁。分布于浙江、福建、江西、湖南、广东、广西、贵州及四川东部、湖北西部等地。

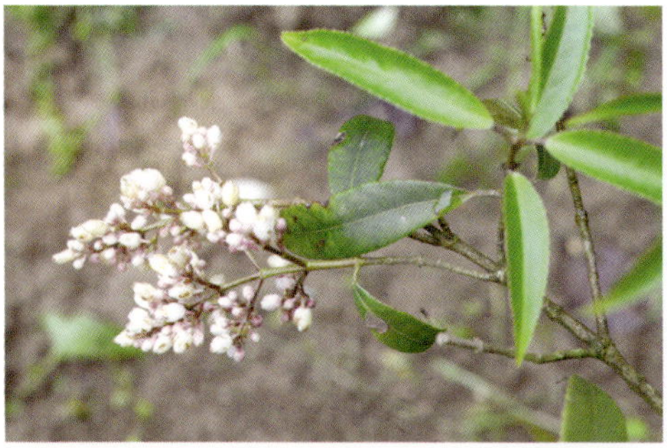
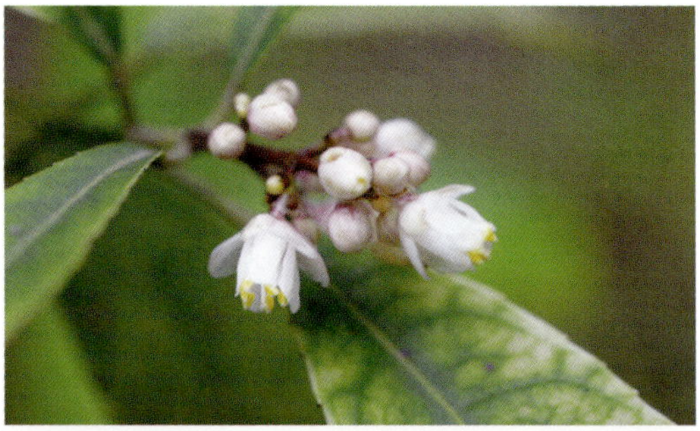
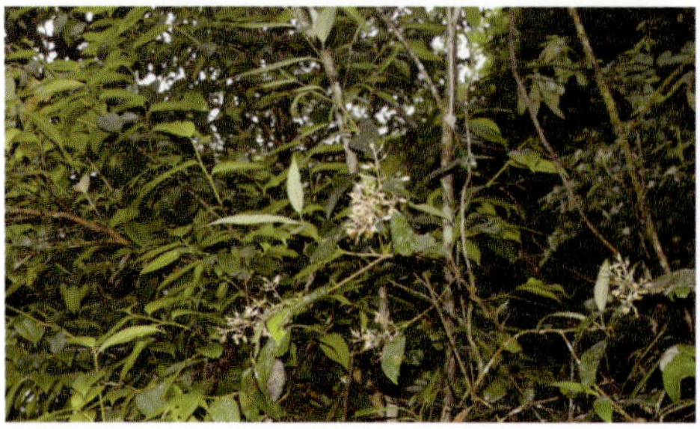
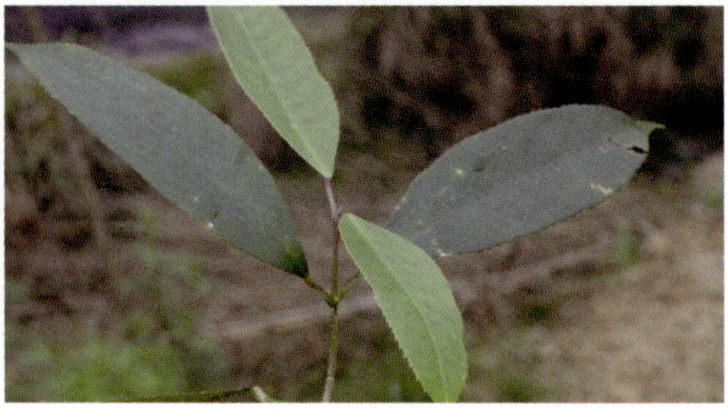

药材性状

山香圆叶

椭圆形或长圆形，长7~22cm，宽2~6cm。先端渐尖，基部楔形，边缘具疏锯齿，近基部全缘，锯齿的顶端具有腺点。上表面绿褐色，具光泽；下表面淡黄绿色，较粗糙，主脉淡黄色至浅褐色，于下表面突起，侧脉羽状。叶柄长0.5~1cm。近革质而脆。气芳香，味苦。

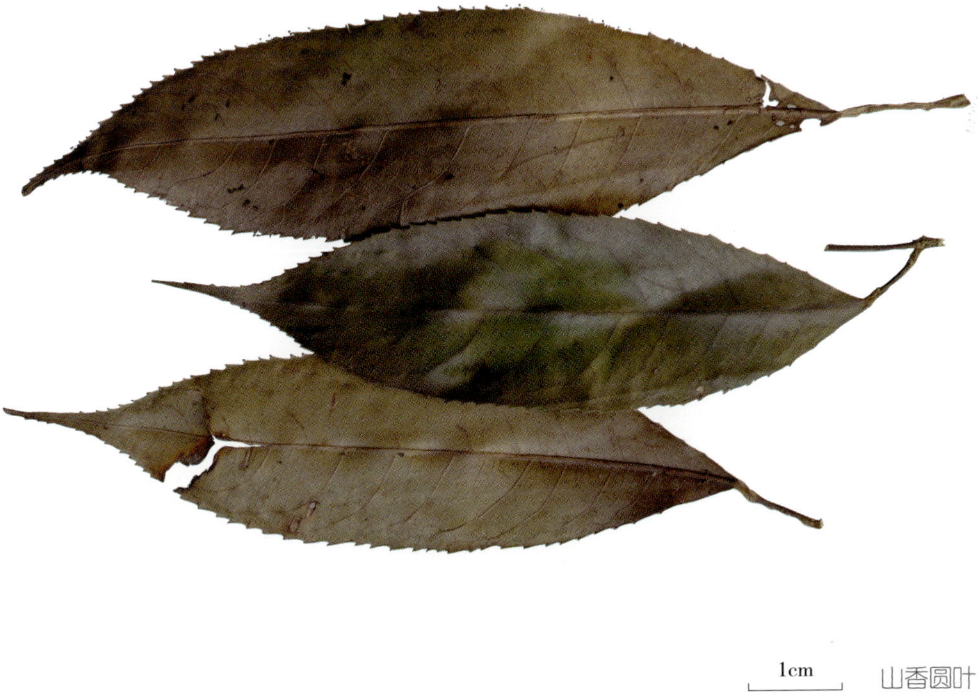

山香圆叶

性味	苦，寒。
功效	清热解毒，利咽消肿，活血止痛。
主治	乳蛾喉痹，咽喉肿痛，疮疡肿毒，跌扑伤痛。
用量用法	15~30g。外用适量。

七叶树科

★ 浙江七叶树 *Aesculus chinensis* Bunge var. *chekiangensis* (Hu et Fang) Fang

药材名：婆罗子（种子）。

植物形态

落叶乔木。掌状复叶。小叶片长圆状披针形至长圆状倒披针形，下表面绿色，微有白粉，侧脉 18~22 对。花序圆筒形，较长而狭窄，通常长 30~36cm，基部直径 2.4~3cm；花序平斜向伸展，花梗长 2~4mm。花杂性，雄花与两性花同株；花萼无白色短柔毛；花瓣 4 片。蒴果球形或倒卵圆形，果壳干后厚 1~2mm。种子近于球形；种脐较小，占种子体积的 1/3 以下。花期 4~5 月，果期 10 月。

生境分布：生于低海拔的丛林中，多为栽培。分布于浙江北部和江苏南部。

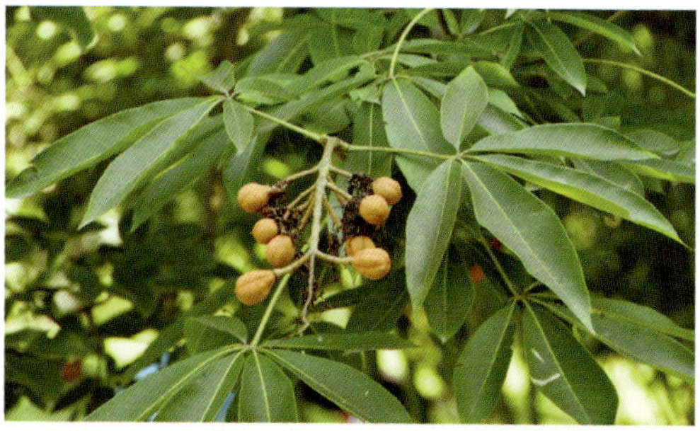
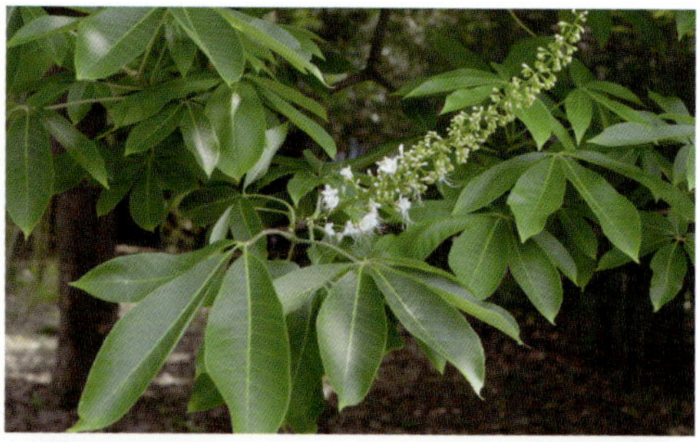
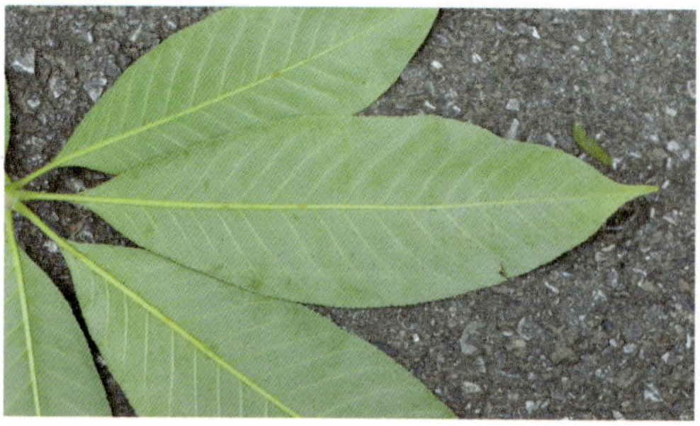
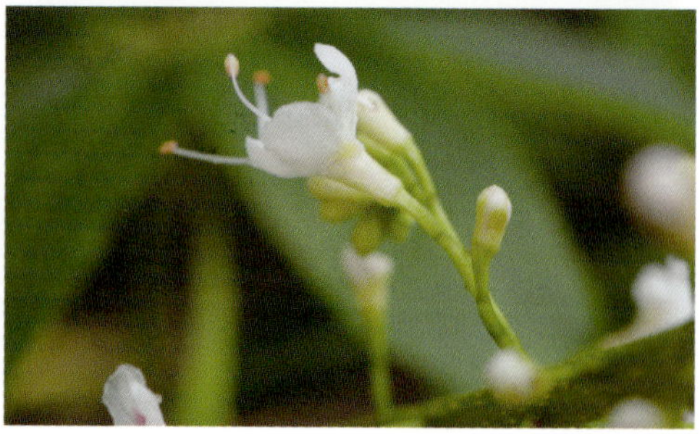

药材性状

娑罗子

扁球形或类球形，似板栗，直径 1.5~4cm。表面棕色或棕褐色，多皱缩，凹凸不平，略具光泽；种脐色较浅，近圆形，占种子面积的 1/4~1/2；其一侧有 1 条突起的种脊，有的不甚明显。种皮硬而脆。子叶 2 枚，肥厚，坚硬，形似栗仁，黄白色或淡棕色，粉性。气微，味先苦后甜。

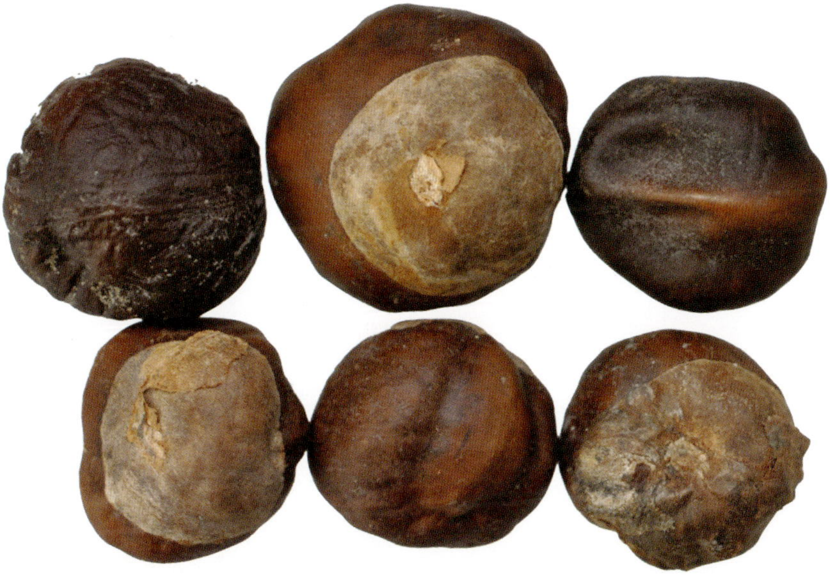

1cm 娑罗子

性味	甘，温。
功效	疏肝理气，和胃止痛。
主治	肝胃气滞，胸腹胀闷，胃脘疼痛。
用量用法	3~9g。

附　注：《中国药典》2015 年版记载同属植物天师栗、七叶树与浙江七叶树的干燥种子同等入药。

漆树科

★ 红麸杨 *Rhus punjabensis* Stew. var. *sinica* (Diels) Rehd. et Wils.

别名：铁倍树。| 药材名：五倍子（虫瘿）。

植物形态

落叶乔木，高 7~12m。小枝有短毛。奇数羽状复叶，叶轴无翅或仅上部有狭翅，或幼时全部有翅。小叶 5~13 枚；小叶片卵状长椭圆形至椭圆形，全缘或中上部具疏锯齿，上表面光滑无毛，下表面沿叶脉有短柔毛；无小叶柄。圆锥花序顶生，长 10~20cm；花杂性，白色，花药紫色。果序下垂；核果近圆形，深红色，表面密生细柔毛。花期 6~7 月，果期 8~9 月。

生境分布：生于向阳山坡疏林下或灌木丛中。分布于湖北、湖南、陕西、甘肃、云南、贵州、四川、西藏等地。

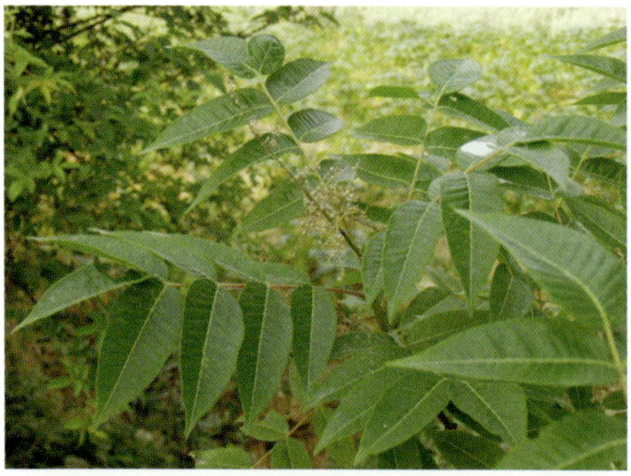
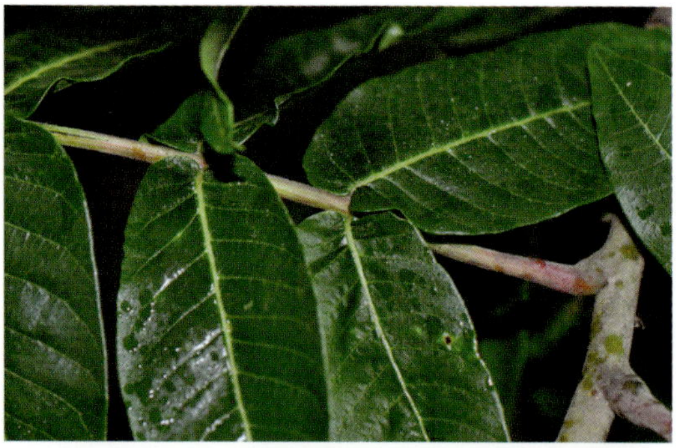
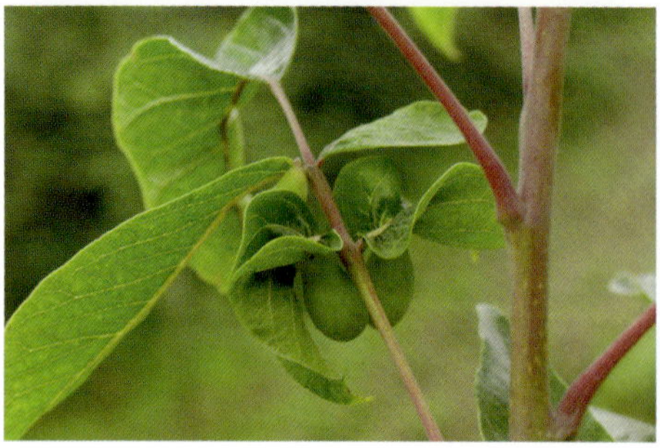
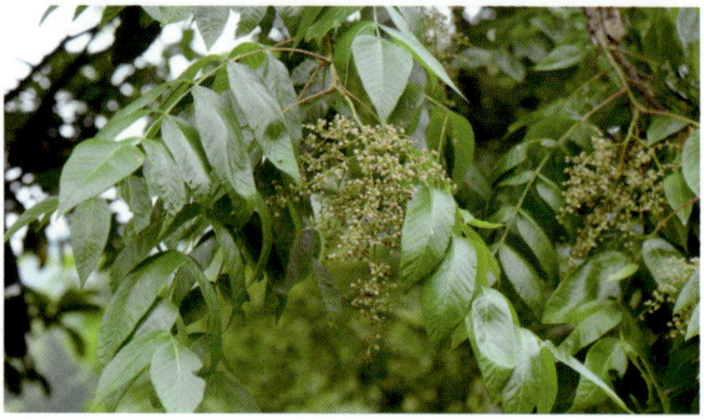

药材
性状

五倍子

长圆形或纺锤形囊状，长 2.5~9cm，直径 1.5~4cm。表面灰褐色或灰棕色，微有柔毛。质硬而脆，易破碎，断面角质样，有光泽，壁厚 0.2~0.3cm，内壁平滑，有黑褐色死蚜虫及灰色粉状排泄物。气特异，味涩。

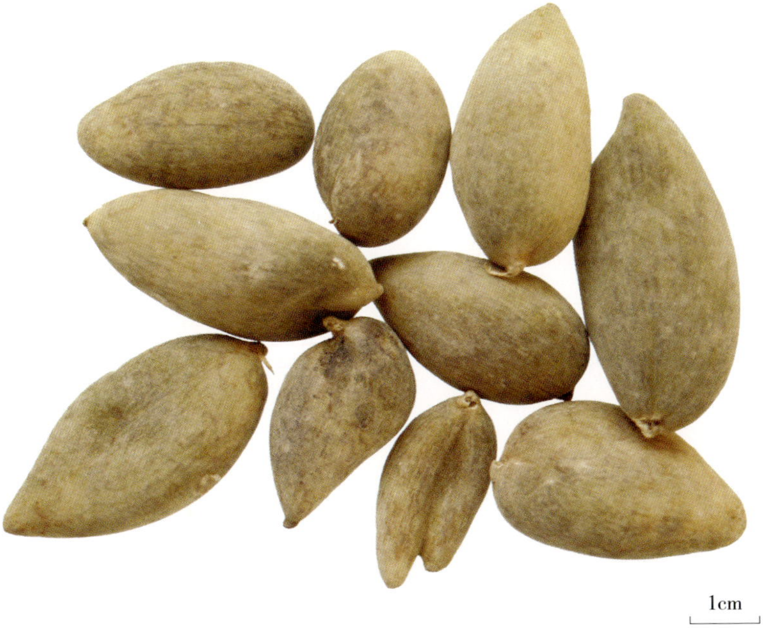

五倍子

性味	酸、涩，寒。
功效	敛肺降火，涩肠止泻，敛汗，止血，收湿敛疮。
主治	肺虚久咳，肺热痰嗽，久泻久痢，自汗盗汗，消渴，便血痔血，外伤出血，痈肿疮毒，皮肤湿烂。
用量用法	3~6g。外用适量。

附　注：《中国药典》2015 年版记载同属植物盐肤木、青麸杨与红麸杨叶片上寄生的虫瘿同等入药。

★ 漆树 *Toxicodendron vernicifluum* (Stokes) F. A. Barkl.

别名：大木漆。| 药材名：干漆（树脂）。

植物形态

落叶乔木。小枝粗壮，被黄棕色柔毛，后渐脱落；冬芽生枝顶。单数羽状复叶，螺旋状互生；小叶 4~6 对，具短柄；小叶片卵状椭圆形，全缘，下表面沿中脉上被平伏柔毛。花杂性，雌雄异株；花序圆锥状，腋生；花密而小，黄绿色；雄花花萼 5 枚，长圆形，花瓣 5 片，长方状卵形，有紫纹，雄蕊 5 枚，着生于花盘边缘，花丝短，具退化子房；雌花退化雄蕊较小，子房 1 室，上位，花柱短，柱头 3 裂。果序下垂；核果扁圆形或肾形。花期 5~6 月，果期 7~10 月。

生境分布： 生于向阳山坡林内。除黑龙江、吉林、内蒙古和新疆外，其余各地均有分布。

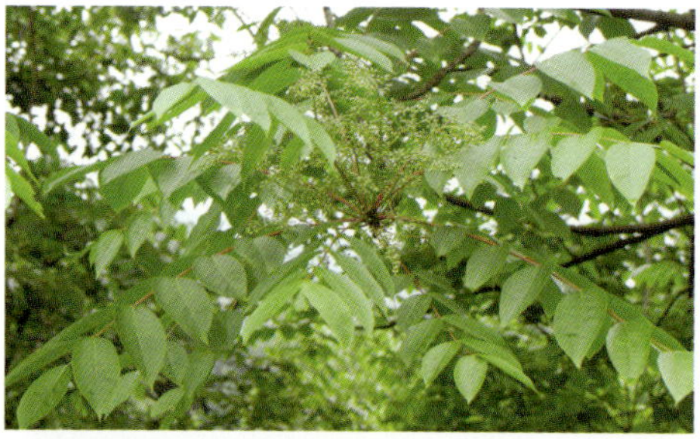

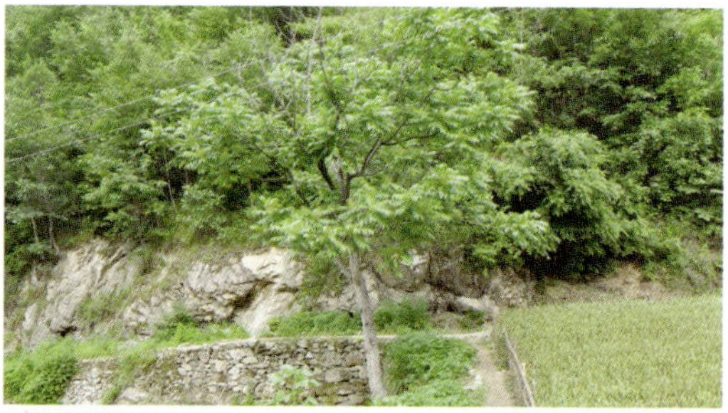

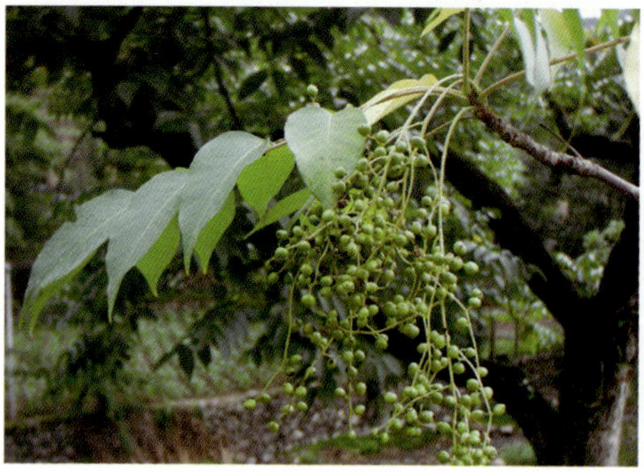

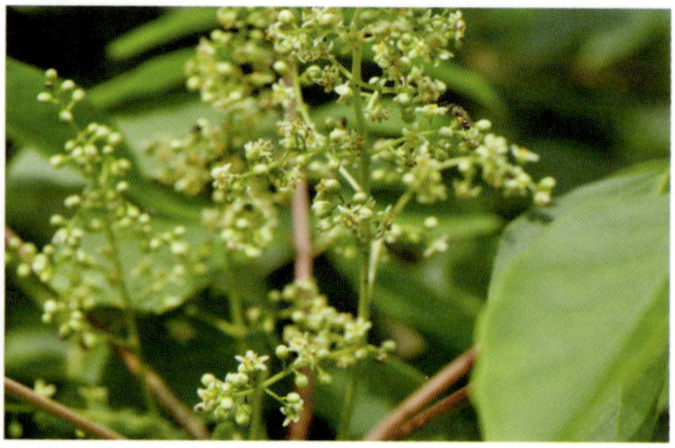

药材
性状

干漆

不规则块状，黑褐色或棕褐色。表面粗糙，有蜂窝状细小孔洞或呈颗粒状。质坚硬，不易折断，断面不平坦。具特殊臭气。

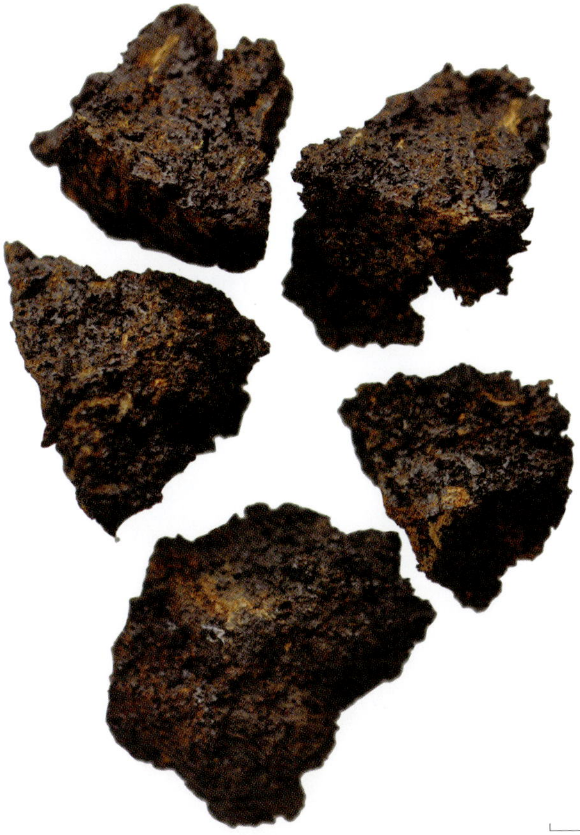

1cm 干漆

性味	辛，温；有毒。
功效	破瘀通经，消积杀虫。
主治	瘀血经闭，癥瘕积聚，虫积腹痛。
用量用法	2~5g。孕妇及对漆过敏者禁用。

芸香科

★ 青椒 *Zanthoxylum schinifolium* Sieb. et Zucc.

别名：青花椒。| 药材名：花椒（果皮）。

植物形态

灌木，高 1~3m。茎枝疏生硬直的皮刺，幼枝黑紫红色。小叶 7~19 枚，对生，有时叶轴基部的小叶互生；小叶柄极短；小叶片宽卵形、宽卵状菱形或披针形，长 1~3.5cm，宽 0.5~1cm，纸质，腺点多数或不明显，主脉下陷，边缘有细钝锯齿或近全缘。伞房状圆锥花序顶生；花 5 数，花被片 2 轮，花瓣浅黄白色。蓇葖果红棕色，干后变草绿色至暗绿色，腺点小，先端无喙。种子直径 3~4mm。花期 7~9 月，果期 9~11 月。

生境分布：生于海拔 800m 以下的林缘、灌木丛中或坡地石旁。分布于辽宁、河北、河南、山东、江苏、安徽、浙江、江西、湖南、广东、广西等地。

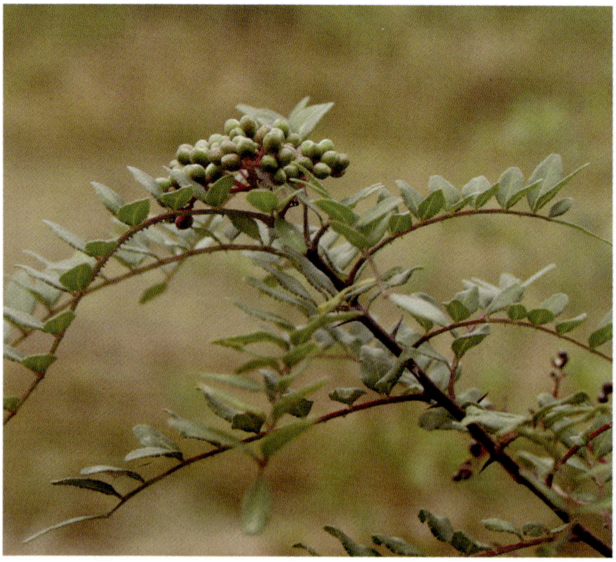

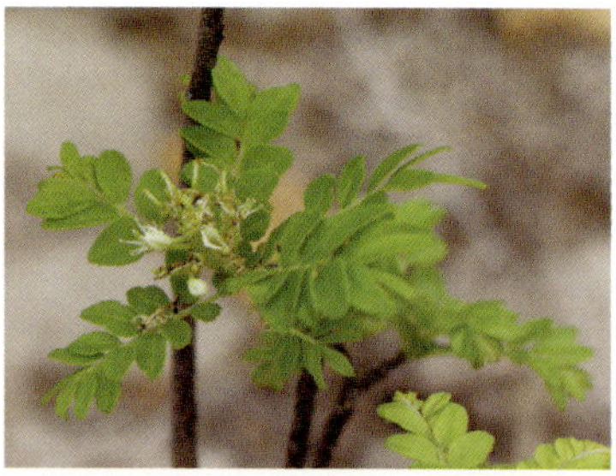

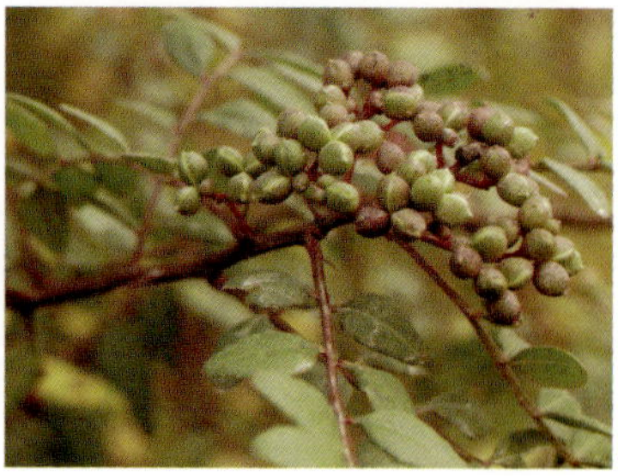

药材性状

花椒

本品多为2~3个上部离生的小蓇葖果，集生于小果梗上，蓇葖果球形，沿腹缝线开裂，直径3~4mm。外表面灰绿色或暗绿色，散有多数油点和细密的网状隆起皱纹；内表面类白色，光滑。内果皮常由基部与外果皮分离。残存种子呈卵形，长3~4mm，直径2~3mm，表面黑色，有光泽。气香，味微甜而辛。

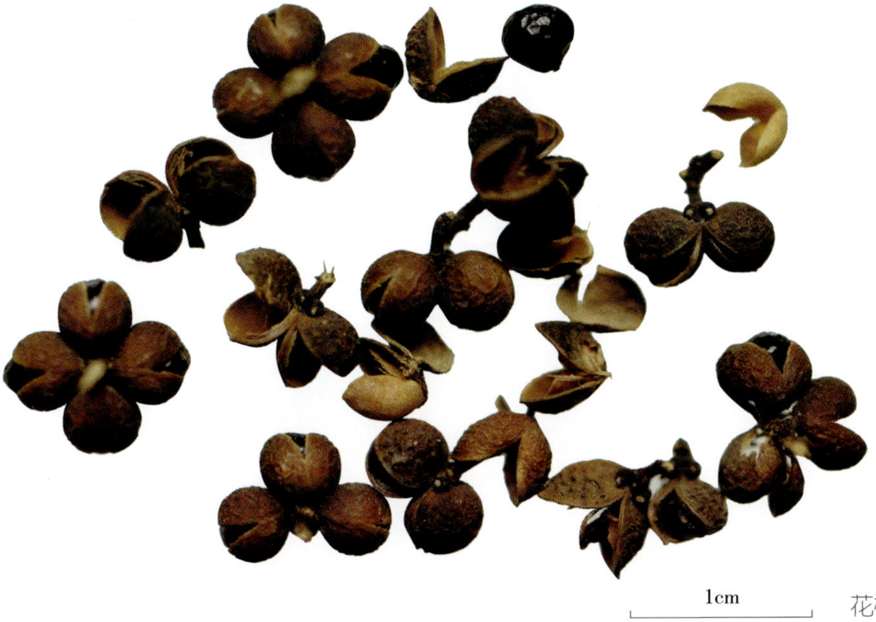

花椒

性味	辛，温。
功效	温中止痛，杀虫止痒。
主治	脘腹冷痛，呕吐泄泻，虫积腹痛，湿疹，阴痒。
用量用法	3~6g。外用适量，煎汤熏洗。

附　注：《中国药典》2015年版记载同属植物花椒与青椒的干燥果皮同等入药。

石椒草 *Boenninghausenia sessilicarpa* Lévl.

别名：石椒、羊膻草。| **药材名**：石椒草（全草）。

植物形态

多年生常绿草本，全株有强烈的气味。主根圆柱形，木质，有多数侧根，表面有纵纹及黑色圆形小突起。茎直立，带紫红色，下部木质，上部多分枝。叶互生，2~3 回三出羽状复叶；小叶片纸质，倒卵形至矩圆形，全缘，上表面绿色，下表面淡绿带红色，有透明腺点。圆锥花序式的聚伞花序顶生；花小，两性；花萼 4 裂；花瓣白色，卵圆形，有透明腺点。果由 3~5 个蓇果状的果瓣所组成，熟时腹缝开裂。种子黑褐色。花期 6~9 月，果期 8~10 月。

生境分布：生于石灰岩的山坡上、林边或灌木丛中。分布于云南、四川西南部等地。

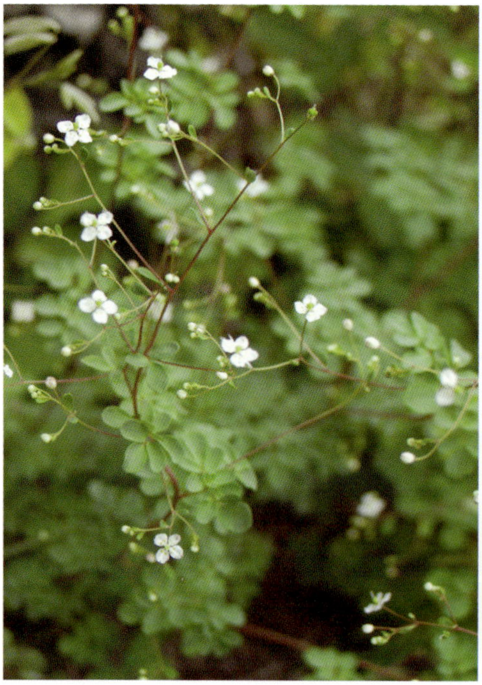

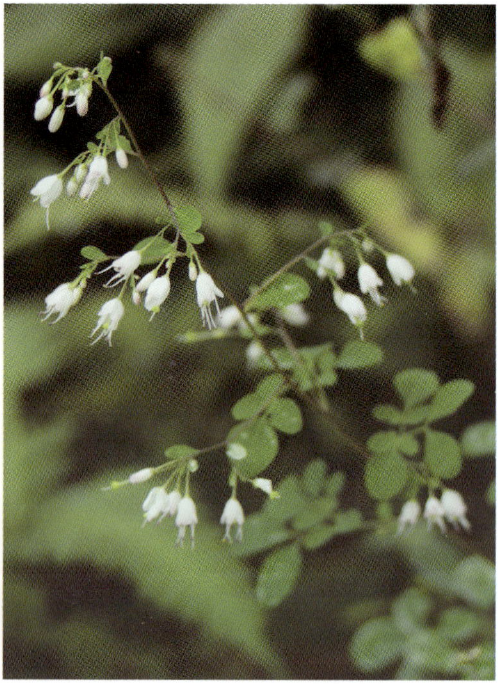

药材性状

石椒草

根类圆柱形，多分枝，直径1.5~8mm，表面棕黄色。茎圆柱形，下部木质，上部草质。叶为2~3回羽状复叶，多卷曲；小叶展开后呈倒卵形，全缘，黄绿色或灰绿色，有透明油腺。顶生圆锥花序，有时可见小花或蒴果。气特异，味苦辛。

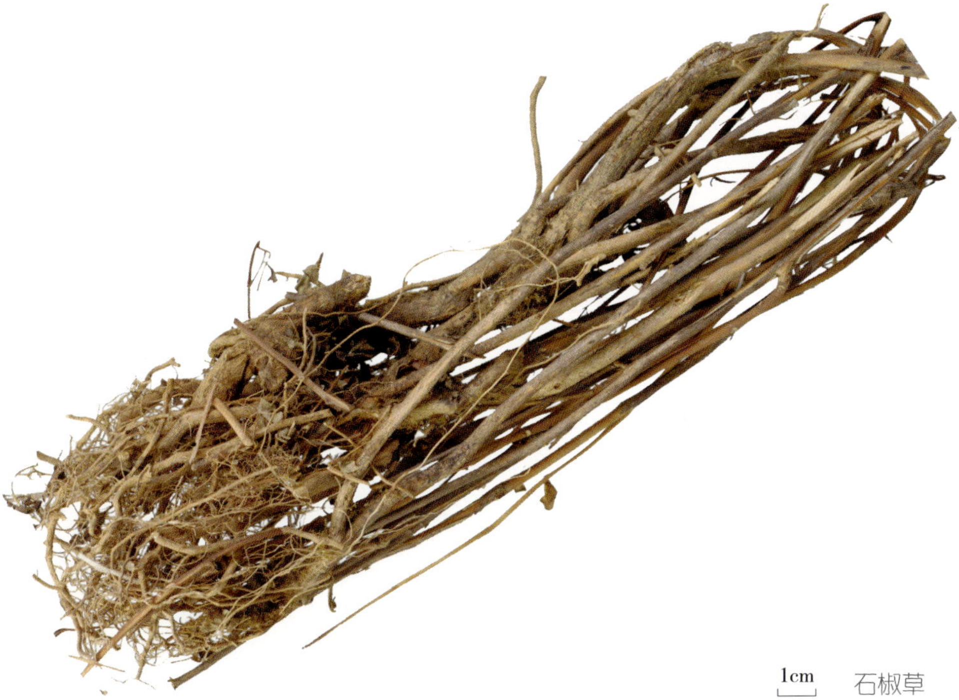

1cm 石椒草

性味	苦、辛，凉；有小毒。
功效	清热解毒，活血止痛。
主治	感冒，扁桃体炎，腮腺炎，支气管炎，胃痛腹胀，血栓闭塞性脉管炎，腰痛，跌打损伤。
用量用法	6~15g。

★白鲜 *Dictamnus dasycarpus* Turcz.

别名：八股牛、八挂牛。| 药材名：白鲜皮（根皮）。

植物形态

多年生草本，全株被柔毛或疏柔毛。小叶 9~13 枚，叶轴有狭翼；小叶片卵状椭圆形至椭圆形，具透明的油腺点；侧生小叶互生；顶生小叶有短柄，边缘具细锯齿。花序、花、果实均密被不透明的黑棕色球形或椭圆形的腺体。复总状花序长达 30cm；花梗长 1~1.5cm；萼片长 6~8mm，宽 2~3mm；花瓣淡红色或白色，带淡红紫色的脉纹，倒披针形。蓇果长 1~2cm，瓣片先端有 1 个离轴的针尖。花期 5 月，果期 8~9 月。

生境分布：生于向阳山坡的疏林或灌木丛中、开阔的多石山坡及平原草地。分布于东北及河北、河南、山东、山西、内蒙古、江苏、安徽、江西、湖北、陕西、甘肃、四川、贵州等地。

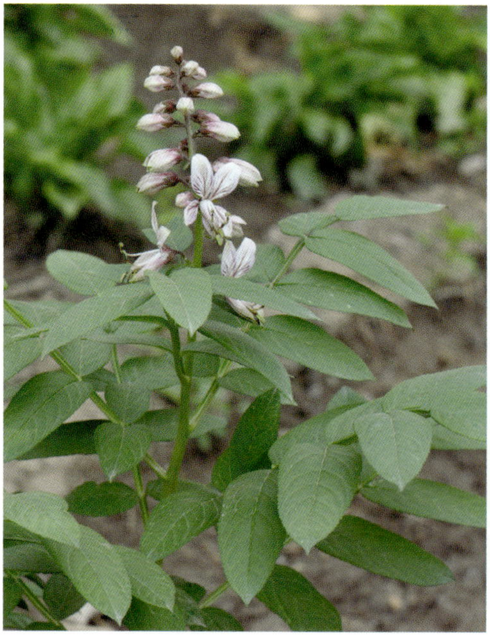

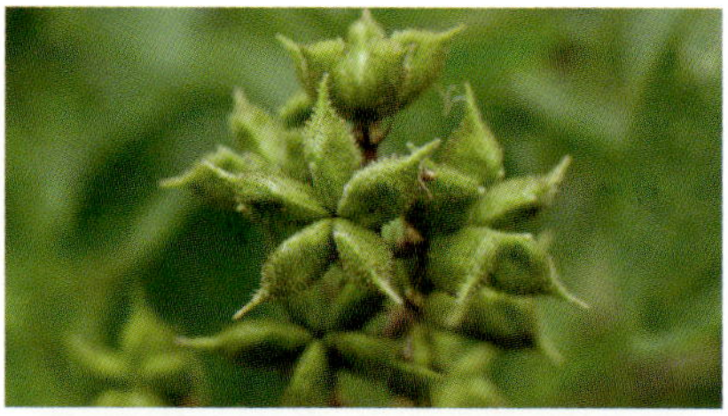

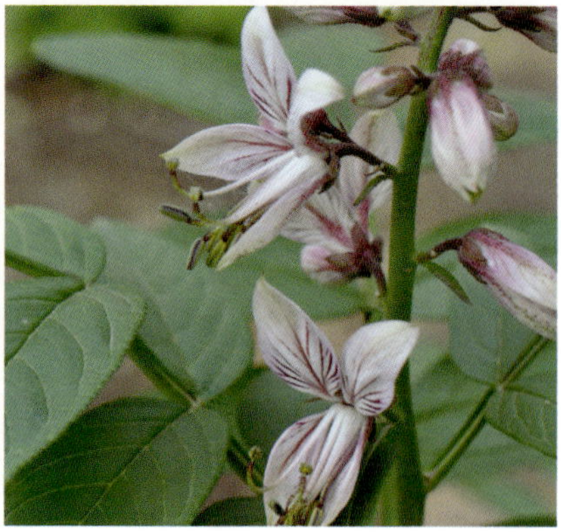

药材性状

白鲜皮

卷筒状，长 5~15cm，直径 1~2cm，厚 0.2~0.5cm。外表面灰白色或淡灰黄色，具细纵皱纹及细根痕，常有突起的颗粒状小点；内表面类白色，有细纵纹。质脆，折断时有粉尘飞扬，断面不平坦，略呈层片状，剥去外层，迎光可见闪烁的小亮点。有羊膻气，味微苦。

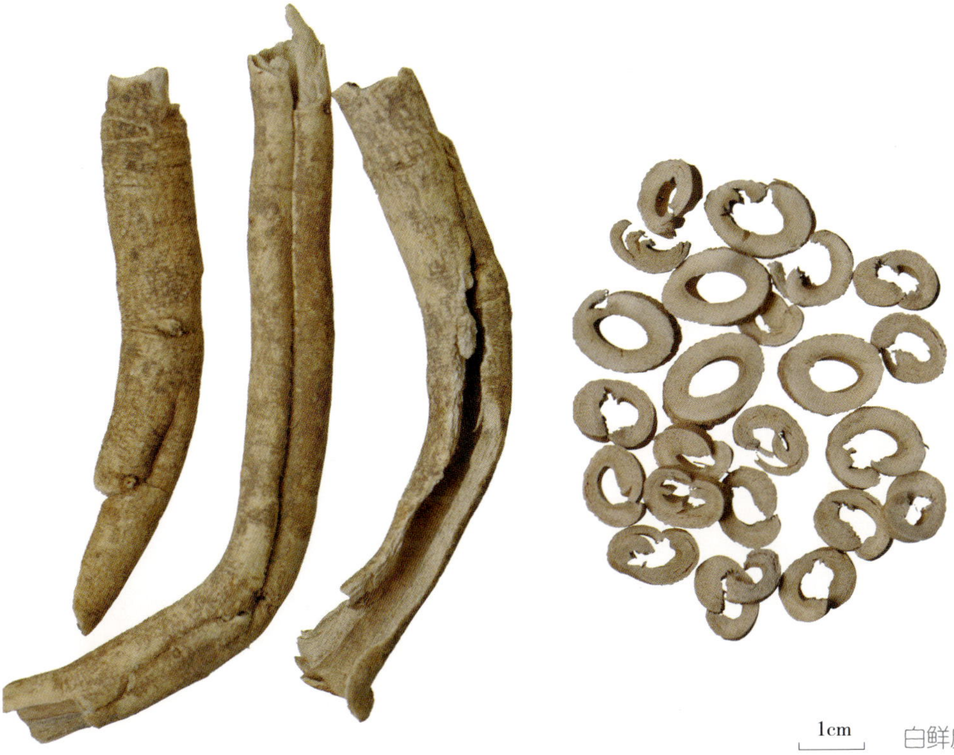

白鲜皮

性味	苦，寒。
功效	清热燥湿，祛风解毒。
主治	湿热疮毒，黄水疮，湿疹，风疹，疥癣疮癞，风湿热痹，黄疸尿赤。
用量用法	5~10g。外用适量，煎汤洗或研粉敷。

★ 黄檗 *Phellodendron amurense* Rupr.

别名： 黄檗木、黄波椤树、关黄柏、黄柏。| **药材名：** 关黄柏（树皮）。

植物形态

落叶乔木。枝扩展；树皮外层灰色或灰褐色，具厚栓皮，有弹性，内层鲜黄色；小枝灰褐色或淡棕色。单数羽状复叶对生；小叶 5~13 枚，小叶柄短，叶片长圆状披针形、卵状披针形或近卵形，边缘有波状细钝锯齿及缘毛，齿缘有腺点，下表面中脉基部有白色长柔毛。聚伞形圆锥花序顶生，花轴及花枝有毛；花单性，雌雄异株；萼片卵状三角形；花瓣长圆形，黄白色；雄花雄蕊 5 枚，长于花瓣；雌花退化雄蕊鳞片状。浆果状核果圆球形，熟时紫黑色，具特殊香气。花期 5~6 月，果期 9~10 月。

生境分布： 生于杂木林或山间河谷，也有栽培。分布于东北、华北及山东、江苏、浙江等地。

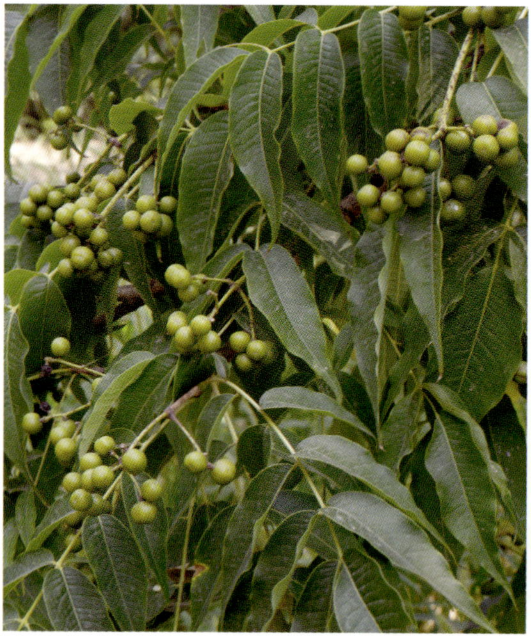

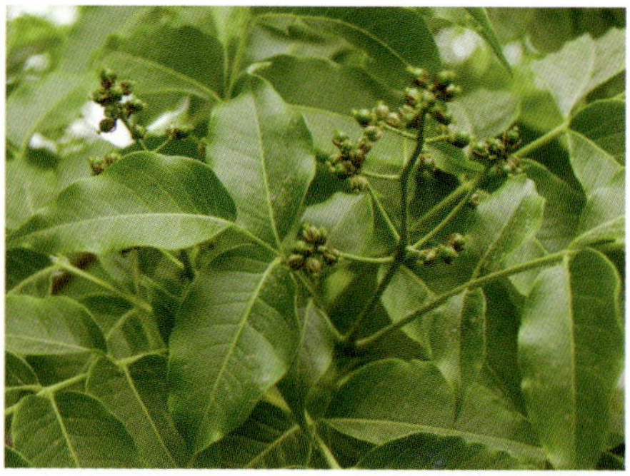

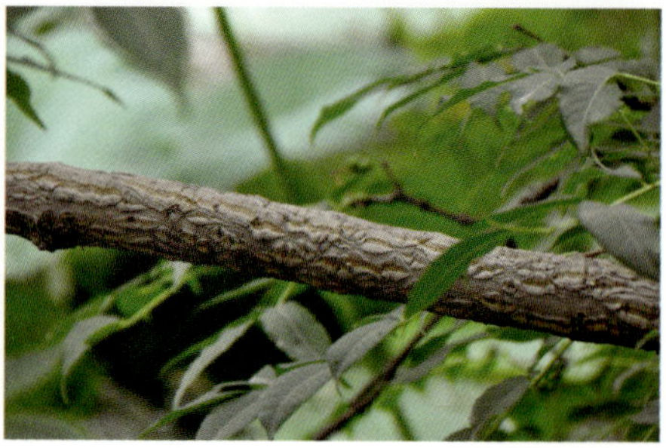

药材性状

关黄柏

板片状或浅槽状，长宽不一，厚 2~4mm。外表面黄绿色或淡棕黄色，较平坦，有不规则的纵裂纹，皮孔痕小而少见，偶有灰白色的粗皮残留；内表面黄色或黄棕色。体轻，质较硬，断面纤维性，有的呈裂片状分层，鲜黄色或黄绿色。气微，味极苦，嚼之有黏性。

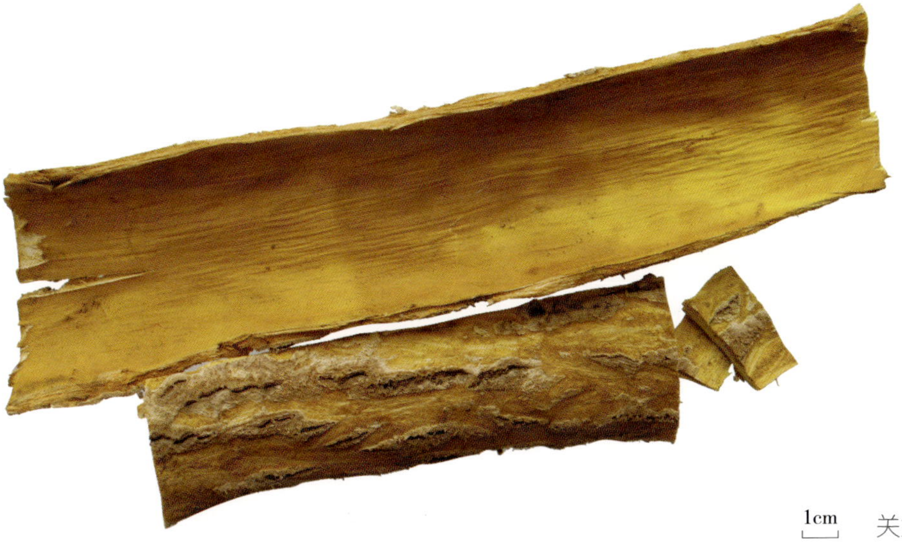

1cm 关黄柏

性味	苦，寒。
功效	清热燥湿，泻火除蒸，解毒疗疮。
主治	湿热泻痢，黄疸尿赤，带下阴痒，热淋涩痛，脚气痿躄，骨蒸劳热，盗汗，遗精，疮疡肿毒，湿疹湿疮。
用量用法	3~12g。外用适量。

附　注：《中国药典》2015 年版记载关黄柏和川黄柏分别为芸香科植物黄檗和黄皮树的干燥树皮。

★ 枸橼 *Citrus medica* L.

别名：香橼。| 药材名：香橼（果实）。

植物形态

常绿小乔木或灌木。枝具短硬棘刺，嫩枝光滑带紫红色。叶大，互生；叶柄短，无叶翅或略有痕迹，无关节或关节不明显；叶片革质，长圆形或卵状长圆形，边缘有锯齿，及半透明油腺点。总状花序，簇生于叶腋；两性花或因雌蕊退化而成雄性花，白色，具短柄；花萼浅杯状，上端 5 浅裂；花瓣内面白色，外面淡紫色。柑果长圆形、卵圆形或近球形，顶端有乳头状突起，果皮粗糙或平滑，熟时柠檬黄色，芳香；瓤囊小，果汁黄色，味极酸而苦。花期 4 月，果期 10~11 月。

生境分布：栽培于低山带或丘陵。分布于江苏、浙江、福建、台湾、湖北、湖南、广东、广西、四川、云南等地。

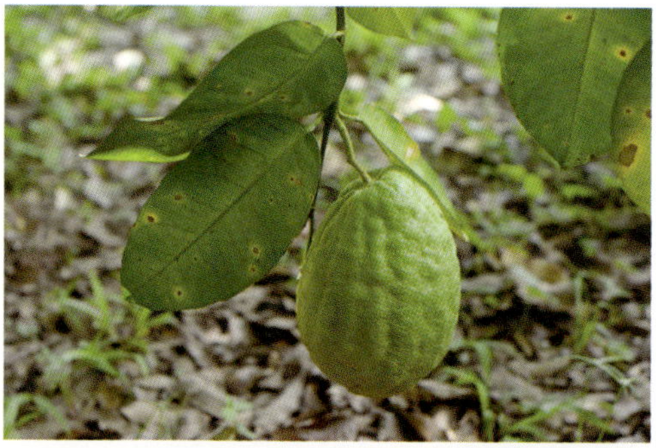

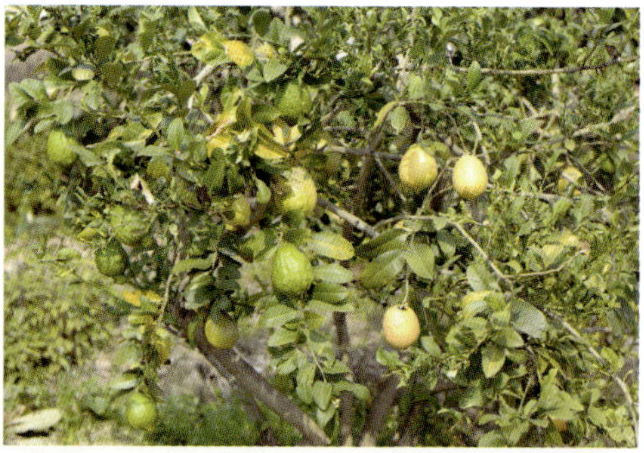

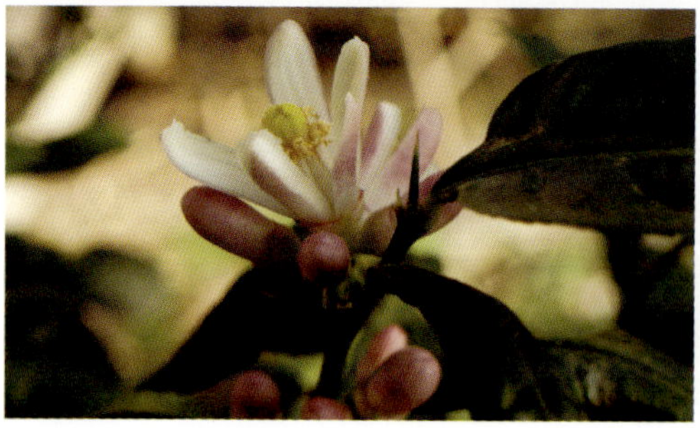

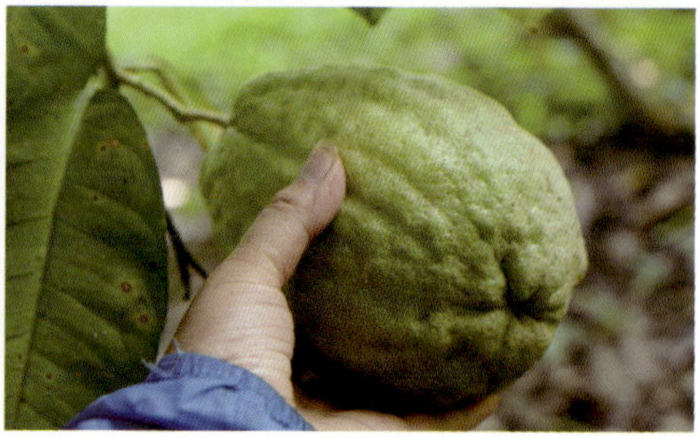

药材性状

香橼

圆形或长圆形片状，直径4~10cm，厚0.2~0.5cm。横切片外果皮黄色或黄绿色，边缘呈波状，散有凹入的油点；中果皮厚1~3cm，黄白色，有不规则的网状突起的维管束；瓤囊10~17室。纵切片中心柱较粗壮。质柔韧。气清香，味微甜而苦辛。

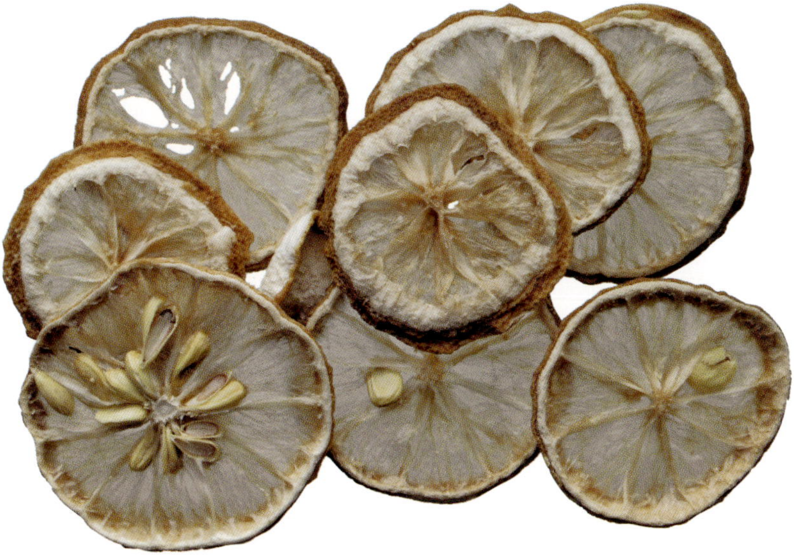

1cm 香橼

性味	辛、苦、酸，温。
功效	疏肝理气，宽中，化痰。
主治	肝胃气滞，胸胁胀痛，脘腹痞满，呕吐噫气，痰多咳嗽。
用量用法	3~10g。

附　注：《中国药典》2015年版记载同属植物香圆与枸橼的干燥果实同等入药。

五加科

★ 竹节参 *Panax japonicus* C. A. Mey.

别名： 竹根七。| **药材名：** 竹节参（根茎）。

植物形态

草本。根茎横卧，呈竹鞭状。茎直立，圆柱形，有条纹，光滑无毛。掌状复叶 3~5 枚轮生于茎端；小叶通常 5 枚，倒卵状椭圆形至长椭圆形，薄膜质，边缘呈细锯齿或重锯齿。伞形花序单生于茎端，有花 50~80 朵或更多；总花梗无毛或稍被短柔毛，小花梗长 7~12mm；花丝较花瓣为短；子房 2~5 室，花柱 2~5 枚，中部以下连合。果近球形，成熟时红色。种子白色，三角状长卵形。花期 5~6 月，果期 7~9 月。

生境分布： 生于海拔 1200~3600m 的山谷林中。分布于陕西、甘肃、河南、湖北、湖南、安徽、浙江、江西、福建、广西、贵州、四川、西藏、云南等地。

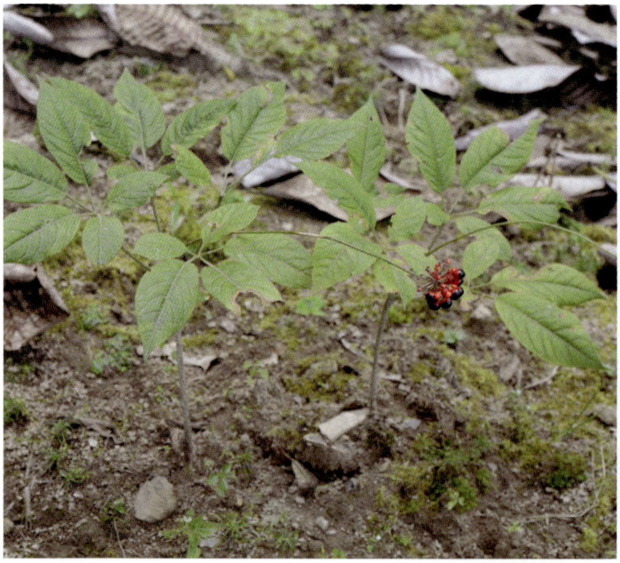

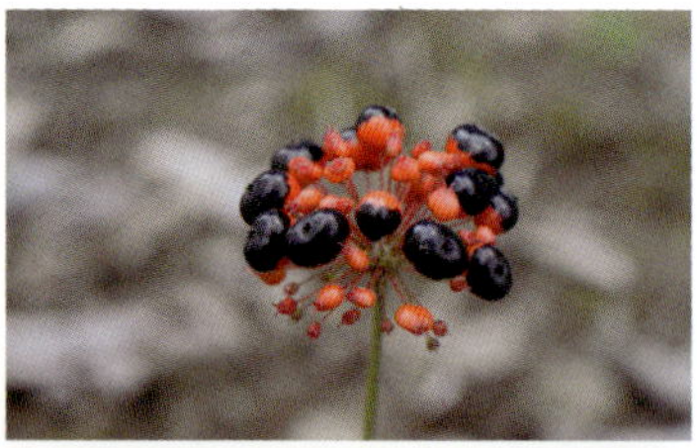

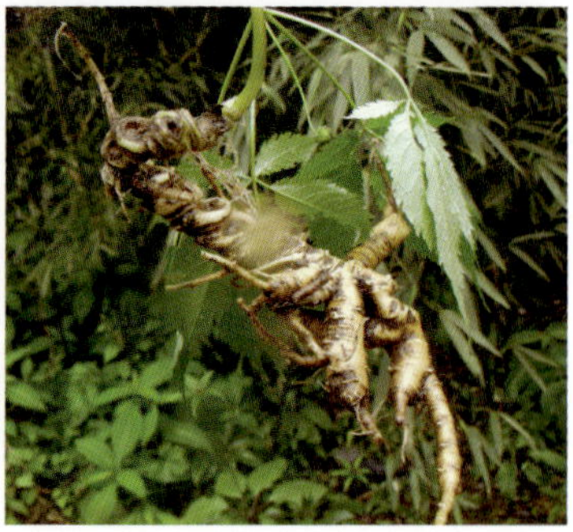

药材性状

竹节参

本品略呈圆柱形，稍弯曲，有的具肉质侧根。长 5~22cm，直径 0.8~2.5cm。表面黄色或黄褐色，粗糙，有致密的纵皱纹及根痕。节明显，节间长 0.8~2cm，每节有 1 个凹陷的茎痕。质硬，断面黄白色至淡黄棕色，黄色点状维管束排列成环。气微，味苦、后微甜。

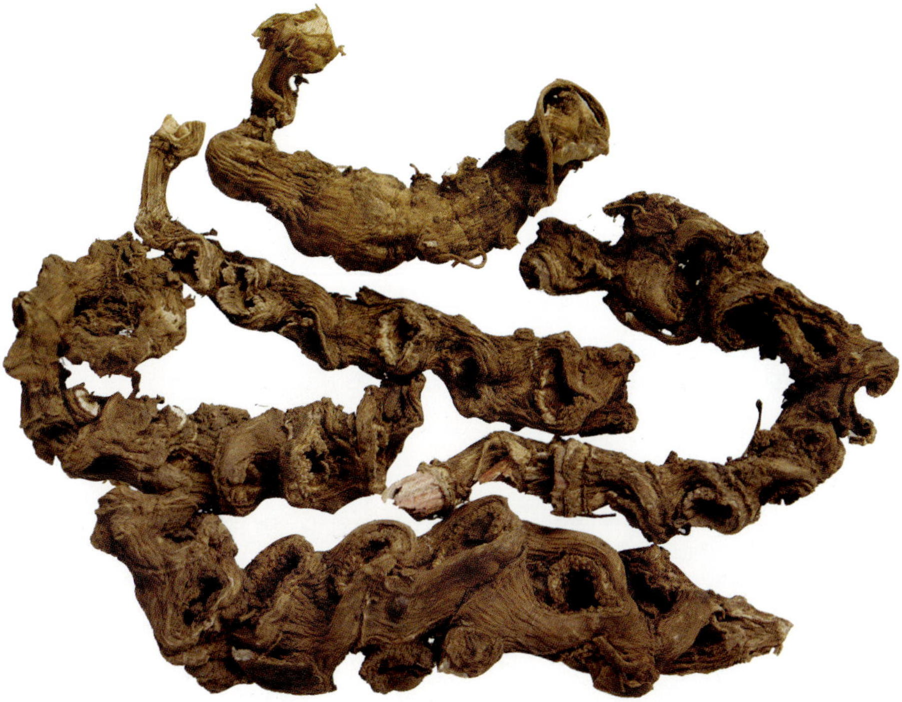

1cm 竹节参

性味	甘、微苦，温。
功效	散瘀止血，消肿止痛，祛痰止咳，补虚强壮。
主治	痨嗽咯血，跌扑损伤，咳嗽痰多，病后虚弱。
用量用法	6~9g。

★珠子参 *Panax japonicus* C. A. Mey. var. *major* (Burk.) C. Y. Wu et K. M. Feng

别名：疙瘩七、钮子七。| 药材名：珠子参（根茎）。

植物形态

草本。根茎横卧，细长，弯曲横卧，节膨大成珠状。茎直立，圆柱形，有条纹，光滑无毛。掌状复叶 3~5 枚轮生于茎端；小叶通常 5 枚，椭圆形或椭圆状卵形，薄膜质，边缘呈细锯齿或重锯齿。伞形花序单生于茎端；总花梗无毛或稍被短柔毛；小花梗长 7~12mm；花丝较花瓣为短；子房 2~5 室，花柱 2~5 枚，中部以下连合。果近球形，成熟时红色。种子白色，三角状长卵形。花期 5~6 月，果期 7~9 月。

生境分布：生于海拔 1700~3600m 的山坡林下。分布于山西、甘肃、河南、湖北、贵州、四川、西藏、云南等地。

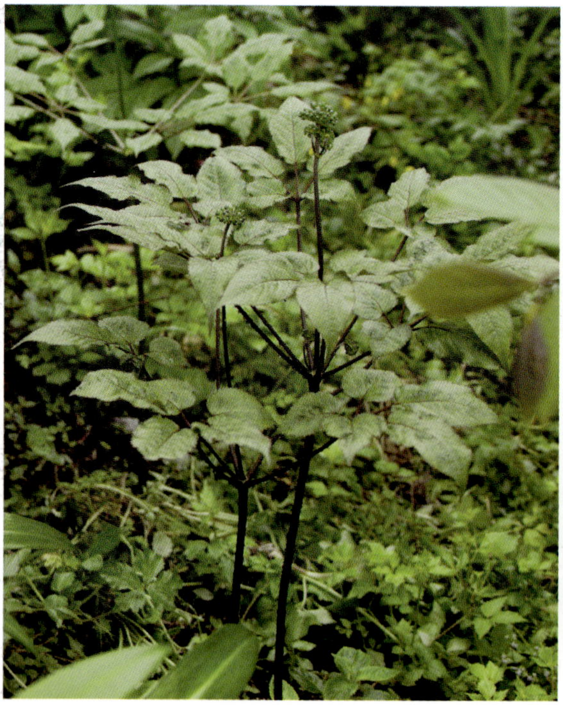

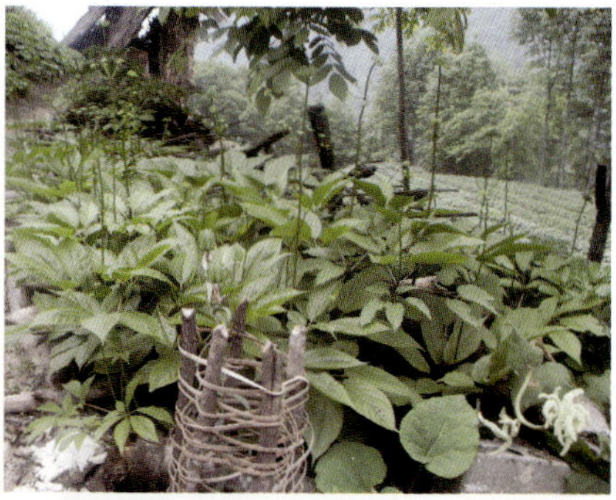

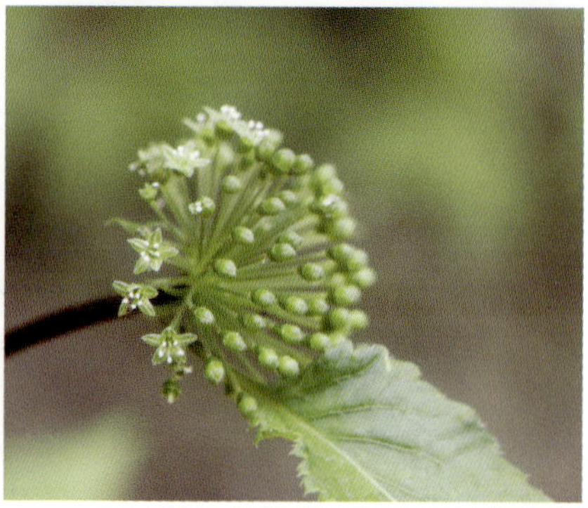

药材性状

珠子参

本品略呈扁球形、圆锥形或不规则菱角形，偶呈连珠状，直径0.5~2.8cm。表面棕黄色或黄褐色，有明显的疣状突起及皱纹，偶有圆形凹陷的茎痕，有的一侧或两侧残存细的节间。质坚硬，断面不平坦，淡黄白色，粉性。气微，味苦、微甘，嚼之刺喉。蒸（煮）者断面黄白色或黄棕色，略呈角质样，味微苦、微甘，嚼之不刺喉。

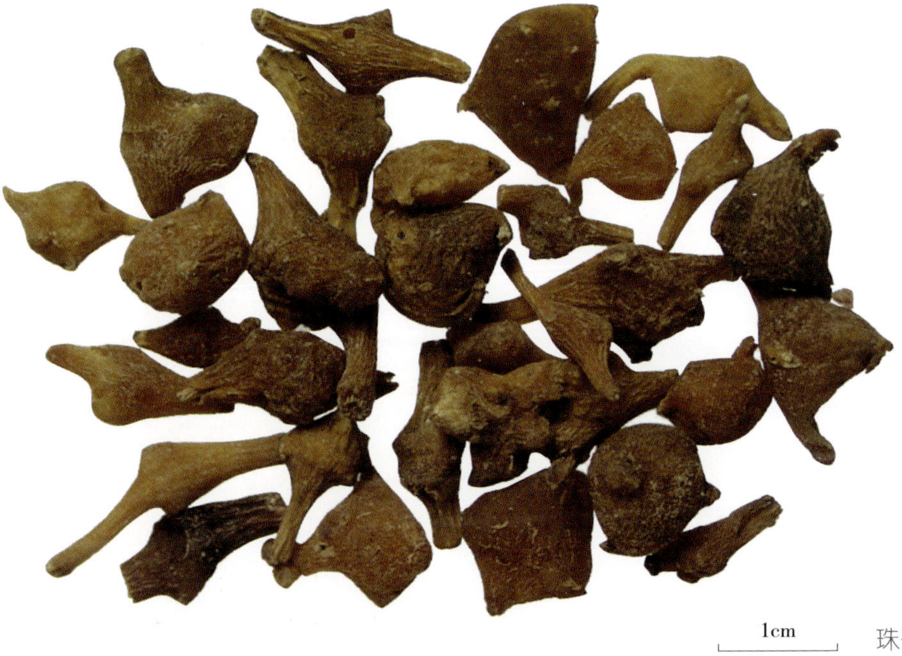

珠子参

性味	苦、甘，微寒。
功效	补肺养阴，祛瘀止痛，止血。
主治	气阴两虚，烦热口渴，虚劳咳嗽，跌扑损伤，关节痹痛，咳血，吐血，衄血，崩漏，外伤出血。
用量用法	3~9g。外用适量，研末敷患处。

伞形科

★ 蛇床 *Cnidium monnieri* (L.) Cuss.

药材名：蛇床子（果实）。

植物形态

一年生草本。茎有分枝，疏生细柔毛。基生叶轮廓长圆形或卵形，2~3 回羽状全裂；1 回羽片 3~4 对；2 回羽片具短柄或无柄，披针形；最终裂片线形或线状披针形，边缘白色，有短柔毛；叶柄长 4~8cm；茎生叶与基生叶同形。复伞形花序；伞幅不等长；总苞片线形，被纤毛；小总苞线形；小伞形花序着花 20~30 朵，花梗长 0.8~1.8mm；萼齿不明显；花瓣白色，先端具内卷的小舌片。双悬果，椭圆形。花期 6~7 月，果期 7~8 月。

生境分布：生于海边、路旁、田间草地、河边湿地。几乎遍布全国。

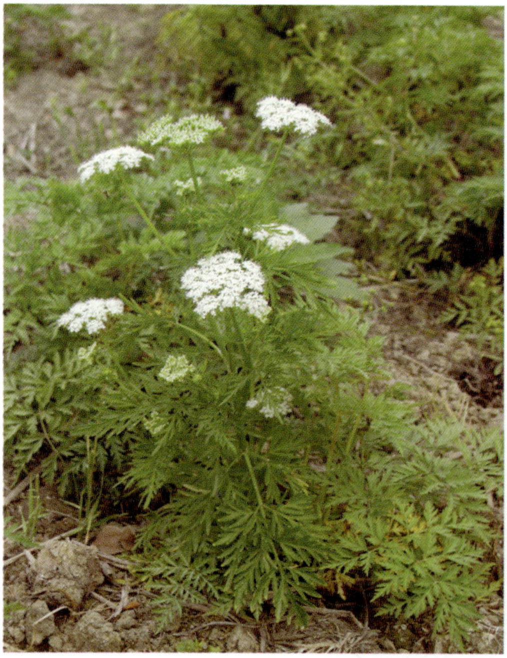

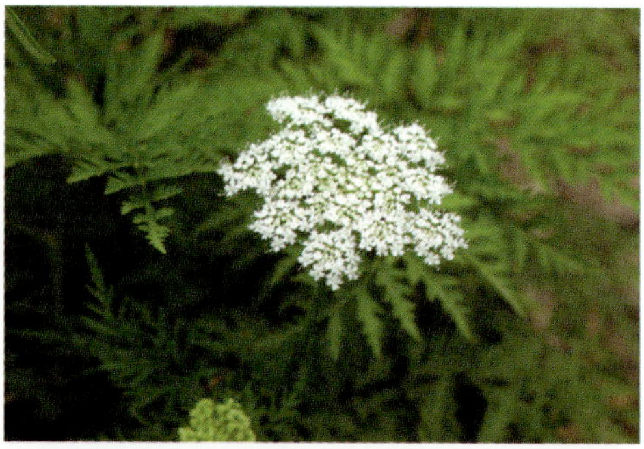

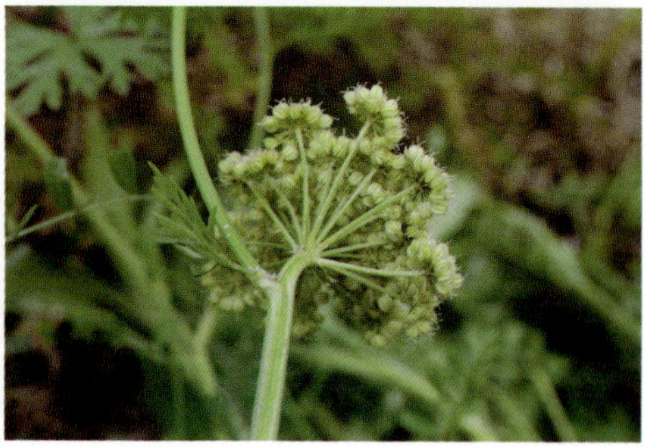

药材性状

蛇床子

本品为双悬果，呈椭圆形，长2~4mm，直径约2mm。表面灰黄色或灰褐色，顶端有2个向外弯曲的柱基，基部偶有细梗。分果的背面有薄而突起的纵棱5条，接合面平坦，有2条棕色略突起的纵棱线。果皮松脆，揉搓易脱落。种子细小，灰棕色，显油性。气香，味辛凉，有麻舌感。

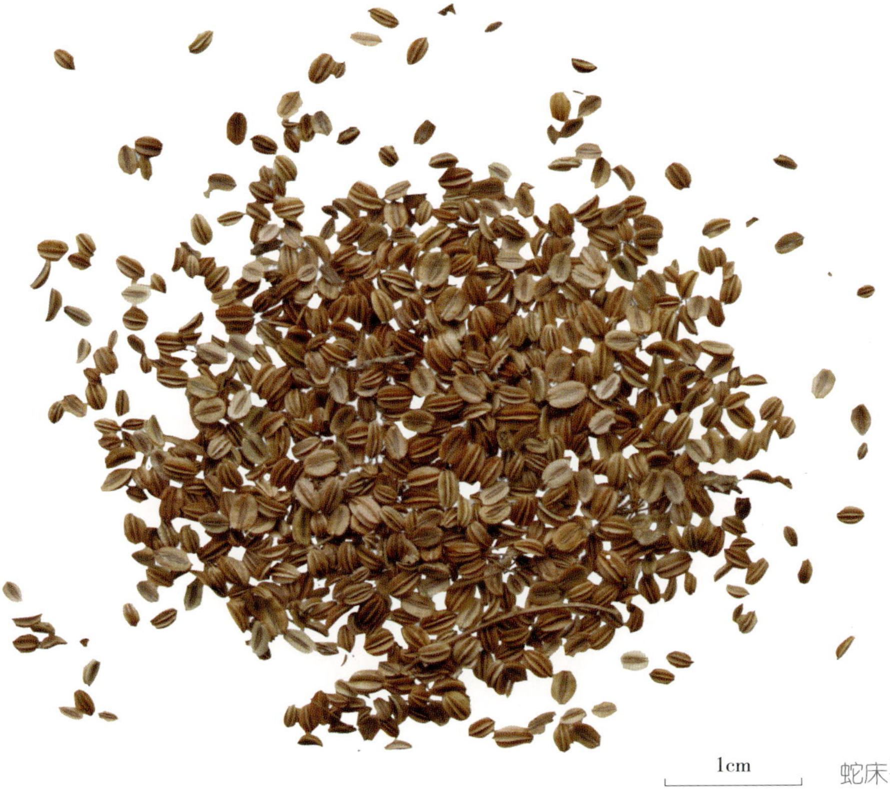

蛇床子

性味	辛、苦，温；有小毒。
功效	燥湿祛风，杀虫止痒，温肾壮阳。
主治	阴痒带下，湿疹瘙痒，湿痹腰痛，肾虚阳痿，宫冷不孕。
用量用法	3~10g。外用适量，多煎汤熏洗或研末调敷。

★白芷 *Angelica dahurica* (Fisch. ex Hoffm.) Benth. et Hook. f.

别名：禹白芷、祁白芷。| 药材名：白芷（根）。

植物形态

多年生草本。根长圆锥形，黄褐色，浓香。茎有纵沟纹。茎下部叶有长柄；叶鞘椭圆状膨大；叶片三角状卵形，羽状分裂；小叶椭圆形或椭圆状披针形，叶缘具白色软骨质粗齿；茎上部叶简化，叶鞘囊状膨大。伞形花序；总苞片膨大成鞘状；伞幅被短毛；小总苞片线状披针形；花瓣白色，倒卵形。双悬果圆形；背棱扁；侧棱翅状；棱槽有油管1条，合生面有2条。花期7~8月，果期8~9月。

生境分布： 常生长于林下、林缘、溪旁、灌丛及山谷草地，亦有栽培。多栽培于河北、河南、浙江、四川等地。

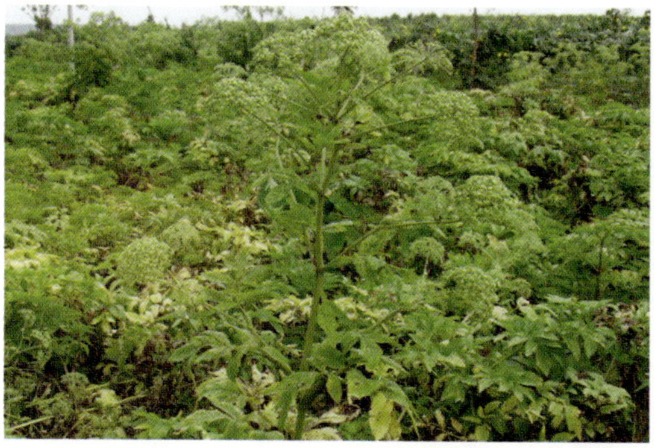
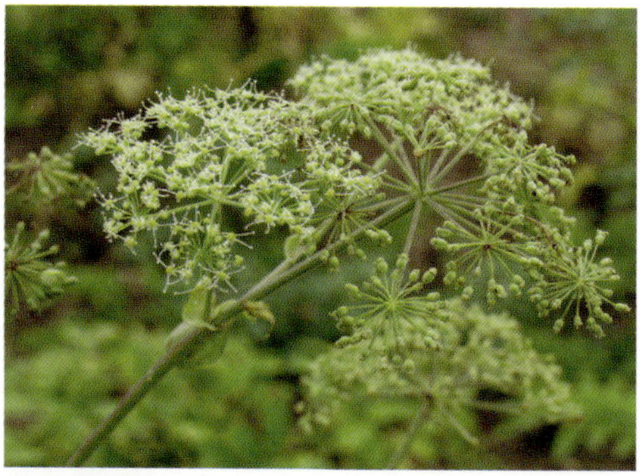
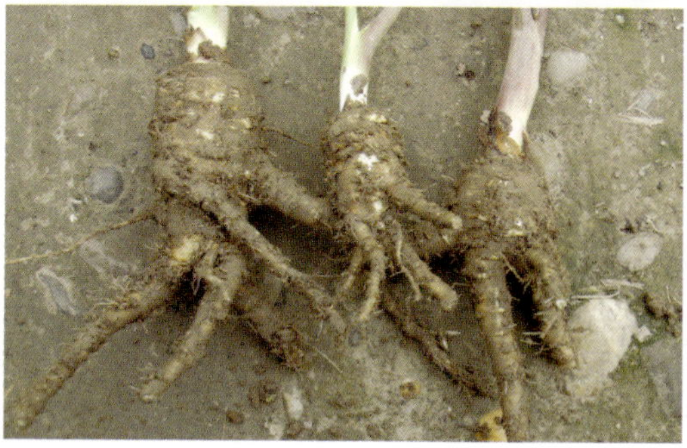
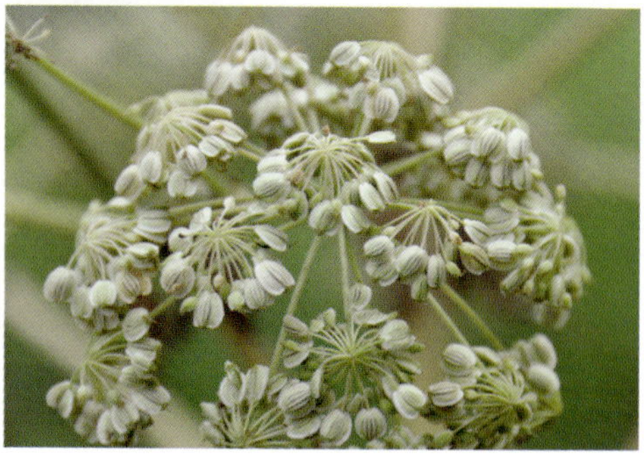

药材性状

川明参

根呈圆柱形，长 7~20cm，直径 0.5~1.2cm，多不分枝。表面淡黄棕色或灰棕色。质稍硬，断面粉性，形成层环明显，并可见淡黄色小油点。气微，味淡。

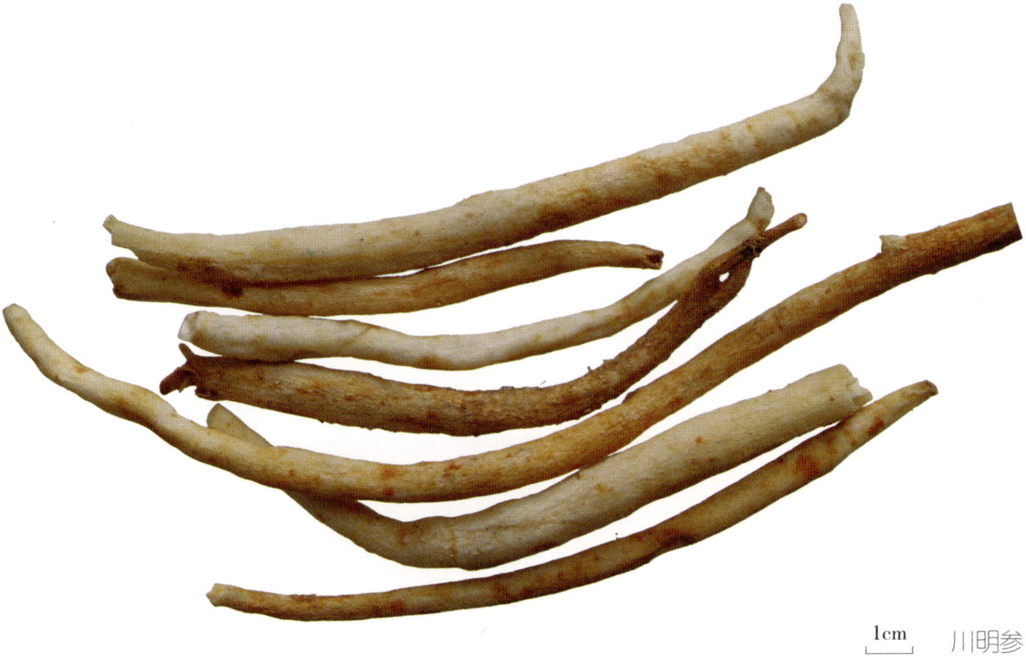

川明参

性味	甘、微苦，凉。
功效	养阴清肺，健脾助运。
主治	热病伤阴，肺燥咳嗽，脾虚食少，病后体弱。
用量用法	6~15g。

附　注：伞形科植物明党参以根入药，其植株的形态特征与川明参相近，根的性状特征也较难与川明参区分，常与川明参混淆。

★ 防风 *Saposhnikovia divaricata* (Turcz.) Schischk.

别名：关防风。| **药材名**：防风（根）。

植物形态

多年生草本，无毛。根粗壮，主根圆锥形，外皮灰棕色。茎直立，二叉状分枝。基生叶簇生，具长柄，叶柄基部成叶鞘；叶片2~3回羽状深裂，轮廓三角状卵形；最终裂片狭楔形，两面均呈灰绿色，稍厚，无毛。茎上部叶较小，极简化，具扩展叶鞘。复伞形花序，多数；伞幅5~10，不等长；无总苞片；小伞形花序具花4~10朵；小总苞片4~6枚，披针形；萼齿三角状卵形；花瓣白色。双悬果。花、果期7~9月。

生境分布：生于草原、丘陵、多石砾的山坡。分布于黑龙江、吉林、辽宁、河北、山东、山西、内蒙古、陕西、宁夏等地。

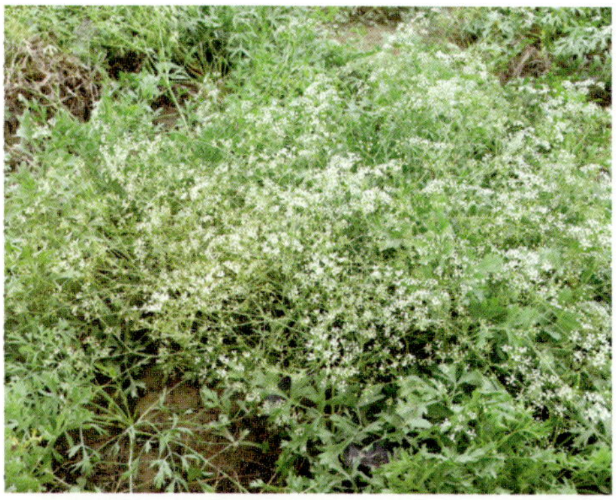

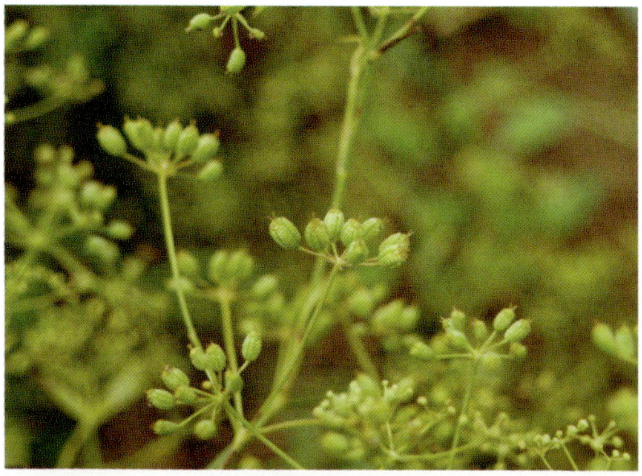

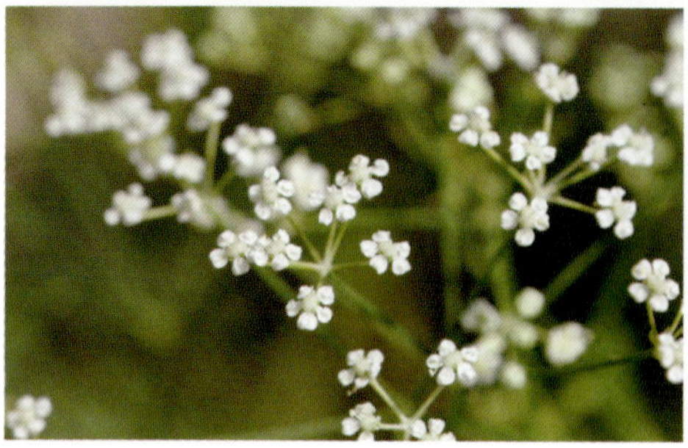

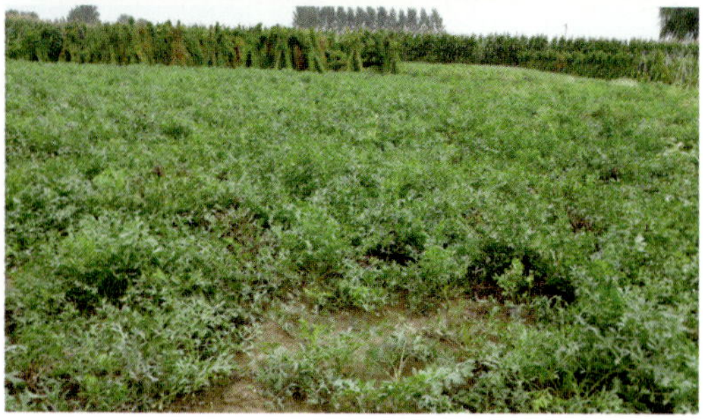

药材性状

防风

长圆锥形或长圆柱形，下部渐细，有的略弯曲，长15~30cm，直径0.5~2cm。表面灰棕色，粗糙，有纵皱纹、多数横长皮孔样突起及点状的细根痕。根头部有明显密集的环纹，有的环纹上残存棕褐色毛状叶基。体轻，质松，易折断，断面不平坦，皮部浅棕色，有裂隙，木部浅黄色。气特异、味微甘。

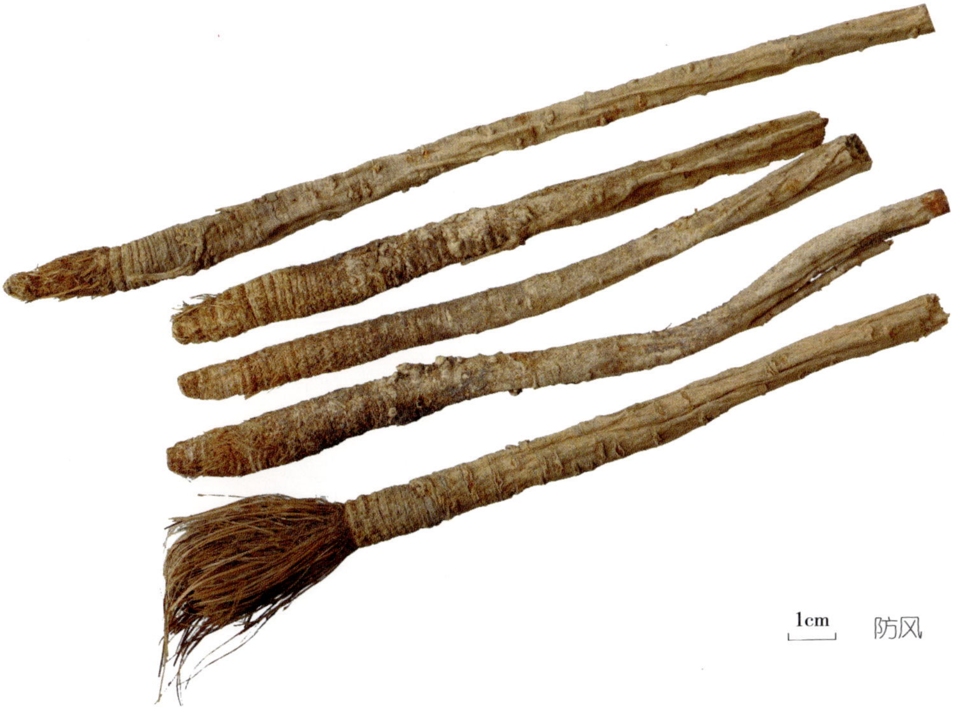

防风

性味	辛、甘，微温。
功效	祛风解表，胜湿止痛，止痉。
主治	感冒头痛，风湿痹痛，风疹瘙痒，破伤风。
用量用法	5~10g。

龙胆科

★ 龙胆 *Gentiana scabra* Bge.

别名： 龙胆草。| **药材名：** 龙胆（根和根茎）。

植物形态

多年生草本。根黄白色，绳索状。茎直立，粗壮，常带紫褐色，粗糙。花枝下部叶鳞片形，长 4~6mm；中部叶卵形或卵状披针形至线状披针形，具 3~5 条脉，无柄，边缘及下表面主脉粗糙。花簇生于枝顶或叶腋；苞片披针形；花萼钟状，裂片条状披针形；花冠筒状钟形，蓝紫色，裂片卵形，褶三角形，稀 2 齿裂。蒴果矩圆形，有柄。种子条形，边缘有翅。花、果期 5~11 月。

生境分布： 生于海拔 400~1700m 的河边、山坡草丛或灌丛、林缘、林下。分布于黑龙江、吉林、辽宁、内蒙古、河北、山西、陕西、宁夏、河南、湖北、安徽、山东、江苏、浙江、福建等地。

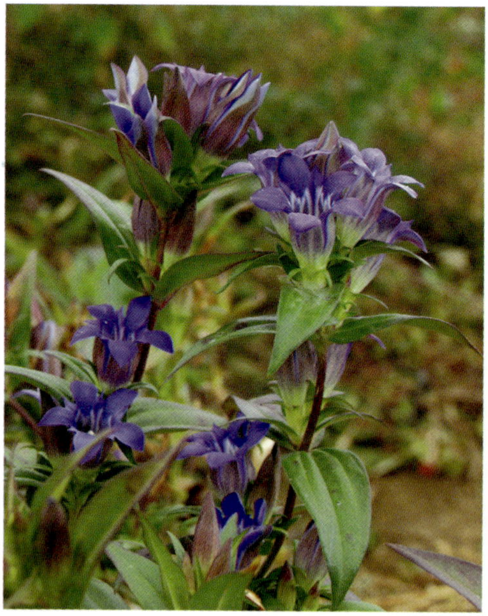

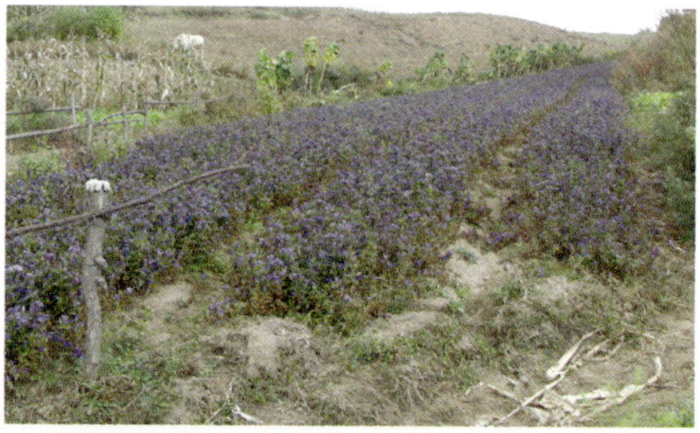

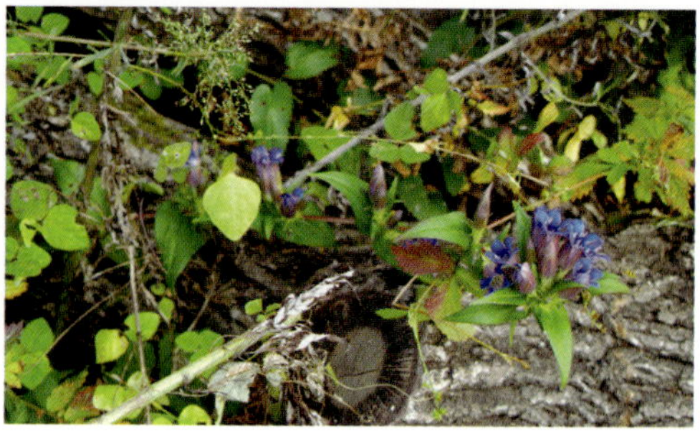

药材性状

龙胆

根茎呈不规则的块状，长1~3cm，直径0.3~1cm；表面暗灰棕色或深棕色，上端有茎痕或残留茎基，周围和下端着生多数细长的根。根圆柱形，略扭曲，长10~20cm，直径0.2~0.5cm；表面淡黄色或黄棕色，上部多有显著的横皱纹，下部较细，有纵皱纹及支根痕。质脆，易折断，断面略平坦，皮部黄白色或淡黄棕色，木部色较浅，呈点状环列。气微，味甚苦。

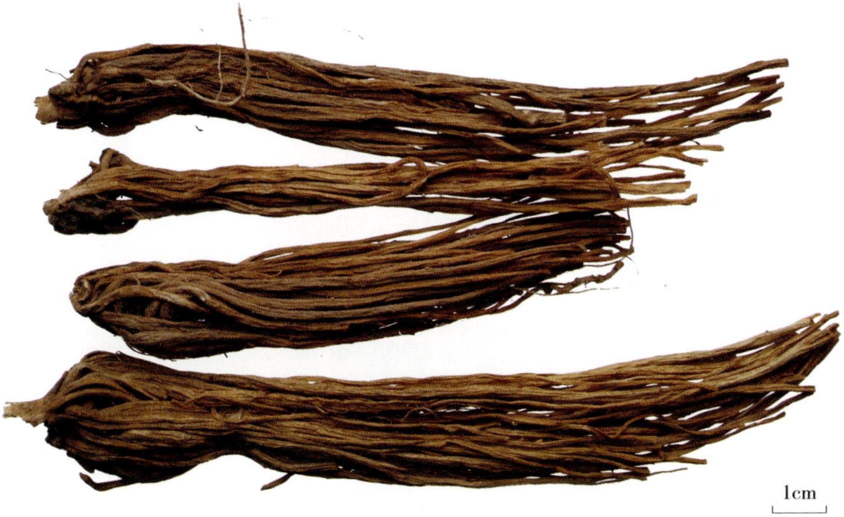

龙胆

性味	苦，寒。
功效	清热燥湿，泻肝胆火。
主治	湿热黄疸，阴肿阴痒，带下病，湿疹瘙痒，肝火目赤，耳鸣耳聋，胁痛口苦，强中，惊风抽搐。
用量用法	3~6g。

附　注：《中国药典》2015年版记载同属植物三花龙胆、坚龙胆、条叶龙胆与龙胆的干燥根和根茎同等入药。

★ 麻花秦艽 *Gentiana straminea* Maxim.

别名： 大秦艽、麻花艽。| **药材名：** 秦艽（根）。

植物形态

多年生草本，基部被残存的纤维状叶鞘所包围。根粗壮，棕褐色。茎常斜升。营养枝的叶呈莲座状，披针形至宽披针形，具5条脉，全缘；茎生叶对生，条状披针形。聚伞花序顶生或腋生，具花梗；花萼一侧裂开，白色膜质，萼齿齿状或条状钻形，有时不显著；花冠漏斗状，淡黄绿色，喉部及筒的基部有绿色斑点，裂片三角状卵形或卵形，褶三角形；雄蕊5枚；子房矩圆形，花柱短，柱头2裂。蒴果，具柄。种子多数。花、果期7~10月。

生境分布： 生于海拔2000~5000m的高山、草地和溪边。分布于甘肃、青海、宁夏、西藏、湖北等地。

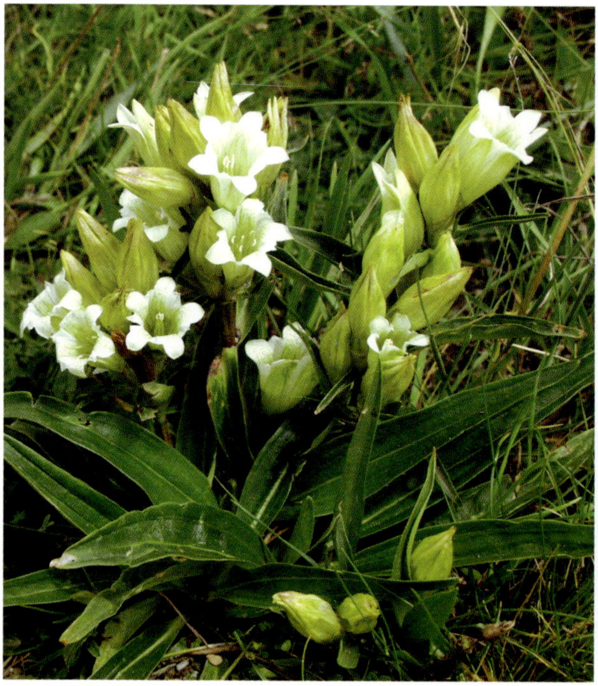

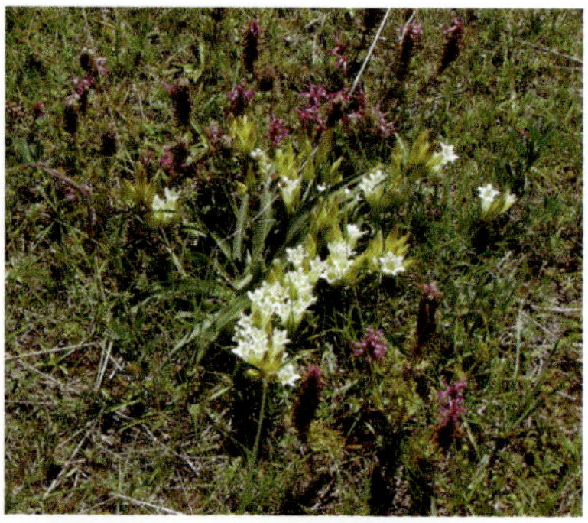

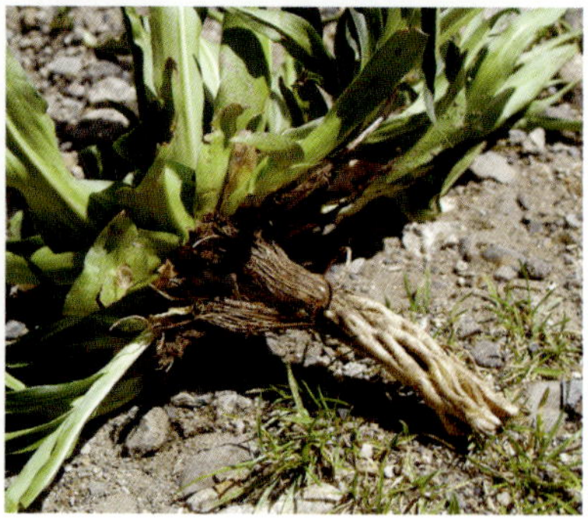

药材性状

秦艽

类圆锥形，多由数个小根纠聚而膨大，直径可达 7cm。表面棕褐色，粗糙，有裂隙呈网状孔纹。质松脆，易折断，断面多呈枯朽状。气特异，味苦、微涩。

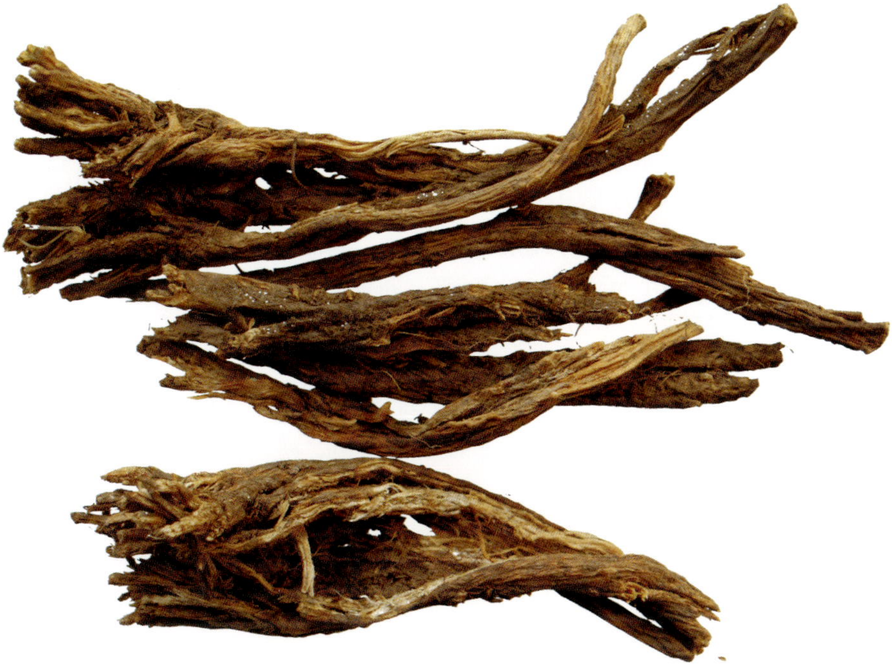

1cm　秦艽

性味	苦、辛，平。
功效	祛风湿，清湿热，止痹痛，退虚热。
主治	风湿痹痛，中风半身不遂，筋脉拘挛，骨节酸痛，湿热黄疸，骨蒸潮热，小儿疳积发热。
用量用法	3~10g。

附　注：《中国药典》2015 年版记载同属植物秦艽、小秦艽、粗茎秦艽与麻花秦艽的干燥根同等入药。

萝藦科

★ 柳叶白前 *Cynanchum stauntonii* (Decne.) Schltr. ex Lévl.

别名：竹叶白前。| 药材名：白前（根茎和根）。

植物形态

直立草本。根茎细长，中空，节上丛生纤细状弯曲须根。茎单一，圆柱形，灰绿色，有细棱，基部木质化。叶对生；叶片稍革质，披针形或线状披针形，全缘，中脉明显；叶柄短。聚伞花序腋生，小苞片多数；花萼内面基部有腺体；花冠辐状，5深裂，裂片线形，紫红色，内面有长柔毛；副花冠裂片杯状。光滑无毛。种子长圆形。花期5~8月，果期9~10月。

生境分布：生于山谷湿地、溪边、江边沙地浸水中。分布于江苏、安徽、浙江、江西、福建、湖南、湖北、广东、广西、四川等地。

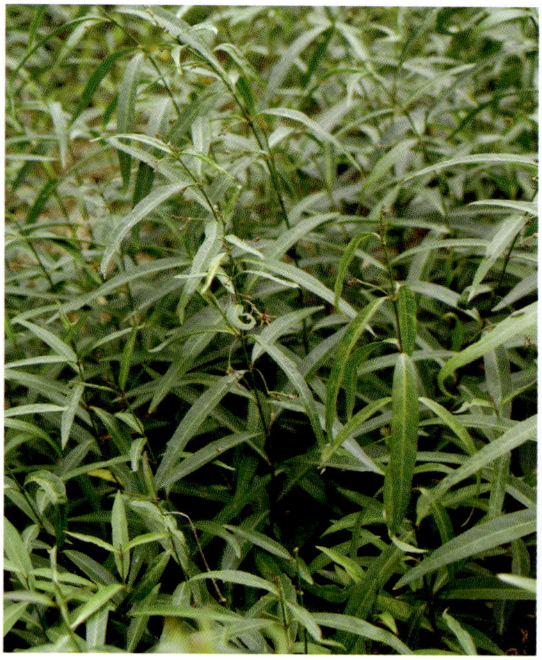

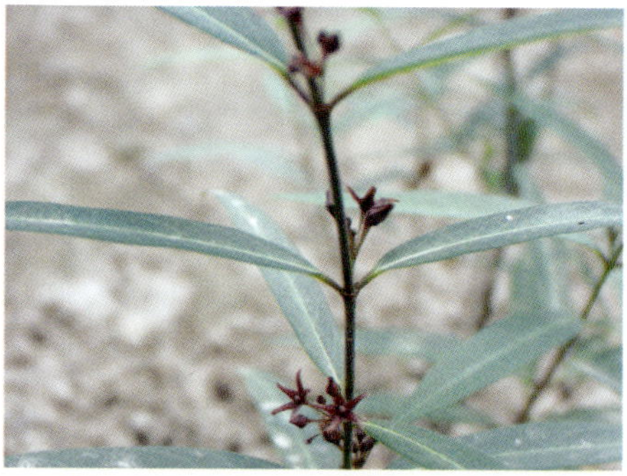

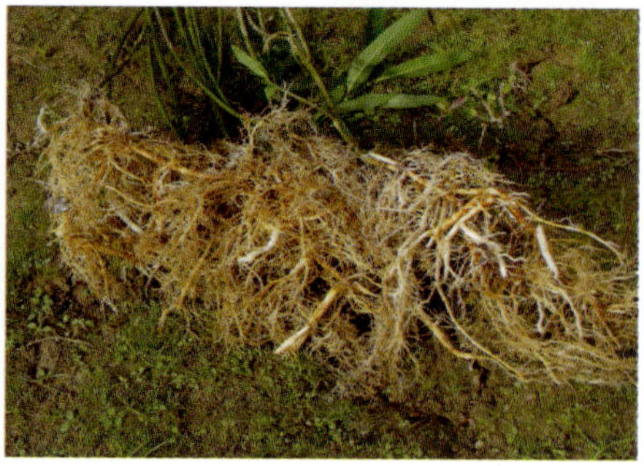

药材性状

白前

根茎呈细长圆柱形，有分枝，稍弯曲，长 4~15cm，直径 1.5~4mm；表面黄白色或黄棕色，节明显，节间长 1.5~4.5cm，顶端有残茎；质脆，断面中空。节处簇生纤细弯曲的根，长可达 10cm，直径不及 1mm，有多处分枝呈毛须状，常盘曲成团。气微，味微甜。

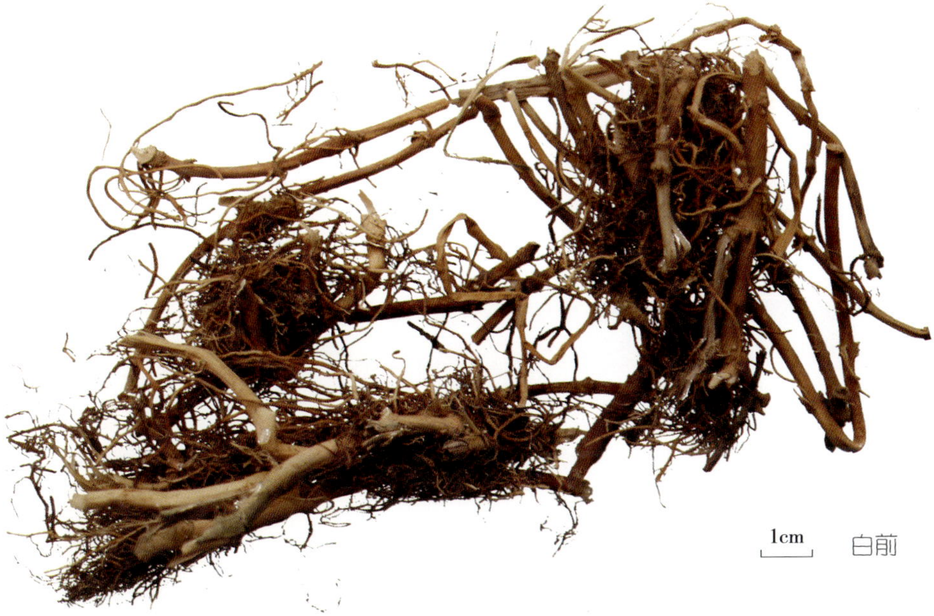

白前

性味	辛、苦，微温。
功效	降气，消痰，止咳。
主治	肺气壅实，咳嗽痰多，胸满喘急。
用量用法	3~10g。

★蔓生白薇 *Cynanchum versicolor* Bge.

别名： 蔓白薇、变色白前。| **药材名：** 白薇（根和根茎）。

植物形态

半灌木，全株被绒毛。茎上部缠绕，下部直立。叶对生，纸质，宽卵形或卵状椭圆形，两面均被黄色绒毛，侧脉每边 6~8 条。伞形聚伞花序腋生，花序梗无或长 1~10mm，具花 10 余朵；花萼 5 裂，裂片狭披针形，内面腺体极小；花冠初时呈黄白色，后渐变为黑紫色，枯干时呈暗褐色，钟状辐形；副花冠裂片三角形，比合蕊柱短。蓇葖果单生，宽披针形。种子宽卵圆形，顶端具白绢质种毛。花期 5~8 月，果期 7~11 月。

生境分布： 生于海拔 800m 以下的山地。分布于吉林、辽宁、河北、河南、山东、江苏、浙江、湖北、湖南、四川等地。

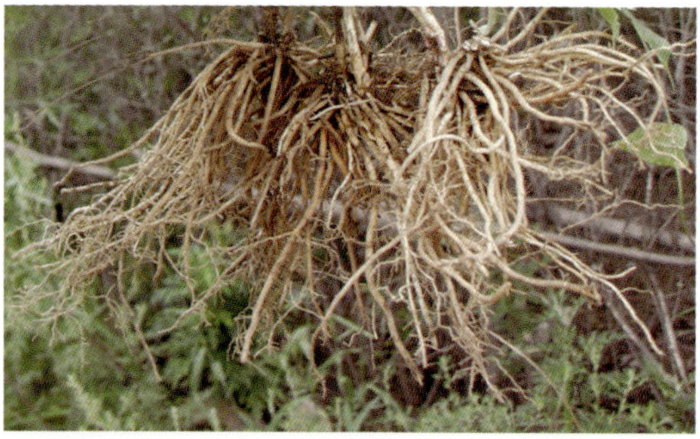

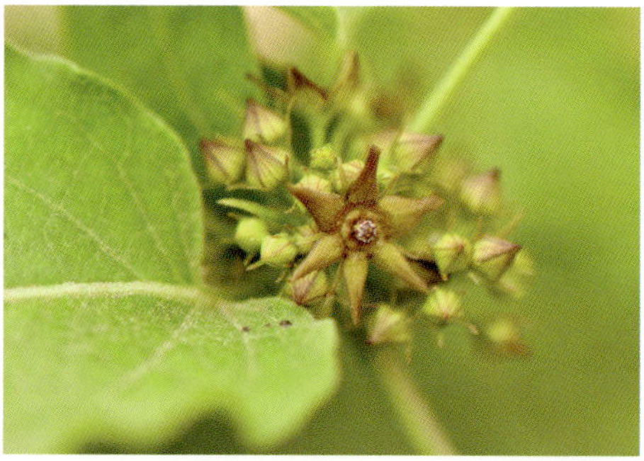

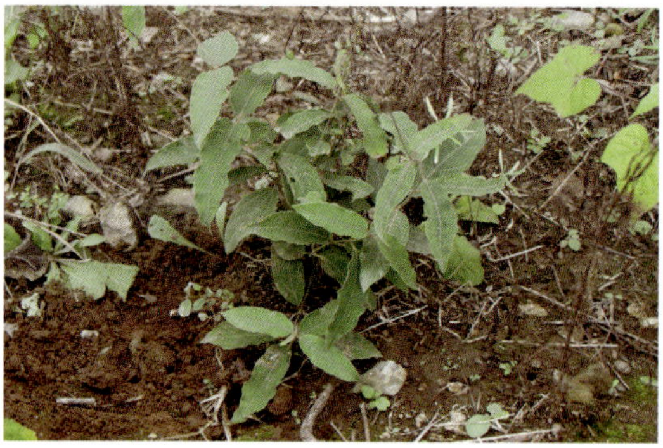

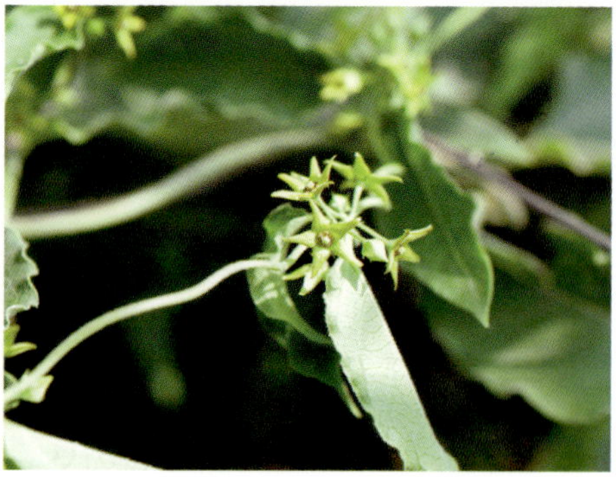

药材性状

白薇

根茎粗短，有结节，多弯曲，上面有圆形的茎痕，下面及两侧簇生多数细长的根。根长 10~25cm，直径 0.1~0.2cm；表面棕黄色；质脆，易折断，断面皮部黄白色，木部黄色。气微，味微苦。

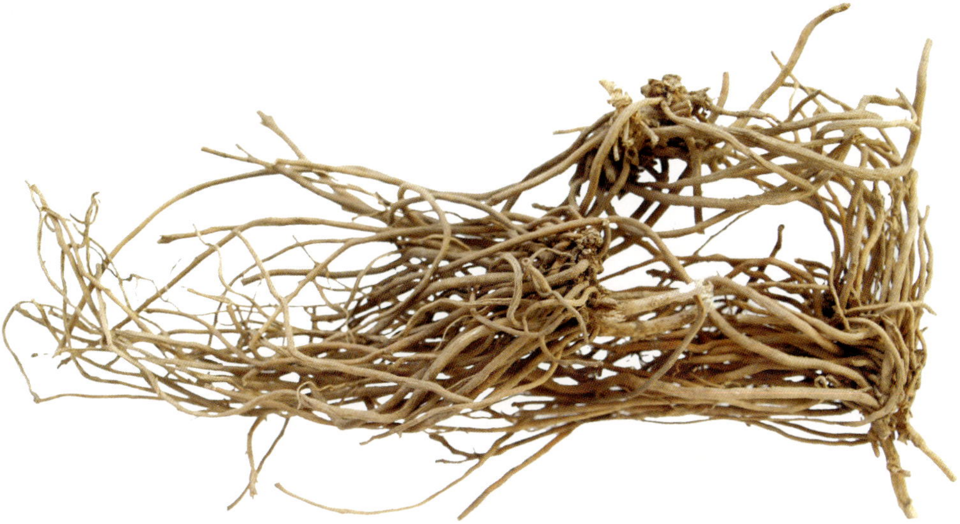

1cm 白薇

性味	苦、咸，寒。
功效	清热凉血，利尿通淋，解毒疗疮。
主治	温邪伤营发热，阴虚发热，骨蒸劳热，产后血虚发热，热淋，血淋，痈疽肿毒。
用量用法	5~10g。

附　注：《中国药典》2015 年版记载同属植物白薇与蔓生白薇的干燥根和根茎同等入药。

★通关藤 *Marsdenia tenacissima* (Roxb.) Wight et Arn.

别名：通光藤、大苦藤、地甘草。| **药材名：**通关藤（藤茎）。

植物形态

粗壮藤本。茎枝密被毛。叶片卵圆形，两面均被茸毛，或上表面近无毛，基出脉5~7条，侧脉3~5对；叶柄细。聚伞花序多分枝，花序梗长2cm；花梗长6~8mm；花萼裂片椭圆状披针形，内面具腺体；花冠钟状，密被柔毛，花冠筒内面基部被毛，裂片卵状长圆形，开展，被茸毛；副花冠裂片伸出花冠筒，具距。蓇葖果柱状披针形，密被柔毛。花期6月，果期11月。

生境分布：生长于海拔2000m以下的疏林中。分布于广西、云南、贵州南部及四川等地。

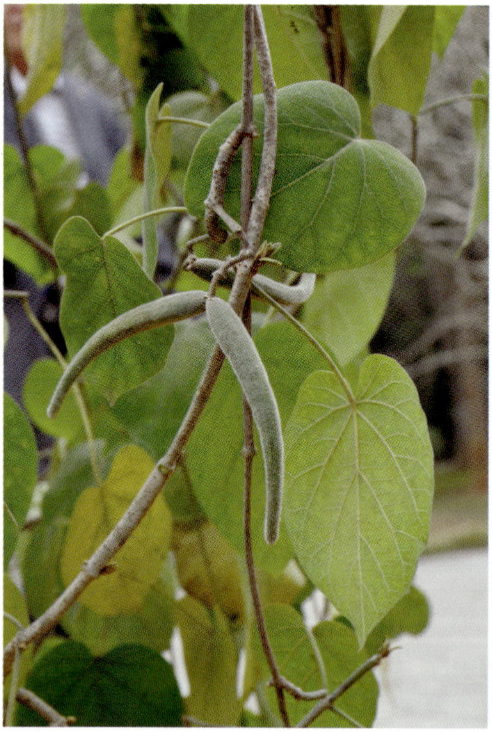

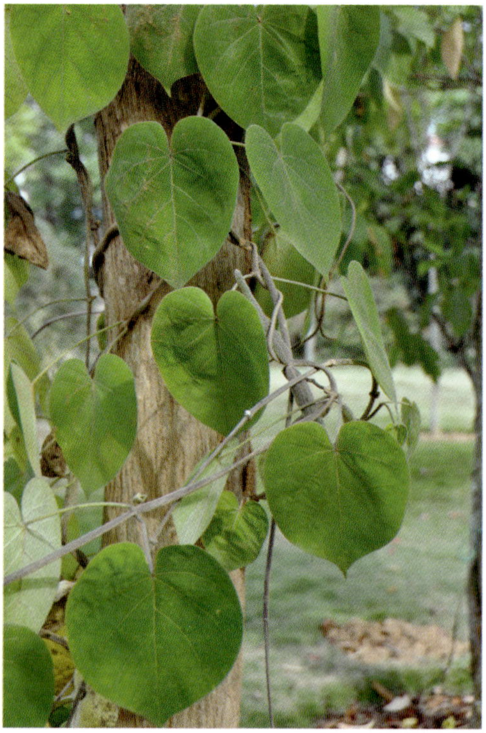

药材
性状

通关藤

扁圆柱形，略扭曲，直径 2~5cm；节膨大，节间两侧各有 1 条明显纵沟，于节处交互对称。表面灰褐色，粗糙，栓皮松软，稍厚。质硬而韧，粗者难折断，断面不平整，常呈“8”字形，皮部浅灰色，木部黄白色，密布针眼状细孔，髓部常中空。气微，味苦、回甜。

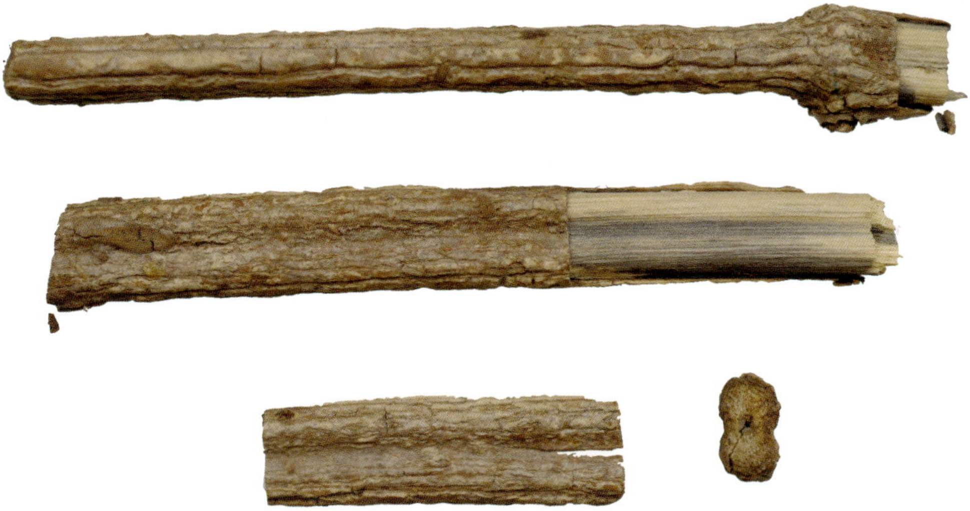

1cm 通关藤

性味	苦，微寒。
功效	止咳平喘，祛痰，通乳，清热解毒。
主治	喘咳痰多，风湿肿痛，产后乳汁不通，疮痈。
用量用法	20~30g。

茄科

★ 酸浆 *Physalis alkekengi* L. var. *franchetii* (Mast.) Makino

别名：红菇娘。| 药材名：锦灯笼（宿萼或带果实的宿萼）。

植物形态

多年生草本。根状茎横走；地上茎直立，不分枝，有纵棱，光滑，仅在上部疏生毛，茎下部常带紫色，茎节略膨大。叶在茎下部者互生，茎上部者为假对生；叶片长卵形、宽卵形或菱状卵形，叶缘具不整齐的缺刻状粗锯齿或浅波状，仅叶缘有短毛；叶柄长 1~3cm。花单生于叶腋，花梗细；花萼钟状，5 深裂，绿色，裂片密生柔毛，筒部毛稀疏；花冠广钟形，白色，裂片 5 枚。浆果球形，红色；宿萼橙红色，光滑无毛。种子多数，扁平阔卵形，黄色。花期 6~10 月，果期 7~11 月。

生境分布：生于田野、沟边、山坡草地、林下、路旁。分布于除西藏外的全国各地。

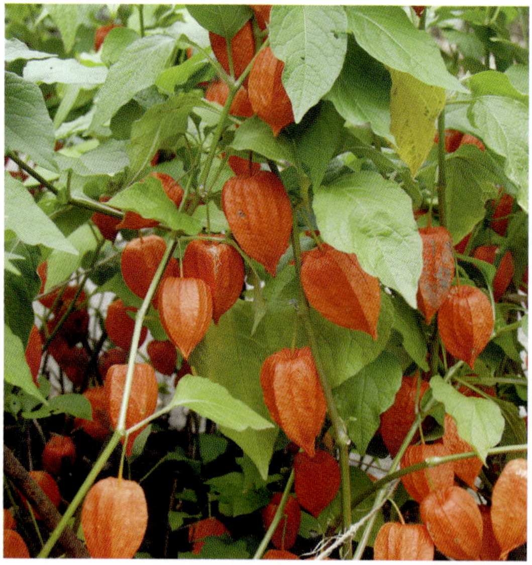

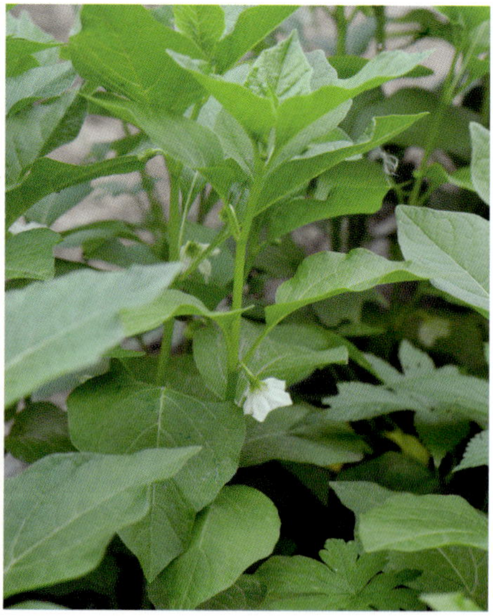

药材
性状

锦灯笼

本品略呈灯笼状，多压扁，长 3~4.5cm，宽 2.5~4cm。表面橙红色或橙黄色，有 5 条明显的纵棱，棱间有网状的细脉纹。顶端渐尖，微 5 裂，基部略平截，中心凹陷有果梗。体轻，质柔韧，中空，或内有棕红色或橙红色果实。果实球形，多压扁，直径 1~1.5cm，果皮皱缩，内含种子多数。气微，宿萼味苦，果实味甘、微酸。

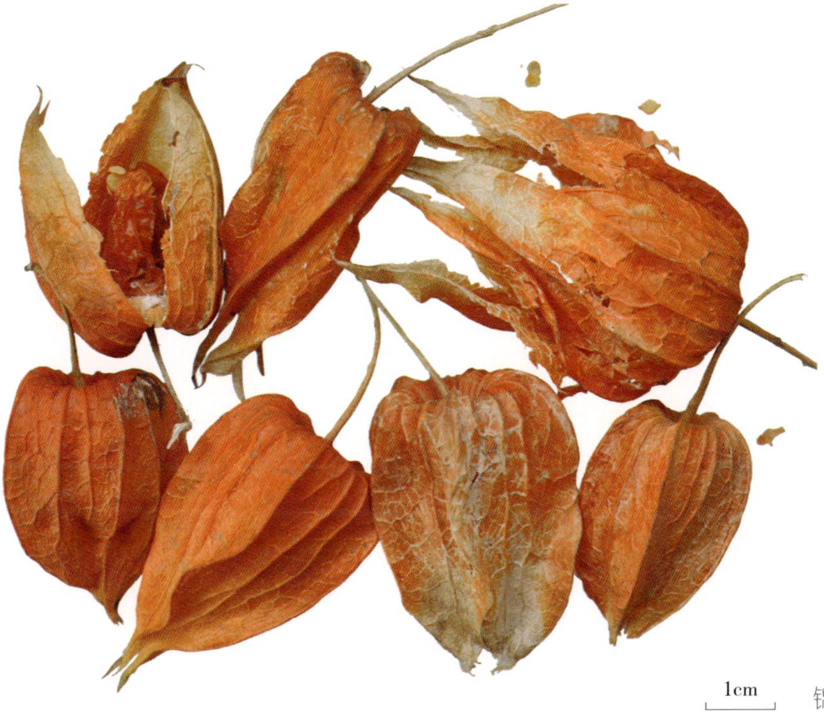

锦灯笼

性味	苦，寒。
功效	清热解毒，利咽化痰，利尿通淋。
主治	咽痛音哑，痰热咳嗽，小便不利，热淋涩痛，天疱疮，湿疹。
用量用法	5~9g。外用适量，捣敷患处。

★白花曼陀罗 *Datura metel* L.

别名：洋金花、白曼陀罗。| **药材名**：洋金花（花）。

植物形态

一年生草本或亚灌木，植株近无毛。茎基部稍木质化。叶互生；叶片卵形或宽卵形，边缘具不规则的短齿或浅裂或者全缘而呈波状，侧脉每边4~6条；叶柄长2~5cm。花单生于枝杈间或叶腋；花萼筒状，5裂，裂片呈狭三角形或披针形；花冠长漏斗状，裂片先端具小尖头，白色、黄色、浅紫色。蒴果近球形或扁球形，疏生粗短刺，成熟时不规则4瓣裂。花、果期6~9月。

生境分布：生于山坡、草地、路旁。分布于华东、西南及广东、广西、湖北等地。

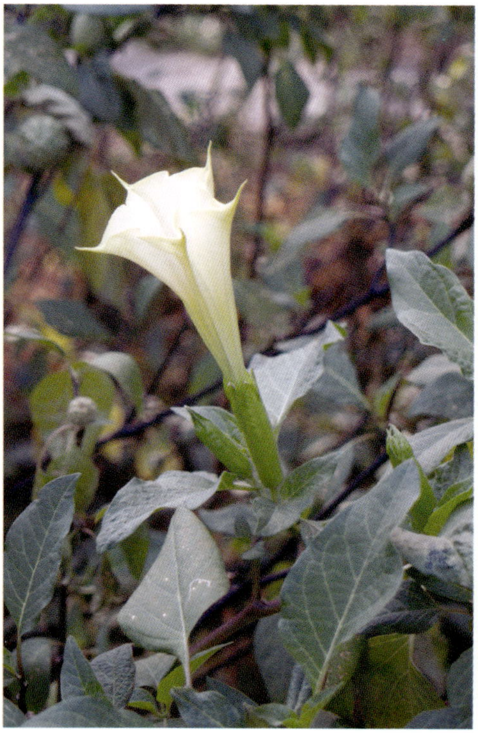

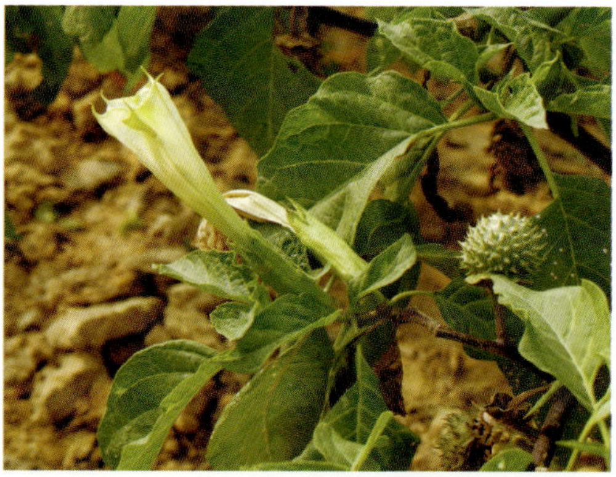

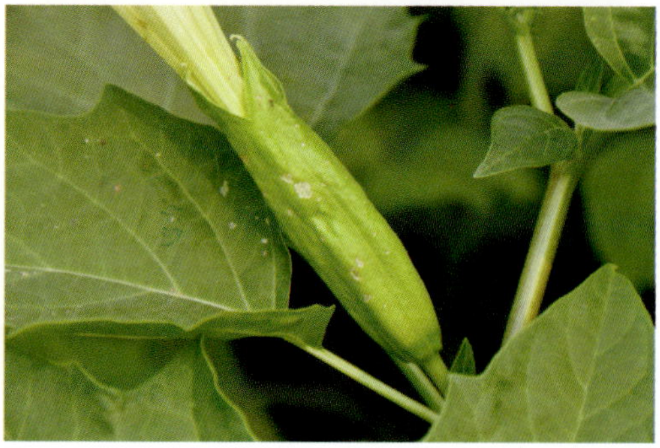

药材性状

洋金花

本品多皱缩成条状，完整者长 9~15cm。花萼呈筒状，长为花冠的 2/5，灰绿色或灰黄色，先端 5 裂，基部具纵脉纹 5 条，表面微有茸毛；花冠呈喇叭状，淡黄色或黄棕色，先端 5 浅裂，裂片有短尖，短尖下具明显的纵脉纹 3 条，两裂片之间微凹；雄蕊 5 枚，花丝贴生于花冠筒内，长为花冠的 3/4；雌蕊 1 枚，柱头棒状。烘干品质柔韧，气特异；晒干品质脆，气微，味微苦。

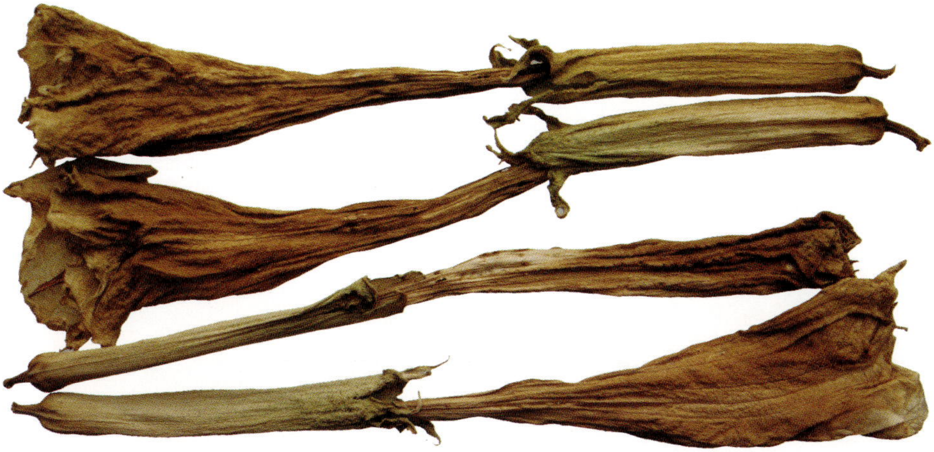

1cm 洋金花

性味	辛，温；有毒。
功效	平喘止咳，解痉定痛。
主治	哮喘咳嗽，脘腹冷痛，风湿痹痛，小儿慢惊，外科麻醉。
用量用法	0.3~0.6g，宜入丸、散；亦可作卷烟分次燃吸，每日不超过 1.5g。外用适量。

旋花科

★ 菟丝子 *Cuscuta chinensis* Lam.

别名：豆寄生、无根草。| 药材名：菟丝子（种子）。

植物形态

一年生寄生草本。茎细，直径约 1mm，缠绕，黄色，无叶。花多数，簇生，花梗粗壮；苞片 2 枚，有小苞片；花萼杯状，5 裂，裂片卵圆形或矩圆形；花冠白色，壶状或钟状，顶端 5 裂，裂片向外反曲；鳞片近矩圆形，边缘流苏状；花柱 2 枚，直立，柱头球形，宿存。蒴果近球形，稍扁，成熟时被花冠全部包围，成熟时整齐地周裂。种子淡褐色，表面粗糙。花期 7~8 月，果期 8~9 月。

生境分布：生于田边、荒地及灌木丛中，多寄生于豆科、菊科、藜科等植物。分布于全国各地。

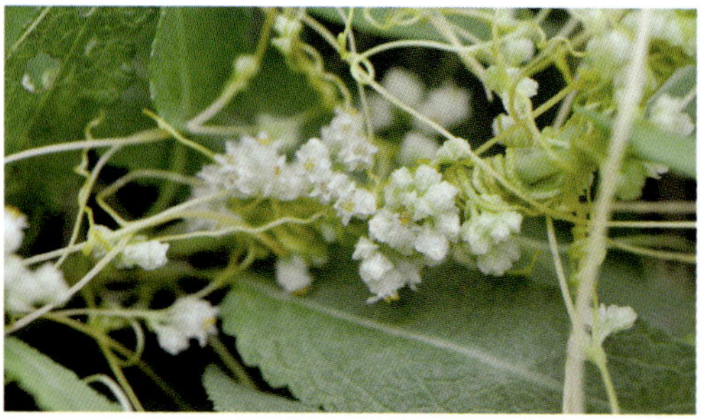

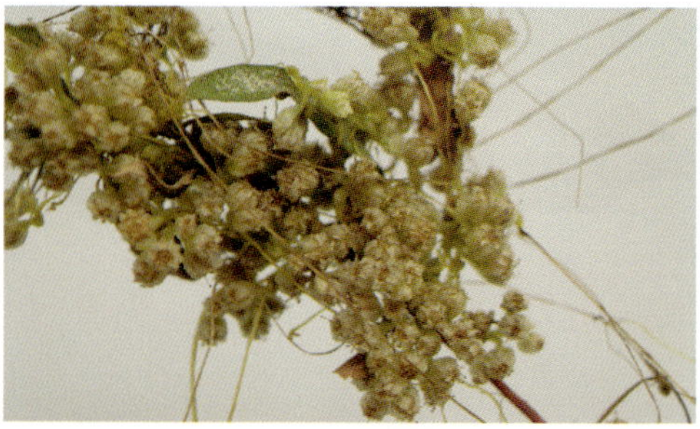

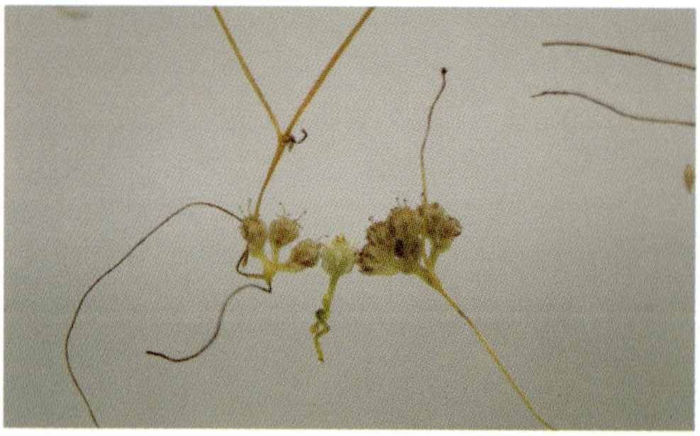

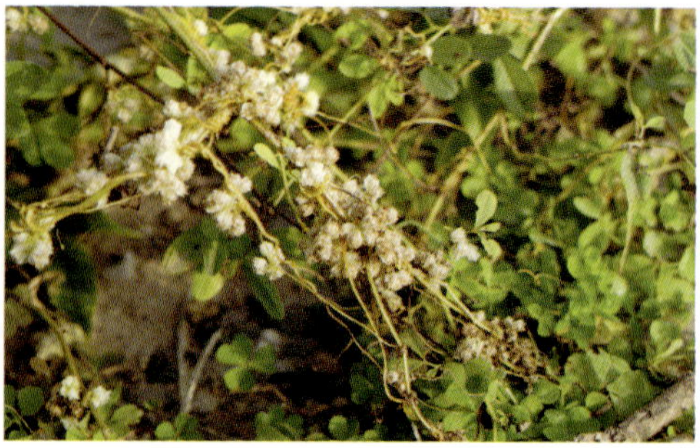

药材性状

裸花紫珠

叶常卷曲，易碎。完整者展平后呈长圆形或卵状披针形，长 10~23cm，宽 4~7.5cm。表面黑色，仅主脉处具褐色毛茸，在放大镜下观察，可见下表面密被黄褐色分枝毛、星状毛和单毛，毛下可见亮黄色腺点，侧脉羽状，小脉近平行，与侧脉几呈直角。叶柄长 1~2.5cm，被星状毛。气微，清香，味微苦、涩。

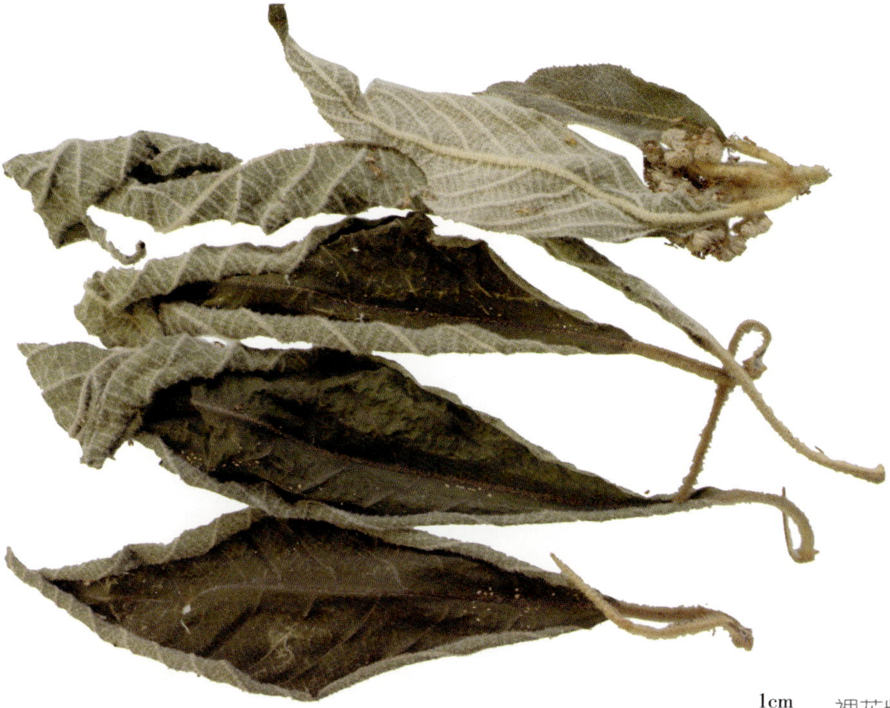

1cm 裸花紫珠

性味	微苦，平。
功效	抗菌止血，消炎解毒，散瘀消肿。
主治	化脓性炎症，急性病毒性肝炎，呼吸道及消化道出血，血小板减少性紫癜，烧烫伤，外伤出血。
用量用法	15~30g。外用适量，捣敷、研末撒或煎水洗。

★ 单叶蔓荆 *Vitex trifolia* L. var. *simplicifolia* Cham.

别名：灰枣。| 药材名：蔓荆子（果实）。

植物形态

灌木，伏地斜生。幼茎四棱形，具香气。单叶对生；叶柄长 5~10mm；叶片纸质，倒卵形或卵形，全缘，表面绿色，具短毛和腺点，下表面密被灰白色绒毛，具腺点。聚伞花序再排成紧密而狭窄的圆锥花序；花萼钟状，外面密被灰白色绒毛，内面无毛，顶端 5 齿裂；花冠淡紫色，上部 5 裂，中间 1 枚裂片最大。核果球形，具腺点，大部分为增大的宿存花萼所包围。花期 7~8 月，果期 8~9 月。

生境分布：生于海滨、湖畔、沙滩等地。分布于山东、江苏、浙江、江西、福建、台湾、广东、广西、海南等地。

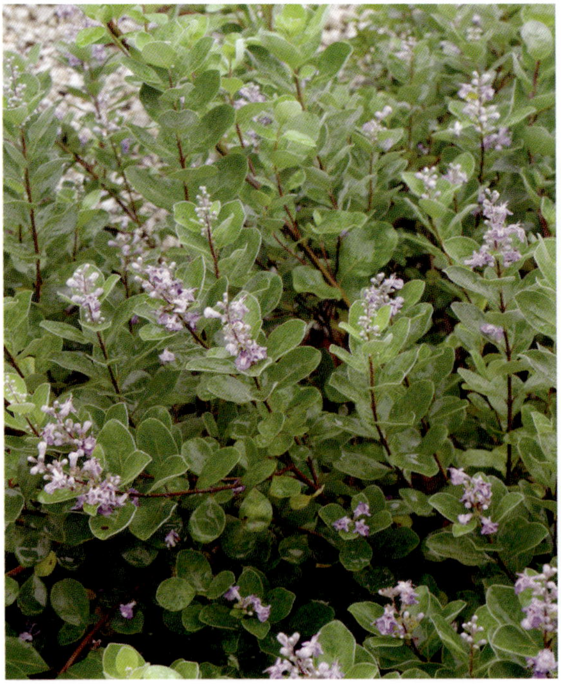

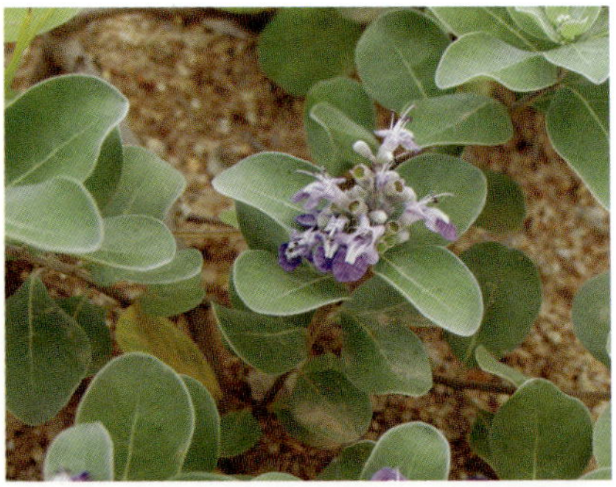

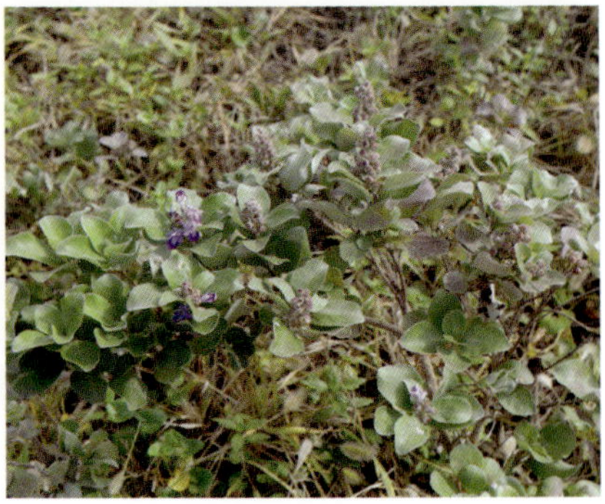

药材性状

蔓荆子

球形，直径 4~6mm。表面灰黑色或黑褐色，被灰白色粉霜状茸毛，具纵向浅沟 4 条，顶端微凹，基部有灰白色宿萼及短果梗。萼长为果实的 1/3~2/3，5 齿裂，其中 2 裂较深，密被茸毛。体轻，质坚韧，不易破碎，横切面可见 4 室，每室有种子 1 粒。气特异而芳香，味淡、微辛。

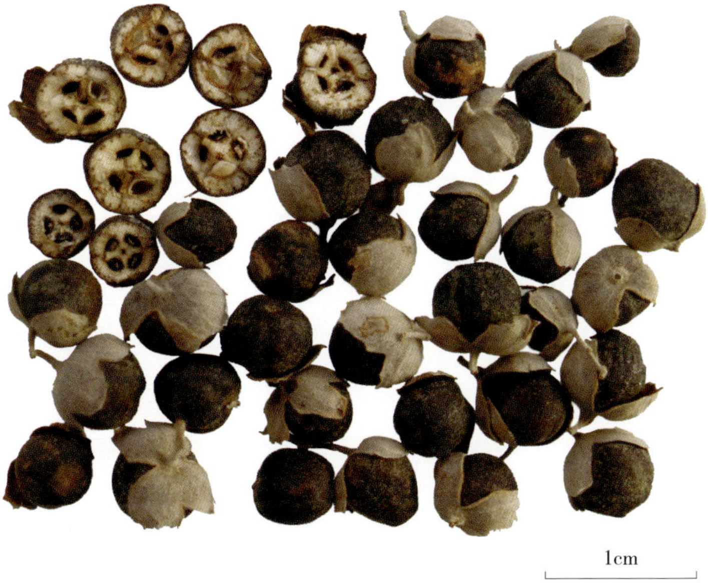

蔓荆子

性味	辛、苦，微寒。
功效	疏散风热，清利头目。
主治	风热感冒头痛，齿龈肿痛，目赤多泪，目暗不明，头晕目眩。
用量用法	5~10g。

附　注：《中国药典》2015 年版记载同属植物蔓荆与单叶蔓荆的干燥成熟果实同等入药。

唇形科

★ 荆芥 *Schizonepeta tenuifolia* Briq.

别名：裂叶荆芥、香荆芥。| 药材名：荆芥（地上部分）、荆芥穗（花穗）。

植物形态

一年生草本。茎多分枝，密被白色短柔毛，带紫红色。叶常为指状3全裂，小裂片为披针状条形，全缘，两面被柔毛，下表面具黄色腺点。花序为多数轮伞花序组成的顶生穗状花序；苞片叶状，小苞片线形。花萼管状钟形，具15条脉；萼齿5枚，三角状披针形或披针形。花冠青紫色，外面被柔毛，二唇形；上唇先端2浅裂；下唇3裂，中裂片最大。小坚果长圆状三棱形，褐色。花期7~9月，果期9~10月。

生境分布：多生于宅旁或灌丛中，海拔一般不超过2500m；亦多栽培。分布于全国大部分地区。

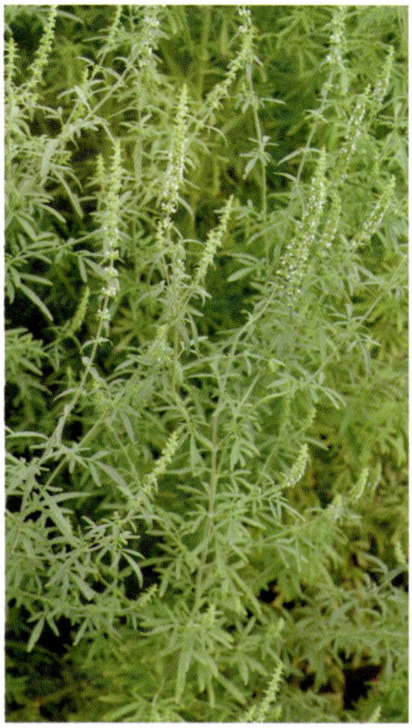
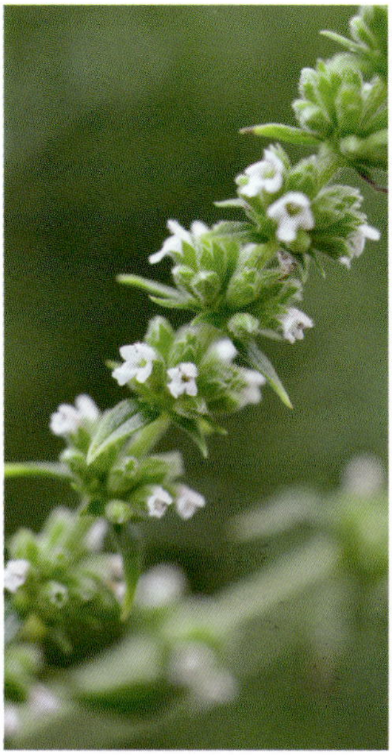
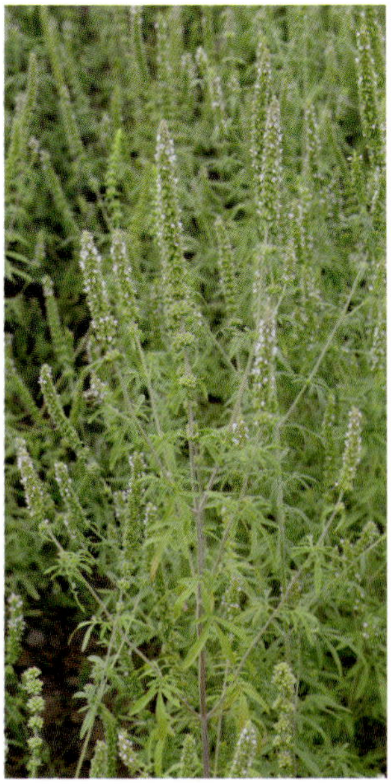

药材性状

荆芥

茎呈方柱形，上部有分枝，长50~80cm，直径0.2~0.4cm；表面淡黄绿色或淡紫红色，被短柔毛；体轻，质脆，断面类白色。叶对生，多已脱落，叶片3~5羽状分裂，裂片细长。穗状轮伞花序顶生，长2~9cm，直径约0.7cm。花冠多脱落，宿萼钟状，先端5齿裂，淡棕色或黄绿色，被短柔毛；小坚果棕黑色。气芳香，味微涩而辛凉。

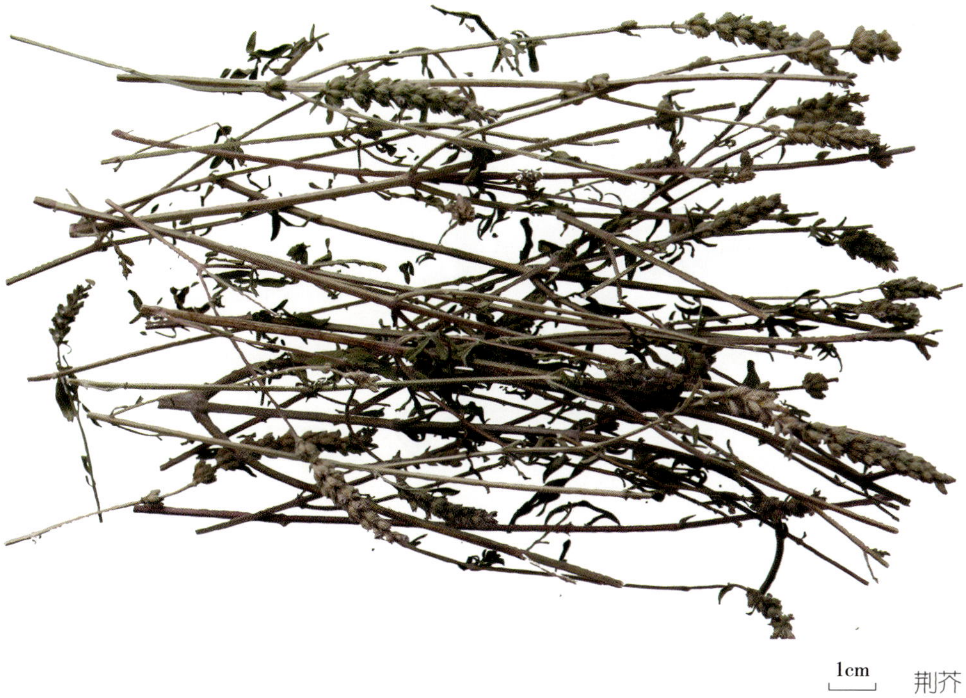

荆芥

性味	辛，微温。
功效	解表散风，透疹，消疮。
主治	感冒，头痛，麻疹，风疹，疮疡初起。
用量用法	5~10g。

药材性状

荆芥穗

穗状轮伞花序呈圆柱形，长 3~15cm，直径约 7mm。花冠多脱落，宿萼黄绿色，钟形，质脆易碎，内有棕黑色小坚果。气芳香，味微涩而辛凉。

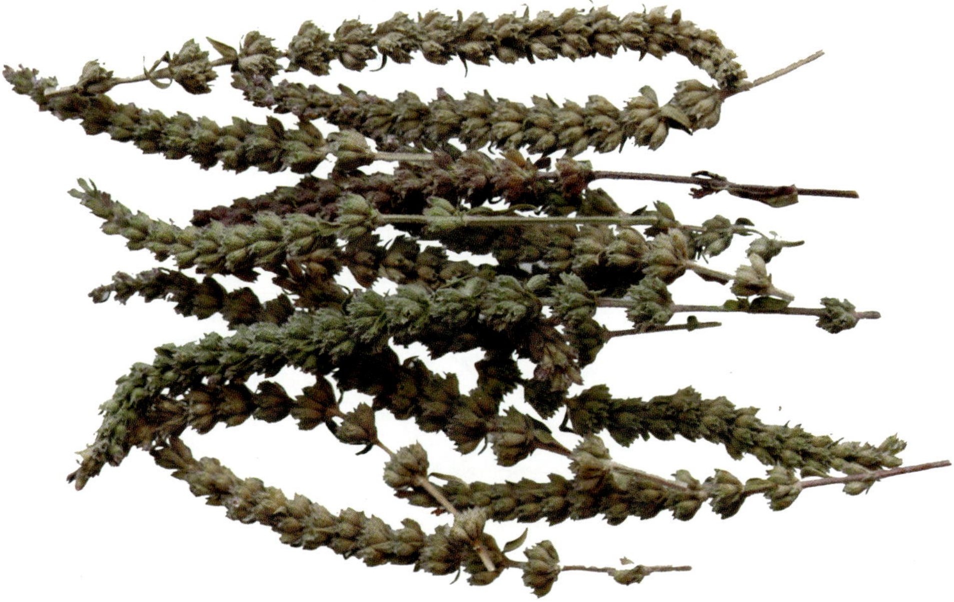

荆芥穗

性味	辛，微温。
功效	解表散风，透疹，消疮。
主治	感冒，头痛，麻疹，风疹，疮疡初起。
用量用法	5~10g。

附　注：同属植物多裂叶荆芥易与荆芥混淆。

★ 益母草 *Leonurus japonicus* Houtt.

别名：益母蒿。| **药材名**：益母草（新鲜或干燥地上部分）、茺蔚子（果实）。

植物形态

二年生直立草本。茎四棱，多分枝，被倒向短柔毛。中部叶全裂，裂片长圆状菱形，叶羽状分裂，裂片宽线形，全缘或具稀少牙齿。轮伞花序腋生；苞片针刺状，密被伏毛；花萼管状钟形，外面密被伏柔毛，具 5 枚刺状齿；花冠白色、粉红色或淡紫红色，二唇形，上唇长圆形，直伸，外被白色长柔毛，里面无毛，下唇 3 裂，中裂片较大，倒心形。果实椭圆形，具 3 条棱，基部楔形，光滑。花期 7~9 月，果期 9~10 月。

生境分布：生于山坡草地、田埂、路旁、溪边等处，尤以向阳处为多。分布于全国各地。

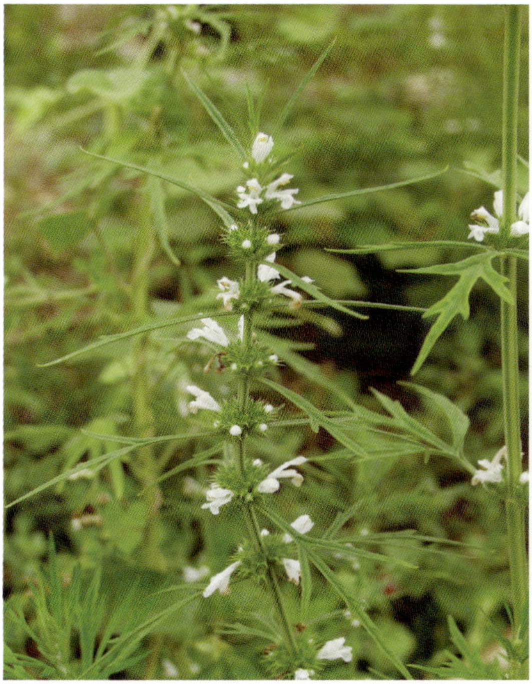

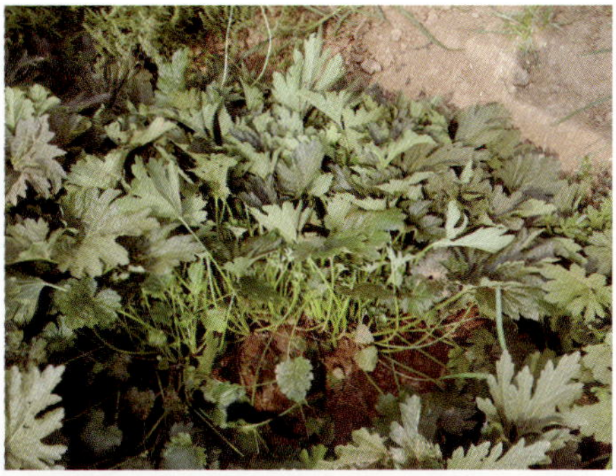

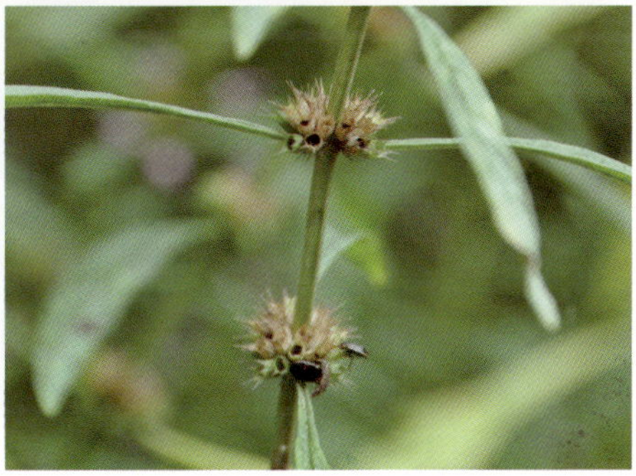

药材性状

益母草

鲜益母草幼苗期无茎，基生叶圆心形，5~9 浅裂，每裂片具 2~3 枚钝齿。花前期茎呈方柱形，上部多分枝，四面凹下成纵沟，长 30~60cm，直径 0.2~0.5cm；表面青绿色；质鲜嫩，断面中部有髓。叶交互对生，有柄；叶片青绿色，质鲜嫩，揉之有汁；下部茎生叶掌状 3 裂，上部叶羽状深裂或浅裂成 3 枚，裂片全缘或具少数锯齿。气微，味微苦。干益母草茎表面灰绿色或黄绿色；体轻，质韧，断面中部有髓。叶片灰绿色，多皱缩、破碎，易脱落。轮伞花序腋生，小花淡紫色，花萼筒状，花冠二唇形。切段者长约 2cm。

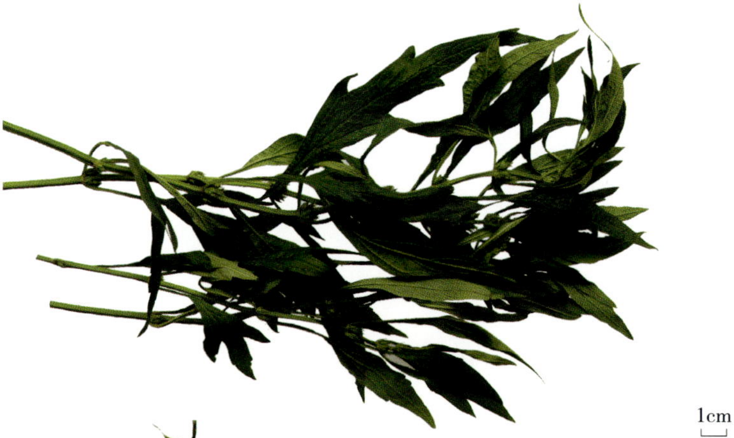

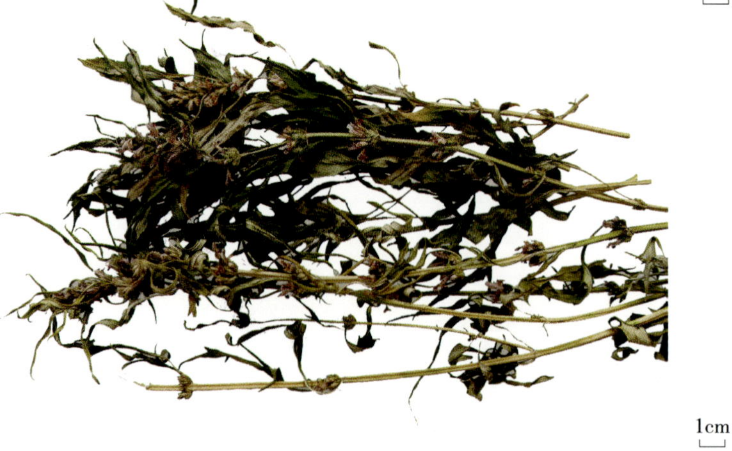

鲜益母草

干益母草

性味	苦、辛，微寒。
功效	活血调经，利尿消肿，清热解毒。
主治	月经不调，经闭痛经，恶露不净，水肿尿少，疮疡肿毒。
用量用法	9~30g；鲜品 12~40g。孕妇慎用。

药材性状

茺蔚子

三棱形，长 2~3mm，宽约 1.5mm。表面灰棕色至灰褐色，有深色斑点，一端稍宽，平截状，另一端渐窄而钝尖。果皮薄，子叶类白色，富油性。气微，味苦。

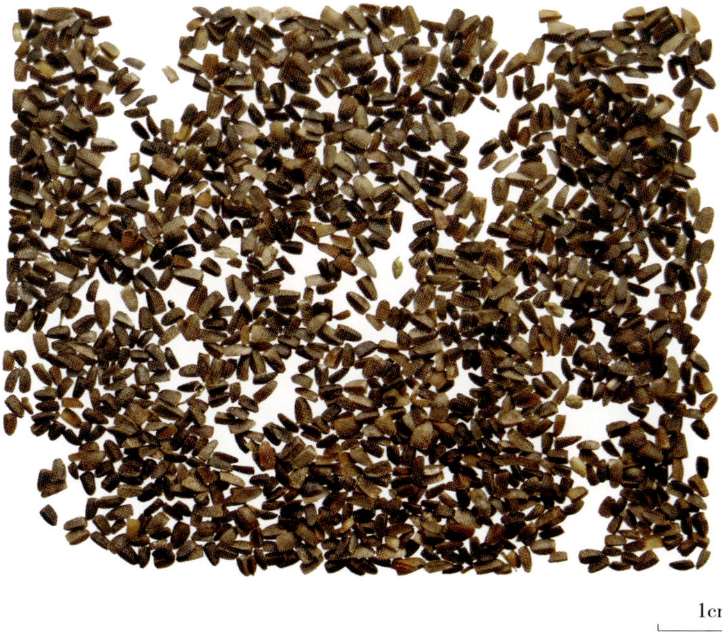

茺蔚子

性味	辛、苦，微寒。
功效	活血调经，清肝明目。
主治	月经不调，经闭痛经，目赤翳障，头晕胀痛。
用量用法	5~10g。

香青兰 *Dracocephalum moldavica* L.

别名：山薄荷、枝子花。| **药材名：**香青兰（全草）。

植物形态

一年生直立或上升草本。茎被倒向的小毛。基生叶卵状三角形，具疏圆齿及长柄；中部以上叶具短柄，叶片披针形至条状披针形，两面仅在脉上疏被小毛，余散布黄色小腺点，叶缘具三角形牙齿或疏锯齿，叶基2齿具长刺。轮伞花序生于茎或分枝上部；苞片矩圆形，有具长刺的小齿；花萼上唇3裂，裂片三角状卵形，下唇2裂，裂片披针形，齿间有小瘤；花冠淡蓝紫色，上唇微凹，下唇中裂片扁，有短柄，柄上有二突起。小坚果矩圆形。

生境分布：生于山地林边或草坡上。分布于东北、华北及西北等地。

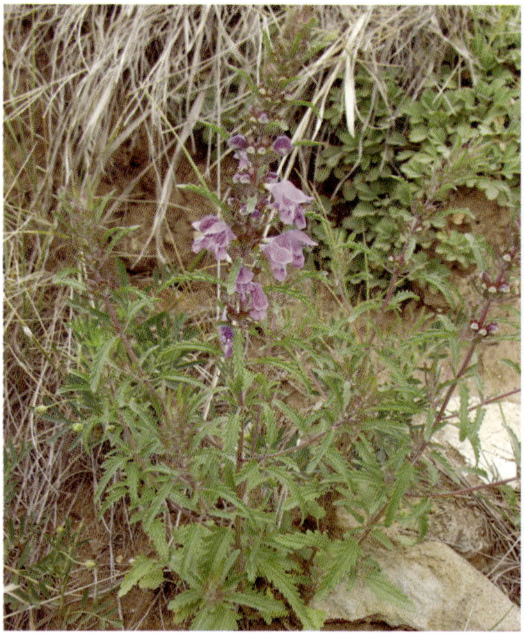

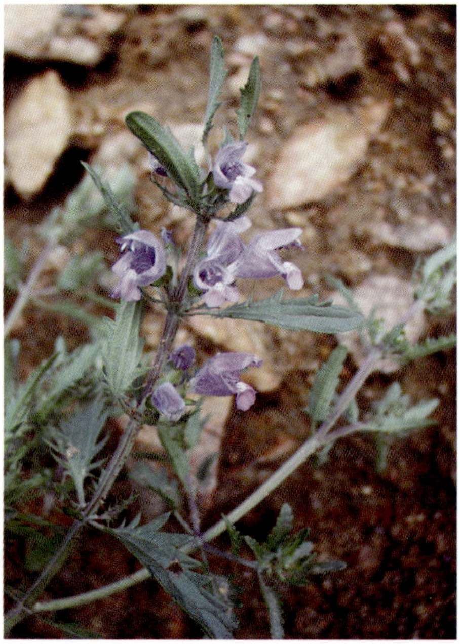

药材性状

香青兰

全草长 20~40cm。茎直径 2~5mm，嫩茎方柱形，密被倒向短毛；老茎近圆柱形，较光滑，表面紫红或黄绿色；质脆，易折断，断面中心有髓。叶对生；多皱缩、破碎，完整者展平后呈披针形，长 1.5~4cm，宽 0.7~2.5cm，边缘具三角形锯齿，有时基部的齿端具长刺毛，两面叶脉疏被细毛，下表面有凹陷的腺点。轮伞花序顶生，苞片长圆形，每侧有 3~4 枚长刺齿，下表面有腺点；花萼筒状，长约 1cm，具 15 条纵纹，先端 5 齿裂，齿间具小瘤；花冠唇形，淡蓝紫色。气香，味辛。

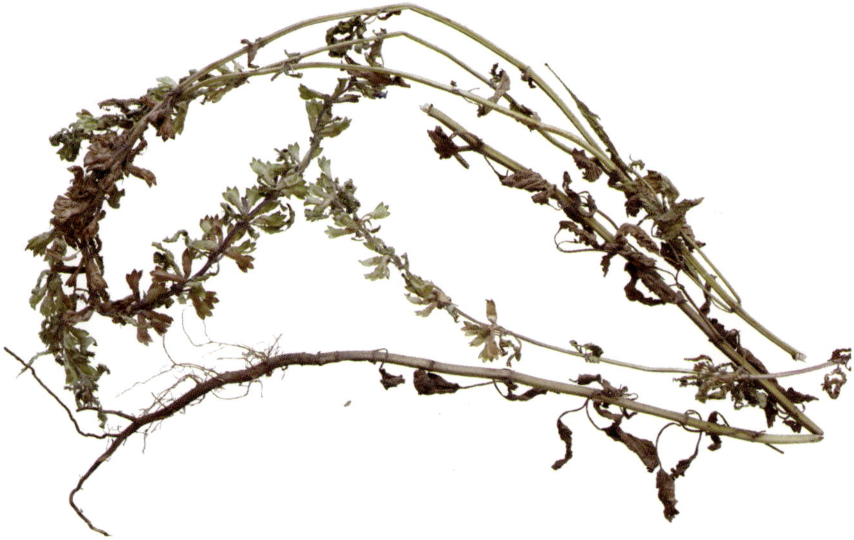

1cm 香青兰

性味	辛、苦，凉。
功效	疏风清热，利咽止咳，凉肝止血。
主治	感冒发热，头痛，咽喉肿痛，咳嗽，吐血，衄血，风疹，皮肤瘙痒。
用量用法	9~15g。

荔枝草 *Salvia plebeia* R. Br.

别名： 雪见草、癞子草。| **药材名：** 荔枝草（地上部分）。

植物形态

二年生草本。茎方形，多分枝，疏生短柔毛。根生叶丛生，贴伏地面，叶片长椭圆形或披针形，叶上表面有深皱折；茎生叶对生，密生短柔毛，叶片长椭圆形或披针形，边缘有圆锯齿，上表面褶皱，下表面具金黄色腺点，两面均被短毛。轮伞花序聚集成顶生及腋生的假总状或圆锥花序；苞片细小；花萼钟状，具金黄色腺点和短毛，二唇形；花冠唇形，淡紫色或蓝紫色，筒内基部有毛环，上唇全缘，下唇3裂。小坚果倒卵圆形，有腺点。花期5~6月，果期6~7月。

生境分布： 生于山坡、荒地或河边湿地。除甘肃、青海、西藏外，几乎遍布全国其他地区。

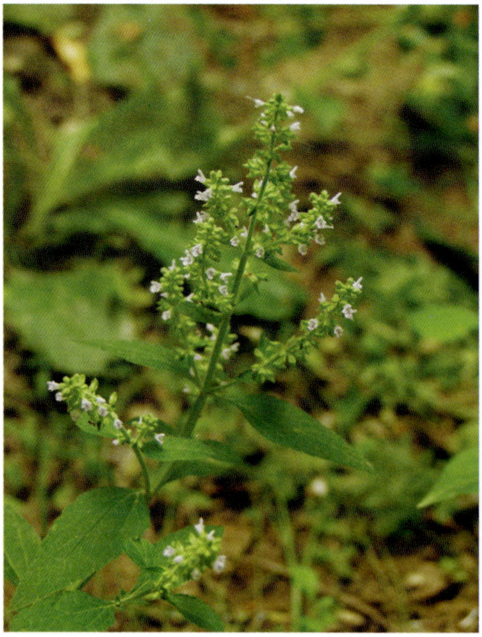

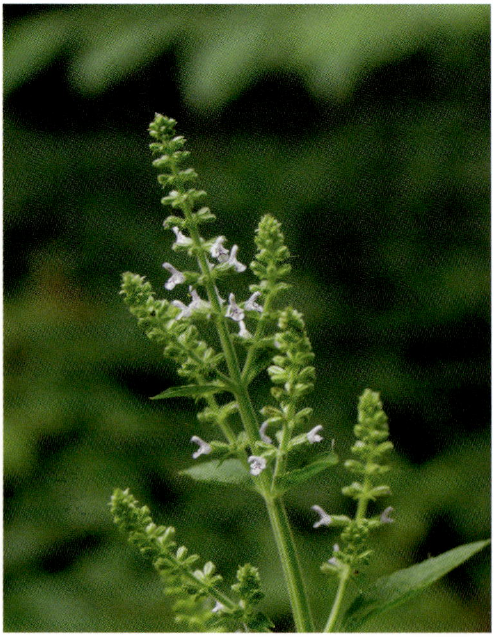

药材性状

荔枝草

本品长 15~80cm，多分枝。茎方柱形，直径 2~8mm，灰绿色或棕褐色，有短柔毛，断面近白色，中空。叶对生；脱落或破碎，完整叶多卷曲或皱缩，展平后呈长椭圆形或披针形，长 1.5~6cm，边缘锯齿状，下表面具金黄色腺点，两面均被柔毛；叶柄 0.5~1.5cm，密生短柔毛。轮伞花序具花 2~6 朵，集成假总状花序；花冠多脱落，宿存花萼，灰绿色或灰棕色，具金黄色腺点及短柔毛，内藏棕褐色、倒卵圆形小坚果。

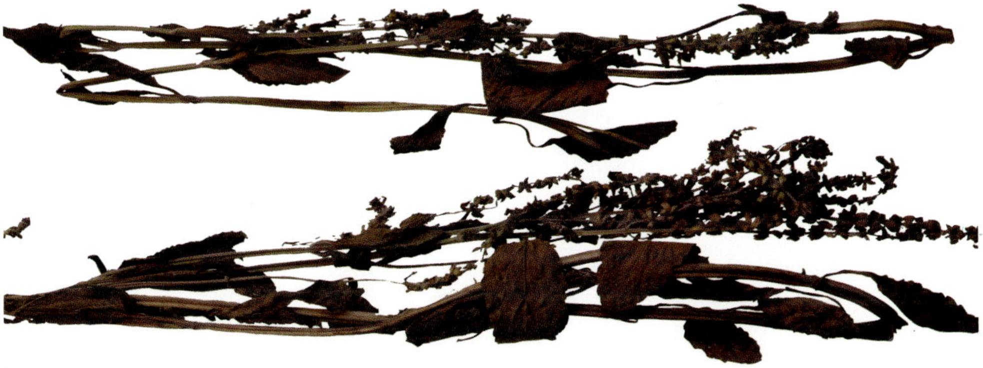

1cm 荔枝草

性味	苦、辛，凉。
功效	清热，利尿，凉血，杀虫。
主治	扁桃体炎，肺结核咯血，急性乳腺炎，支气管炎，血小板减少性紫癜等。
用量用法	9~30g；鲜品 15~60g。

牛至 *Origanum vulgare* L.

别名：土香薷、土茵陈。| **药材名：**牛至（地上部分）。

植物形态

多年生草本。茎直立，四棱形，多分枝，基部木质化，紫红色，上部有毛。叶对生，具短柄；叶片宽卵圆形，全缘或疏生细齿，两面均有腺点和细毛。伞房状圆锥花序，开展，由多数在果时伸长的长圆形小假穗状花序所组成；苞片倒卵形或倒披针形，绿色或带紫晕；花两型；花萼圆筒状，具 5 枚萼齿，萼齿内面密被白色长柔毛；花冠唇形，紫红色，上唇直立，卵圆形。小坚果卵圆形，先端圆，基部骤狭，微具棱，褐色，无毛。花期 7~9 月，果期 10~12 月。

生境分布：生于路旁、山坡、林下。分布于河南、江苏、安徽、浙江、江西、福建、台湾、湖北、湖南、广东、陕西、甘肃、新疆、云南、贵州、四川、西藏等地。

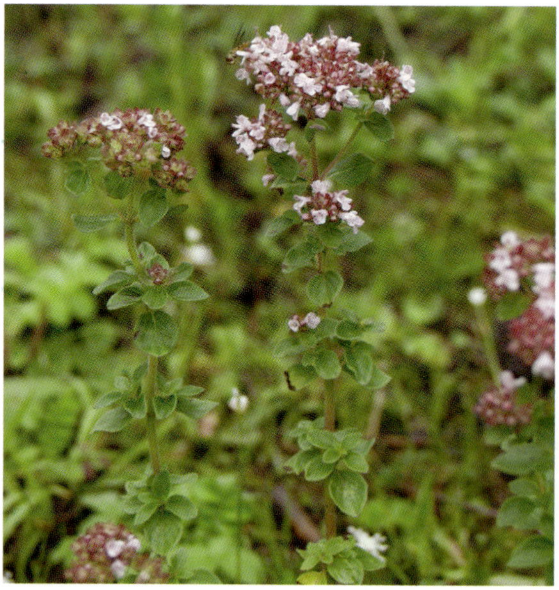

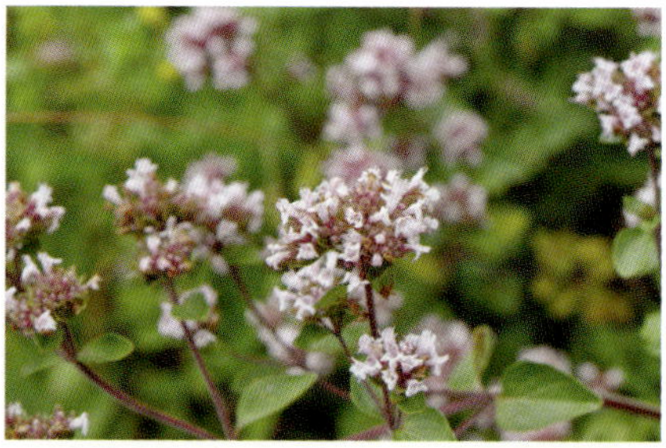

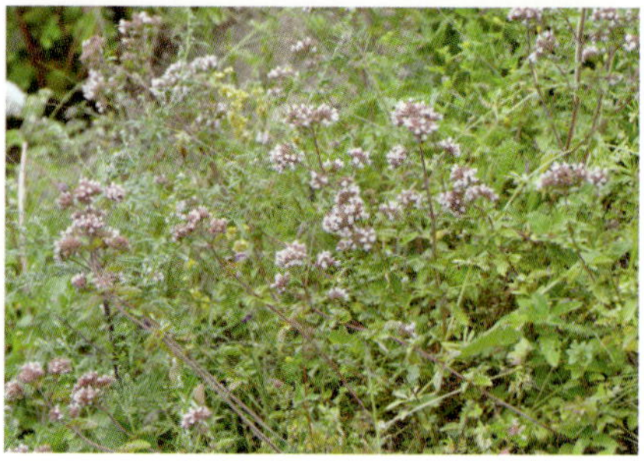

药材性状

牛至

本品长23~50cm。茎方柱形，紫棕色至淡棕色，密被细白毛，节明显，节间长2~5cm。单叶对生，多皱褶或脱落，暗绿色或黄绿色，展开后叶片卵形至宽卵形，全缘，两面密被腺点。聚伞花序顶生；苞片倒长卵形，下部黄绿色，先端紫色；花萼钟状，顶端5裂，边缘密生白色细柔毛。小坚果扁卵形，红棕色。质脆，易碎。气微香，味微苦。

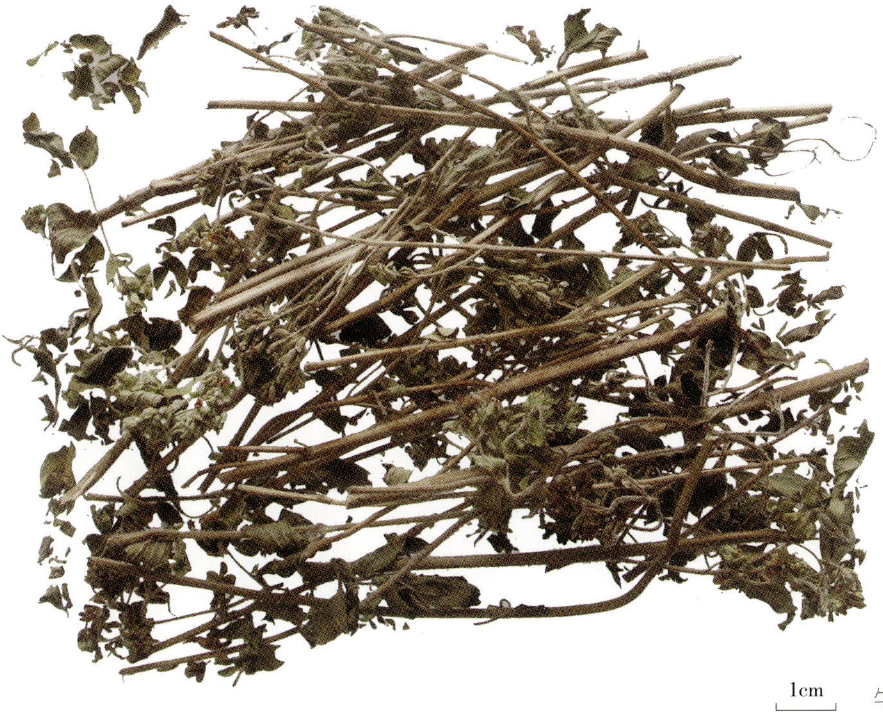

牛至

性味	辛，微温。
功效	清暑解表，利水消肿。
主治	暑湿感冒，头痛身重，腹痛吐泻，水肿。
用量用法	3~9g。

展毛地椒 *Thymus quinquecostatus* Cêlak. var. *przewalskii* (V. Komarov) Ronniger

别名：兴凯百里香。| **药材名：**地椒（地上部分）。

植物形态

半灌木。茎斜上升或近水平伸展；不育枝从茎基部或直接从根茎长出，疏被向下弯曲的柔毛。叶宽卵状披针形，全缘，边外卷，近革质，两面无毛，腺点小且多而密，明显；苞叶同形，边缘在下部的 1/2 处被长缘毛。花序头状或稍伸长成长圆状的头状花序；花序轴密被十分平展的毛，毛短于花序轴直径。花萼管状钟形，具不明显隆起的脉，下面被平展的疏柔毛，上唇的齿披针形，被缘毛或近无缘毛。花冠长 6.5~7mm，冠筒比花萼短。花期 8 月。

生境分布：生于海拔 600~2000（~3500）m 的山坡石砾地、草地、河岸沙地、沙滩、石隙、石山、石墙上。分布于黑龙江、吉林、辽宁、内蒙古、河北、河南、山西、陕西、甘肃等地。

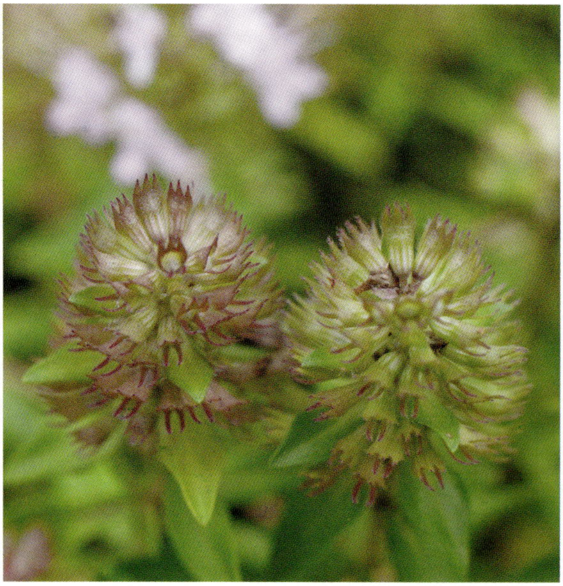

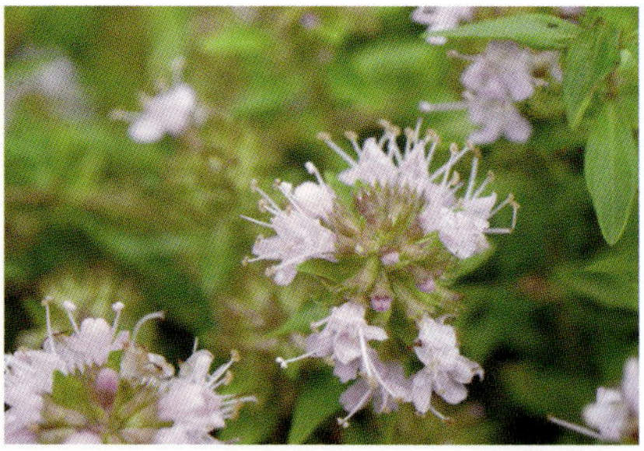

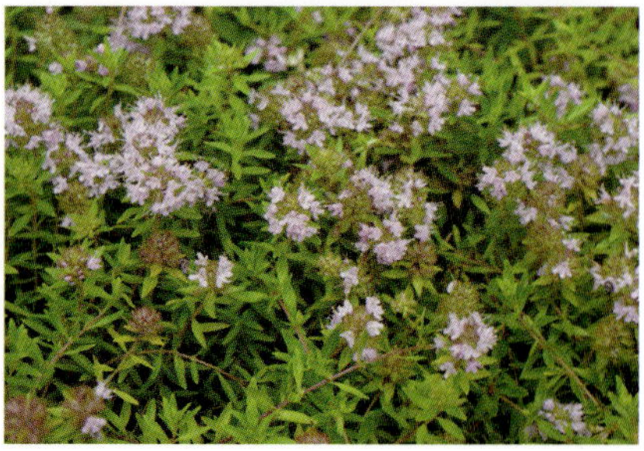

药材性状

地椒

茎呈方柱形，多分枝；表面紫棕色或灰棕色，嫩茎上有白色毛茸，节明显，下部节上有细根。叶对生，展开后呈宽卵状披针形，长 10~12mm，宽 4~5mm，全缘，两面无毛，密布腺点。小花集成头状花序，顶生，淡紫色。气芳香，味辛。

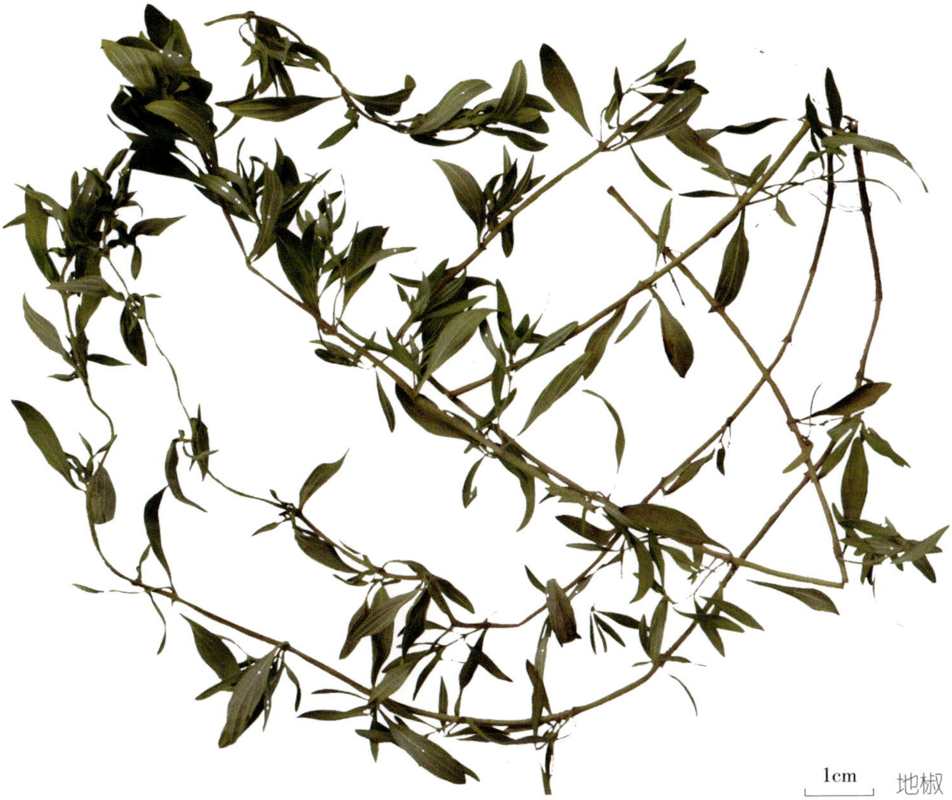

地椒

性味	辛，微温。
功效	祛风解表，行气止痛，止咳，降压。
主治	感冒，咳嗽，头痛，牙痛，消化不良，急性胃肠炎，高血压。
用量用法	6~15g。

★紫苏 *Perilla frutescens* (L.) Britt.

别名： 香苏、白苏。| **药材名：** 紫苏子（果实）、紫苏叶（叶或带嫩枝）、紫苏梗（茎）。

植物形态

一年生草本。茎直立，具槽，绿色或带紫色，密被长柔毛。叶阔卵形或圆形，叶缘在基部以上具粗锯齿，两面绿色或紫色，或仅下表面紫色，侧脉 7~8 对。轮伞花序具花 2 朵，组成偏向一侧的顶生或腋生的总状花序；苞片宽卵圆形或近圆形，外被红褐色腺点；花萼钟形，下部被长柔毛，夹有黄色腺点，二唇形，萼齿披针形；花冠白色至紫红色，二唇形。小坚果球形。花期 8~9 月，果期 9~10 月。

生境分布： 广泛栽培于全国各地。

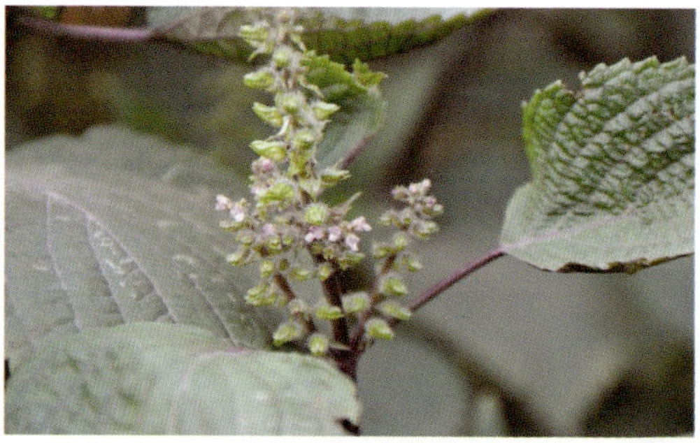

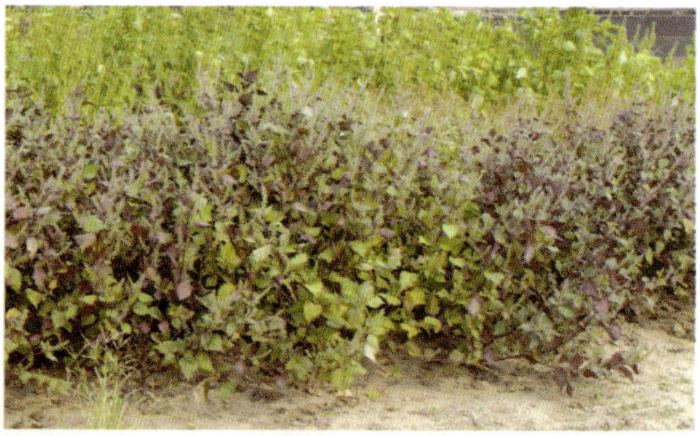

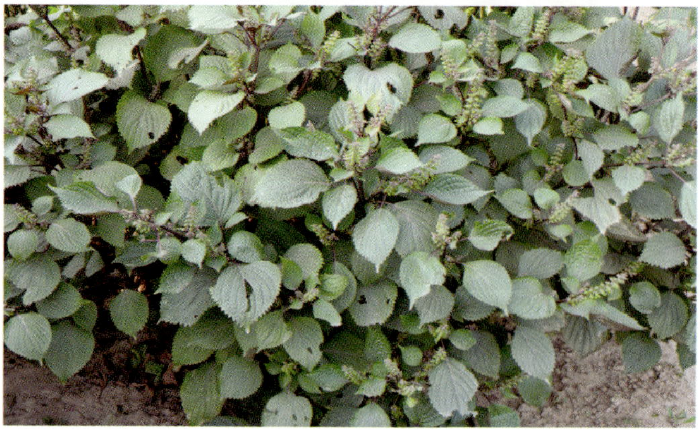

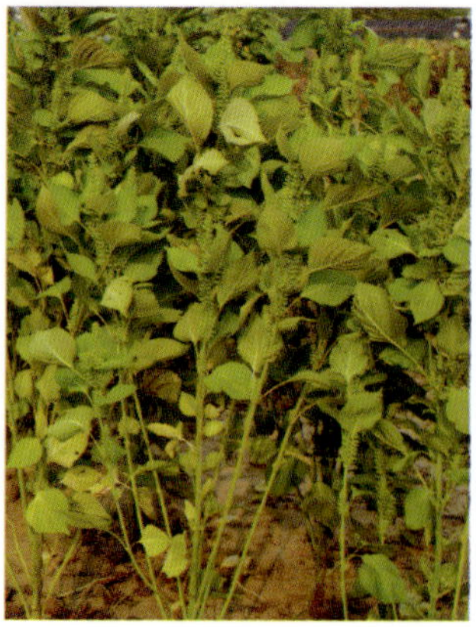

药材性状

紫苏子

卵圆形或类球形，直径约 1.5mm。表面灰棕色或灰褐色，有微隆起的暗紫色网纹，基部稍尖，有灰白色点状果梗痕。果皮薄而脆，易压碎。种子黄白色，种皮膜质，子叶 2 枚，类白色，有油性。压碎有香气，味微辛。

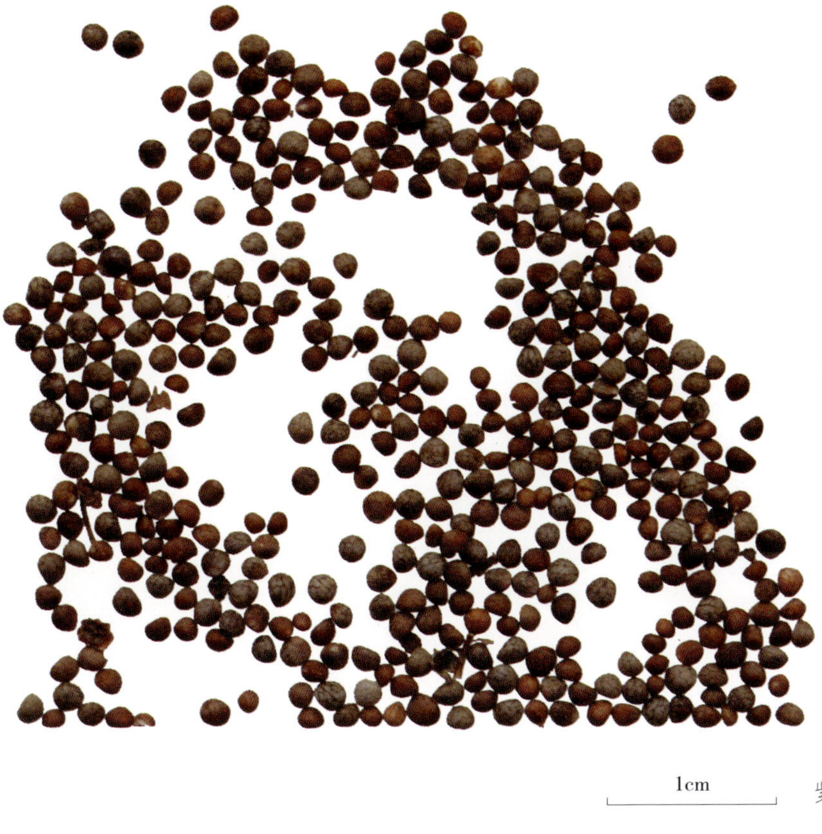

紫苏子

性味	辛，温。
功效	降气化痰，止咳平喘，润肠通便。
主治	痰壅气逆，咳嗽气喘，肠燥便秘。
用量用法	3~10g。

药材性状

紫苏叶

叶片多皱缩卷曲、破碎，完整者展平后呈卵圆形，长4~11cm，宽2.5~9cm，先端长尖或急尖，基部圆形或宽楔形，边缘具圆锯齿，两面紫色或上表面绿色，下表面紫色，疏生灰白色毛，下表面有多数凹点状的腺鳞；叶柄长2~7cm，紫色或紫绿色。质脆。带嫩枝者，枝的直径2~5mm，紫绿色，断面中部有髓。气清香，味微辛。

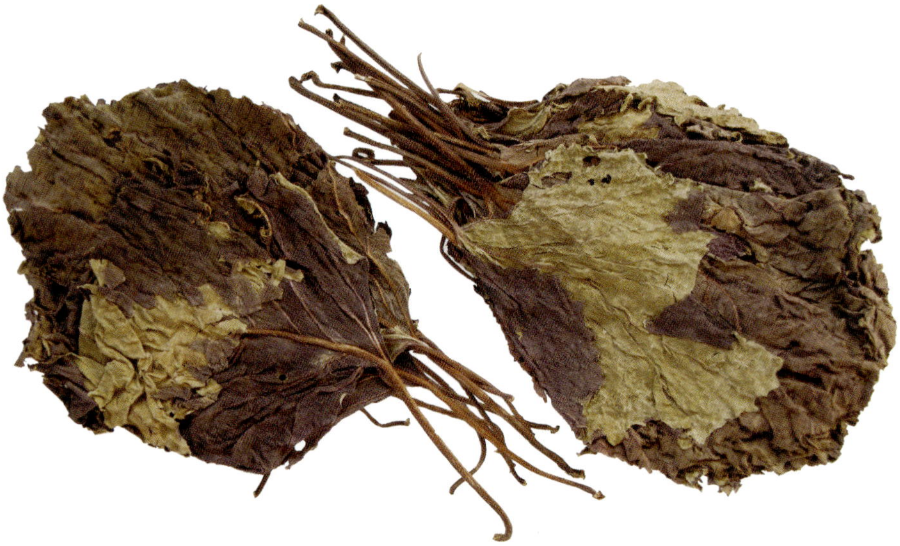

1cm 紫苏叶

性味	辛，温。
功效	解表散寒，行气和胃。
主治	风寒感冒，咳嗽呕恶，妊娠呕吐，鱼蟹中毒。
用量用法	5~10g

药材
性状

紫苏梗

方柱形，四棱钝圆，长短不一，直径0.5~1.5cm。表面紫棕色或暗紫色，四面有纵沟及细纵纹，节部稍膨大，有对生的枝痕和叶痕。体轻，质硬，断面裂片状。切片厚2~5mm，常呈斜长方形，木部黄白色，射线细密，呈放射状，髓部白色，疏松或脱落。气微香，味淡。

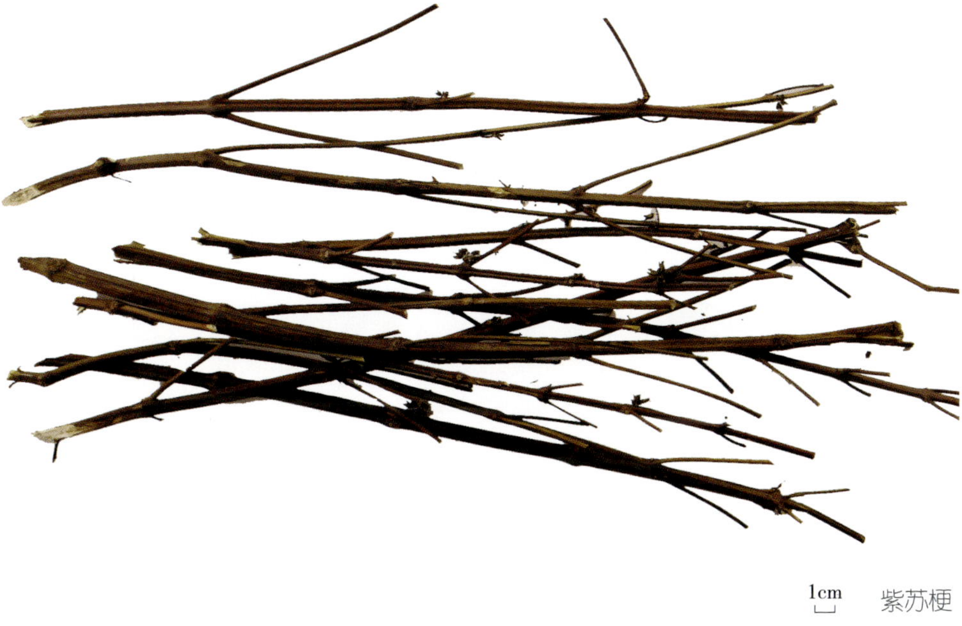

紫苏梗

性味	辛，温。
功效	理气宽中，止痛，安胎。
主治	胸膈痞闷，胃脘疼痛，嗳气呕吐，胎动不安。
用量用法	5~10g。

★广藿香 *Pogostemon cablin* (Blanco) Benth.

别名：藿香。| 药材名：广藿香（地上部分）。

植物形态

多年生芳香草本或半灌木。茎直立。叶对生；叶片圆形或宽卵形，边缘有粗钝齿或有时浅裂，两面被灰白色短毛，脉上尤多，具腺点；叶柄被毛。轮伞花序密集成顶生或腋生的假穗状花序，密被短柔毛；苞片及小苞片条状披针形，密被短柔毛；花萼筒状，较苞片长，两面被毛，萼齿 5 枚，钻状披针形，长约为花萼的 1/3；花冠唇形，紫色，4 裂，前裂片向前伸。花期 6~7 月，果期 7~8 月。

生境分布：喜生于温暖湿润的环境中。原产于菲律宾，我国台湾、广东、广西、海南、云南等地有栽培。

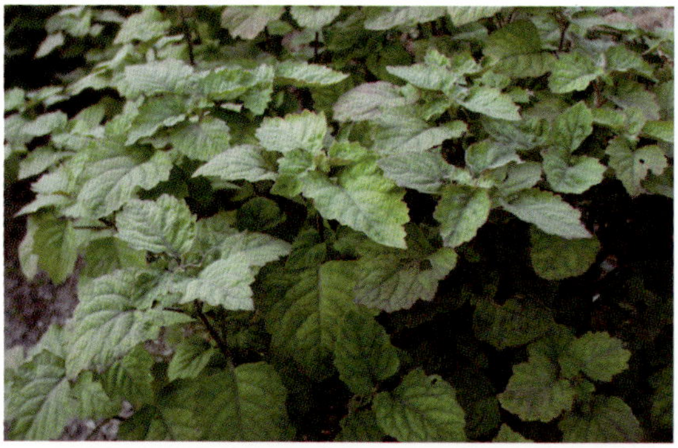

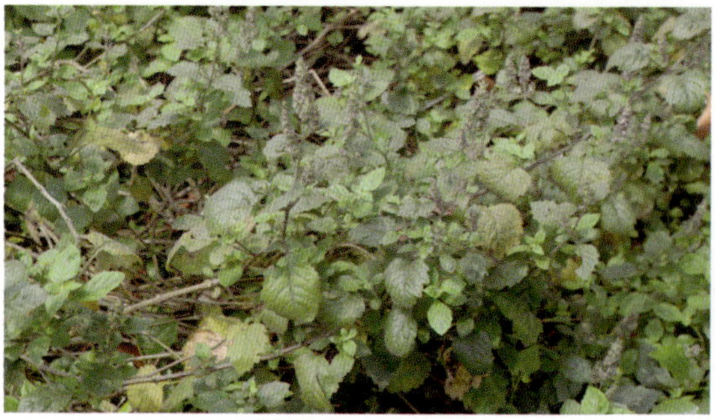

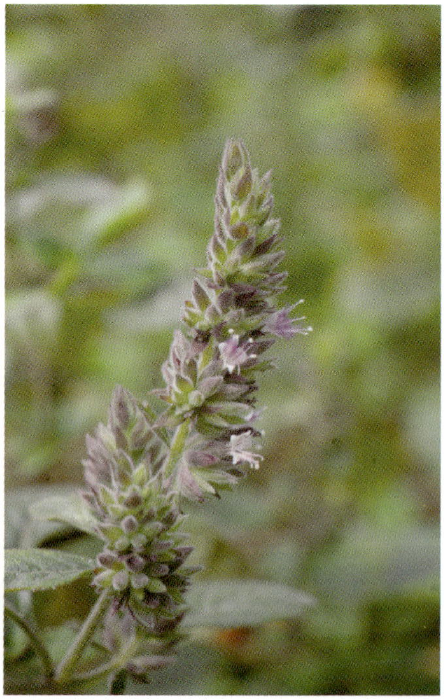

药材性状

广藿香

茎略呈方柱形，多分枝，枝条稍曲折，长 30~60cm，直径 0.2~0.7cm；表面被柔毛；质脆，易折断，断面中部有髓；老茎类圆柱形，直径 1~1.2cm，被灰褐色栓皮。叶对生；皱缩成团，展平后叶片呈卵形或椭圆形，长 4~9cm，宽 3~7cm，两面均被灰白色茸毛，先端短尖或钝圆，基部楔形或钝圆，边缘具大小不规则的钝齿；叶柄细，长 2~5cm，被柔毛。气香特异，味微苦。

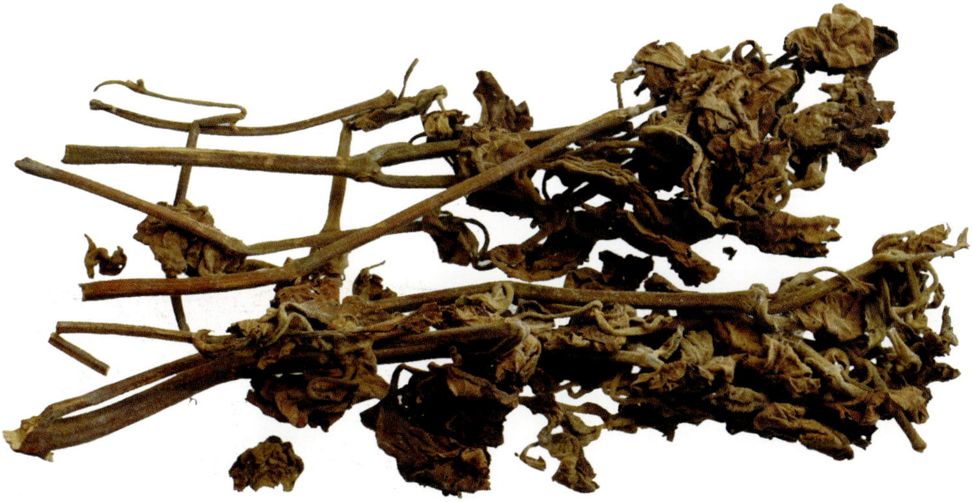

广藿香

性味	辛，微温。
功效	芳香化浊，和中止呕，发表解暑。
主治	湿浊中阻，脘痞呕吐，暑湿表证，湿温初起，发热倦怠，胸闷不舒，寒湿闭暑，腹痛吐泻，鼻渊头痛。
用量用法	3~10g。

肾茶 *Clerodendranthus spicatus* C. Y. Wu ex H. W. L.

别名：猫须公、猫须草。| **药材名：**肾茶（地上部分）。

植物形态

多年生草本。茎四棱，有纵纹，常带淡紫色，被短柔毛。单叶对生；叶片卵形、菱状卵形或卵状矩圆形，两面被短柔毛，下表面具腺点，边缘中部以上有锯齿；叶柄 5~15mm。轮伞花序具花 6 朵，在枝顶组成间断的假总状花序；苞片卵圆形，顶端骤尖；花萼卵形，果时增大，外被微柔毛及突起的锈色腺体，二唇形；花冠淡紫色或白色，外被微柔毛，花冠管细长，二唇状。小坚果卵形，表面有网纹。花期 7~8 月，果期 8~9 月。

生境分布：生于海拔 700~1000m 的林下或草地，多为栽培。分布于广东、广西、海南、云南等地。

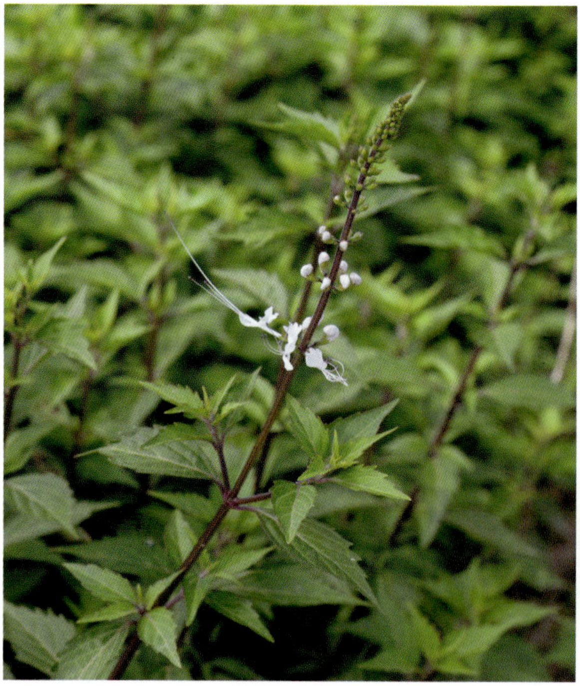
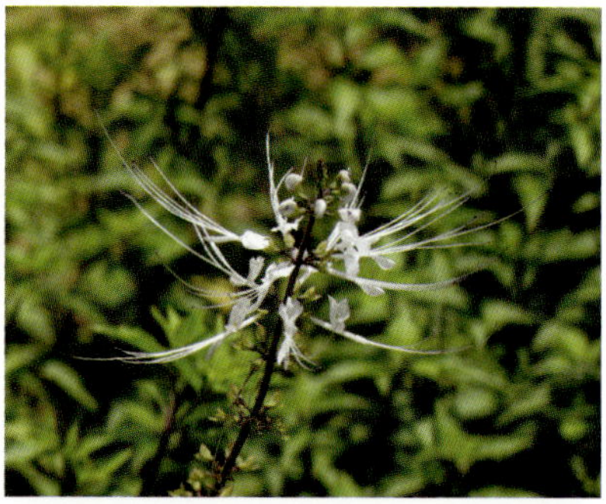
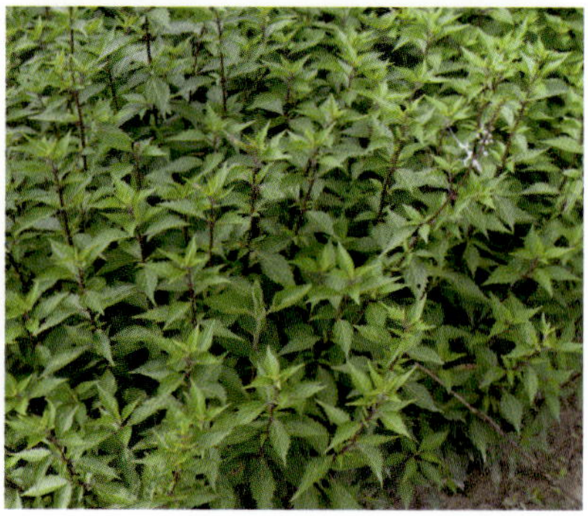

药材性状

连翘

长卵形至卵形，稍扁，长1.5~2.5cm，直径0.5~1.3cm。表面有不规则的纵皱纹及多数突起的小斑点，两面各有1条明显的纵沟。顶端锐尖，基部有小果梗或已脱落。青翘多不开裂，表面绿褐色，突起的灰白色小斑点较少；质硬；种子多数，黄绿色，细长，一侧有翅。老翘自顶端开裂或裂成两瓣，表面黄棕色或红棕色，内表面多为浅黄棕色，平滑，具一纵隔；质脆；种子棕色，多已脱落。气微香，味苦。

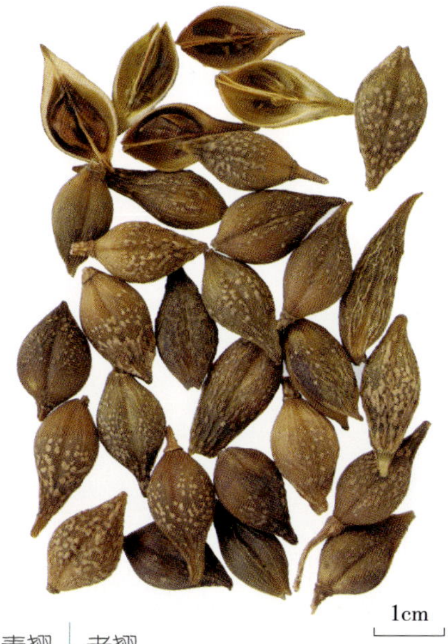

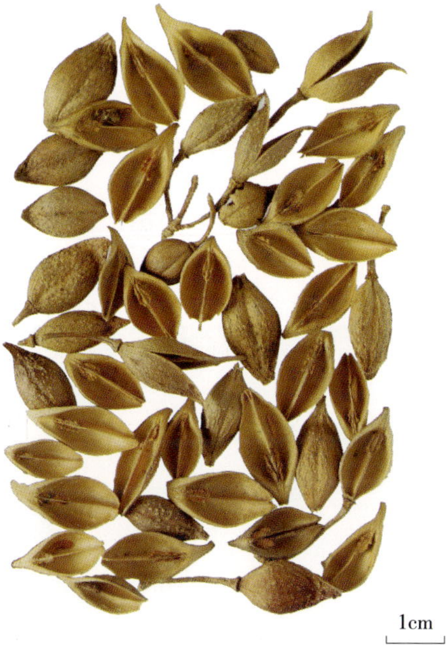

青翘 | 老翘

性味	苦，微寒。
功效	清热解毒，消肿散结，疏散风热。
主治	痈疽，瘰疬，乳痈，丹毒，风热感冒，温病初起，温热入营，高热烦渴，神昏发斑，热淋涩痛。
用量用法	6~15g。

玄参科

★ 苦玄参 *Picria felterrae* Lour.

药材名： 苦玄参（全草）。

植物形态

草本。基部节上生根，枝被短糙毛。叶对生；叶片卵形，有时近圆形，边缘具圆钝锯齿，上表面密被粗糙短毛，下表面脉上有糙毛；叶柄长 1~2cm。花序总状，具花 4~8 朵；花梗长达 1cm；花萼裂片长圆状卵形，侧面 2 枚近线形；花冠白或红褐色，花冠筒长约 6.5mm，中部稍细缩，下唇宽阔，上唇直立，基部很宽，向上变窄，近长方形，先端微缺。蒴果卵圆形，长 5~6mm。

生境分布： 生于海拔 750~1400m 的疏林中或荒野。分布于海南、广西、贵州、云南等地。

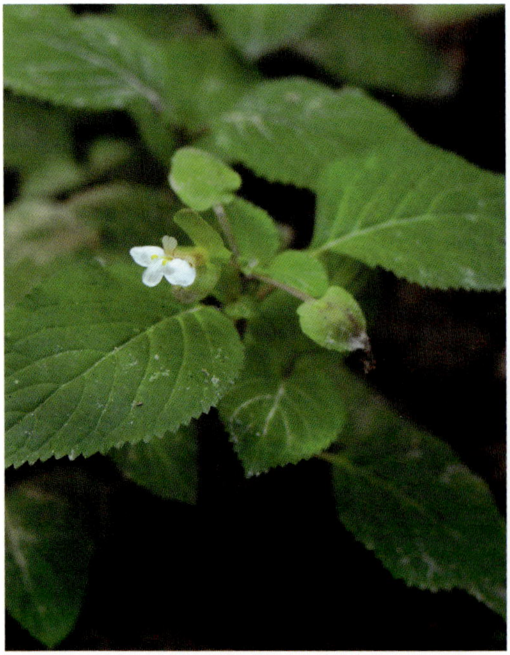
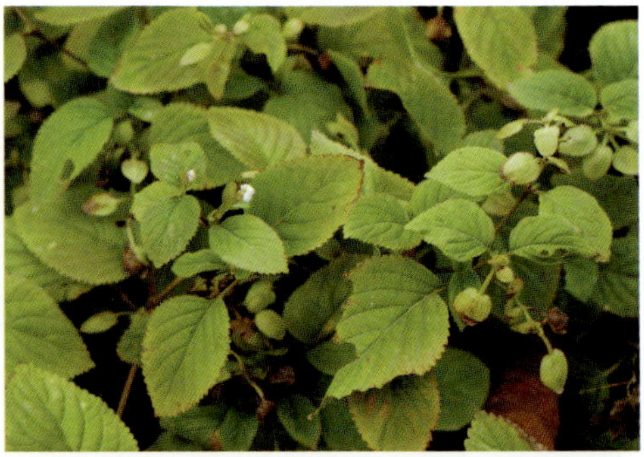
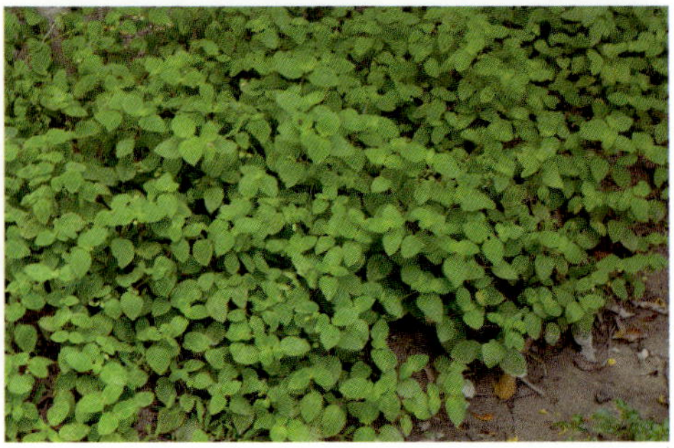

药材性状

苦玄参

须根细小。茎略呈方柱形，节稍膨大，多分枝，长30~80cm，直径1.5~2.5mm，黄绿色，老茎略带紫色；折断面纤维性，髓部中空。单叶对生，多皱缩，完整者展平后呈卵形或卵圆形，长3~5cm，宽2~3cm，黄绿色至灰绿色，先端锐尖，基部楔形，边缘有圆钝锯齿；叶柄长1~2cm。全体被短糙毛。总状花序顶生或腋生。花萼裂片4枚，外面2枚较大，卵圆形，内面2枚细小，条形；花冠唇形。蒴果卵圆形，包于宿存的萼片内。种子细小，多数。气微，味苦。

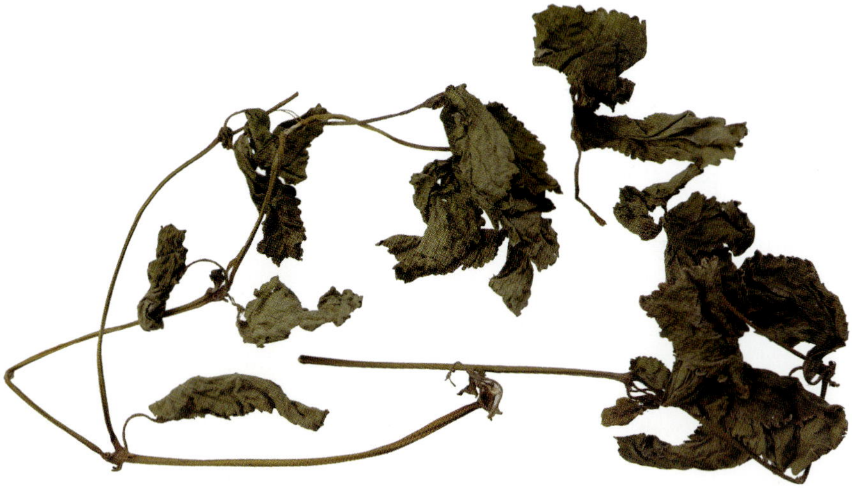

苦玄参

性味	苦，寒。
功效	清热解毒，消肿止痛。
主治	风热感冒，咽喉肿痛，喉痹，痄腮，脘腹疼痛，跌打损伤，疖肿，毒蛇咬伤。
用量用法	9~15g。外用适量。

★阴行草 *Siphonostegia chinensis* Benth.

药材名：北刘寄奴（全草）。

植物形态

一年生草本，全株密被锈色短柔毛，干时变为黑色。茎直立，上部多分枝，小枝常对生，稍具棱角。叶对生；叶柄短或无柄；叶片二回羽状全裂，裂片约 3 对，条形或条状披针形，全缘，有小裂片 1~3 枚。花对生于茎枝上部，呈稀疏的总状花序，花梗短；花萼膜质，筒状，具 10 条棱，5 齿；花冠二唇形，上唇红紫色，下唇黄色。蒴果长椭圆形，先端尖，包于宿存萼内。种子多数，黑色。花期 7~9 月，果期 8~10 月。

生境分布：生于山坡、草地。分布于黑龙江、吉林、辽宁、河北、河南、山东、山西、江苏、安徽、浙江、江西、福建、湖北、湖南、广东、广西、陕西、甘肃、四川、贵州、云南等地。

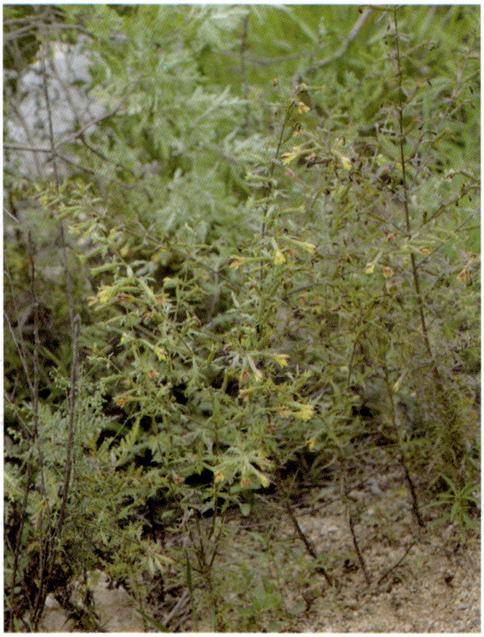

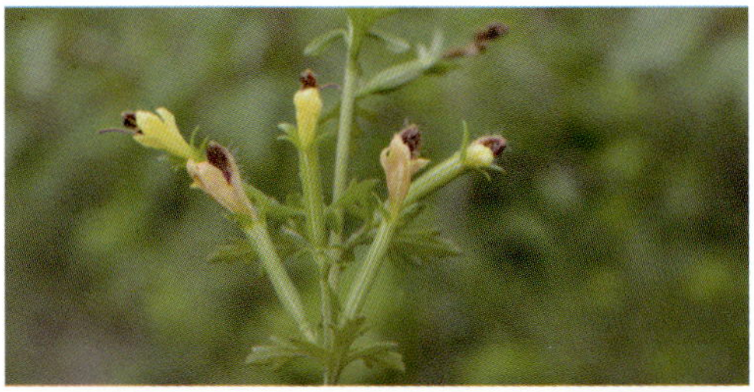

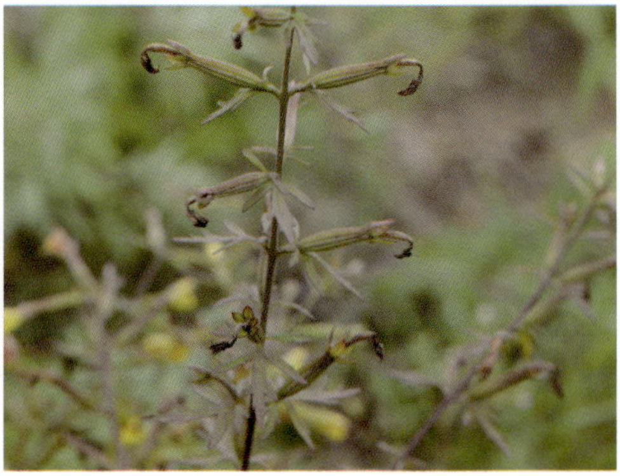

药材性状

北刘寄奴

本品长 30~80cm，全体被短毛。根短而弯曲，稍有分枝。茎圆柱形，有棱，有的上部有分枝，表面棕褐色或黑棕色；质脆，易折断，断面黄白色，中空或有白色髓。叶对生，多脱落破碎，完整者羽状深裂，黑绿色。总状花序顶生，花有短柄，花萼长筒状，黄棕色至黑棕色，具 10 条明显的纵棱，先端 5 裂，花冠棕黄色，多脱落。蒴果狭卵状椭圆形，较萼稍短，棕黑色。种子细小。气微，味淡。

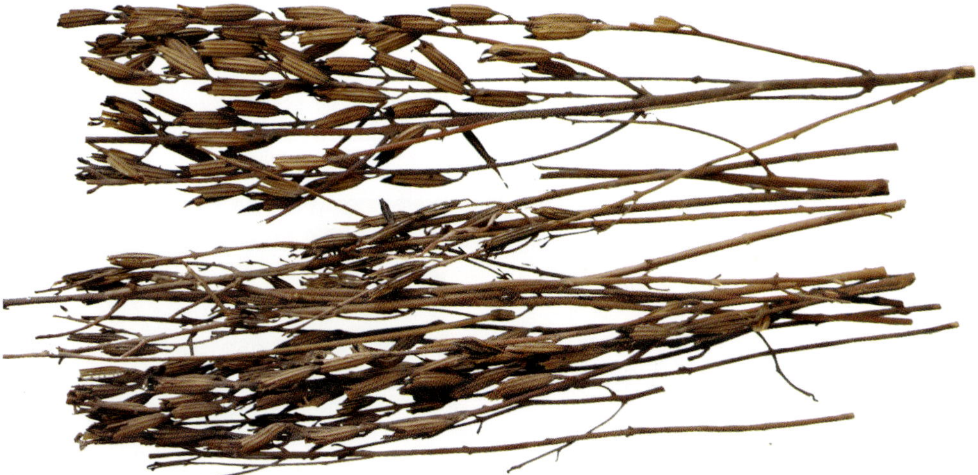

北刘寄奴

性味	苦，寒。
功效	活血祛瘀，通经止痛，凉血，止血，清热利湿。
主治	跌打损伤，外伤出血，瘀血经闭，月经不调，产后瘀痛，癥瘕积聚，血痢，血淋，湿热黄疸，水肿腹胀，白带过多。
用量用法	6~9g。

★胡黄连 *Picrorhiza scrophulariiflora* Pennell

别名：西藏胡黄连。| **药材名**：胡黄连（根茎）。

植物形态

多年生草本。根茎直径达 1cm，根自节上生出。叶柄短；叶片匙形或卵形，干燥后变黑色，边缘有锯齿或重锯齿。花葶具棕色腺毛。花萼长 4~6mm，果时达 1cm；萼裂片披针形或倒卵状长圆形。花冠暗紫色，外表面被毛；花冠下唇片长约为上唇片的一半，3 裂，侧裂片顶端具 2 或 3 小齿；上唇片钩状，顶端下凹。花丝无毛。子房长 1~1.2mm，花柱长为子房的 5~6 倍。蒴果狭卵圆形。花期 7~8 月，果期 8~9 月。

生境分布：生于海拔 3600~4400m 的高寒地区的岩石上、石堆或草地。分布于四川西部、云南西北部及西藏东南部等地。

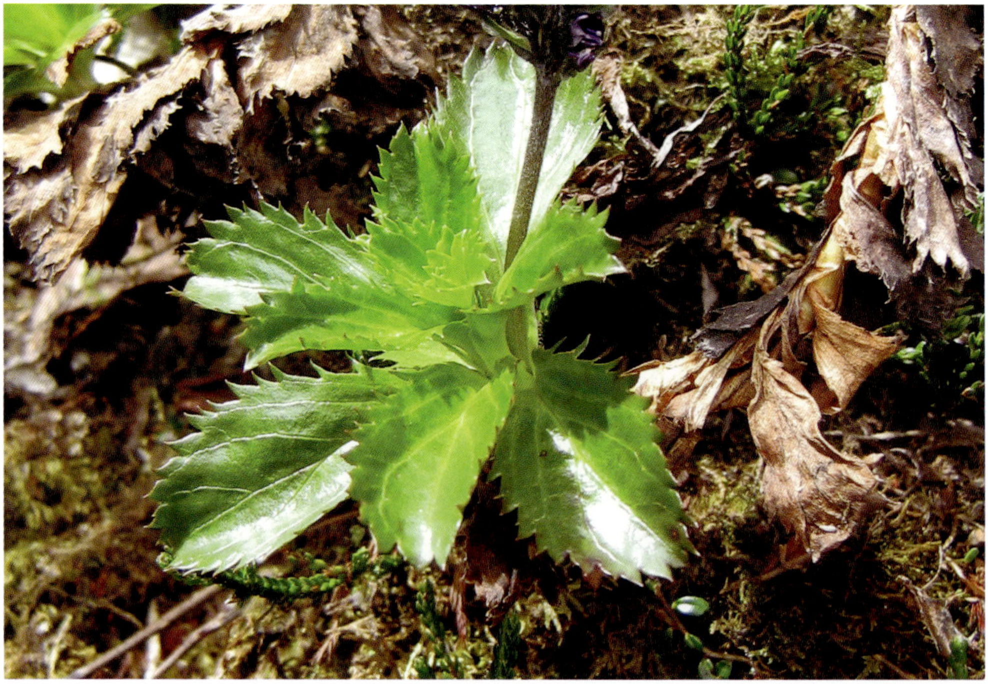

药材
性状

胡黄连

圆柱形，略弯曲，偶有分枝，长3~12cm，直径0.3~1cm。表面灰棕色至暗棕色，粗糙，有较密的环状节，具稍隆起的芽痕或根痕，上端密被暗棕色鳞片状的叶柄残基。体轻，质硬而脆，易折断，断面略平坦，淡棕色至暗棕色，木部有4~10个类白色点状维管束排列成环。气微，味极苦。

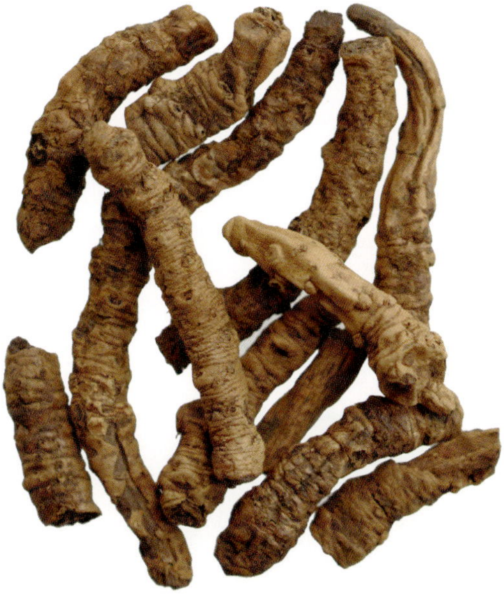

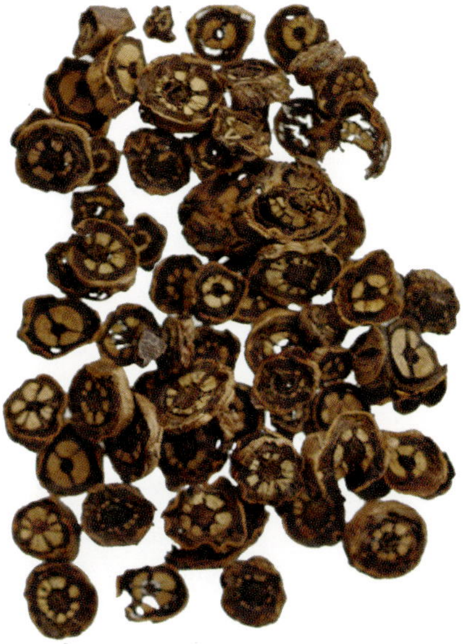

1cm 胡黄连

性味	苦，寒。
功效	退虚热，除疳热，清湿热。
主治	骨蒸潮热，小儿疳热，湿热泻痢，黄疸尿赤，痔疮肿痛。
用量用法	3~10g。

苦苣苔科

★ 吊石苣苔 *Lysionotus pauciflorus* Maxim.

别名：石吊兰。| 药材名：石吊兰（地上部分）。

植物形态

常绿附生半灌木。叶对生或3至数枚轮生；叶柄短或近无柄，紫红绿色；叶片革质，大小、形状变化较大，楔形、楔状条形、狭矩圆形、狭卵形或倒卵形，边缘中上部有齿，下部全缘或微波状，上表面深绿色，有光泽，下表面淡绿色。花序腋生，花序梗长1.5~3.5cm；苞片小，早落；花萼5深裂至基部，裂片三角状条形；花冠白色至淡红色，常带紫色，管状，中部以上膨大，近二唇形。花期5~7月，果期8~10月。

生境分布：生于阴湿岩石壁或树干上。分布于云南、四川、贵州、广西、广东、福建、台湾、浙江、江西、湖南、湖北、陕西、安徽等地。

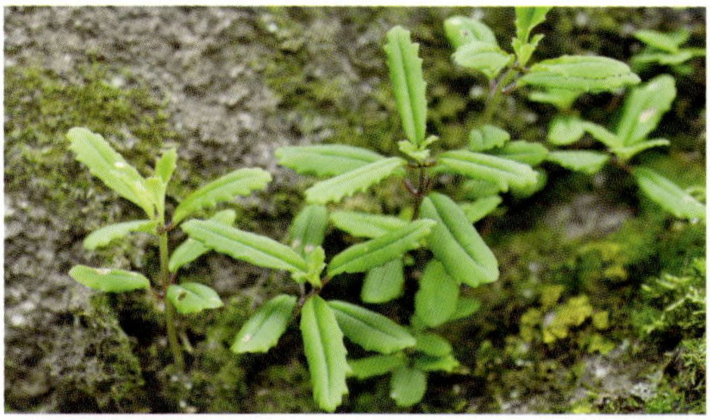

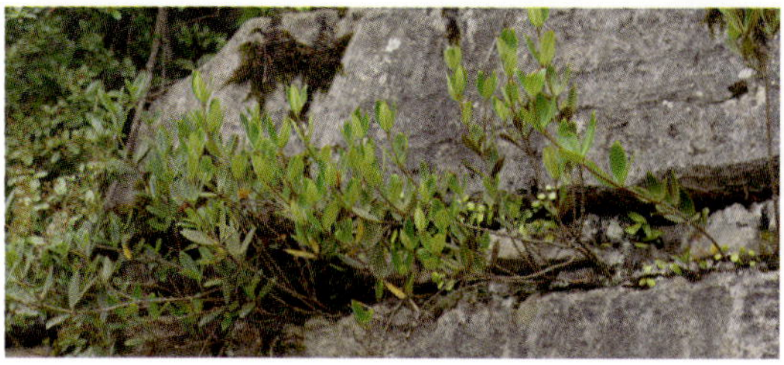

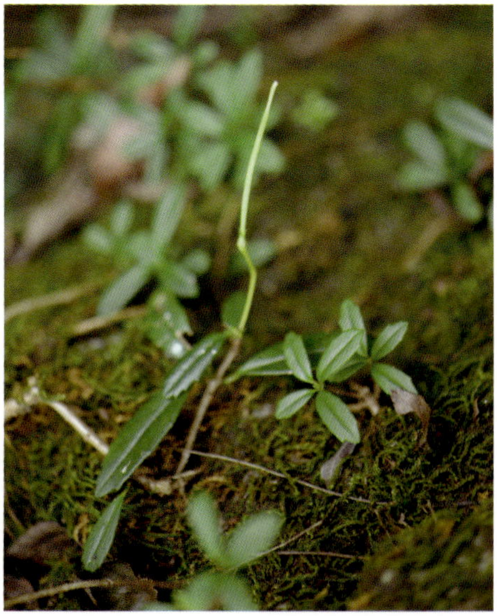

药材性状

石吊兰

茎呈圆柱形，长 25~60cm，直径 0.2~0.5cm；表面淡棕色或灰褐色，有纵皱纹，节膨大，常有不定根；质脆，易折断，断面黄绿色或黄棕色，中心有空隙。叶轮生或对生，有短柄；叶多脱落，脱落后叶柄痕明显；叶片披针形至狭卵形，长 1.5~6cm，宽 0.5~1.5cm，边缘反卷，边缘上部有齿，两面灰绿色至灰棕色。气微，味苦。

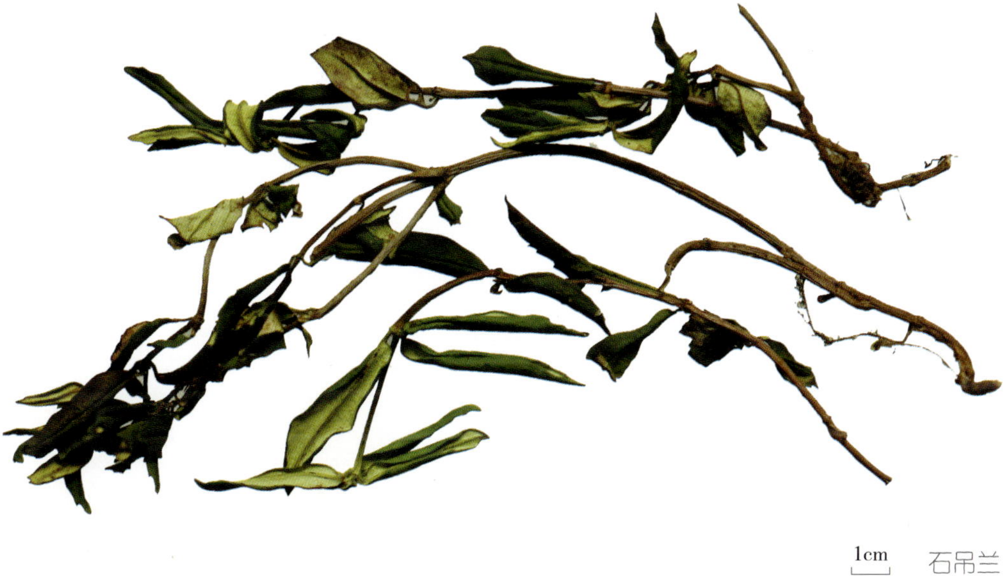

石吊兰

性味	苦，温。
功效	化痰止咳，软坚散结。
主治	咳嗽痰多，瘰疬痰核。
用量用法	9~15g。外用适量，捣敷或煎水外洗。

爵床科

★ 小驳骨 *Gendarussa vulgaris* Nees

别名：接骨草、尖尾凤。| 药材名：小驳骨（地上部分）。

植物形态

多年生直立草本或亚灌木，无毛。茎圆柱形，节膨大，嫩枝常深紫色。叶片窄披针形或披针状线形，全缘，侧脉每边6~8条，均呈深紫色或有时半透明；叶柄长在1cm以内，或上部叶有时近无柄。穗状花序下部间断，上部密花。苞片对生，每苞片内含花2至数朵；在花序下部的1或2对呈叶状；上部的小，披针状线形。萼裂片披针状线形。花冠白色或粉红色，上唇长圆状卵形，下唇3浅裂。蒴果无毛。花期春季。

生境分布： 生于村旁或路边的灌丛中，有时栽培。产于台湾、福建、广东、香港、海南、广西、云南等地。

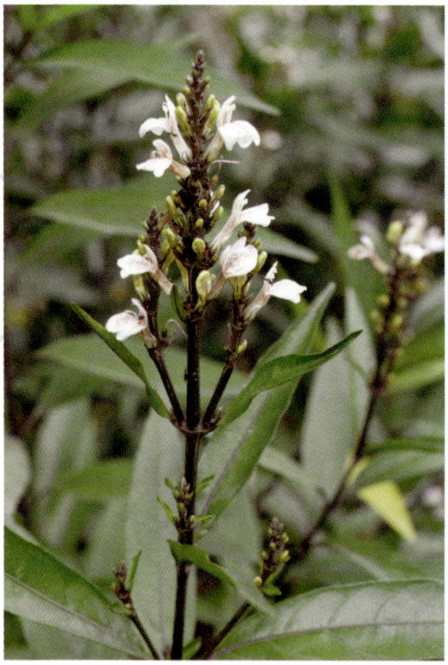

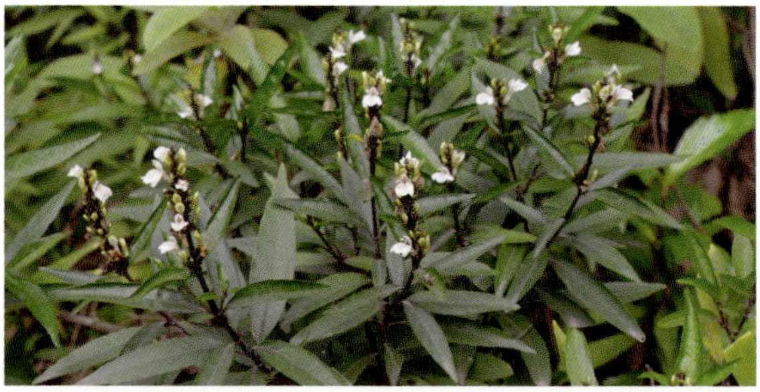

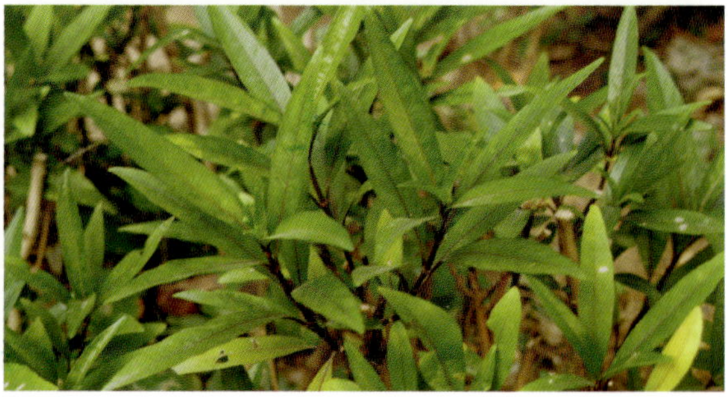

药材性状

小驳骨

茎呈圆柱形，有分枝，长 40~90cm，直径 0.2~3cm；表面黄绿色、淡绿褐色或褐绿色，具稀疏的黄色小皮孔；小枝微具四棱线，节膨大；质脆，易折断，断面黄白色。叶对生；卷缩破碎，完整者展平后呈披针形或条状披针形，长 4~14cm，宽 1~2cm，先端渐尖，基部楔形，叶脉略带紫色。有的可见穗状花序，顶生或生于上部叶腋；苞片窄细；花冠二唇形。气微，味微辛、酸。

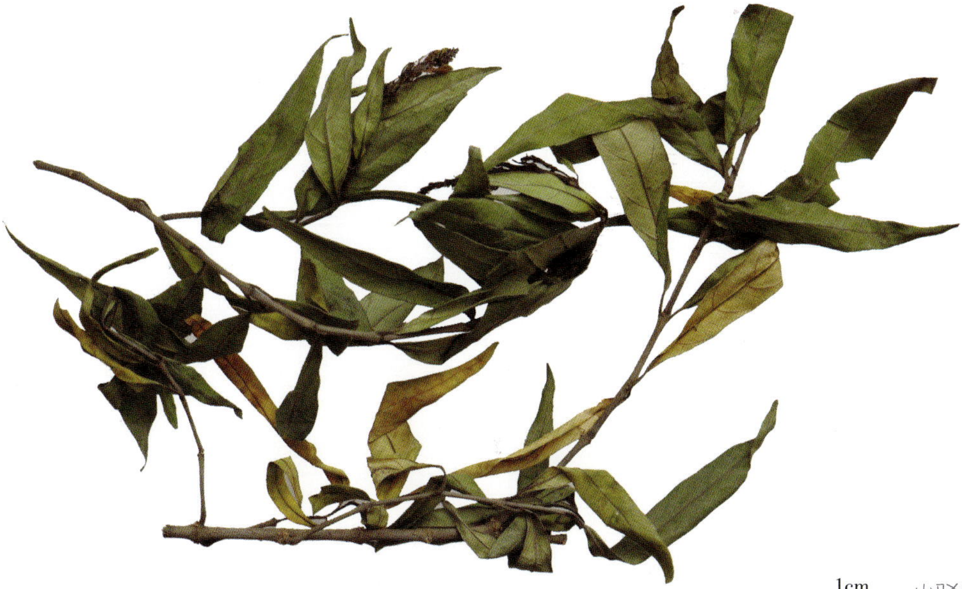

1cm 小驳骨

性味	辛，温。
功效	祛瘀止痛，续筋接骨。
主治	跌打损伤，筋伤骨折，风湿骨痛，血瘀经闭，产后腹痛。
用量用法	9~15g。外用适量。孕妇慎用。

附　注：同属植物黑叶小驳骨易与小驳骨混淆。

爵床 *Justicia procumbens* L.

别名：小青草、六角英。| **药材名：**爵床（全草）。

植物形态

一年生细弱草本，有毛。茎常簇生，柔弱；基部常匍匐，节上生根；上部直立或扩展，绿色，被疏毛，具纵棱，节稍膨大。叶对生，具柄；叶片卵形或长圆形，全缘，两面均被短柔毛。穗状花序柱形，顶生或腋生，花小而稠密；苞片1枚，小苞片2枚，披针形，有缘毛；花萼裂片条形，有膜质边缘和缘毛；花冠淡红色，二唇形。蒴果棒状，被白色短柔毛。种子卵圆形稍扁，黑褐色，表面有瘤状皱纹。花期6~9月，果期9~11月。

生境分布：生于山林草地、旷野路旁和沟谷等阴湿处。分布于山东、浙江、江苏、江西、福建、安徽、湖北、湖南、云南、贵州、四川、广东、广西等地。

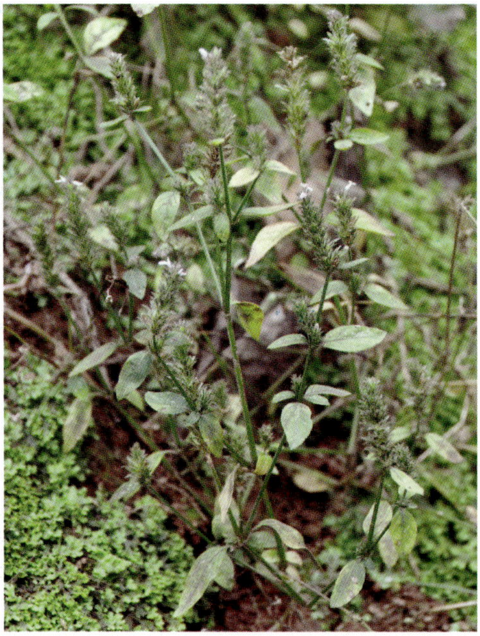

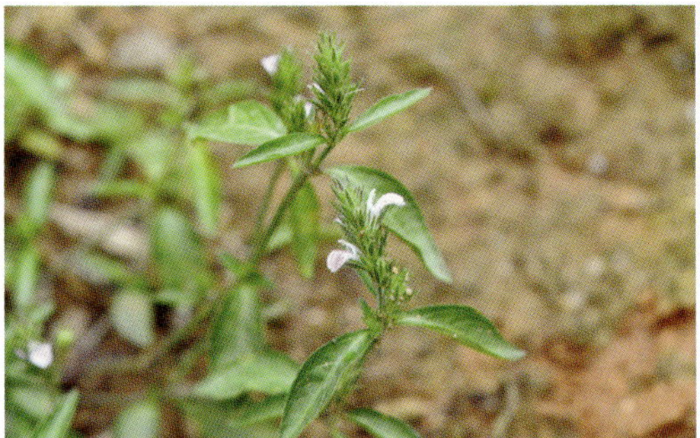

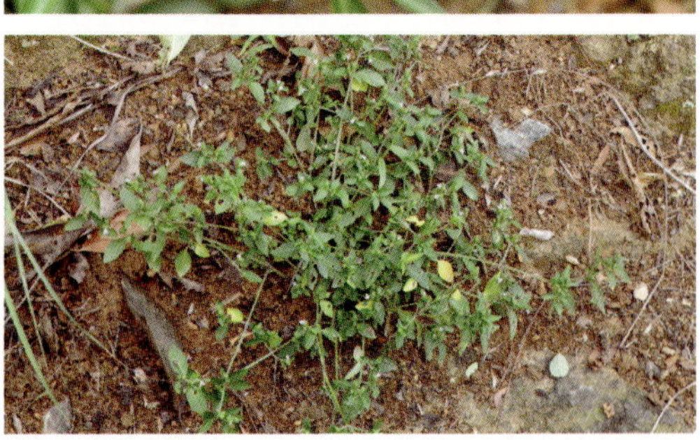

药材性状

爵床

全草长 10~50cm。根细而弯曲。茎具 6 条纵棱，节处膨大，有些节上有根，具毛，表面绿黄色或浅棕色，质脆。叶对生，具柄；多破碎、皱缩，完整者展开后呈卵形或长圆形，两面被短柔毛。常有花序，可见密集的苞片。气微，味淡。

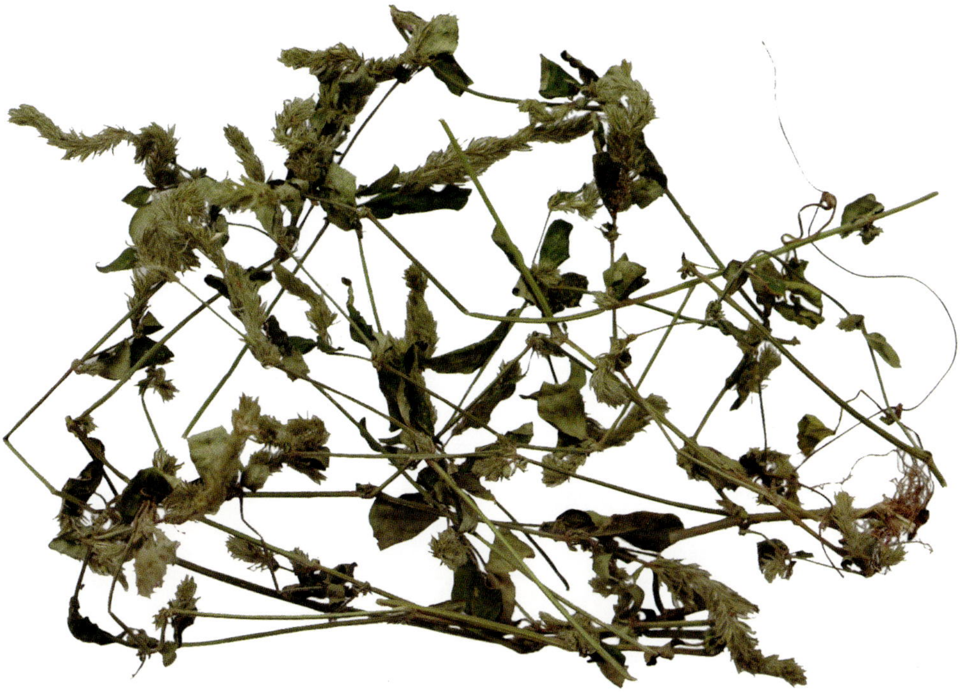

爵床

性味	苦、咸、辛，寒。
功效	清热解毒，利湿消积，活血止痛。
主治	感冒发热，咳嗽，咽喉肿痛，目赤肿痛，疳积，湿热泻痢，疟疾，黄疸，浮肿，小便淋浊，筋肌疼痛，跌打损伤，痈疽疔疮，湿疹。
用量用法	10~15g；鲜品 30~60g。

桔梗科

★ 素花党参 *Codonopsis pilosula* Nannf. var. *modesta* (Nannf.) L. T. Shen

别名：无毛党参。| 药材名：党参（根）。

植物形态

多年生草质藤本。植株具臭味，具白色乳汁。茎缠绕而细长，光滑无毛。叶互生或对生，卵形或狭卵形，两面近无毛，或幼时上表面有疏毛，叶缘具波状齿或全缘；茎下部的叶基部深心形至浅心形，稀平截或圆钝。花生于分枝顶端；花萼无毛，裂片 5 枚，稀为 4 枚，两面光滑或疏被柔毛；花冠淡黄绿色，具污紫色斑点，宽钟形，无毛。蒴果圆锥形，花萼宿存，3 瓣裂。种子长圆形，棕褐色，具光泽。花期 7~8 月，果期 8~9 月。

生境分布： 生于海拔 1500~3200m 的山地林下、林边及灌丛中。分布于甘肃、青海、四川等地。

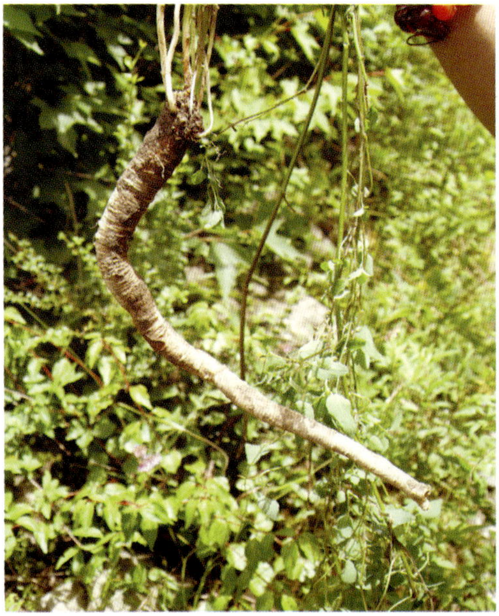

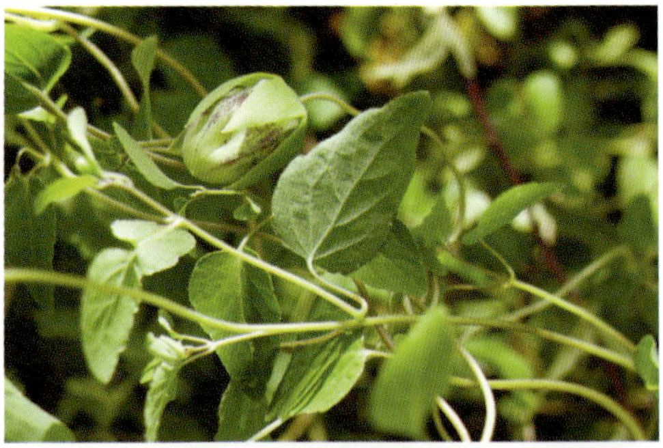

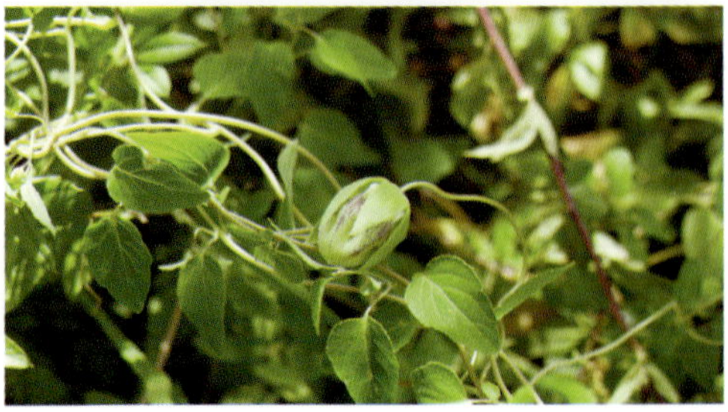

药材性状

党参

长圆柱形，稍弯曲，长 10~35cm，直径 0.5~2.5cm。表面黄白色至灰黄色，根头部有多数疣状突起的茎痕及芽，每个茎痕的顶端呈凹下的圆点状；根头下有致密的环状横纹，向下渐稀疏，横纹常达全长的一半以上，栽培品环状横纹少或无；全体有纵皱纹及散在的横长皮孔样突起，支根断落处常有黑褐色胶状物。质稍硬或略带韧性，断面稍平坦，有裂隙或放射状纹理，皮部灰白色至淡棕色，木部淡黄色。有特殊香气，味微甜。

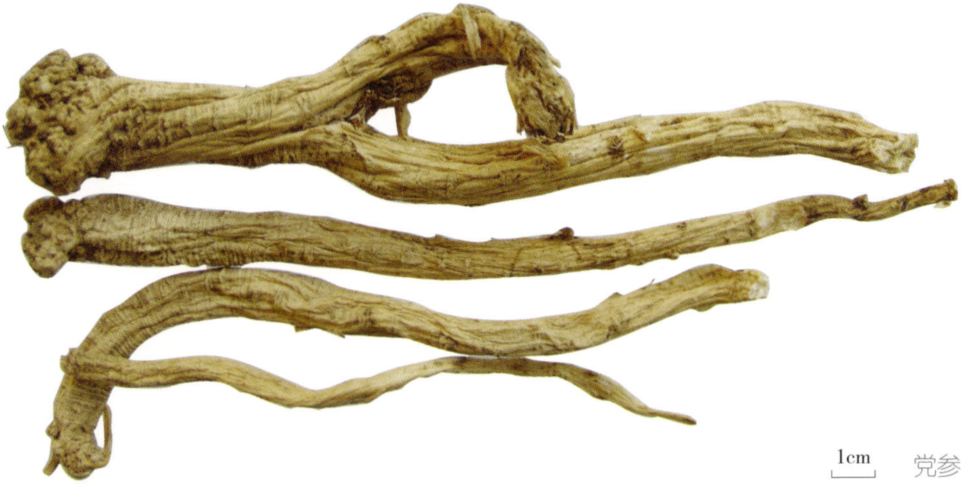

党参

性味	甘，平。
功效	健脾益肺，养血生津。
主治	脾肺气虚，食少倦怠，咳嗽虚喘，气血不足，面色萎黄，心悸气短，津伤口渴，内热消渴。
用量用法	9~30g。不宜与藜芦同用。

附　注：《中国药典》2015 年版记载同属植物川党参、党参与素花党参的干燥根同等入药。

★轮叶沙参 *Adenophora tetraphylla* (Thunb.) Fisch.

别名： 四叶沙参。| **药材名：** 南沙参（根）。

植物形态

多年生草本，有白色乳汁。主根粗壮。基生叶丛生，叶片卵形、长椭圆形或近圆形；茎生叶4~6枚轮生，叶片卵形、椭圆状卵形、狭倒卵形或披针形，边缘有锯齿，两面疏毛，上表面绿色，下表面淡绿色，无柄或有短柄。花序圆锥状，下部花枝轮生，顶部花枝有时互生；花下垂，花萼光滑无毛，5裂，裂片钻形；花冠小，蓝色或蓝紫色，狭钟形，口部缢缩成坛状，长约1cm，5浅裂。蒴果卵圆形。花期7~9月，果期8~10月。

生境分布： 生于阳坡草丛、林缘、路边。分布于黑龙江、吉林、辽宁、内蒙古、河北、山西、山东、安徽、江苏、浙江、江西、福建、广东、广西、四川、云南、贵州等地。

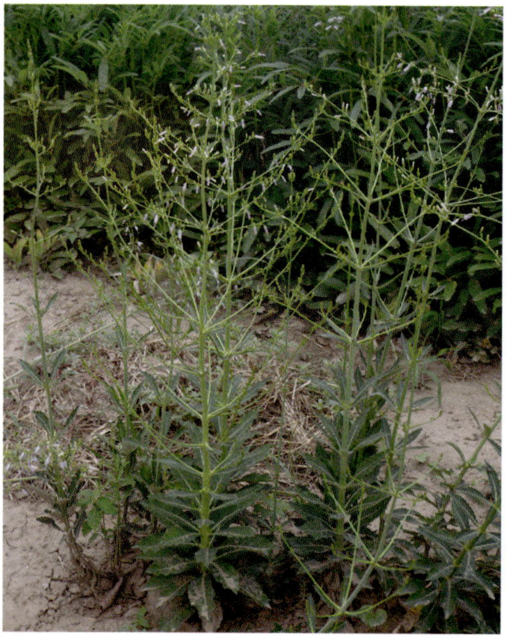

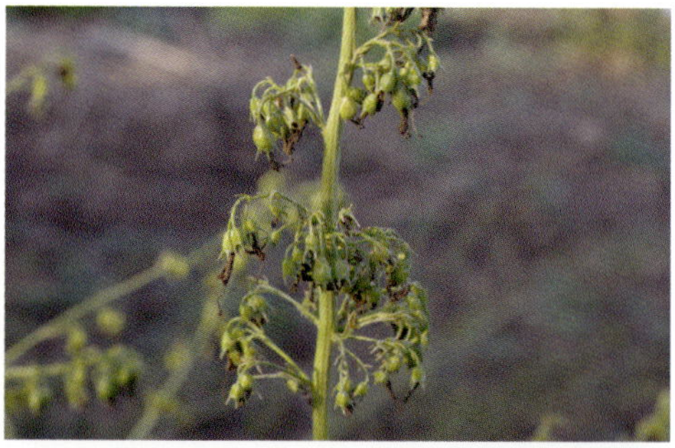

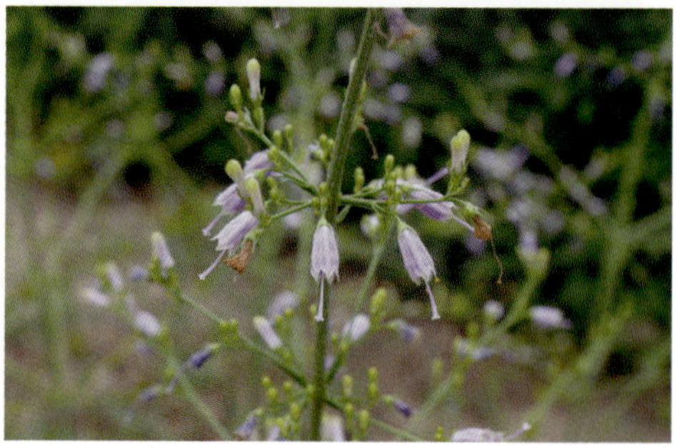

药材性状

南沙参

圆锥形或圆柱形，略弯曲，长 7~27cm，直径 0.8~3cm。表面黄白色或淡棕黄色，凹陷处常有残留粗皮，上部多有深陷横纹，呈断续的环状，下部有纵纹及纵沟。顶端具 1 或 2 个根茎。体轻，质松泡，易折断，断面不平坦，黄白色，多裂隙。气微，味微甘。

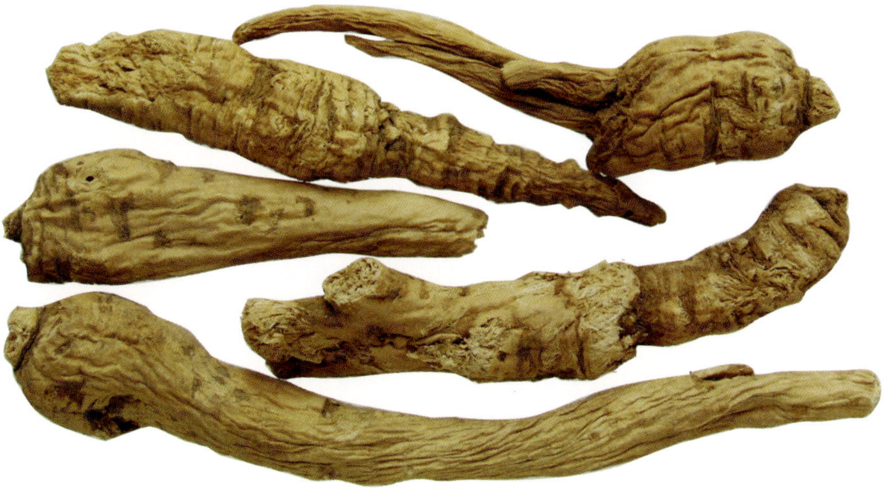

1cm 南沙参

性味	甘，微寒。
功效	养阴清肺，益胃生津，化痰，益气。
主治	肺热燥咳，阴虚劳嗽，干咳痰黏，胃阴不足，食少呕吐，气阴不足，烦热口干。
用量用法	9~15g。不宜与藜芦同用。

附　注：《中国药典》2015 年版记载同属植物沙参与轮叶沙参的干燥根同等入药。

茜草科

★ 华钩藤 *Uncaria sinensis* (Oliv.) Havil.

药材名：钩藤（带钩茎枝）。

植物形态

光滑藤本。小枝四棱柱形；钩长约 1.5cm，无毛。叶对生，膜质，椭圆形或卵状椭圆形，先端渐尖，基部圆形，两面无毛；叶柄长 10~12mm；托叶膜质，全缘或微缺，宽三角形或半圆形。头状花序单个腋生，球形；总花梗长 5~8cm，中部着生几枚苞片；花 5 数，无梗；萼檐裂片狭长椭圆形，密被灰色小粗毛；花冠长 1.2~1.4cm，仅裂片外面被粉末状柔毛。蒴果棒状，无柄或近无柄，被疏毛，顶端冠以短小萼檐裂片。花、果期 6~10 月。

生境分布：生于山谷疏林中。分布于湖南、湖北、广西、四川、贵州、云南等地。

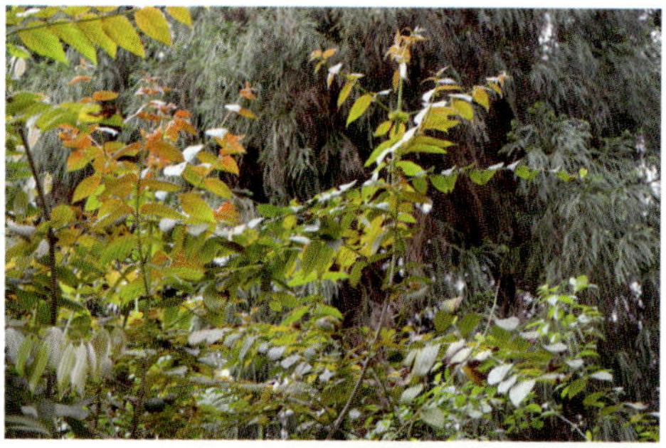
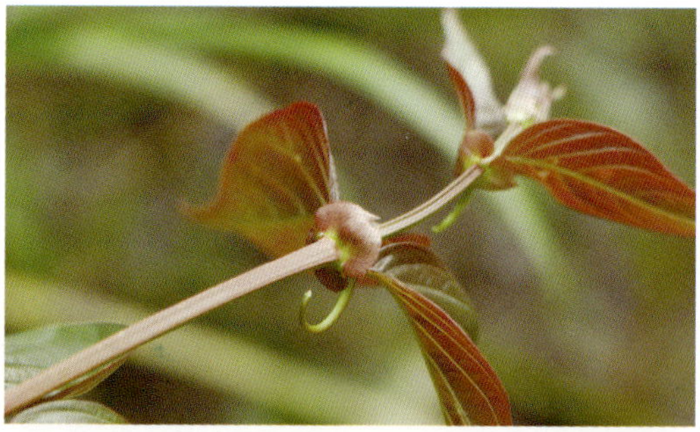
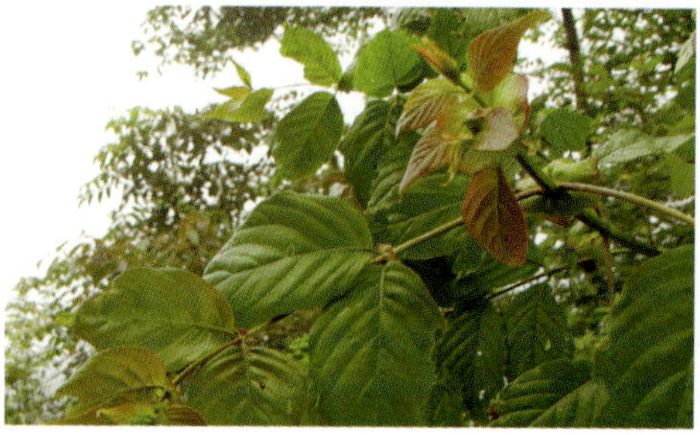
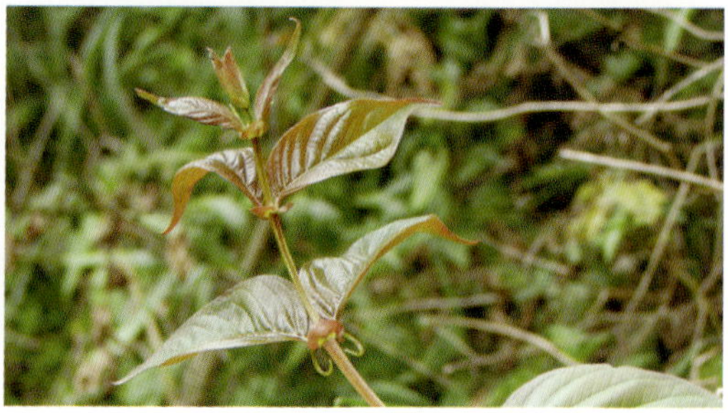

药材性状

钩藤

茎枝呈圆柱形或类方柱形，长 2~3cm，直径 0.2~0.5cm。表面红棕色至紫红色者具细纵纹，光滑无毛；黄绿色至灰褐色者有的可见白色点状皮孔，被黄褐色柔毛。多数枝节上对生两个向下弯曲的钩（不育花序梗），或仅一侧有钩，另一侧为突起的疤痕；钩略扁或稍圆，先端细尖，基部较阔；钩基部的枝上可见叶柄脱落后的窝点状痕迹和环状的托叶痕。质坚韧，断面黄棕色，皮部纤维性，髓部黄白色或中空。气微，味淡。

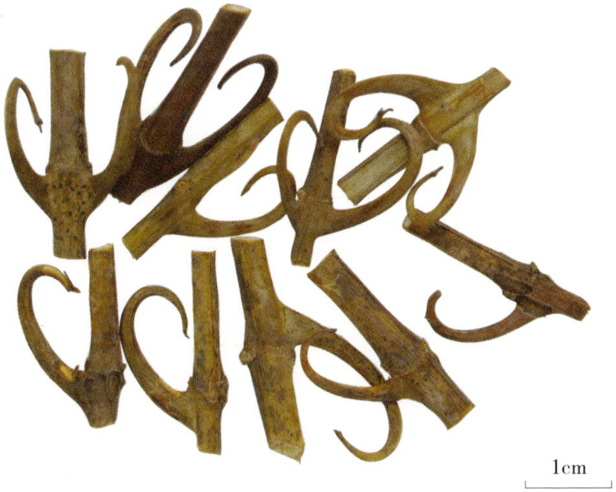

钩藤

性味	甘，凉。
功效	息风定惊，清热平肝。
主治	肝风内动，惊痫抽搐，高热惊厥，感冒夹惊，小儿惊啼，妊娠子痫，头痛眩晕。
用量用法	3~12g，后下。

附　注：《中国药典》2015 年版记载同属植物钩藤、大叶钩藤、无柄果钩藤、毛钩藤与华钩藤的干燥带钩茎枝同等入药。

★栀子 *Gardenia jasminoides* Ellis

别名： 黄栀子、山栀子。| **药材名：** 栀子（果实）。

植物形态

常绿灌木。小枝绿色，初被毛，后近无毛。叶对生，稀轮生；托叶 2 枚，通常连合成鞘包围小枝；叶革质，具光泽，椭圆形、阔倒披针形或倒卵形，全缘，侧脉羽状。花大，极芳香，腋生或顶生；花梗短；花萼绿色，下部连成圆筒形，先端裂片窄条形；花冠白色，后变乳黄色，质厚，高脚碟状，基部合生成筒，上部 6~7 裂，旋转排列。果大，深黄色，倒卵形或长椭圆形，外果皮上具肉质翅状纵棱，顶端冠以细长的条状宿萼。花期 5~7 月，果期 8~11 月。

生境分布： 生于温暖地区的山坡森林中，多有栽培。分布于南部各地。

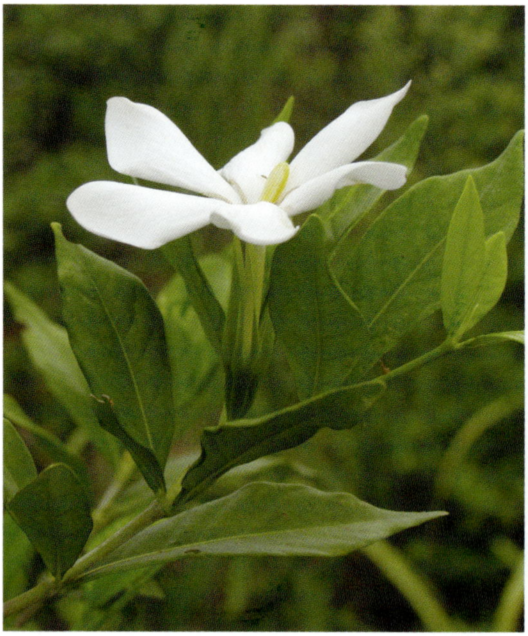

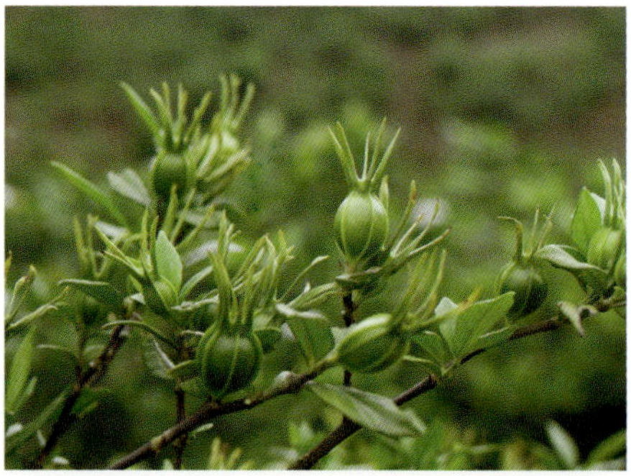

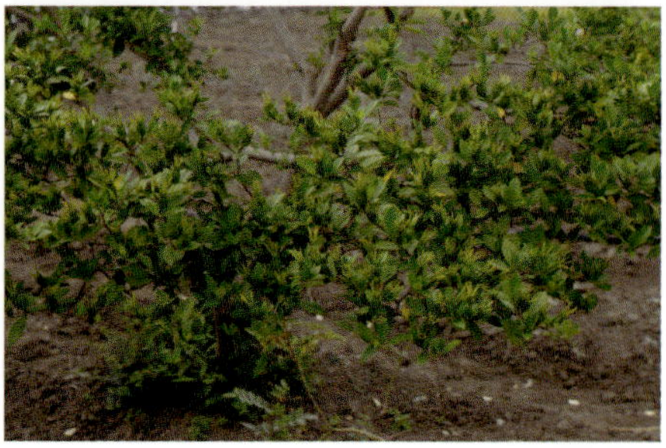

药材性状

栀子

长卵圆形或椭圆形，长 1.5~3.5cm，直径 1~1.5cm。表面红黄色或棕红色，具 6 条翅状纵棱，棱间常有 1 条明显的纵脉纹，并有分枝。顶端残存萼片，基部稍尖，具残存果梗。果皮薄而脆，略有光泽，内表面色较浅，有光泽，具 2~3 条隆起的假隔膜。种子多数，扁卵圆形，集结成团，深红色或红黄色，表面密具细小的疣状突起。气微，味微酸而苦。

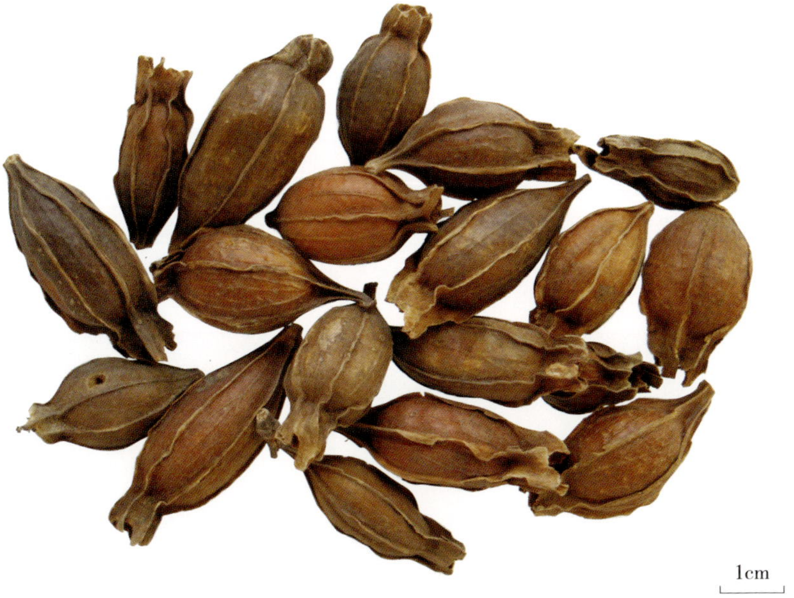

栀子

性味	苦，寒。
功效	泻火除烦，清热利湿，凉血解毒；外用消肿止痛。
主治	热病心烦，湿热黄疸，淋证涩痛，血热吐衄，目赤肿痛，火毒疮疡，扭挫伤痛。
用量用法	6~10g。外用生品适量，研末调敷。

虎刺 *Damnacanthus indicus* C. F. Gaertner

别名：绣花针、伏牛花。| **药材名：**虎刺（全株）。

植物形态

常绿小灌木。主根粗壮，常缢缩成念珠状，外皮棕褐色。枝常分枝，棕灰色，被短柔毛，刺着生于叶腋上；刺黄绿色或棕灰色。叶对生，革质，有短柄，托叶小而三角状凸尖，早落；叶片卵形或宽椭圆形，全缘或微波状，上表面深绿色且有光泽，下表面黄绿色，有时被疏毛。花1或2朵近枝端腋生，白色有短梗；花4数；萼片倒卵形，宿存；花冠筒状漏斗形，喉部有长柔毛。核果近球形，熟时红色，具4个坚硬的分核。花期4~5月，果期11~12月。

生境分布：生于山坡、河边和溪谷两旁的灌丛中。分布于浙江、江西、福建、广东、广西、湖南和云南等地。

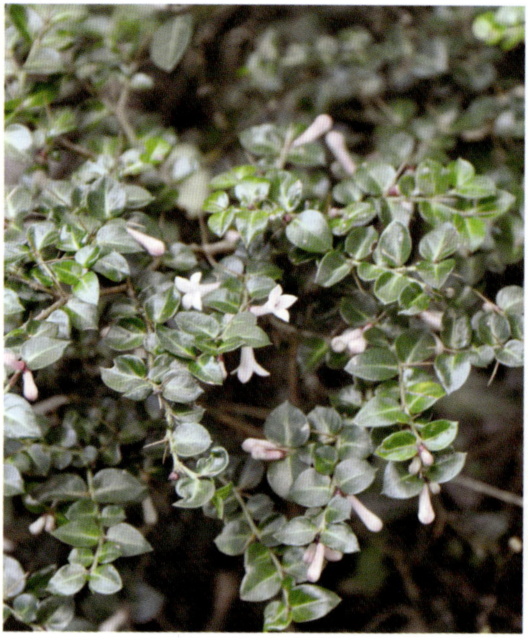

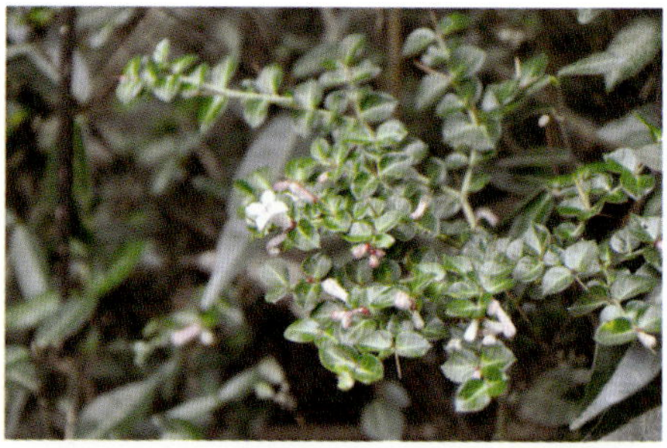

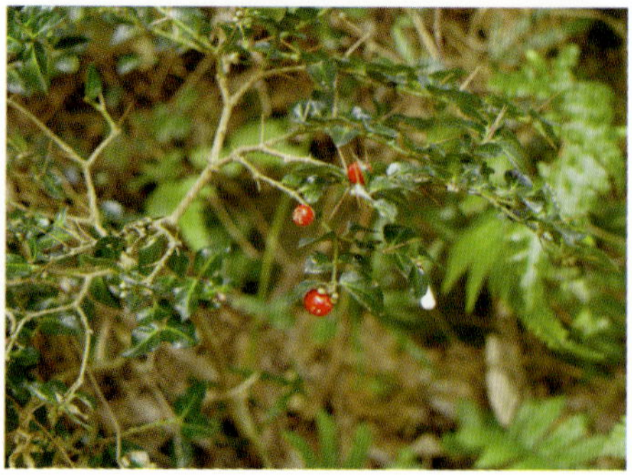

药材性状

虎刺

本品为不等长的段。根粗壮，表面深褐色，侧根较细，直径 3~4mm，皮部多数断裂露出木质部，断面类白色。茎圆柱形，直径约 0.5cm，表面棕色，粗糙；质坚硬，不易折断，断面类白色。叶片披针形，基部楔形，长 1~2cm，宽 0.8~1cm，革质；叶腋上有 1~2 个刚刺，刺尖锐，长 1~1.5cm。气无，味甘、苦。

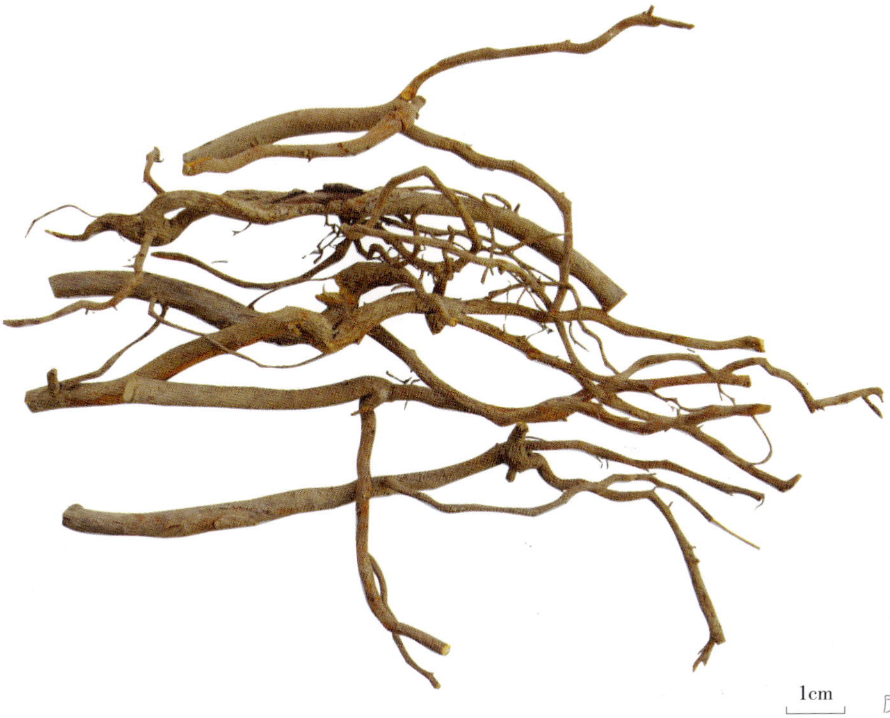

虎刺

性味	甘、苦，平。
功效	祛风利湿，化痰止咳，活血止痛。
主治	痛风，风湿痹痛，腰痛，荨麻疹，痰饮咳嗽，肺痈，水肿，肝脾肿大，妇女经闭，跌打损伤。
用量用法	9~15g。

忍冬科

★红腺忍冬 *Lonicera hypoglauca* Miq.

别名：菰腺忍冬、大银花。| 药材名：山银花（花蕾或带初开的花）。

植物形态

藤本。幼枝被微毛。叶卵形至卵状矩圆形，下表面密生微毛，并杂有极短柄或无柄的橘黄色或橘红色蘑菇状腺体。总花梗单生或多个集生，短于叶柄；萼筒无毛，萼齿长三角形，具缘毛；花冠外面疏生微毛和腺毛，先白色后变黄色，唇形，上唇具 4 枚裂片，下唇反转。浆果近球形，黑色。花期 4~5（6）月，果熟期 10~11 月。

生境分布： 生于海拔 200~700（~1800）m 的灌丛或疏林中。分布于浙江、安徽、江西、福建、台湾、湖南、湖北、广东、广西、贵州、四川、云南等地。

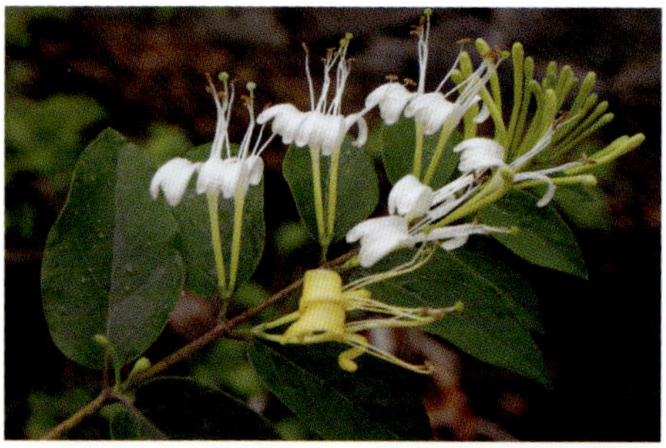
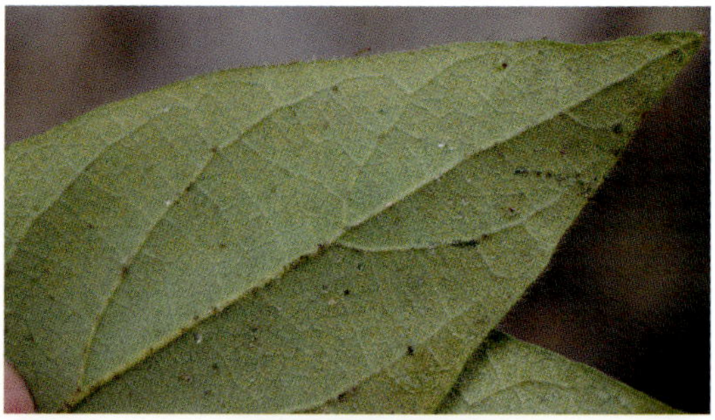
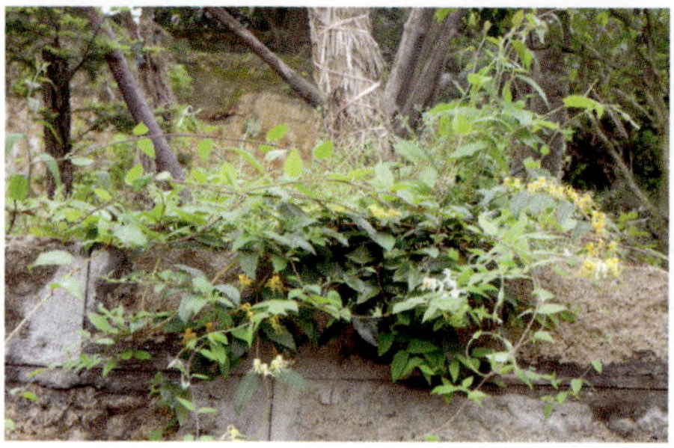
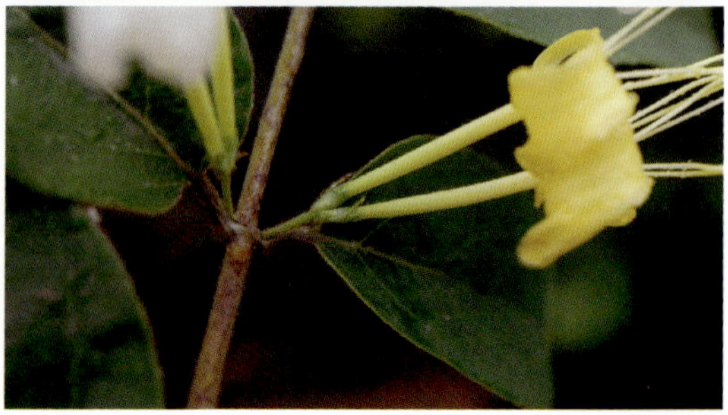

药材性状

山银花

本品长 2.5~4.5cm，直径 0.8~2mm。表面黄白至黄棕色，无毛或疏被毛。萼筒无毛，先端 5 裂，裂片长三角形，被毛。开放者花冠下唇反转，花柱无毛。

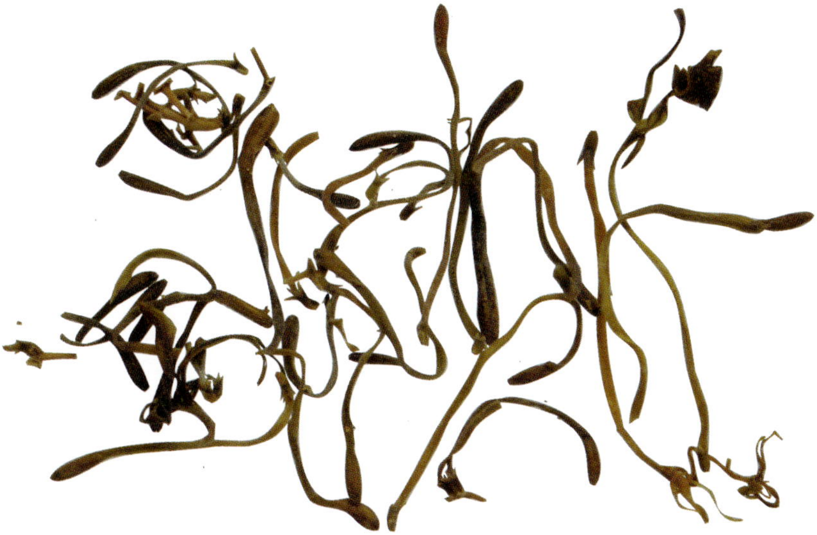

1cm 山银花

性味	甘，寒。
功效	清热解毒，疏散风热。
主治	痈肿疔疮，喉痹，丹毒，热毒血痢，风热感冒，温病发热。
用量用法	6~15g。

附　注：《中国药典》2015 年版记载同属植物灰毡毛忍冬、华南忍冬、黄褐毛忍冬与红腺忍冬的干燥花蕾或带初开的花同等入药。

败酱科

白花败酱 *Patrinia villosa* (Thunb.) Dufresne

别名： 攀倒甑、败酱、苦叶菜。| **药材名：** 败酱草（根茎、根或全草）。

植物形态

多年生草本。根状茎细长，横卧或斜生，有特殊臭气。茎直立，密生白色倒生粗毛。基生叶丛生，叶片卵形或卵状披针形，边缘有粗锯齿，叶柄较叶片略长；茎生叶对生，叶片卵形，边缘有粗锯齿，两面有粗毛，叶柄长 1~3cm；下部叶有翼柄，上部叶几无柄。由聚伞花序组成伞房状圆锥花丛，顶生，多分枝；花白色；花萼小；花冠 5 裂至筒部。瘦果倒卵形，膜质，有翅状苞片。花期 7~8 月，果期 8~9 月。

生境分布： 生于林缘、灌丛、山坡草地及路旁。分布于东北、华北、华东、华南和西南各地。

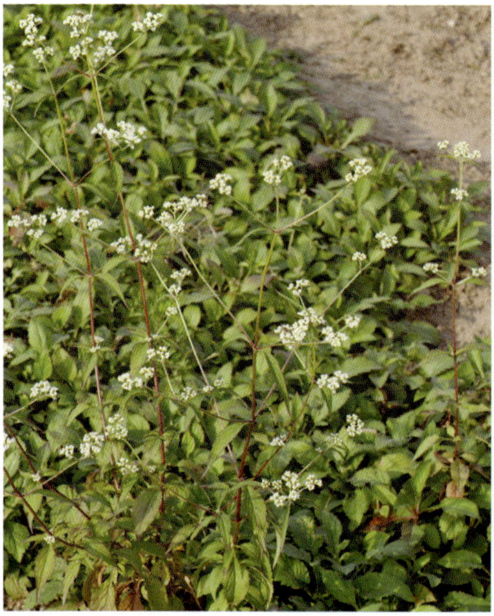

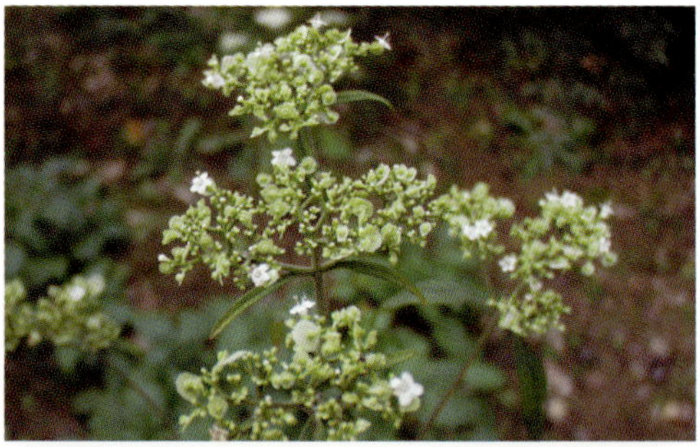

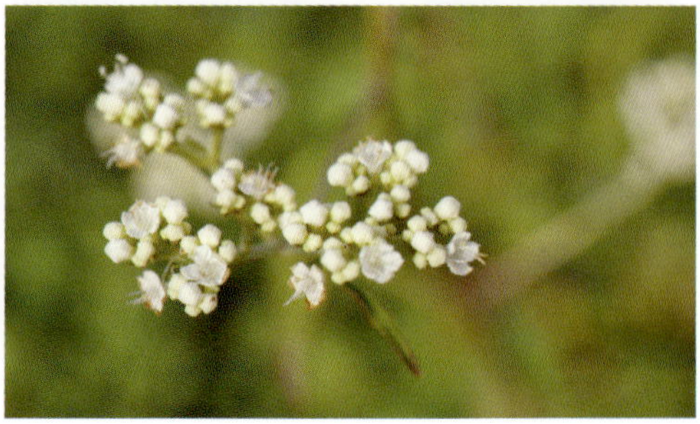

药材性状

败酱草

干燥全草长短不等。根茎节间长 3~6cm，上生须根。茎圆柱形，不分枝，黄棕色或黄绿色，有纵向纹理，被倒生的白色长毛；质脆，断面中空，白色。叶多皱缩破碎或脱落。全株有陈腐的豆酱气，味苦。

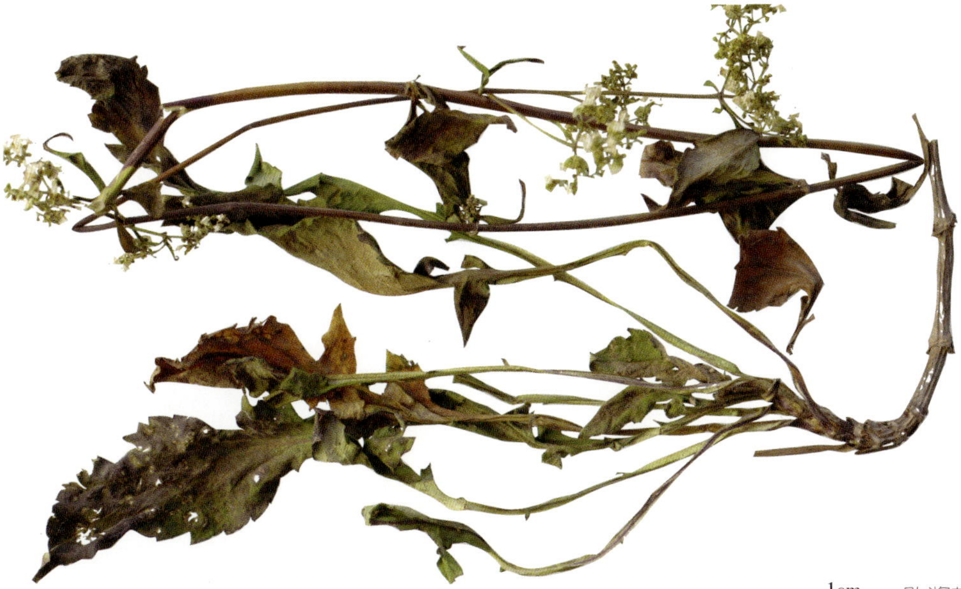

1cm 败酱草

性味	辛、苦，微寒。
功效	清热解毒，消肿排脓，活血祛瘀，宁心安神。
主治	阑尾炎，痢疾，肠炎，肝炎，结膜炎，产后瘀血腹痛，痈肿疔疮，神经衰弱失眠。
用量用法	9~15g；鲜者 60~120g。外用适量，捣烂敷。

★ 甘松 *Nardostachys jatamansi* DC.

别名：甘松香。| 药材名：甘松（根及根茎）。

植物形态

多年生草本。根茎短，下面有主根，顶端常分枝且密被叶鞘纤维或片状老叶鞘，有强烈松脂臭。叶丛生，长匙形或倒披针形，中部以下渐窄成叶柄状。花茎高达 50cm；聚伞花序近头状，花序基部有披针形总苞；小苞片 2 枚，较小；花萼 5 齿裂；花冠淡粉色，漏斗状，里面有白毛，上部 5 裂。瘦果长倒卵形，被毛或无毛，顶端圆，宿萼不等大，3 枚裂片较大，三角卵形，先端尖。花期 6~8 月，果期 8~9 月。

生境分布：生于海拔 2600~5000m 的高山草原地带或疏林中。分布于甘肃、四川、云南、西藏等地。

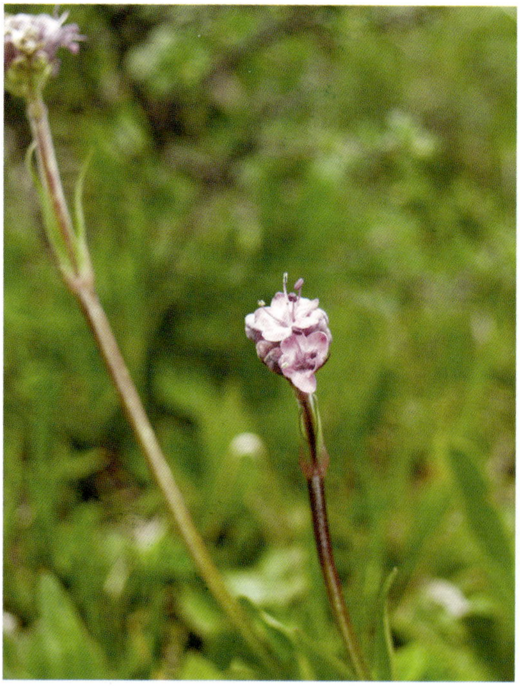

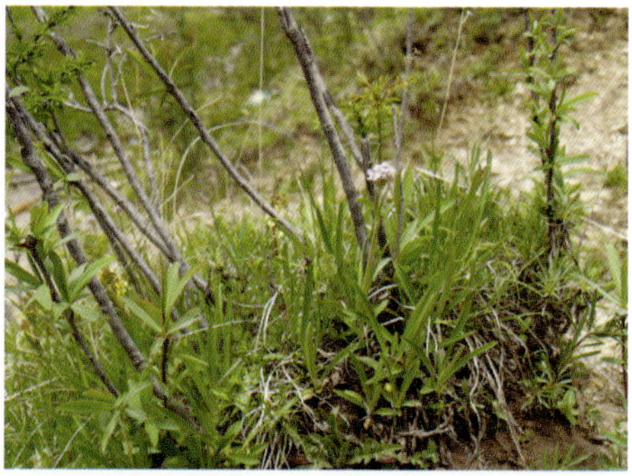

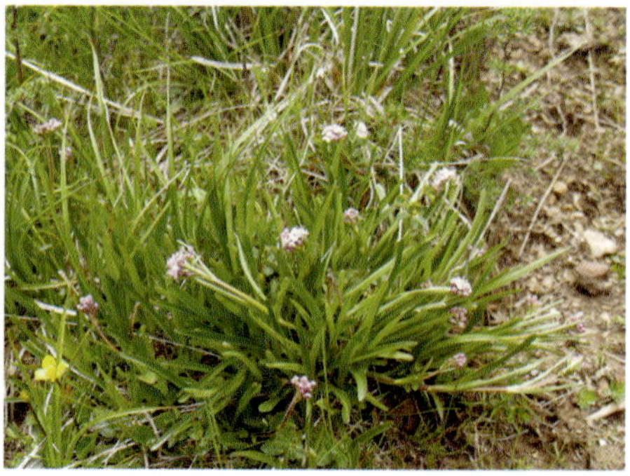

药材性状

甘松

本品略呈圆锥形，多弯曲，长5~18cm。根茎短小，上端有茎、叶残基，呈狭长的膜质片状或纤维状；外层黑棕色，内层棕色或黄色。根单一或数条交结、分枝或并列，直径0.3~1cm；表面棕褐色，皱缩，有细根及须根；质松脆，易折断，断面粗糙，皮部深棕色，常成裂片状，木部黄白色。气特异，味苦而辛，有清凉感。

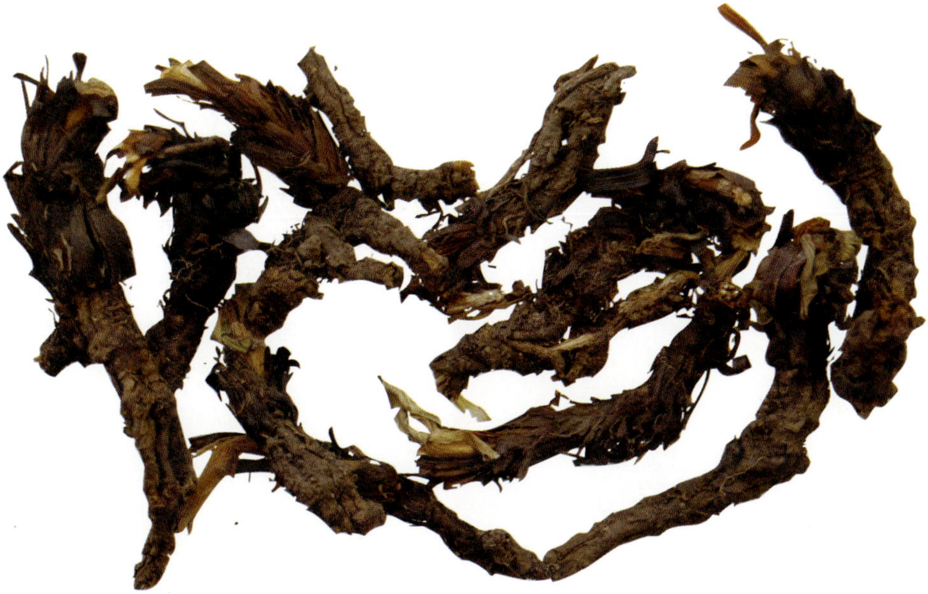

甘松

性味	辛、甘，温。
功效	理气止痛，开郁醒脾；外用祛湿消肿。
主治	脘腹胀满，食欲不振，呕吐，牙痛，脚气肿毒。
用量用法	3~6g。外用适量，泡汤漱口、煎汤洗脚或研末敷患处。

缬草 *Valeriana officinalis* L.

别名：拔地麻。| **药材名：**缬草（根及根茎）。

植物形态

多年生草本。根状茎短粗，簇生多数须根，有特异香气。茎直立，中空，具纵棱，被粗白毛，节上较多；近地面常有白色匍匐茎。基生叶丛生，有长柄，叶柄基部呈鞘状，叶片长卵形，单数羽状深裂，全缘或少有锯齿，基生叶于花期枯萎；茎生叶对生，叶柄短或无，羽状全裂，全缘或疏生浅齿。伞房状三出聚伞圆锥花序顶生；苞片羽状分裂；小苞片条形；花萼不明显；花冠筒状，5 裂，初时淡粉红色，后变为白色。瘦果扁卵形，顶端有宿萼多条，羽毛状。花期 5~7 月，果期 6~10 月。

生境分布：生于山坡草地、林下沟边。分布于河北、山东、湖南、湖北、河南、陕西、山西、甘肃、青海、新疆、四川及台湾等地。

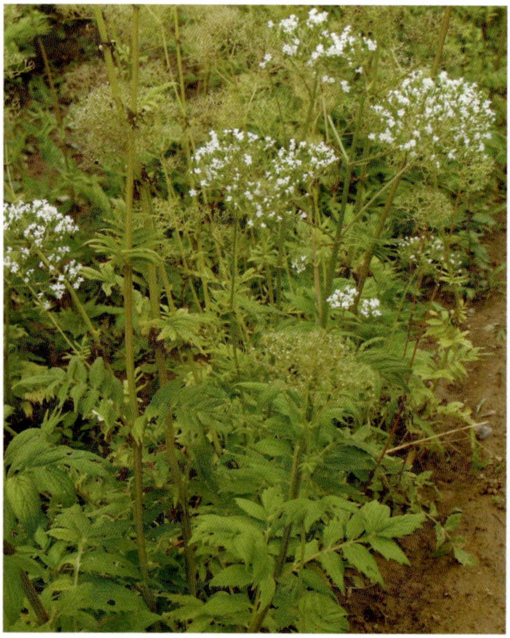

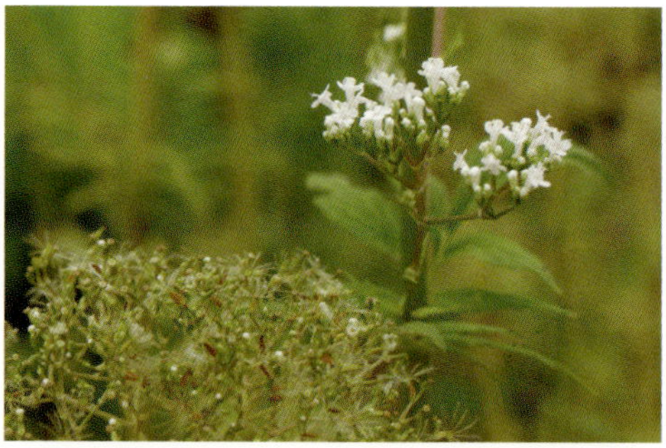

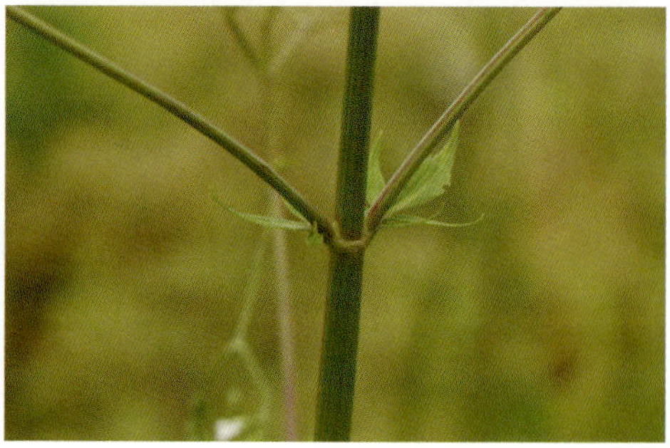

药材
性状

缬草

根茎呈钝圆锥形，长 2~5cm，直径 1~3cm，黄棕色或暗棕色，上端具残留的茎基及叶痕，四周密生须根。须根长可达 20cm，直径约 2mm，具纵皱纹，黄棕色至灰棕色。易折断，断面黄白色，角质。具特异臭气，味先甜后微苦、辣。

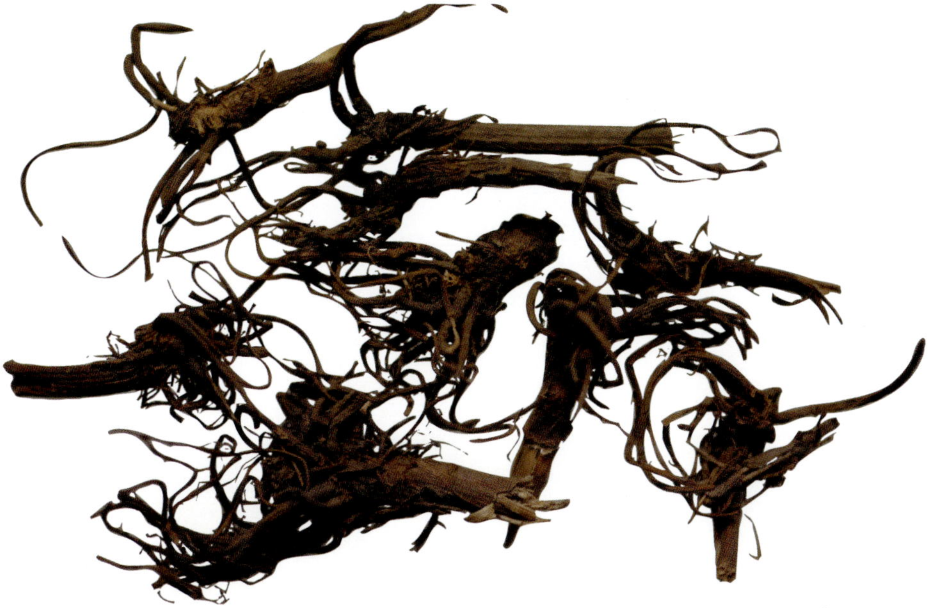

1cm 缬草

性味	辛、甘，温。
功效	安神，理气，止痛。
主治	神经衰弱，失眠，癔症，癫痫，胃腹胀痛，腰腿痛，跌打损伤。
用量用法	3~6g。外用适量，研末调敷。

川续断科

★ 川续断 *Dipsacus asper* Wall. ex Henry

别名：川断。| 药材名：续断（根）。

植物形态

多年生草本。主根圆锥形，表面黄褐色，具细长须根。茎直立，多分枝，中空，具棱，茎具毛。基生叶具长柄，叶片羽状深裂，边缘有粗锯齿；茎生叶对生，具短柄或无柄，边缘有粗锯齿，两面被短毛和刺毛。头状花序球形；总花梗长达 20cm；总苞片窄披针形，绿色；每花外有 1 枚苞片，倒卵形，被短毛；副萼具钝齿，密生柔毛；花萼浅盘状；花冠白色或浅黄色，基部短细筒状，外被短毛。瘦果椭圆状楔形，具棱，淡褐色。花期 8~9 月，果期 9~10 月。

生境分布： 生于荒山、路旁、沟边、草地。分布于四川、湖南、湖北、贵州、云南、陕西、西藏等地。

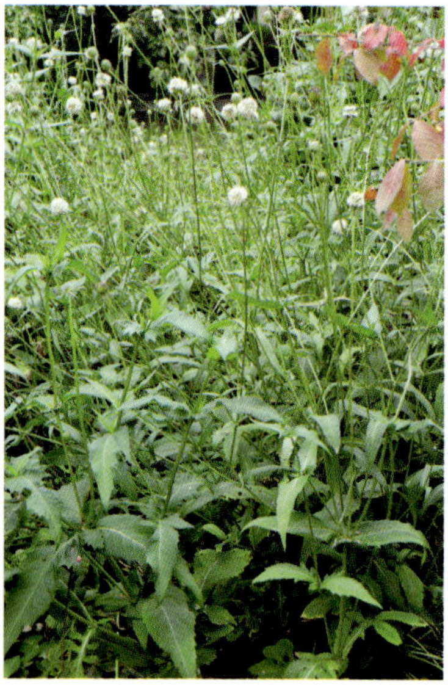
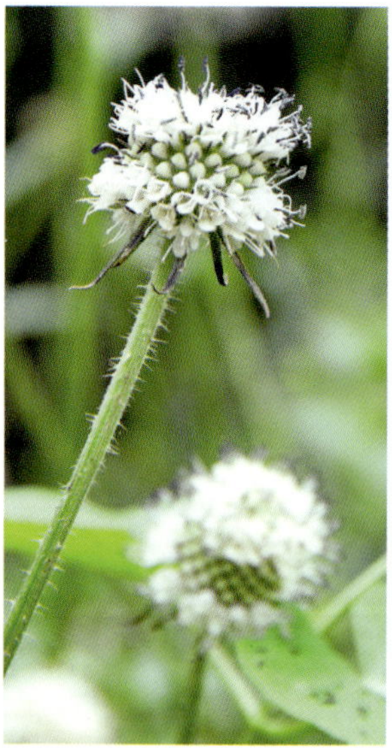
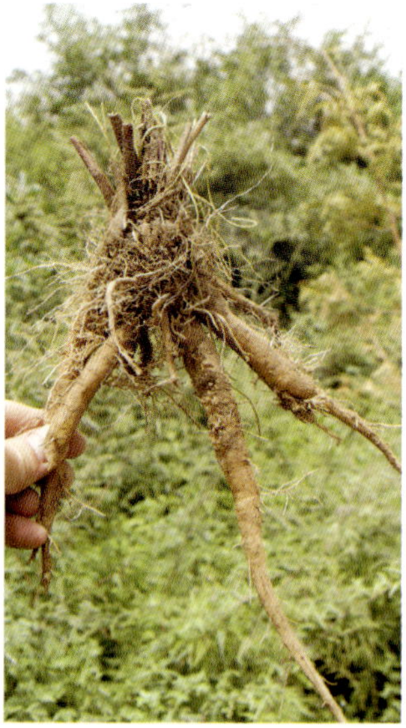

药材性状

马兰草

根茎呈细长圆柱形，着生多数浅细纵纹，质脆，易折断。茎圆柱形，直径2~3mm，表面黄绿色，有细纵纹；质脆，易折断，断面中央有白色髓。叶互生，叶片皱缩卷曲，多已碎落，完整者展平后呈倒卵形、椭圆形或披针形，被短毛。有的于枝顶可见头状花序，花淡紫色或已结果。瘦果倒卵状长圆形，扁平，有毛。气微，味淡、微涩。

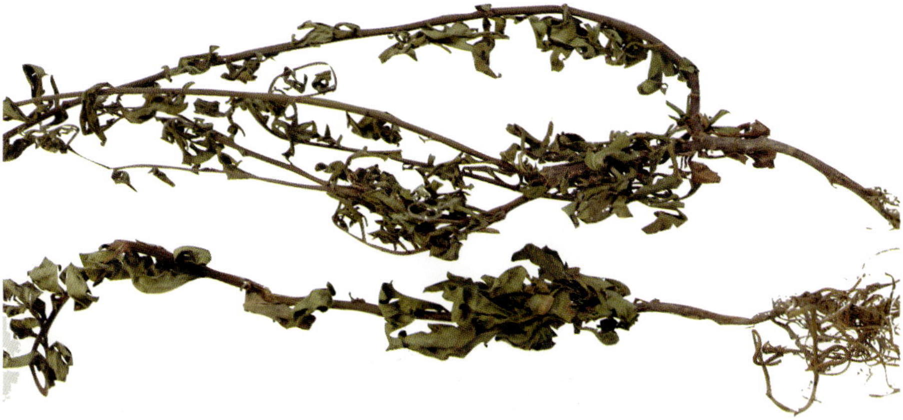

1cm 马兰草

性味	辛，凉。
功效	凉血止血，清热利湿，解毒消肿。
主治	吐血，衄血，血痢，崩漏，创伤出血，黄疸，水肿，淋浊，感冒，咳嗽，咽痛喉痹，痔疮，痈肿，丹毒，小儿疳积。
用量用法	10~30g；鲜品30~60g，煎服或捣汁。外用适量，捣敷或煎水熏洗。孕妇慎服。

★艾纳香 *Blumea balsamifera* (L.) DC.

别名：大艾叶、艾罗香。| **药材名：**艾片（鲜叶经提取加工制成的结晶）。

植物形态

半灌木或多年生草本。茎直立，基部常木质，分枝，密生黄灰褐色绵毛。叶矩圆状披针形或矩圆状卵形，叶柄常有狭条形小裂片，边缘有锯齿，上表面发皱，密生硬短毛，下表面有密绢状绵毛。头状花序排成顶生或腋生的大圆锥花序，梗短，有密绵毛；总苞半球状；总苞片条形，密生绵毛；花托稍凸，蜂窝状；花黄色，两性花花冠筒状，有微毛；雌花丝状。瘦果矩圆形，具肋和短毛；冠毛淡黄褐色。花期几乎全年。

生境分布：生于山坡、路旁。分布于我国台湾、广东、广西、云南、贵州，亚洲南部也有分布。

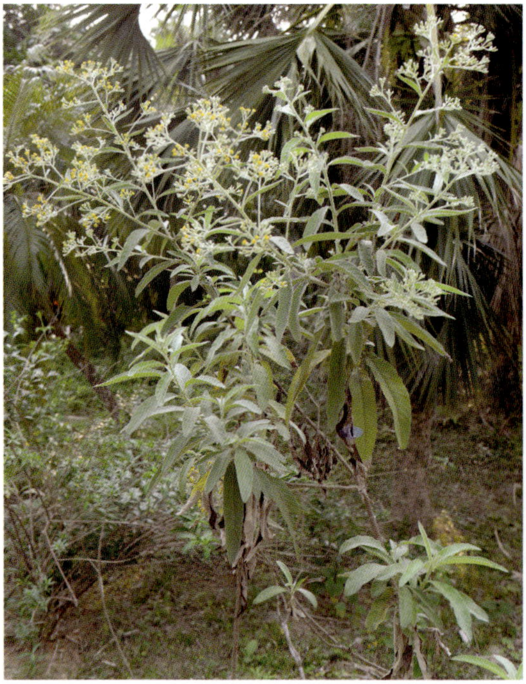

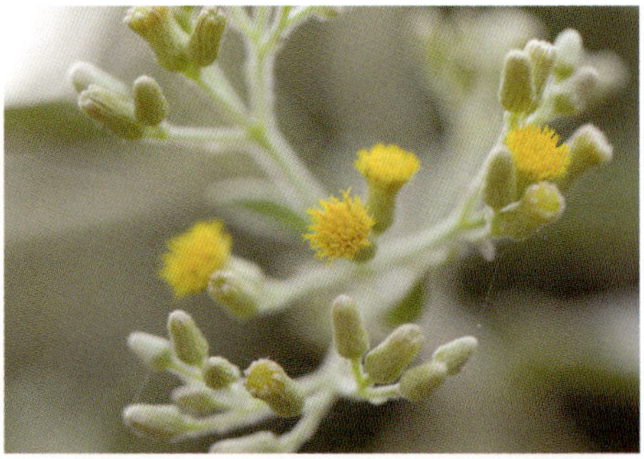

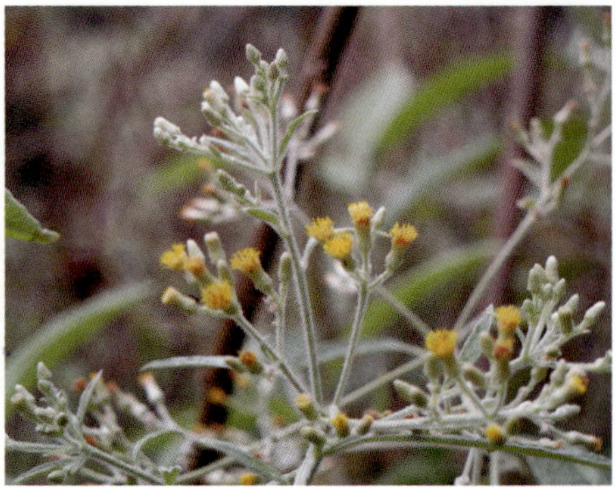

药材
性状

艾片

本品为白色半透明的片状、块状或颗粒状结晶。质稍硬而脆，手捻不易碎。具清香气，味辛、凉。具挥发性，点燃时有黑烟，火焰呈黄色，无残迹遗留。

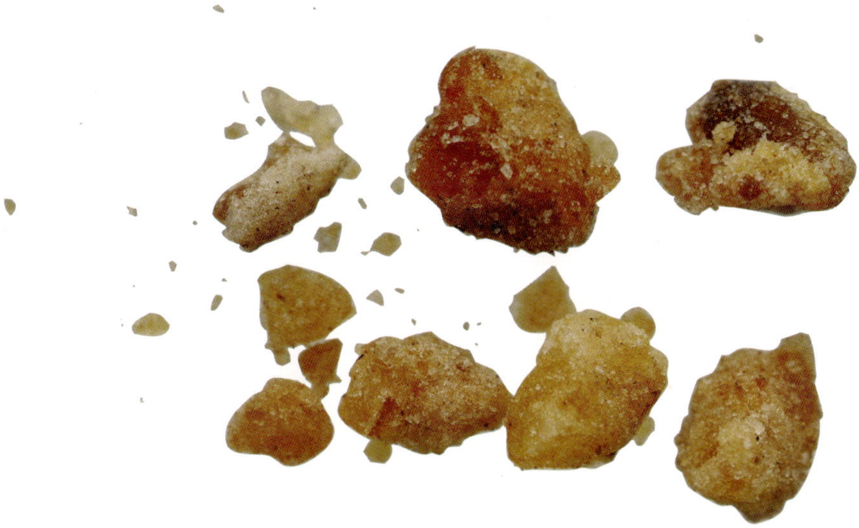

1cm 艾片

性味	辛、苦，微寒。
功效	开窍醒神，清热止痛。
主治	热病神昏、痉厥，中风痰厥，气郁暴厥，中恶昏迷，目赤，口疮，咽喉肿痛，耳道流脓。
用量用法	0.15~0.3g，入丸、散。外用研粉点敷患处。孕妇慎用。

★旋覆花 *Inula japonica* Thunb.

别名： 金佛花。| **药材名：** 旋覆花（头状花序）、金沸草（地上部分）。

植物形态

多年生草本，被长伏毛。叶狭椭圆形，基部渐狭或有半抱茎的小耳，无柄，边缘有小尖头状疏齿或全缘，下表面有疏伏毛和腺点。头状花序多数或少数排成疏散伞房花序，梗细；总苞片条状披针形；舌状花黄色，顶端有3个小齿；管状花长约5mm。瘦果圆柱形，有10条沟，被疏短毛；冠毛白色，有20余个微糙毛，与筒状花近等长。花期6~10月，果期9~11月。

生境分布： 生于海拔100~2400m的河滩、山谷、田埂、草丛及路边湿地。分布于黑龙江、吉林、辽宁、河北、山西、内蒙古、陕西、甘肃、河南、湖北、湖南、江西、山东、江苏、安徽、浙江、福建、广东、广西、四川等地。

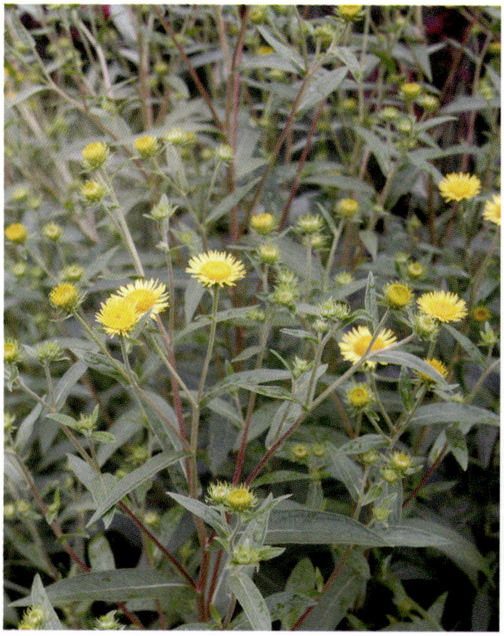

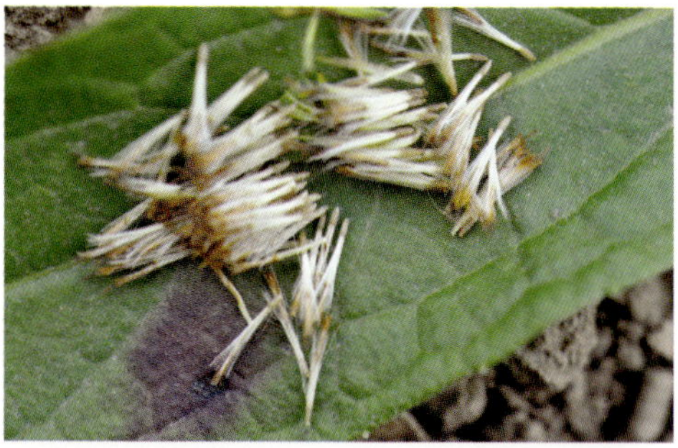

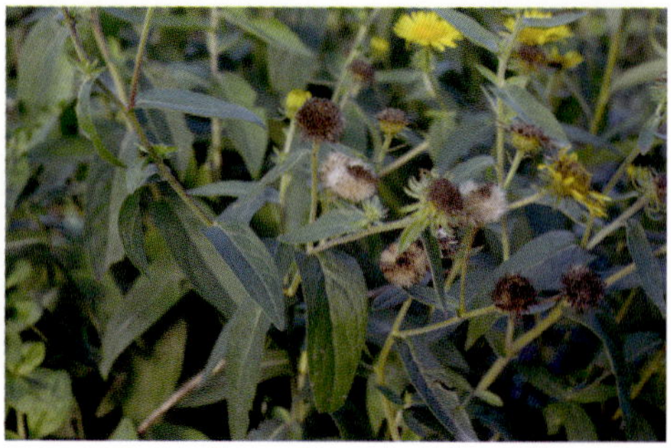

药材性状

旋覆花

扁球形或类球形，直径 1~2cm。总苞由多数苞片组成，呈覆瓦状排列，苞片披针形或条形，灰黄色，长 4~11mm；总苞基部有时有残留花梗，苞片及花梗表面被白色茸毛，舌状花 1 列，黄色，长约 1cm，多卷曲，常脱落，先端 3 齿裂；管状花多数，棕黄色，长约 5mm，先端 5 齿裂；子房顶端有多数白色冠毛，长 5~6mm。有的可见椭圆形小瘦果。体轻，易散碎。气微，味微苦。

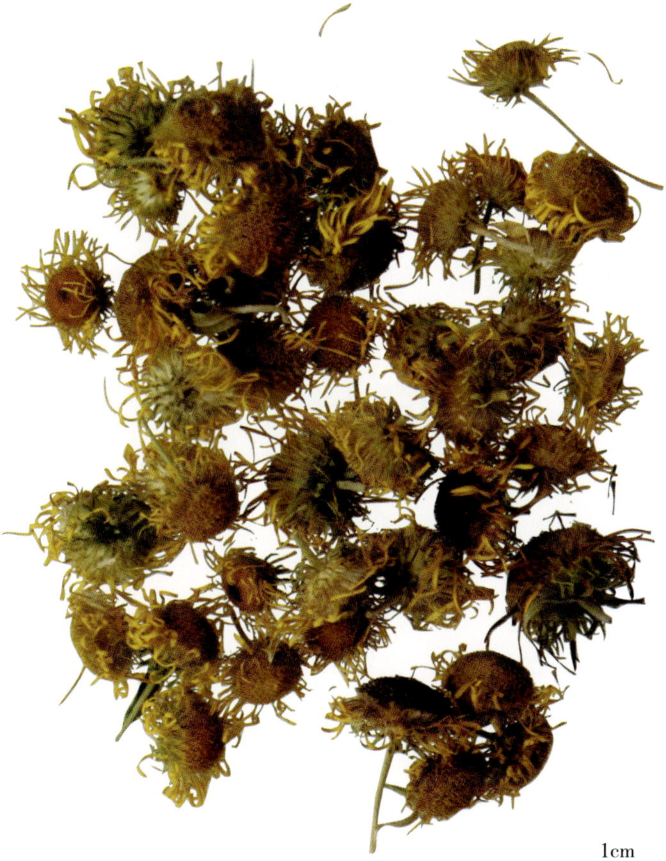

1cm 旋覆花

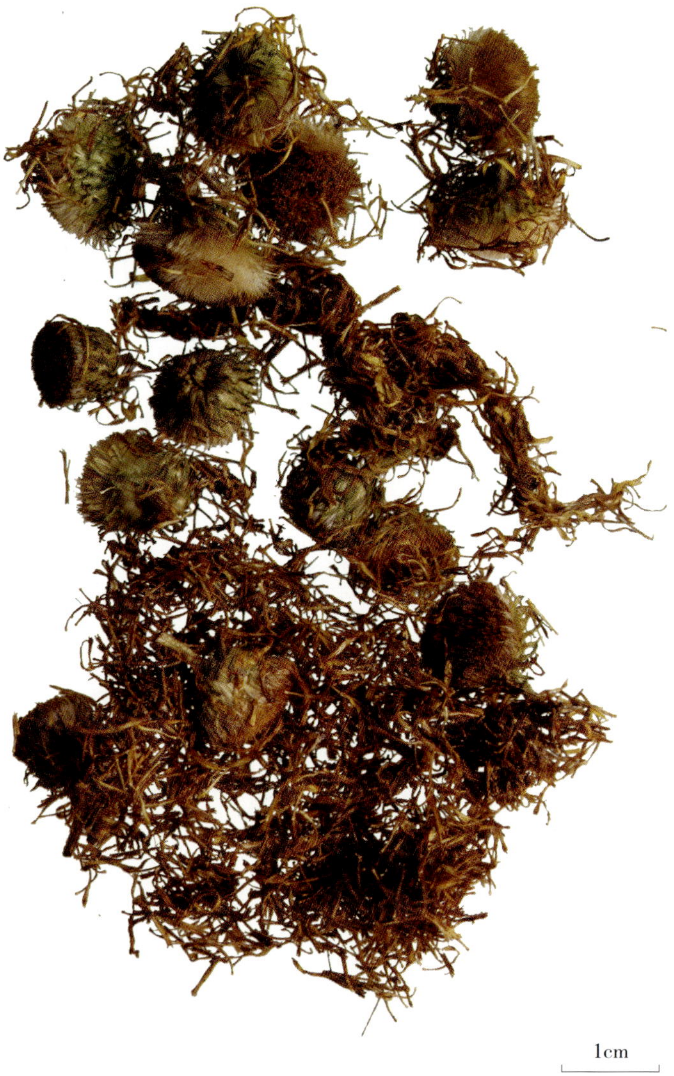

蜜旋覆花

性味	苦、辛、咸，微温。
功效	降气，消痰，行水，止呕。
主治	风寒咳嗽，痰饮蓄结，胸膈痞满，咳喘痰多，呕吐噫气，心下痞硬。
用量用法	3~9g。包煎。

药材
性状

金沸草

茎呈圆柱形，上部分枝，长 30~70cm，直径 0.2~0.5cm；表面绿褐色或棕褐色，疏被短柔毛，有多数细纵纹；质脆，断面黄白色，髓部中空。叶互生，叶片椭圆状披针形，宽 1~2.5cm；先端尖，全缘，边缘不反卷，上面有疏毛或无毛，下面有疏伏毛。头状花序顶生，直径 1~2cm，冠毛白色，长约 0.5cm。气微，味微苦。

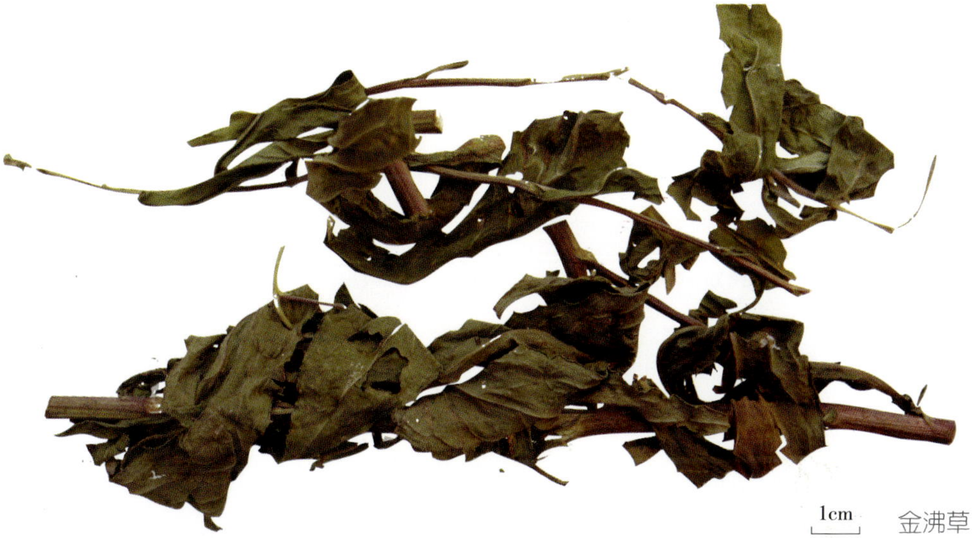

1cm 金沸草

性味	苦、辛、咸，温。
功效	降气，消痰，行水。
主治	外感风寒，痰饮蓄结，喘咳痰多，胸膈痞满。
用量用法	5~10g。

附　注：《中国药典》2015 年版记载同属植物欧亚旋覆花与旋覆花的干燥花同等入药，条叶旋覆花与旋覆花的干燥地上部分同等入药。

★天名精 *Carpesium abrotanoides* L.

别名：野烟。| **药材名：**鹤虱（果实）。

植物形态

多年生草本，有臭气。茎直立，上部多分枝，密生短柔毛，具明显纵条纹，下部近无毛。下部叶宽椭圆形或矩圆形，长10~15cm，上表面被短柔毛，老时脱落，下表面密被短柔毛，有细小腺点，边缘有不规则锯齿或全缘；上部叶互生，向上渐小，矩圆形。头状花序多数，生于叶腋内，花时下垂；总苞钟形；苞片3层；全为管状花，黄色，外面为雌花，花冠管细长，中央为两性花，花冠管筒状。瘦果条形，具细纵棱，顶端有短喙，具腺点，黄褐色。花期6~8月，果期8~11月。

生境分布：生于山坡、草丛、田野、路旁。分布于全国各地。

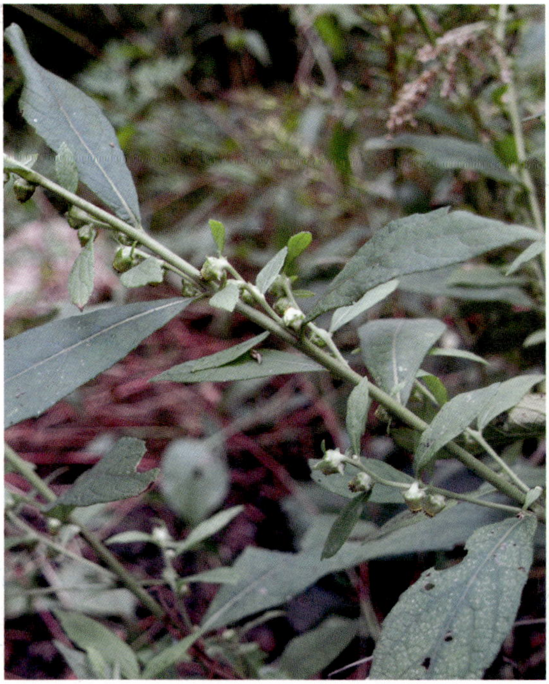

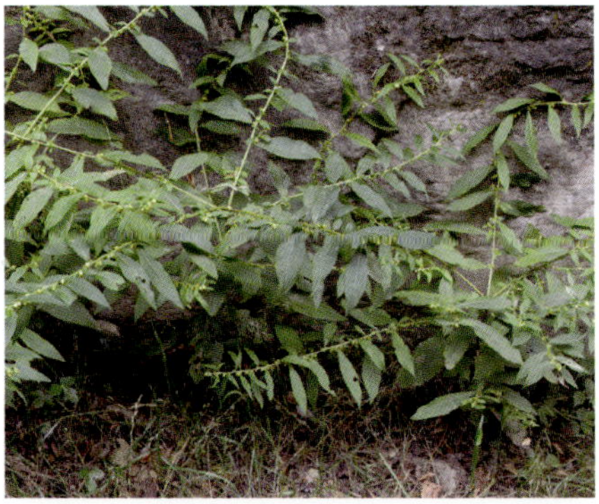

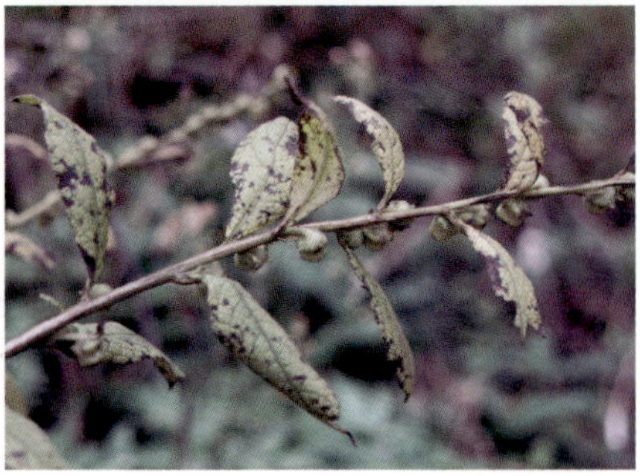

药材性状

鹤虱

圆柱状，细小，长 3~4mm，直径不及 1mm。表面黄褐色或暗褐色，具多数纵棱。顶端收缩，呈细喙状，先端扩展成灰白色圆环；基部稍尖，有着生痕迹。果皮薄，纤维性，种皮菲薄透明，子叶 2 枚，类白色，稍有油性。气特异，味微苦。

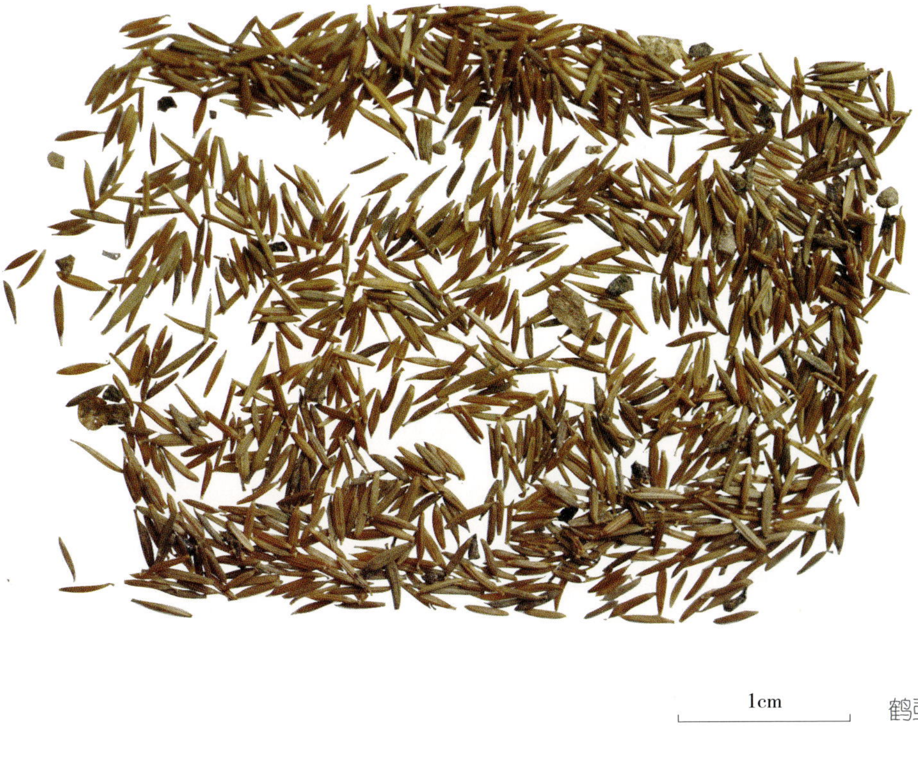

鹤虱

性味	苦、辛，平；有小毒。
功效	杀虫消积。
主治	蛔虫病，蛲虫病，绦虫病，虫积腹痛，小儿疳积。
用量用法	3~9g。

★腺梗豨莶 *Siegesbeckia pubescens* Makino

别名：粘不扎。| 药材名：豨莶草（地上部分）。

植物形态

一年生草本。茎直立，粗壮，高达100cm，上部分枝非二歧状，被灰白色长柔毛和糙毛。基部叶卵状披针形；中部叶卵圆形或卵形，边缘有尖头状规则或不规则的粗齿；上部叶披针形或卵状披针形；全部叶基出三脉，两面被平伏短柔毛，沿脉有长柔毛。头状花序，生于枝端，排列成松散的圆锥花序；花梗密生紫褐色头状具柄腺毛和长柔毛；总苞宽钟状；总苞片叶质，背面密生紫褐色头状具柄腺毛。瘦果倒卵圆形，4棱。花期5~8月，果期6~10月。

生境分布：生于山坡或路旁草地。分布于东北、华北、华东及湖南、湖北、广东、广西、贵州、云南、四川等地。

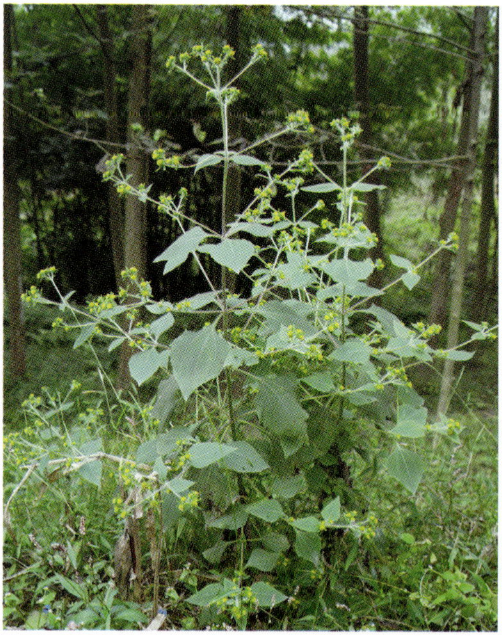

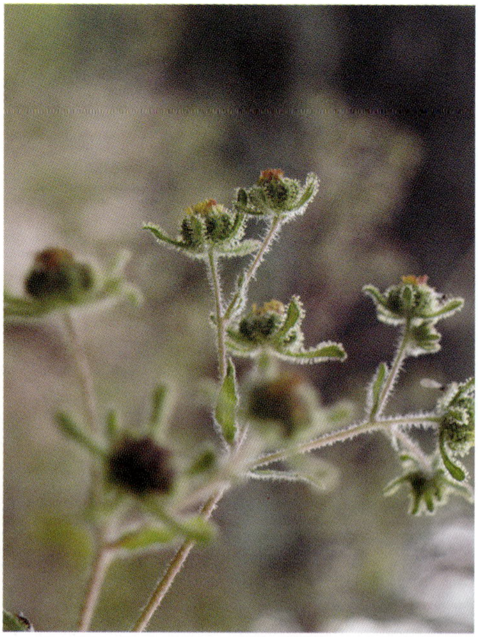

药材性状

豨莶草

茎略呈方柱形，多分枝，长 30~110cm，直径 0.3~1cm；表面灰绿色、黄棕色或紫棕色，有纵沟及细纵纹，被灰色柔毛；节明显，略膨大；质脆，易折断，断面黄白色或带绿色，髓部宽广，类白色，中空。叶对生，多皱缩、卷曲，完整者展平后呈卵圆形，灰绿色，边缘有钝锯齿，两面皆有白色柔毛，主脉 3 出。有的可见黄色头状花序，总苞片匙形。气微，味微苦。

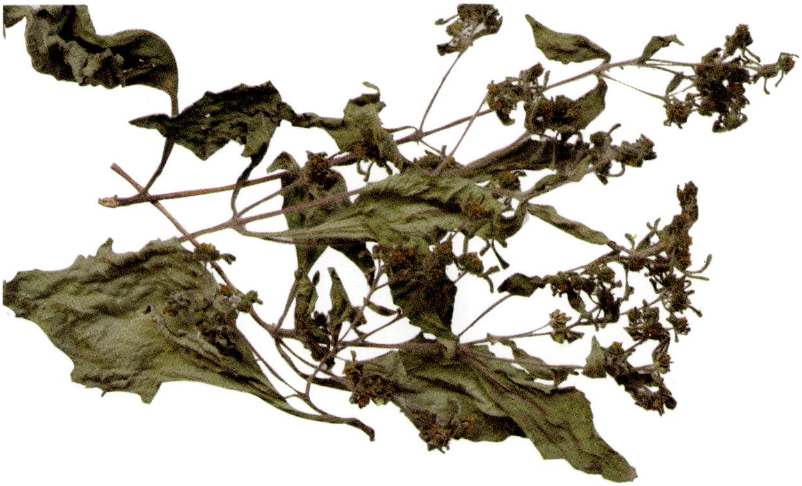

1cm　豨莶草

性味	辛、苦，寒。
功效	祛风湿，利关节，解毒。
主治	风湿痹痛，筋骨无力，腰膝酸软，四肢麻痹，半身不遂，风疹湿疮。
用量用法	9~12g。

附　注：《中国药典》2015 年版记载同属植物豨莶、毛梗豨莶与腺梗豨莶的干燥地上部分同等入药。

★ 鳢肠 *Eclipta prostrata* L.

别名：旱莲草。| 药材名：墨旱莲（地上部分）。

植物形态

一年生草本。茎细弱，斜生或近直立，通常自基部分枝，被贴生糙毛，具淡黑色液汁。叶片长圆状披针形或披针形，全缘或有细锯齿，两面均密被硬糙毛；近无叶柄。头状花序，单生；花序梗长 2~4cm。总苞球状钟形；总苞片绿色，草质，长圆形或长圆状披针形；花托凸，托片披针形或刚毛状。外围舌状花雌性，白色，舌片小；中央管状花两性，白色。管状花瘦果三棱状，舌状花瘦果扁四棱形，表面有疣状突起。花、果期 6~9 月。

生境分布： 生于路旁、湿地、沟边或田间。分布于全国大部分地区。

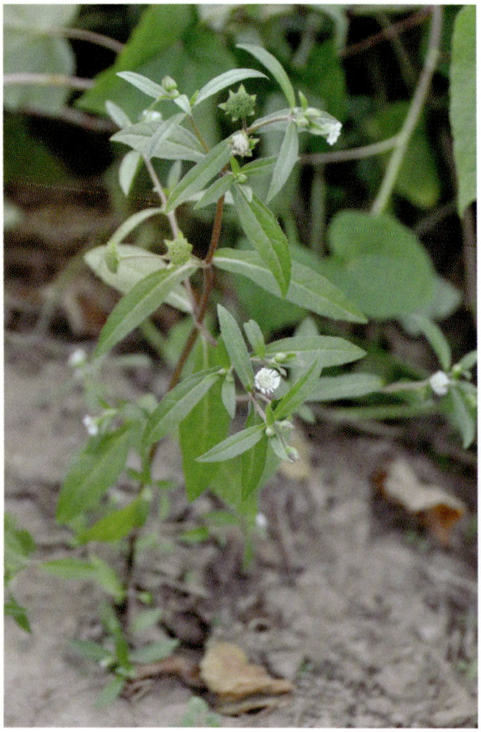

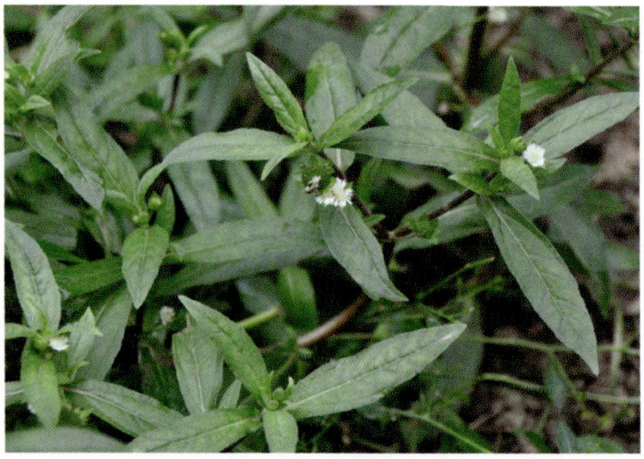

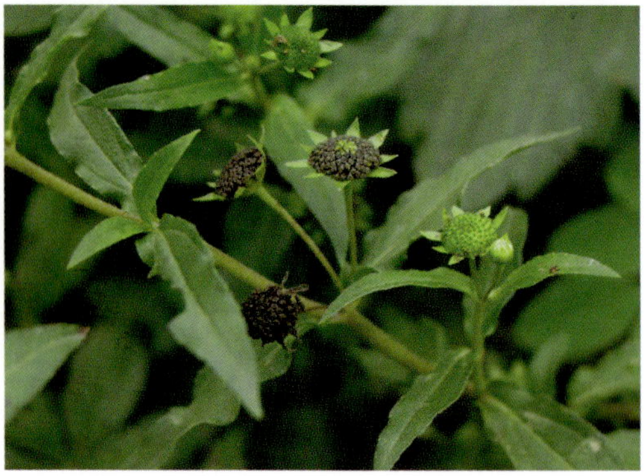

药材性状

墨旱莲

全体被白色茸毛。茎呈圆柱形，有纵棱，直径 2~5mm；表面绿褐色或墨绿色。叶对生，近无柄，叶片皱缩卷曲或破碎，完整者展平后呈长披针形，全缘或具浅齿，墨绿色。头状花序直径 2~6mm。瘦果椭圆形而扁，长 2~3mm，棕色或浅褐色。气微，味微咸。

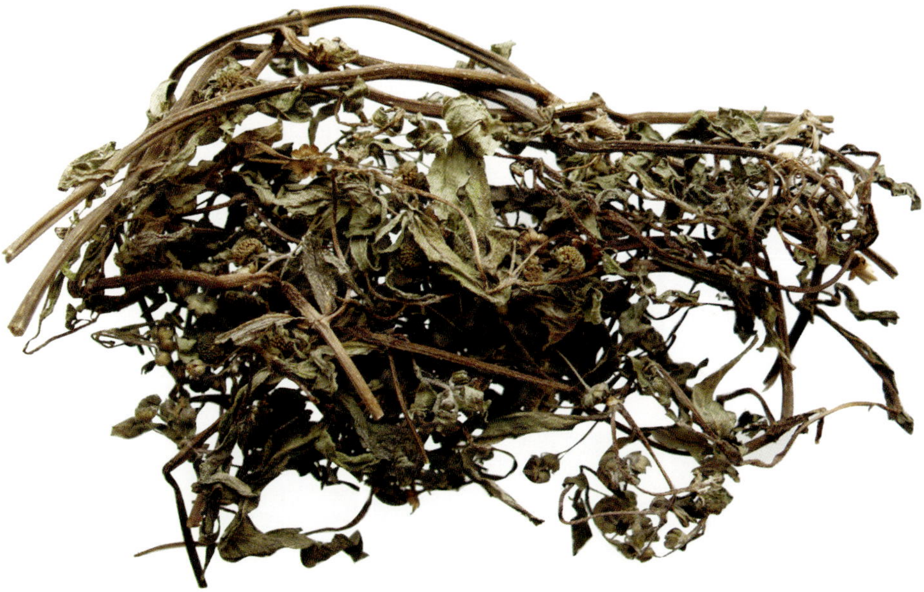

2cm 墨旱莲

性味	甘、酸，寒。
功效	滋补肝肾，凉血止血。
主治	肝肾阴虚，牙齿松动，须发早白，眩晕耳鸣，腰膝酸软，阴虚血热吐血、衄血、尿血、血痢、崩漏下血，外伤出血。
用量用法	6~12g。

蟛蜞菊 *Wedelia chinensis* (Osb.) Merr.

药材名： 蟛蜞菊（全草）。

植物形态

多年生草本。茎匍匐，全株深绿色，搓后显淡黑色，被紧贴粗糙毛。叶对生，近无柄，呈椭圆形或长圆状披针形，全缘或有疏锯齿，两面疏生紧贴的白色糙毛。头状花序单生于叶腋或枝顶；花梗细长；总苞钟状，外层苞片倒卵形，背面有粗毛，内层狭小而短；花托鳞片状膜质，折叠成线形；花异型，黄色，外围舌状花，雌性，舌片顶端有齿裂；中央管状花较多，两性。瘦果倒卵形，具 3 条棱，或两侧压扁，表面有疣状突起；冠毛为具线齿的杯状物。花期 5~10 月，果期 7~10 月。

生境分布： 多野生于山旁、田边、沟边或湿润的沙质土壤或干燥的草地上。分布于我国东南部、南部和西南部各地，以福建、广东和台湾等地尤多。

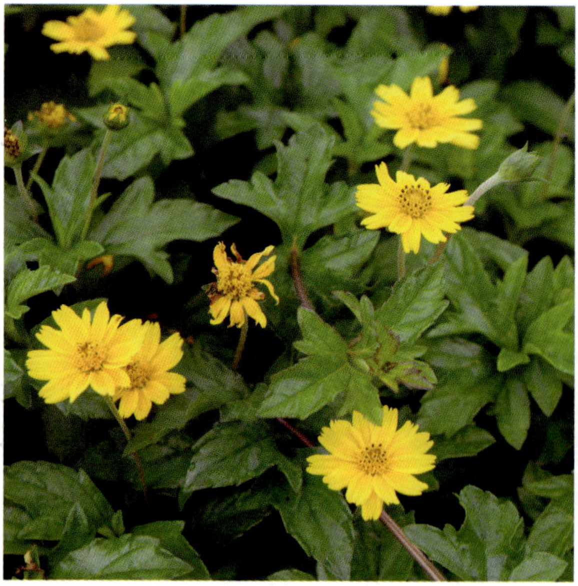

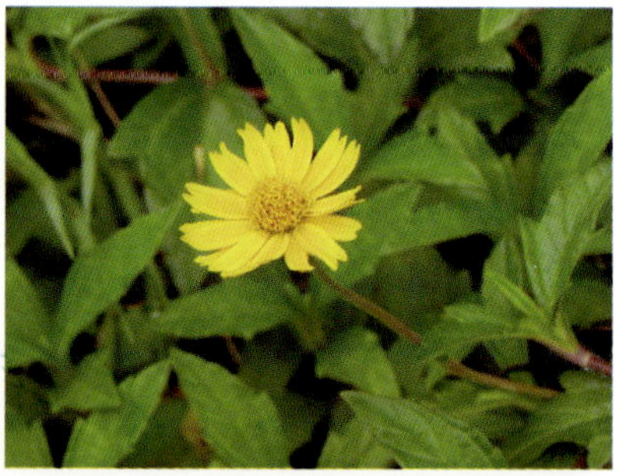

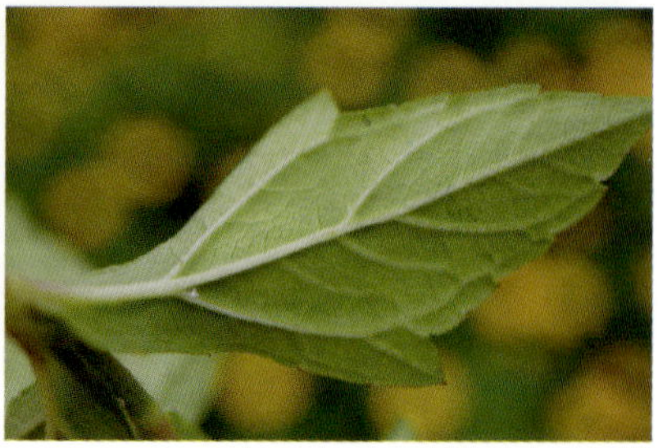

药材性状

蟛蜞菊

本品通常为带花序的全草，长可达 40cm。茎呈圆柱形，弯曲，直径 1.5~2mm；表面灰绿色或淡紫色，有纵皱纹，节上有时有细根，嫩茎有短毛茸。叶对生，近无柄；叶片多皱缩，完整者展平后呈椭圆形或长圆状披针形，长 2~7cm，宽 0.6~1.1cm，先端短尖或渐尖，边缘有粗锯齿或呈波状，上表面绿褐色，下表面灰绿色，两面均被白色短毛。头状花序单生于茎顶或叶腋，花序梗及苞片均被短毛，苞片 2 层，长 6~8mm，宽 1.5~3mm，灰绿色；舌状花和管状花均为黄色。气微，味微涩。

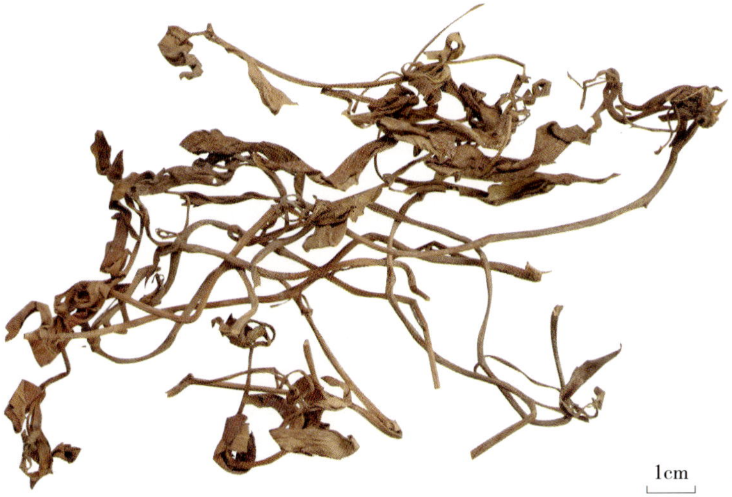

1cm 蟛蜞菊

性味	微苦、甘，凉。
功效	清热解毒，化痰止咳，散瘀止痛。
主治	白喉，咽喉肿痛，肺结核咳嗽、咯血，百日咳，跌打扭伤，痔疮。
用量用法	15~30g；鲜品 30~60g。外用适量，捣敷或捣汁含漱。

附　注：同属植物卤地菊易与蟛蜞菊混淆。

狼杷草 *Bidens tripartita* L.

别名：鬼叉、鬼针、夜叉头。| **药材名：**狼杷草（全草）。

植物形态

一年生草本。叶对生，无毛，叶柄有狭翅；中部叶通常羽状 3~5 裂，顶端裂片较大，椭圆形或矩椭圆状披针形，边缘有锯齿；上部叶 3 深裂或不裂。头状花序顶生或腋生；总苞片多数，外层倒披针形，叶状，有睫毛；花黄色，全为两性筒状花。瘦果扁平，两侧边缘各有 1 列倒钩刺；冠毛芒状，2 枚，少有 3~4 枚，具倒钩刺。

生境分布：生于水边或湿地。广泛分布于全国各地。

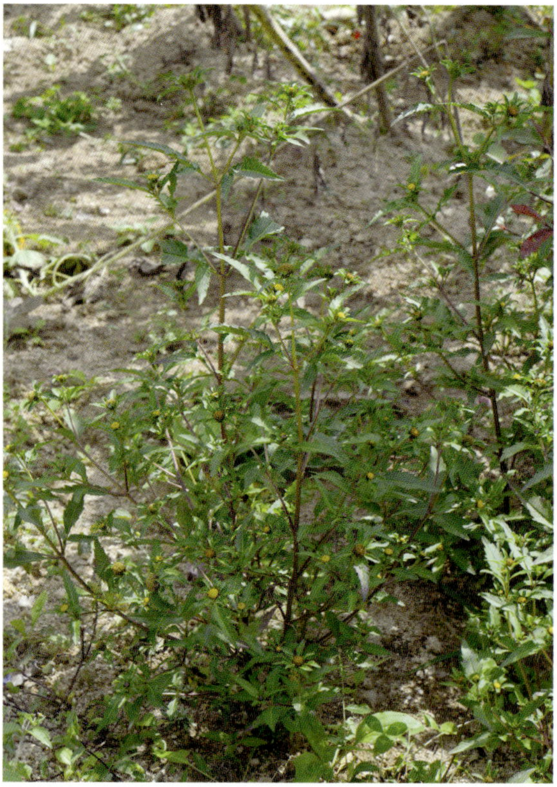

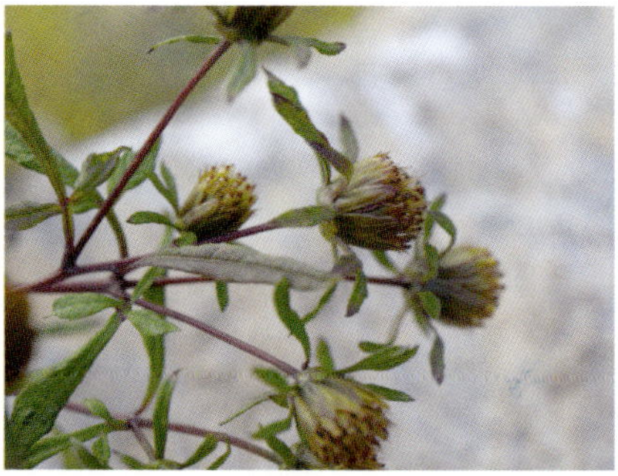

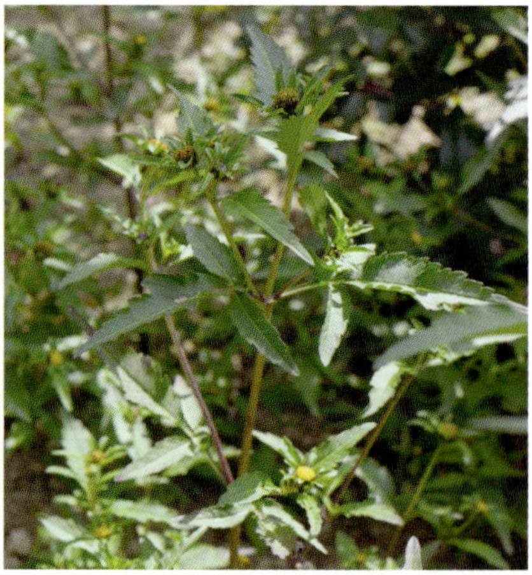

药材性状

狼杷草

本品通常为带花序的全草，长可达80cm。茎呈圆柱形，弯曲，表面淡紫色或紫色。叶对生，无毛，叶柄有狭翅；中部叶通常羽状3~5裂，顶端裂片较大，完整者展平后呈椭圆形或矩椭圆状披针形，边缘有锯齿；上部叶3深裂或不裂。头状花序顶生或腋生，直径1~3cm；总苞片多数，外层倒披针形，叶状；花黄色，全为两性筒状花。瘦果扁平，两侧边缘各有1列倒钩刺；冠毛芒状，2枚，少有3~4枚，具倒钩刺。

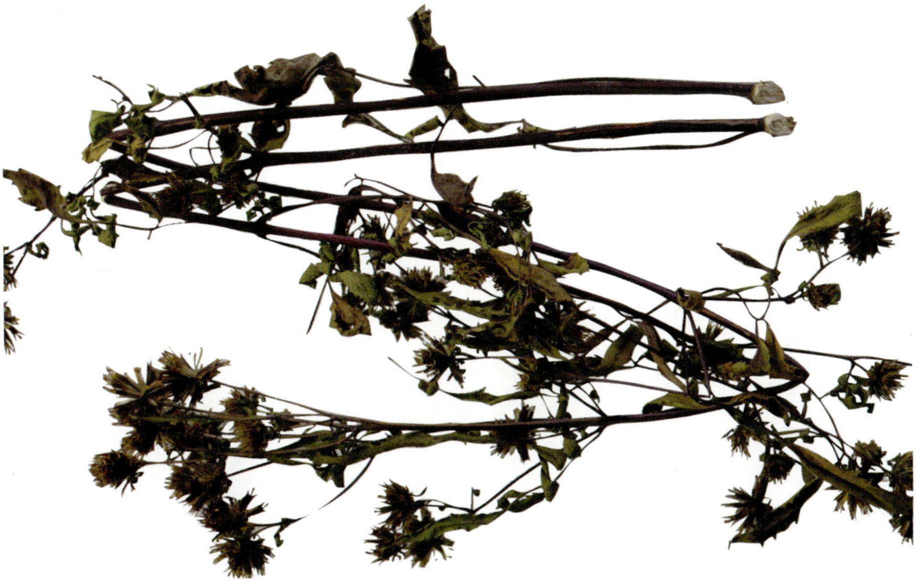

狼杷草

性味	苦、甘，平。
功效	清热解毒，养阴敛汗。
主治	感冒，扁桃体炎，咽喉炎，肠炎，痢疾，肝炎，尿路感染，肺结核，盗汗，闭经，疖肿，湿疹，皮癣。
用量用法	25~50g。外用适量，鲜草捣烂敷或绞汁搽患处。

★ 蓍 *Achillea alpina* L.

别名：高山蓍。| 药材名：蓍草（地上部分）。

植物形态

多年生草本。根状茎短。茎直立，被疏生长柔毛，上部分枝。叶互生，条状披针形，羽状深裂，基部裂片抱茎，裂片线形或线状披针形，上表面疏生长柔毛或近无毛，有腺点或无腺点，花时下部叶常枯萎。头状花序密集成伞房状；总苞钟形，总苞片 3 层，覆瓦状排列，宽披针形，边缘膜质，褐色；托叶与总苞片相似；边缘舌状花，雌性，舌片白色，矩圆形；中央管状花白色，两性，黄色。瘦果宽倒披针形，有翅，无冠毛。花期 6~9 月，果期 9~11 月。

生境分布：生于山坡草地、沟谷林缘。分布于东北、华北、西北及河南、湖北、湖南、江西、四川、贵州等地。

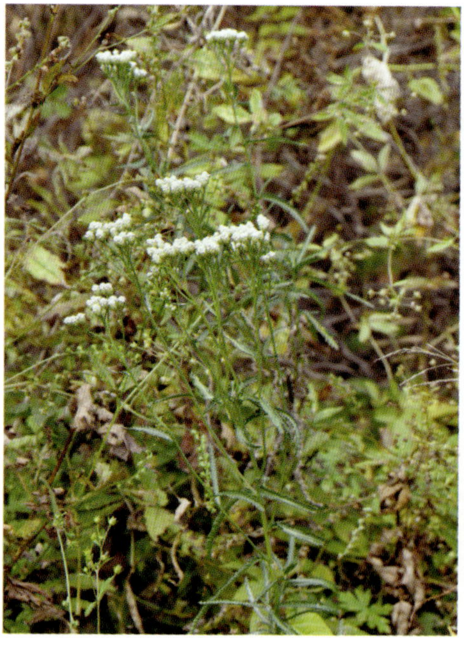

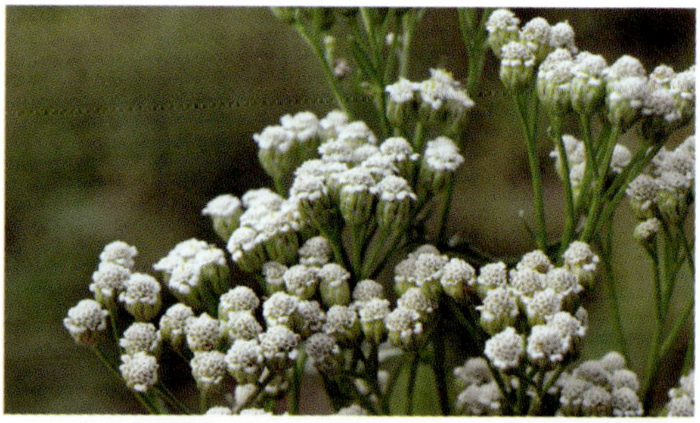

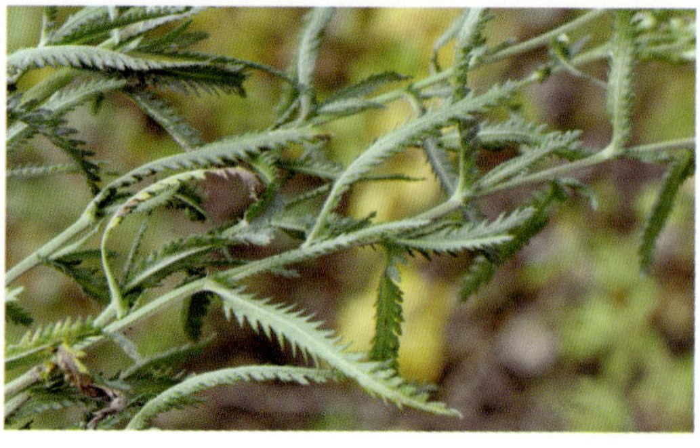

药材
性状

蓍草

茎呈圆柱形，直径1~5mm；表面黄绿色或黄棕色，具纵棱，被白色柔毛；质脆，易折断，断面白色，中部有髓或中空。叶常卷缩，破碎，完整者展平后呈长线状披针形，裂片线形，表面灰绿色至黄棕色，两面被柔毛。头状花序密集成复伞房状，黄棕色；总苞片卵形或长圆形，覆瓦状排列。气微香，味微苦。

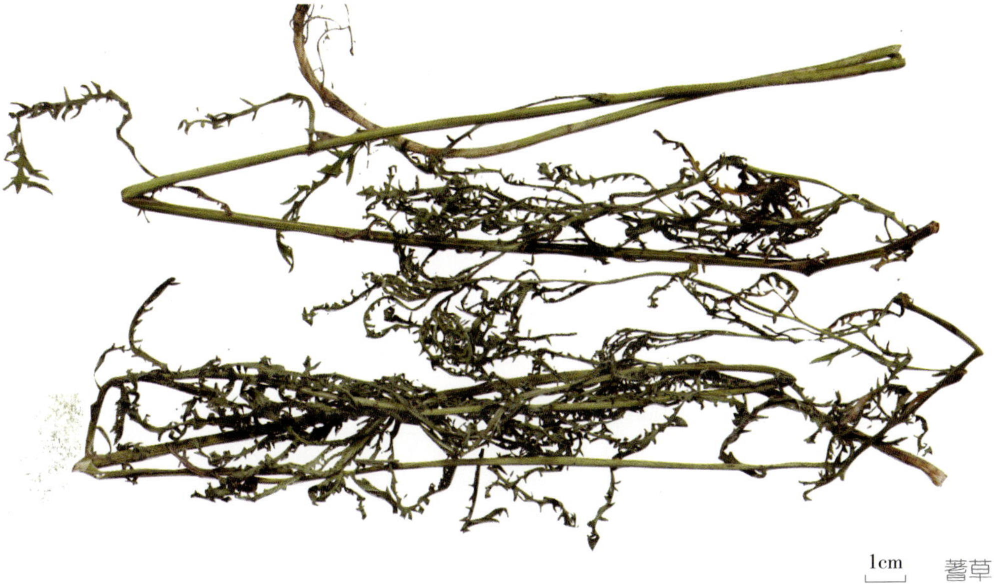

蓍草

性味	苦、酸，平。
功效	解毒利湿，活血止痛。
主治	乳蛾咽痛，泄泻痢疾，肠痈腹痛，热淋涩痛，湿热带下，蛇虫咬伤。
用量用法	15~45g，必要时每日服2剂。

★奇蒿 *Artemisia anomala* S. Moore

别名：六月霜、刘寄奴。| 药材名：南刘寄奴（全草）。

植物形态

多年生草本。茎直立，表面被白色细绒毛。着生于茎上部的叶互生，中、下部的叶常对生或近对生；中部叶卵状披针形或卵状椭圆形，不分裂，先端渐尖或尾状渐尖，边缘具锐尖的锯齿，近革质，上表面绿色，下表面淡绿色或灰白色，有细柔毛；上部叶渐小。头状花序钟状，无柄，密集成圆锥花序；苞片 4 层，覆瓦状排列，最外层苞片卵圆形，中层苞片椭圆形，内层苞片狭长椭圆形；花全部管状，外层花雌性；内部花两性。瘦果长圆形或椭圆形，无冠毛。花期 7~9 月，果期 8~10 月。

生境分布：生于旷野、山坡、路旁杂草丛中。分布于江苏、安徽、浙江、江西、福建、湖北、湖南、广东、广西、四川、贵州、云南等地。

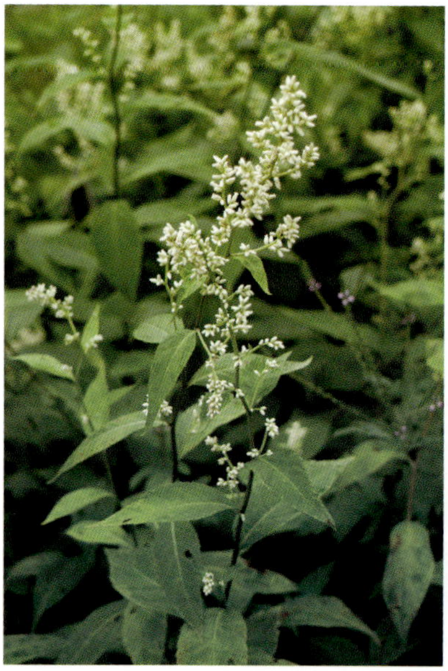

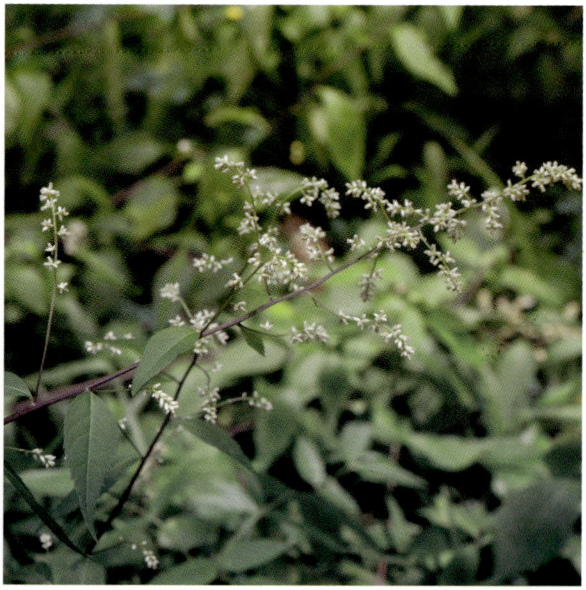

药材性状

南刘寄奴

全草高60~90cm。茎圆柱形，直径2~4mm，通常已弯折；表面棕黄色或棕绿色，被白色毛茸，具细纵棱；质坚，折断面纤维性，黄白色，中央具白色而疏松的髓。叶互生，通常干枯皱缩或脱落，完整者展开后呈长卵圆形，长6~10cm，宽3~4cm，边缘有缺刻，上表面棕绿色，下表面灰绿色，密被白毛；质脆易破碎或脱落。枝梢带花穗，头状花序钟状，长约3mm，无柄，密集成圆锥花序，枯黄色。气芳香，味淡。

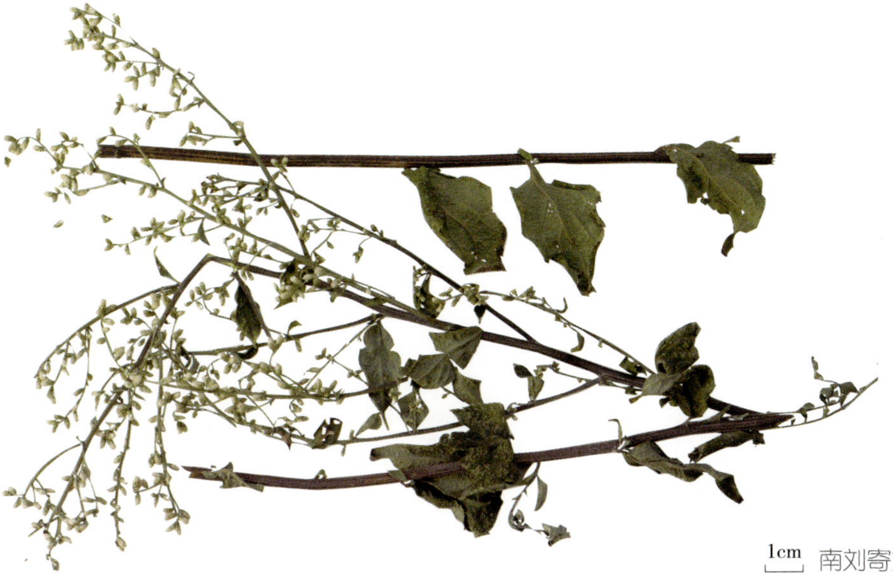

1cm 南刘寄奴

性味	辛、微苦，温。
功效	破瘀通经，止血消肿，消食化积。
主治	经闭，痛经，产后瘀滞腹痛，恶露不净，癥瘕，跌打损伤，金疮出血，风湿痹痛，便血，尿血，痈疮肿毒，烫伤，食积腹痛，泄泻痢疾。
用量用法	3~9g。外用适量，捣敷或研末撒。

★白苞蒿 *Artemisia lactiflora* Wall. ex DC.

别名：四季菜、珍珠菊、鸭脚菜。| **药材名：**刘寄奴（全草）。

植物形态

多年生草本。茎直立，上部常有多数花序枝，茎枝初时微有稀疏、白色的蛛丝状柔毛，后脱落无毛。下部叶在花期枯萎；叶形多变异，1 回或 2 回羽状深裂，中裂片又常 3 裂，裂片边缘具深或浅锯齿，下表面沿脉有微毛，有短柄或长柄，基部有假托叶；上部叶小，细裂或不裂。头状花序极多数，在枝端排列成或短或长的复总状花序；总苞卵形，无梗；总苞片白色或黄白色，卵形，边缘宽膜质；花浅黄色，外层雌性，内层两性。瘦果矩圆形，无毛。花、果期 8~11 月。

生境分布：生于山坡林边、路边草地上，或栽培。分布于华东及中南等地。

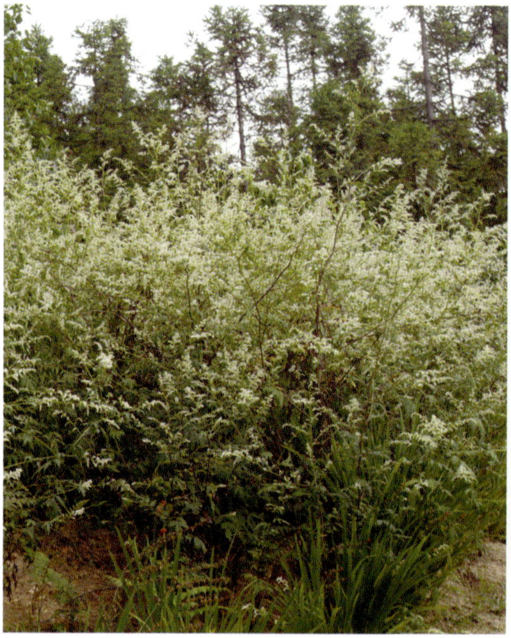

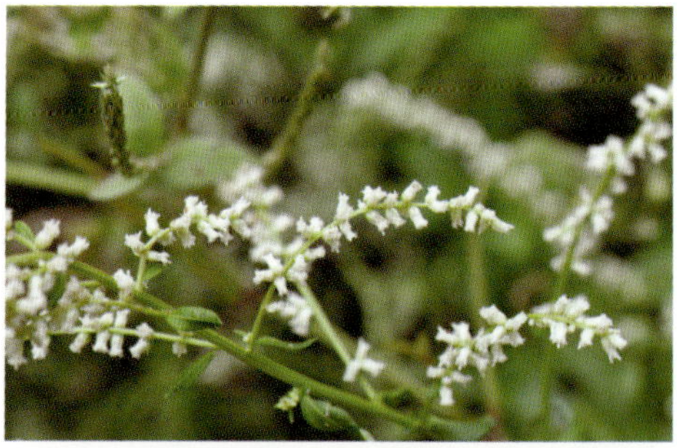

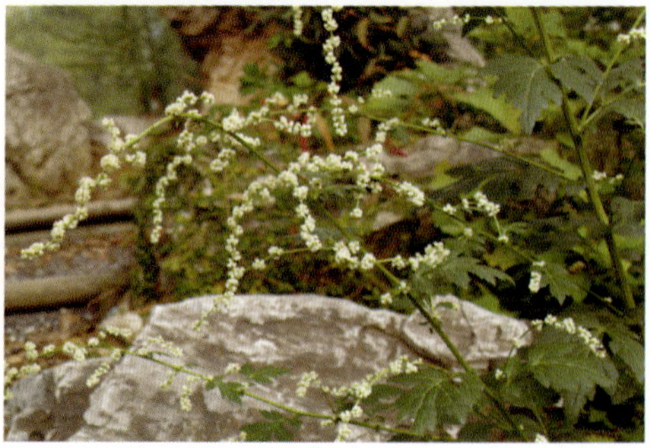

药材
性状

刘寄奴

全草长 50cm 以上。茎圆柱形，光滑，具纵沟棱，通常已弯折；质坚，折断面纤维性，中央具白色而疏松的髓。叶互生，基部叶片通常干枯皱缩或脱落；中部叶展开后为卵圆形或长卵形，羽状分裂，裂片 2~5 枚，边缘具锐锯齿。枝梢带花穗，头状花序集成穗状圆锥花序；头状花序长圆形，直径 1.5~2.5（~3）mm，无梗。

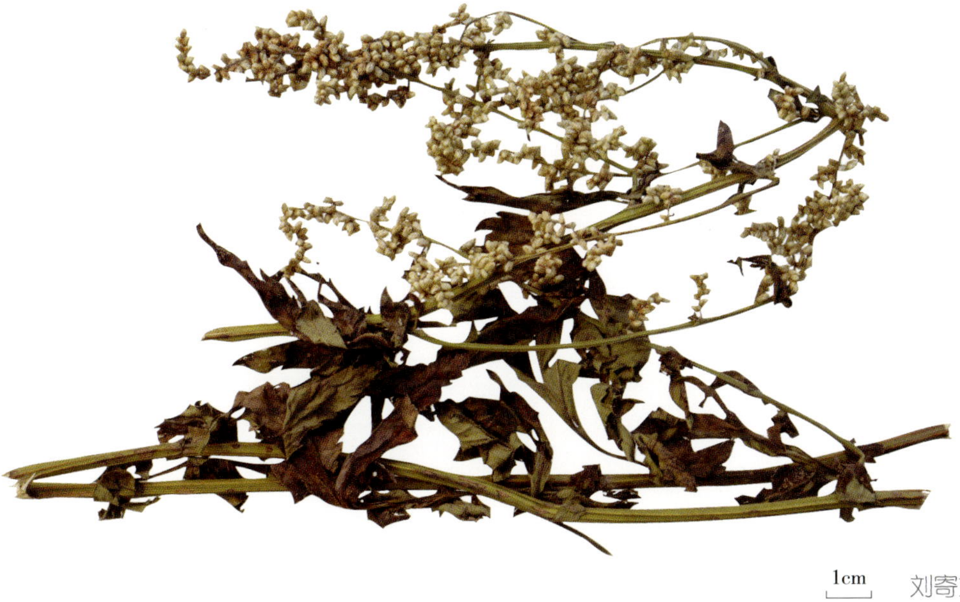

刘寄奴

性味	甘、微苦，平。
功效	理气，活血，调经，利湿，解毒，消肿。
主治	月经不调，闭经，慢性肝炎，肝硬化，肾炎水肿，白带异常，荨麻疹，腹胀，疝气，跌打损伤，外伤出血，烧烫伤，疮疡，湿疹。
用量用法	9~18g。

★滨蒿 *Artemisia scoparia* Waldst. et Kit.

别名：猪毛蒿、北茵陈、西茵陈。| **药材名**：茵陈（地上部分）。

植物形态

多年生草本或近一、二年生草本，植株有浓烈的香气。主根单一，狭纺锤形、垂直，半木质或木质化。基生叶与营养枝叶两面被灰白色绢质柔毛，叶片近圆形、长卵形，2~3 回羽状全裂，具长柄，花期叶凋谢；茎中部叶初时两面被短柔毛，后脱落，叶片长圆形或长卵形，1~2 回羽状全裂，小裂片丝线形或为毛发状，宽 0.2~0.3（~0.5）mm，弯曲；茎上部叶与分枝上叶及苞片叶 3~5 全裂或不分裂。头状花序近球形，稀近卵球形，极多数。花、果期 7~10 月。

生境分布：喜生于沙地、河岸及盐碱地。分布于东北、华北、西北及台湾、湖北、广西、云南等地。

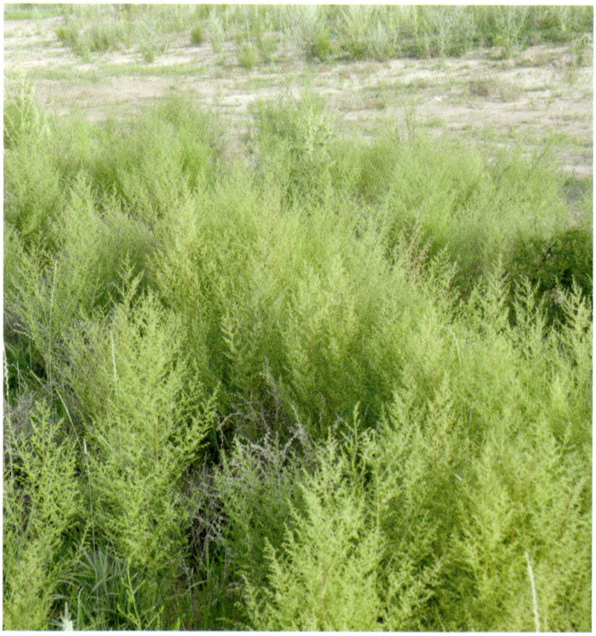

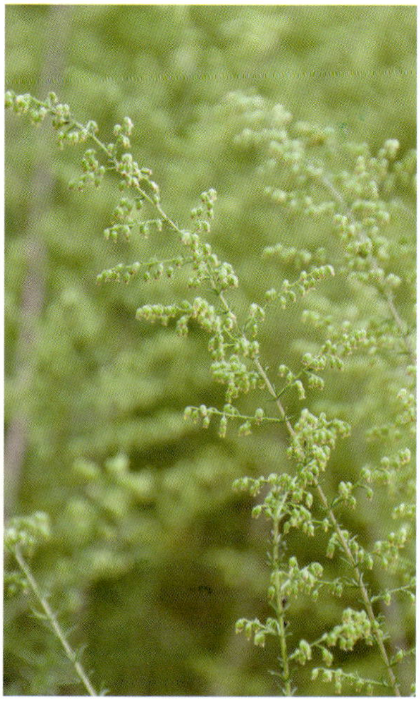

药材性状

茵陈

绵茵陈多卷曲成团状，灰白色或灰绿色，全体密被白色茸毛，绵软如绒。茎细小，长 1.5~2.5cm，直径 0.1~0.2cm，除去表面白色茸毛后可见明显纵纹；质脆，易折断。叶具柄；完整者展平后呈 1~3 回羽状分裂，叶片长 1~3cm，宽约 1cm；小裂片卵形或稍呈倒披针形、条形，先端锐尖。气清香，味微苦。花茵陈的茎呈圆柱形，多分枝，长 30~100cm，直径 2~8mm；表面淡紫色或紫色，有纵条纹，被短柔毛；体轻，质脆，断面类白色。叶密集或多脱落；下部叶 2~3 回羽状深裂，裂片条形或细条形，两面密被白色柔毛；茎生叶 1~2 回羽状全裂，基部抱茎，裂片细丝状。头状花序卵形，多数集成圆锥状，长 1.2~1.5mm，直径 1~1.2mm，有短梗；总苞片 3~4 层，卵形，苞片 3 裂；外层雌花 6~10 朵，可多达 15 朵，内层两性花 2~10 朵。瘦果长圆形，黄棕色。气芳香，味微苦。

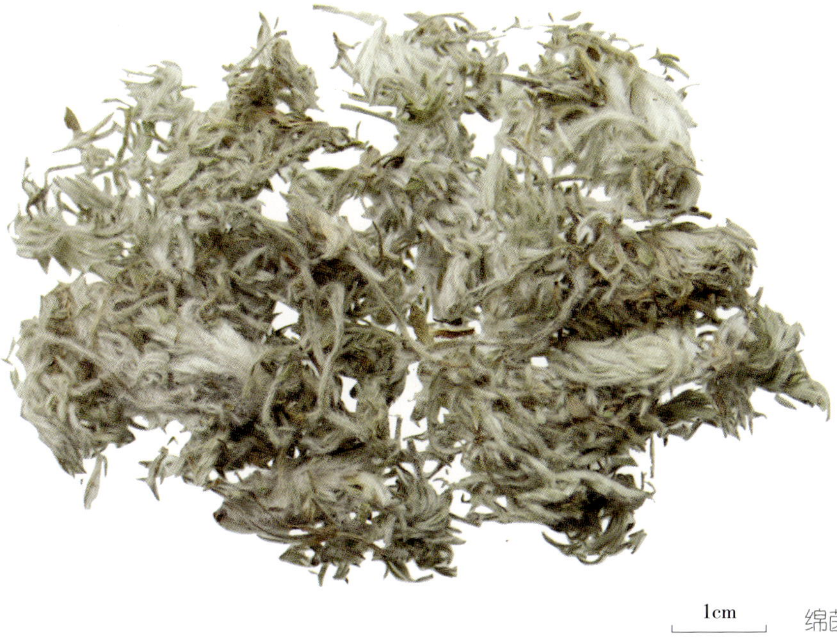

绵茵陈

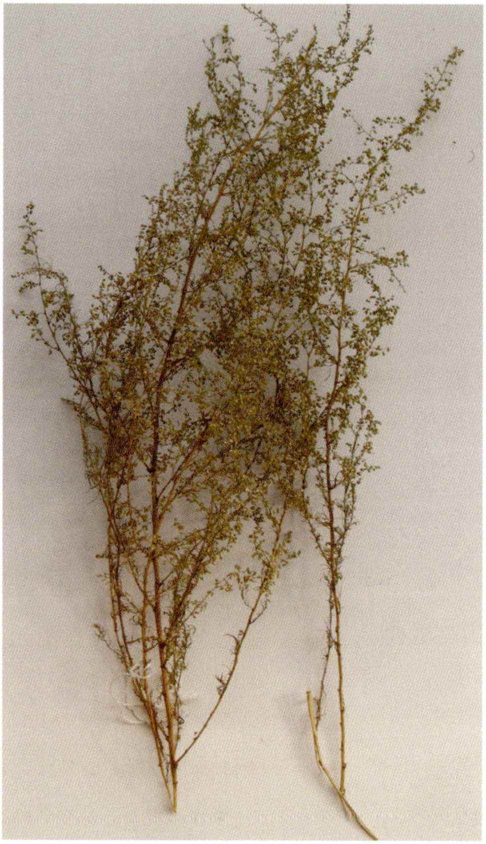

1cm 花茵陈

性味	苦、辛，微寒。
功效	清热利湿，利胆退黄。
主治	黄疸尿少，湿温暑湿，湿疮瘙痒。
用量用法	6~15g。外用适量，煎汤熏洗。

附　注：《中国药典》2015 年版记载同属植物茵陈蒿与滨蒿的干燥地上部分同等入药。

★ 蓝刺头 *Echinops latifolius* Tausch.

别名：驴欺口。| 药材名：禹州漏芦（根）。

植物形态

多年生草本。根粗壮，褐色。茎直立，具纵沟棱，被白色绵毛。叶互生，2 回羽状分裂，具刺尖头，有缺刻状小裂片，全部边缘具不规则刺齿或三角形刺齿，上表面疏生蛛丝状毛，下表面密被白色绵毛；基生叶长圆状倒卵形。复头状花序，球形；小头状花序长约 2cm。外总苞片刚毛状；内总苞片外层的匙形，边缘有篦状缘毛；内层的狭菱形或长圆形，中部以上有缘毛。花冠筒状，裂片线形，淡蓝色，筒部白色。瘦果，圆柱形，密生黄褐色柔毛。花、果期 7~9 月。

生境分布：生于山坡草丛或山野的向阳处。分布于东北、华北及陕西、甘肃等地。

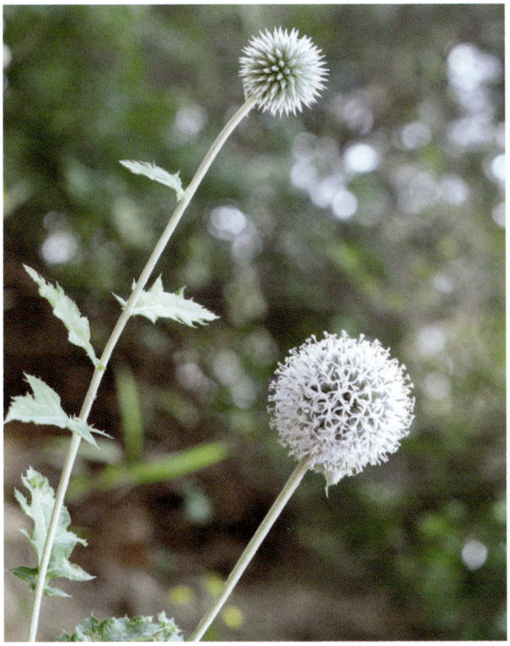
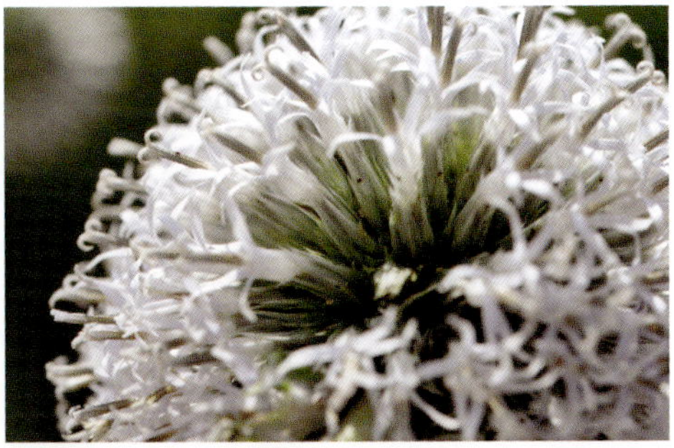
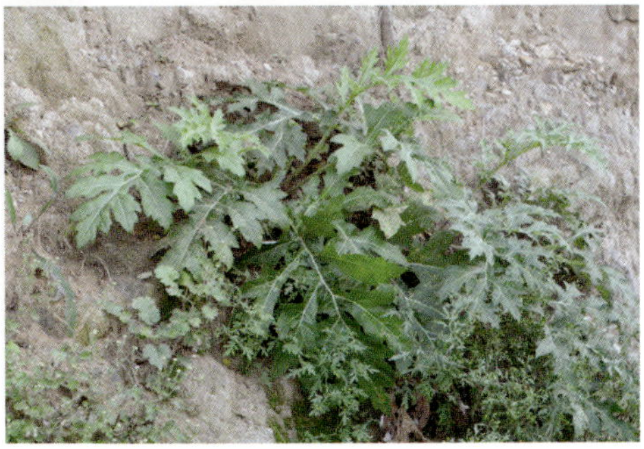

药材性状

禹州漏芦

类圆柱形，稍扭曲，长 10~25cm，直径 0.5~1.5cm。表面灰黄色或灰褐色，具纵皱纹，顶端有纤维状棕色硬毛。质硬，不易折断，断面皮部褐色，木部呈黄黑相间的放射状纹理。气微，味微涩。

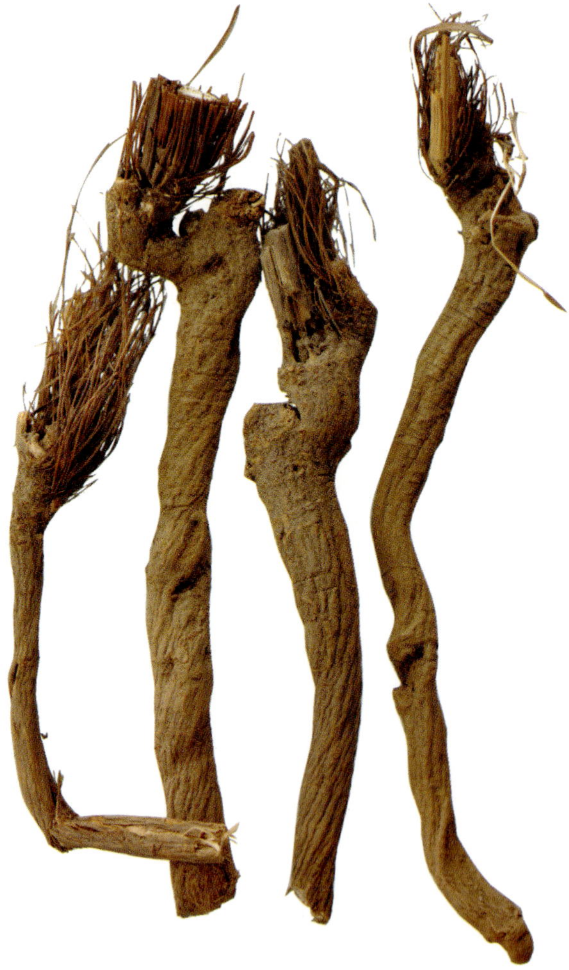

禹州漏芦

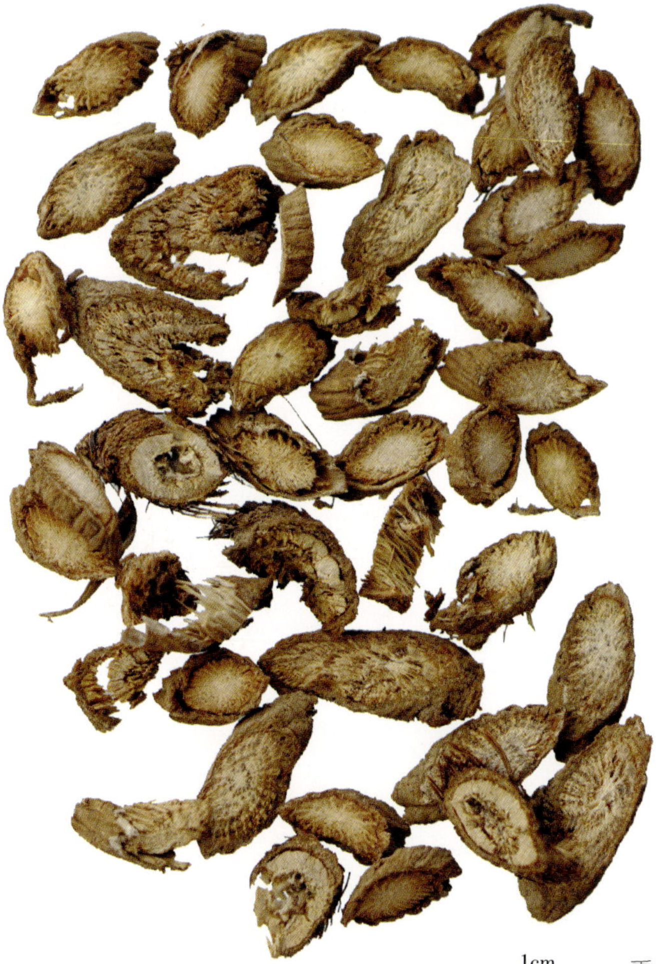

1cm 禹州漏芦（饮片）

性味	苦，寒。
功效	清热解毒，消痈，下乳，舒筋通脉。
主治	乳痈肿痛，痈疽发背，瘰疬疮毒，乳汁不通，湿痹拘挛。
用量用法	5~10g。孕妇慎用。

附　注：《中国药典》2015 年版记载同属植物华东蓝刺头与蓝刺头的干燥根同等入药。

★白术 *Atractylodes macrocephala* Koidz.

别名：于术、浙术。| **药材名**：白术（根茎）。

植物形态

多年生草本。根状茎块状。茎直立，上部分枝。叶有长柄，3裂或羽状5深裂，裂片卵状披针形至披针形，边缘有贴伏的细刺齿，顶裂片大；茎上部叶狭披针形，不裂。头状花序较大，基部苞片叶状，羽状裂片刺状；总苞片5~7层，外面略有微柔毛，外层短，卵形，先端钝，最内层线形，先端钝尖，伸长；管状花紫红色。瘦果，密生柔毛；冠毛羽状，基部连合。花、果期9~10月。

生境分布：生于山坡、林缘、灌木林中，多有栽培。分布于安徽、浙江、江西、湖南、湖北、陕西等地。

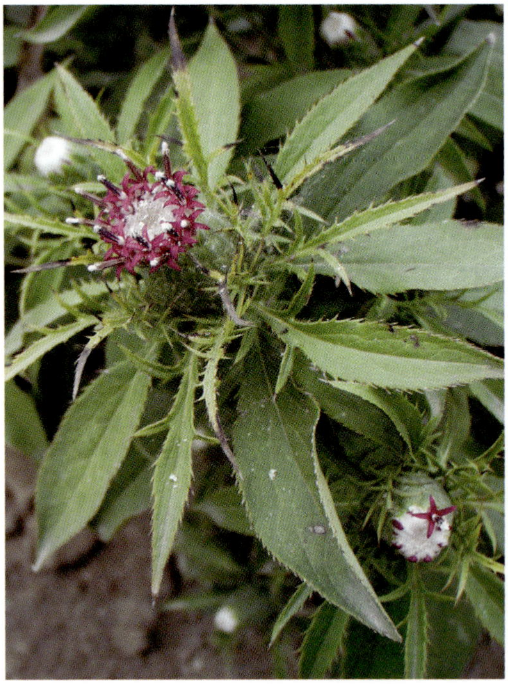

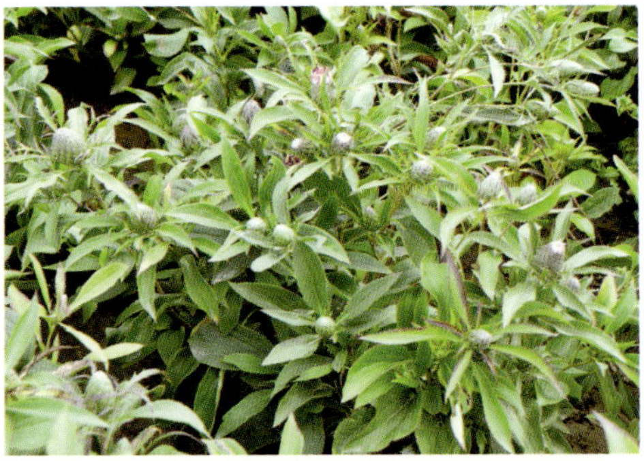

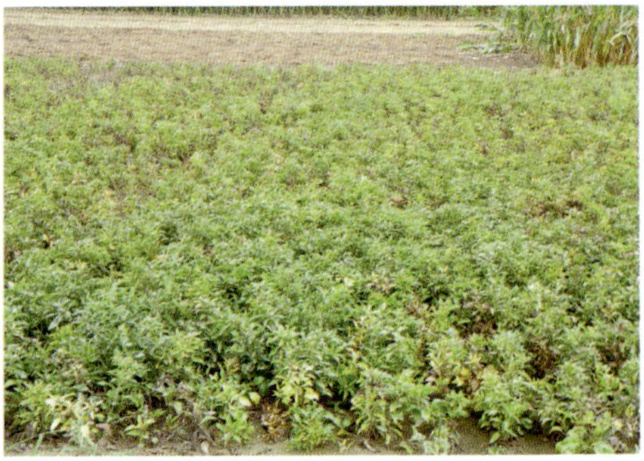

药材性状

白术

本品为不规则的肥厚团块，长 3~13cm，直径 1.5~7cm。表面灰黄色或灰棕色，有瘤状突起及断续的纵皱纹和沟纹，并有须根痕，顶端有残留茎基和芽痕。质坚硬不易折断，断面不平坦，黄白色至淡棕色，有棕黄色的点状油室散在；烘干者断面角质样，色较深或有裂隙。气清香，味甘、微辛，嚼之略带黏性。

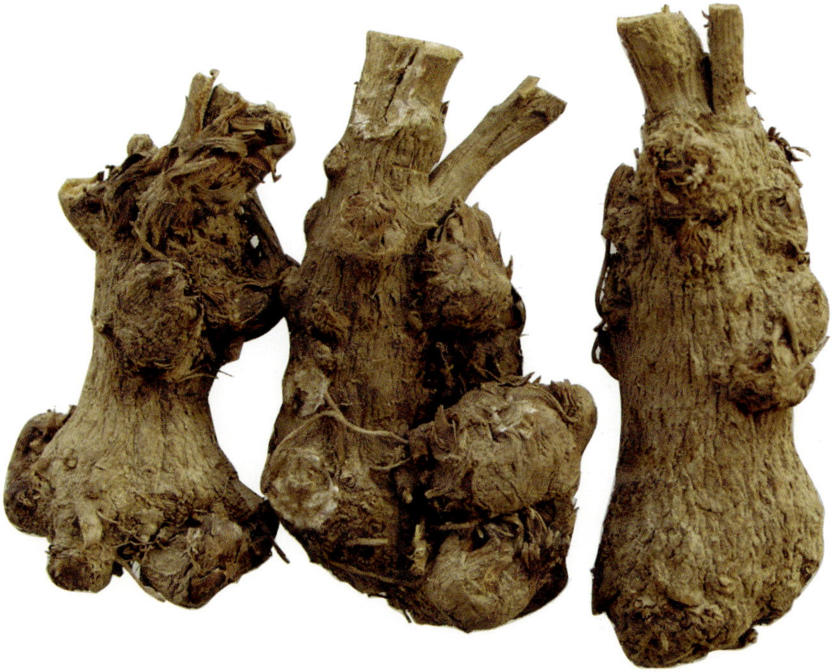

1cm 白术

性味	苦、甘，温。
功效	健脾益气，燥湿利水，止汗，安胎。
主治	脾虚食少，腹胀泄泻，痰饮眩悸，水肿，自汗，胎动不安。
用量用法	6~12g。

★ 牛蒡 *Arctium lappa* L.

别名：大力子。| 药材名：牛蒡子（果实）。

植物形态

二年生草本。茎粗壮，带紫色，有微毛，上部多分枝。基生叶丛生，茎生叶互生；叶宽卵形或心形，上表面绿色，无毛，下表面密被灰白色绒毛，全缘、波状或有细锯齿；叶柄长，粗壮，被疏毛；上部叶渐小。头状花序丛生或排成伞房状花序，有梗；总苞球形，总苞片披针形，顶端钩状内弯；全为管状花，淡紫色，顶端5齿裂，裂片狭。瘦果，椭圆形或倒卵形。花、果期6~8月。

生境分布： 生于山野路旁、沟边、荒地、山坡、向阳草地或村镇附近，常栽培。分布于全国各地。

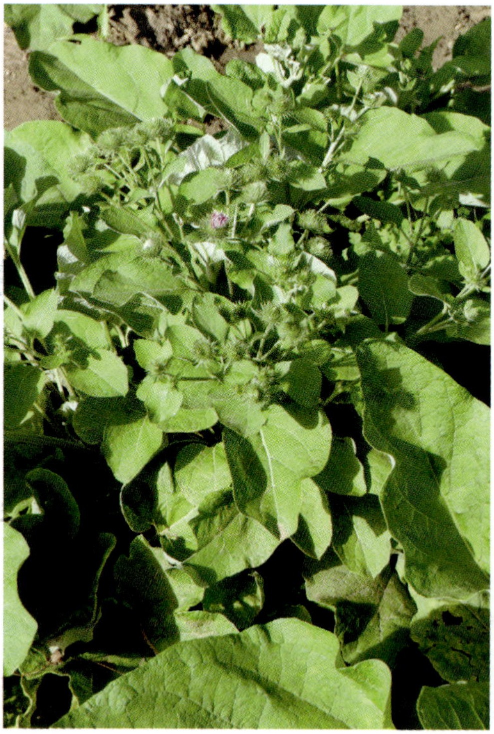

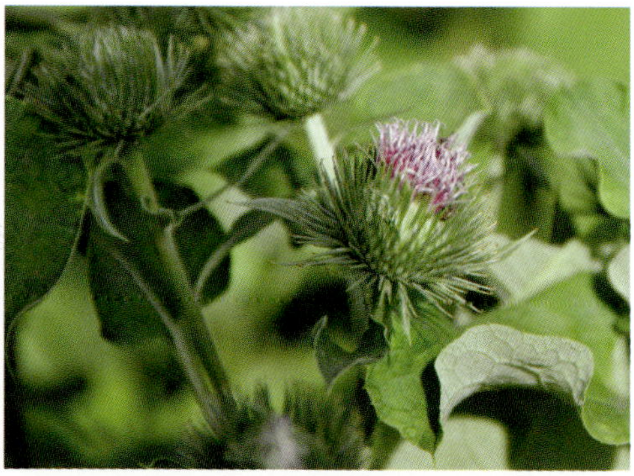

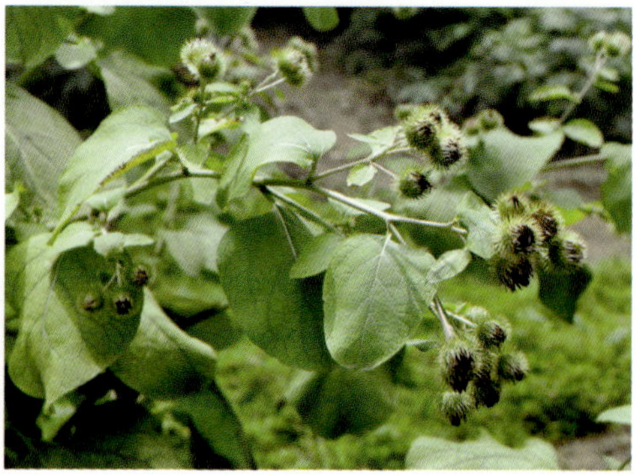

药材性状

牛蒡子

长倒卵形，略扁，微弯曲，长5~7mm，宽2~3mm。表面灰褐色，带紫黑色斑点，有数条纵棱，通常中间1~2条较明显。顶端钝圆，稍宽，顶面有圆环，中间具残存的点状花柱基；基部略窄，着生面色较淡。果皮较硬，子叶2枚，淡黄白色，富油性。气微，味苦后微辛而稍麻舌。

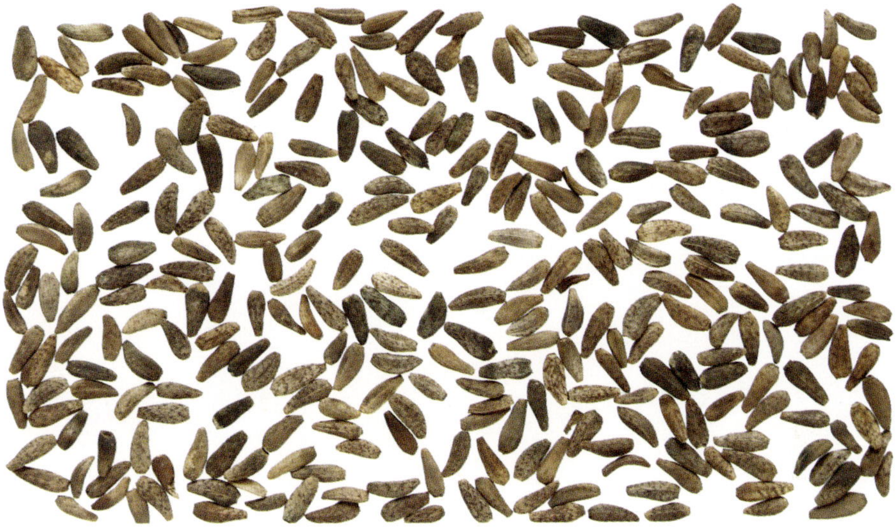

牛蒡子

性味	辛、苦，寒。
功效	疏散风热，宣肺透疹，解毒利咽。
主治	风热感冒，咳嗽痰多，麻疹，风疹，咽喉肿痛，痄腮，丹毒，痈肿疮毒。
用量用法	6~12g。

附　注：同属植物毛头牛蒡易与牛蒡混淆。

★刺儿菜 *Cirsium setosum* (Willd.) MB.

别名：刺刺菜、刺草。| **药材名：**小蓟（地上部分）。

植物形态

多年生草本。茎无毛或被蛛丝状毛。基生叶花时凋落；茎生叶椭圆形或椭圆状披针形，近全缘或有疏锯齿，边缘有小刺，两面均被白色蛛丝状毛。头状花序单生于茎枝顶端；雌雄异株；总苞片 5~8 层，外层长椭圆状披针形，内层披针形；雄花花冠裂片长 9~10 mm，花药紫红色，雌花花冠紫红色，裂片长约 5 mm。瘦果椭圆形或卵形，略扁平；冠毛羽状。花期 5~6 月，果期 5~7 月。

生境分布：生于荒地、田间和路旁。分布于全国各地。

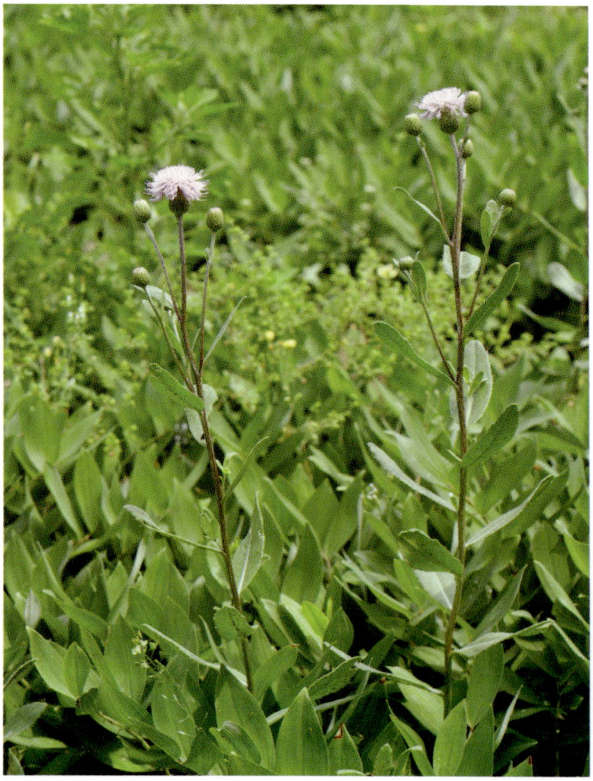

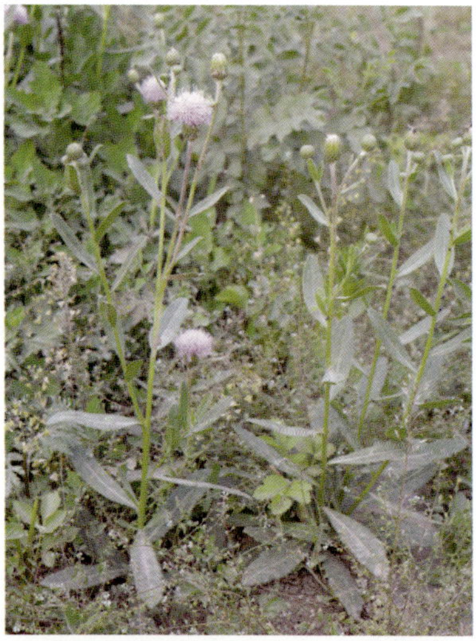

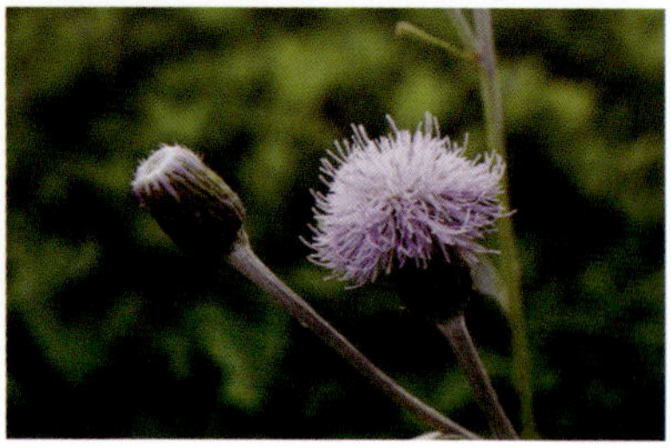

药材性状

小蓟

茎呈圆柱形，有的上部分枝，长5~30cm，直径0.2~0.5cm；表面灰绿色或带紫色，具纵棱及白色柔毛；质脆，易折断，断面中空。叶互生，无柄或有短柄；叶片皱缩或破碎，完整者展平后呈长椭圆形或长圆状披针形，长3~12cm，宽0.5~3cm，全缘或微齿裂至羽状深裂，齿尖具针刺，上表面绿褐色，下表面灰绿色，两面均具白色柔毛。头状花序单个或数个顶生；总苞钟状，苞片5~8层，黄绿色；花紫红色。气微，味微苦。

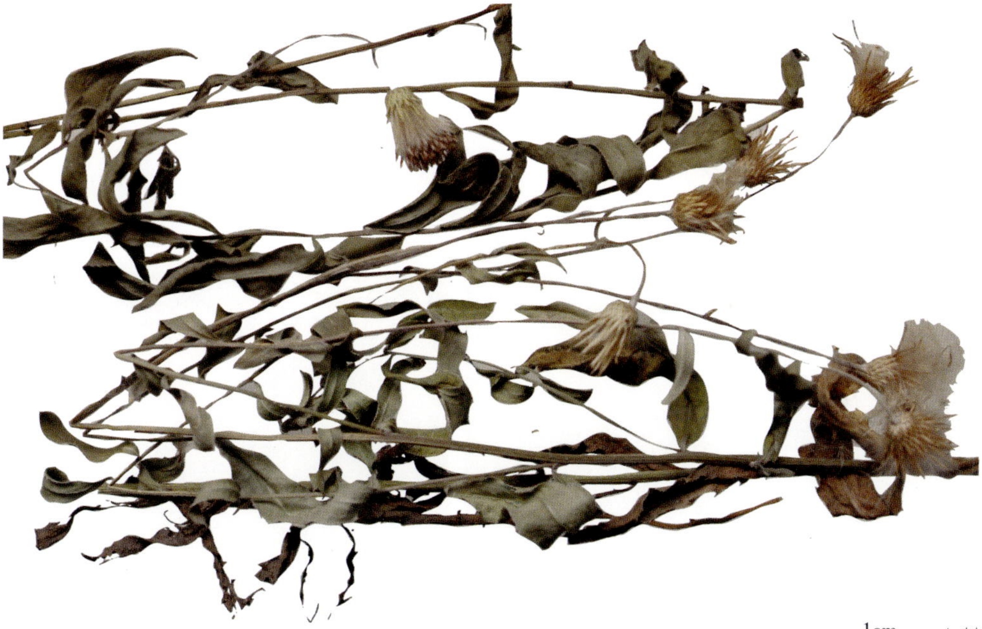

小蓟

性味	甘、苦，凉。
功效	凉血止血，散瘀解毒消痈。
主治	衄血，吐血，尿血，血淋，便血，崩漏，外伤出血，痈肿疮毒。
用量用法	5~12g。

★ 灰毛川木香 *Vladimiria souliei* (Franch.) Ling var. *cinerea* Ling

别名：木里木香。| 药材名：川木香（根）。

植物形态

草本。根坚硬粗壮，圆柱形，通常不分枝，外皮褐色。茎极短，叶呈莲座状平铺地面；叶柄被白色茸毛；叶片卵状披针形或长圆状披针形，羽状中裂，稀不分裂，裂片边缘具不规则齿裂，上表面被稀疏的腺毛，下表面灰白色，密被薄蛛丝状毛或绵毛。头状花序数个集生于枝顶；总苞片约 6 轮，先端具刺状短尖；花全为管状花，紫色；花冠先端 5 裂；雄蕊 5 枚；子房下位。瘦果；冠毛多层。花、果期 7~10 月。

生境分布： 生于海拔 3800m 左右的高山草地。分布于四川、西藏、云南等地。

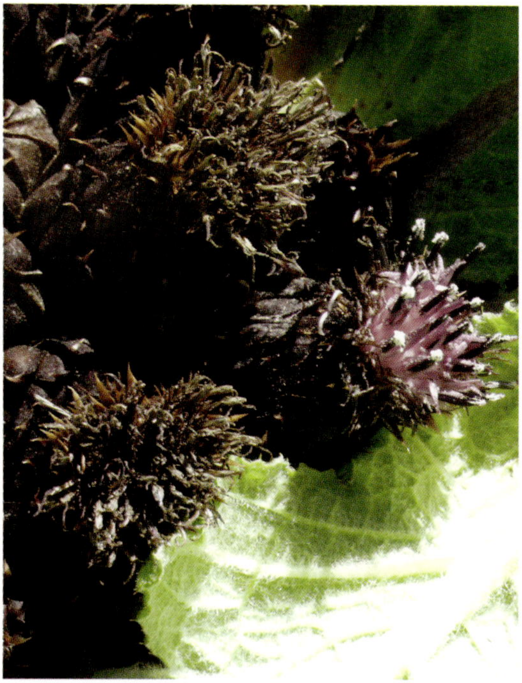

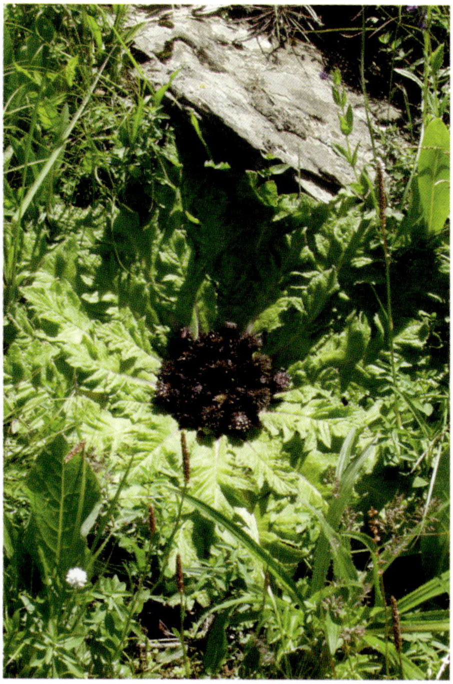

药材性状

川木香

圆柱形或有纵槽的半圆柱形，稍弯曲，长 10~30cm，直径 1~3cm。表面黄褐色或棕褐色，具纵皱纹，外皮脱落处可见丝瓜络状细筋脉；根头偶有黑色发黏的胶状物，习称“油头”。体较轻，质硬脆，易折断，断面黄白色或黄色，有深黄色稀疏油点及裂隙，木部宽广，有放射状纹理；有的中心呈枯朽状。气微香，味苦，嚼之粘牙。

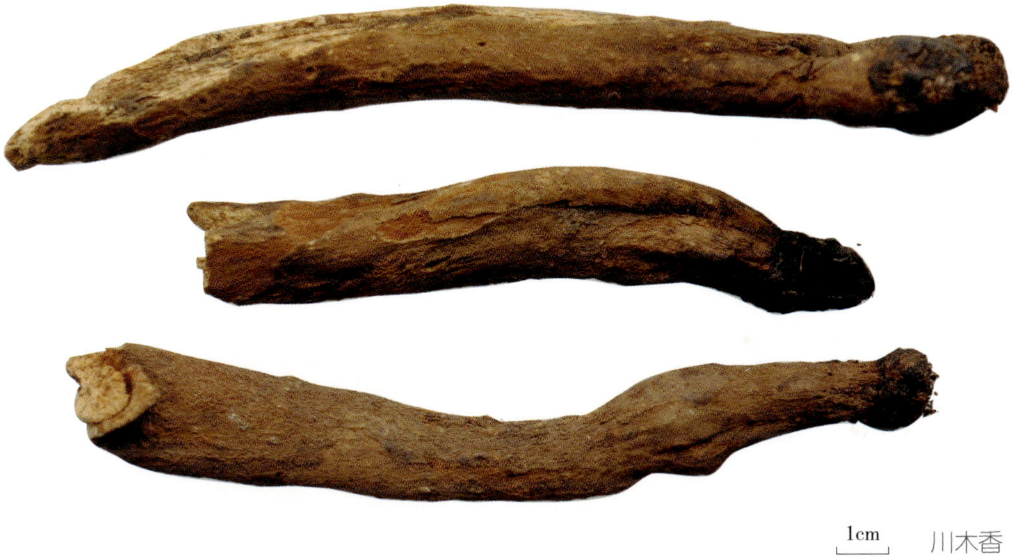

川木香

性味	辛、苦，温。
功效	行气止痛。
主治	胸胁、脘腹胀痛，肠鸣腹泻，里急后重。
用量用法	3~9g。

附　注：《中国药典》2015 年版记载同属植物川木香与灰毛川木香的干燥根同等入药。

★红花 *Carthamus tinctorius* L.

别名：草红花、刺红花。| 药材名：红花（花）。

植物形态

一年生草本。茎直立，无毛，上部分枝。叶长椭圆形或卵状披针形，无柄，抱茎，边缘羽状齿裂，齿端有针刺，两面无毛。头状花序大，有梗，排成伞房花序。总苞近球形；外层苞片卵状披针形，基部以上稍收缩，绿色，边缘具针刺；内层苞片卵状椭圆形，中部以下全缘，先端长尖，上部边缘稍有短刺。管状花橘红色。瘦果，椭圆形或倒卵形，基部稍歪斜，白色，具4条棱；无冠毛。花期7~8月，果期8~9月。

生境分布：原产中亚地区，我国黑龙江、辽宁、吉林、河北、山西、内蒙古、陕西、甘肃、青海、山东、浙江、贵州、四川、西藏等地有栽培。

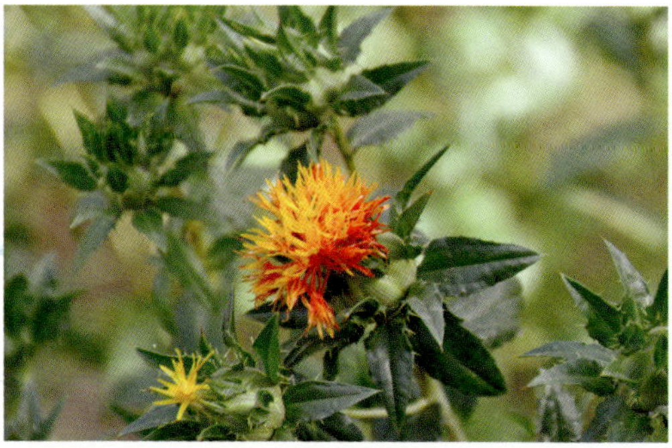
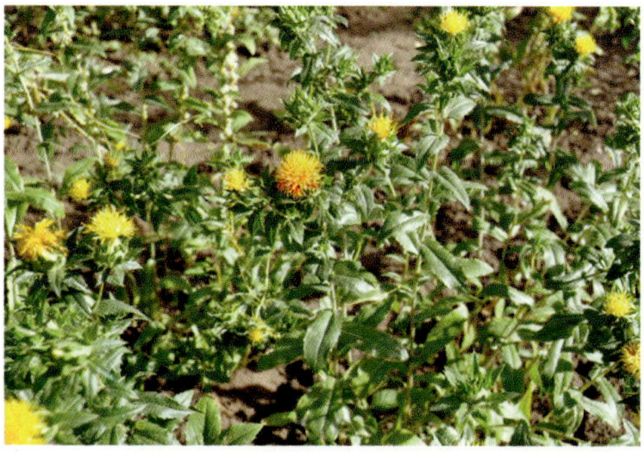
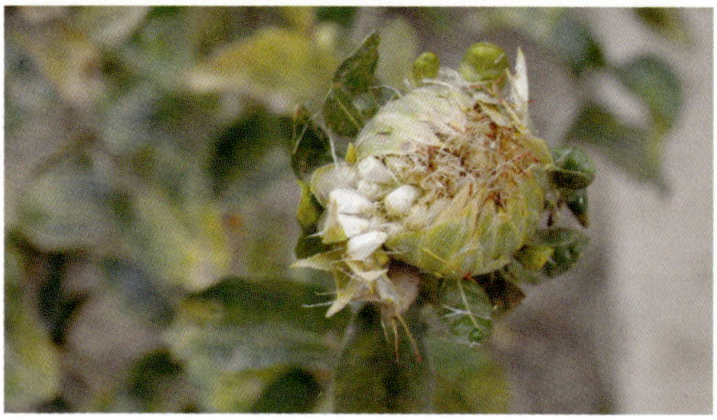
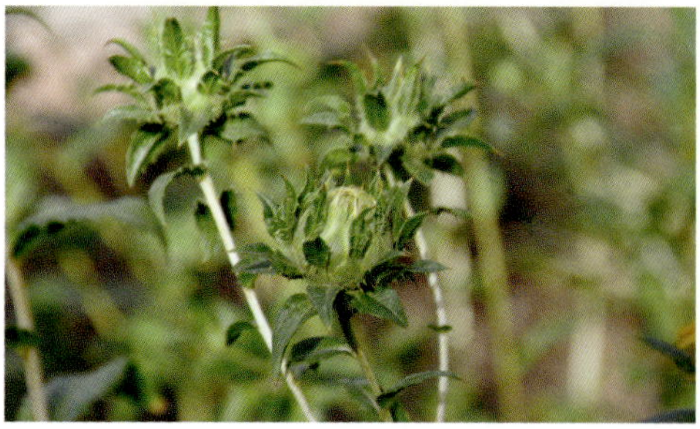

药材性状

红花

本品为不带子房的管状花，长 1~2cm。表面红黄色或红色。花冠筒细长，先端 5 裂，裂片呈狭条形，长 5~8mm；雄蕊 5 枚，花药聚合成筒状，黄白色；柱头长圆柱形，顶端微分叉。质柔软。气微香，味微苦。

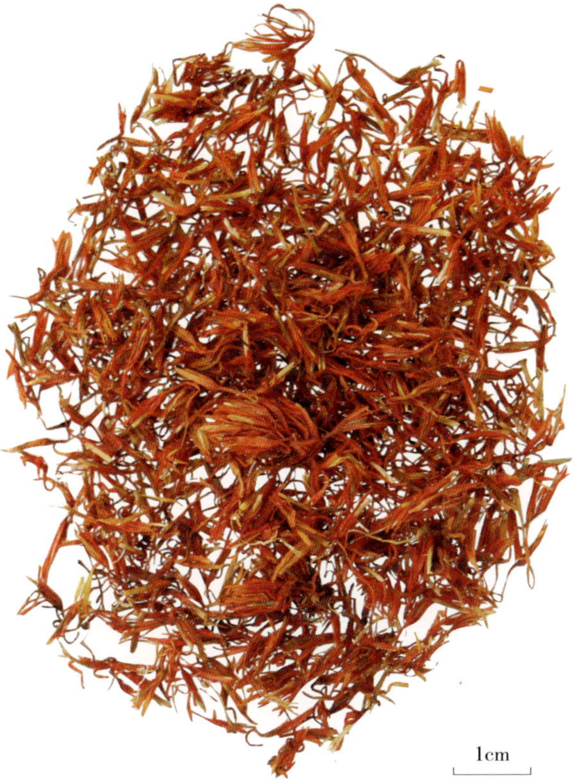

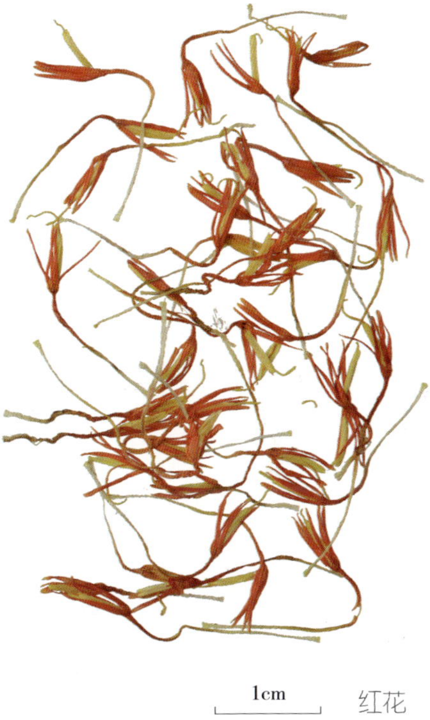

红花

性味	辛，温。
功效	活血通经，散瘀止痛。
主治	经闭，痛经，恶露不行，癥瘕痞块，胸痹心痛，瘀滞腹痛，胁肋刺痛，跌扑损伤，疮疡肿痛。
用量用法	3~10g。孕妇慎服。

★ 毛菊苣 *Cichorium glandulosum* Boiss. et Huet.

别名：腺毛菊苣。| 药材名：菊苣（地上部分或根）。

植物形态

一年生或二年生草本。茎灰绿色，有分枝，上部密被头状具柄长腺毛。基生叶早落；下部叶基部渐窄成翼柄，叶片长圆形，羽状深裂；中部茎叶长圆形，半抱茎；向上叶渐小；全部叶两面被长柔毛。头状花序单生或2~3个生于茎枝顶端，含15朵舌状小花。总苞钟状；总苞片2层，外层宽卵形，边缘有缘毛，下半部革质；内层披针形，2层苞片基部相连，外面被长腺毛。舌状小花浅蓝色。瘦果四至五棱形；冠毛膜片状，长近1mm。花、果期6~10月。

生境分布：生于平原绿洲。分布于新疆等地。

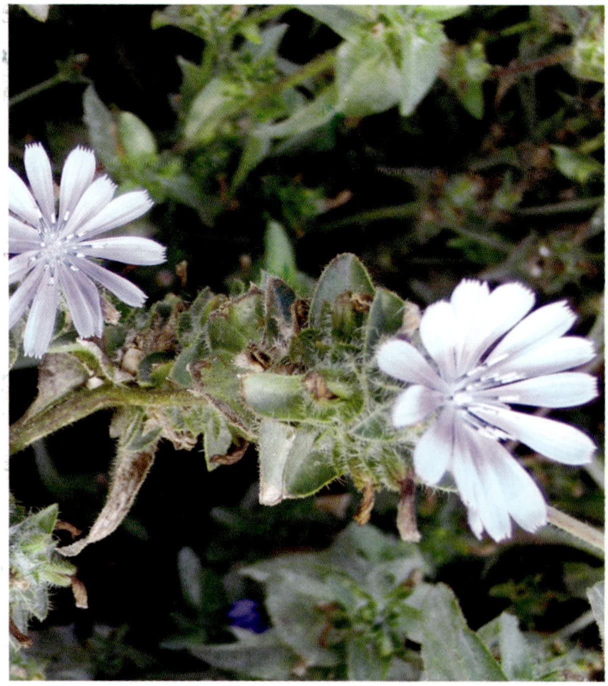

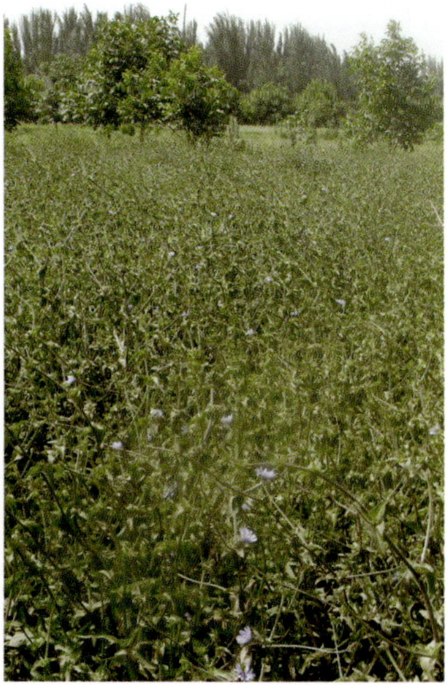

药材性状

菊苣

主根呈圆锥形，有侧根及多数须根，长10~20cm，直径0.5~1.5cm。表面棕黄色，具细腻不规则纵皱纹。质硬，不易折断，断面外侧黄白色，中部类白色，有时空心。气微，味苦。茎呈圆柱形，稍弯曲；表面灰绿色或带紫色，具纵棱，被柔毛或刚毛；断面黄白色，中空。叶多破碎，灰绿色，两面被柔毛；茎中部的完整叶片呈长圆形，基部无柄，半抱茎；向上叶渐小，圆耳状抱茎，边缘有刺状齿。头状花序5~13个呈短总状排列。总苞钟状，直径5~6mm；苞片2层，外层稍短或近等长，被毛；舌状花蓝色。瘦果倒卵形，表面有棱及波状纹理，顶端截形，被鳞片状冠毛，长0.8~1mm，棕色或棕褐色，密布黑棕色斑。气微，味咸、微苦。

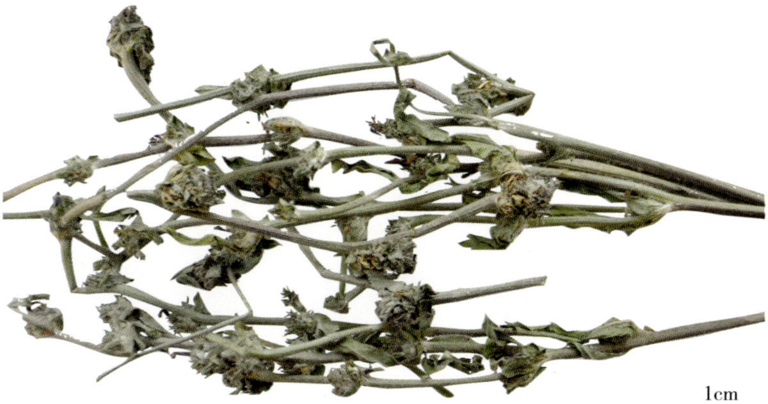

1cm 菊苣

性味	微苦、咸，凉。
功效	清肝利胆，健胃消食，生津止渴，利尿消肿。
主治	湿热黄疸，胃痛食少，内热消渴，水肿尿少。
用量用法	9~18g。

附　注：《中国药典》2015年版记载同属植物菊苣与毛菊苣的干燥地上部分同等入药。

★苦菜 *Ixeris chinensis* (Thunb.) Nakai

别名：中华苦荬菜、山苦菜。| **药材名：**苦菜（全草）。

植物形态

多年生草本，全株无毛，味苦，含乳汁。匍匐茎与根状茎细弱，茎自基部多分枝。叶多着生于基部，呈莲座状，叶片条状披针形或篦状披针形，边缘具稀疏的羽状齿裂或不裂；茎生叶无柄，微抱茎。头状花序排列成稀松的伞房状圆锥花丛，舌状花，黄色、白色或淡紫色，花药、柱头均黑色。瘦果窄披针形，成熟后红棕色，有条棱，具细突起，喙长约 2mm。花期春、夏二季。

生境分布：生于河边、路旁、田埂草丛中。广泛分布于我国大部分地区。

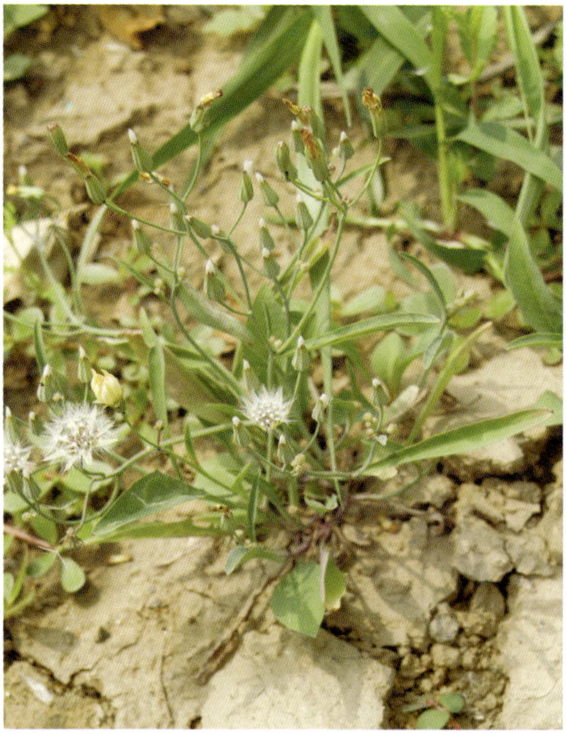

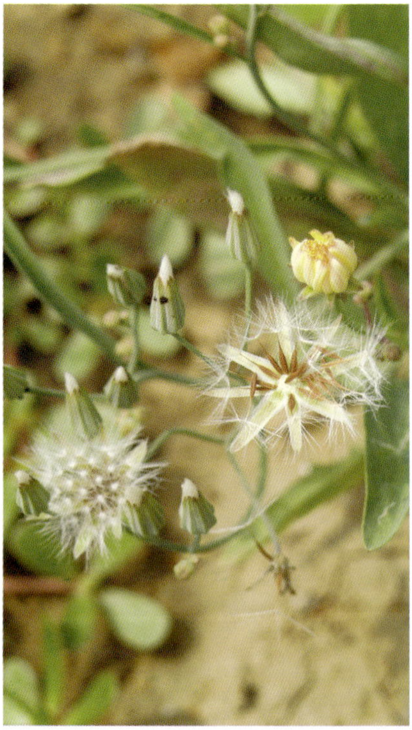

药材性状

虎掌南星

扁球形，上下两面均较平坦，大小不一，主块茎直径达5cm，高1.2~1.8cm，通常周边有数个侧块茎或有侧芽；侧生块茎呈半球形。表面黄白色或淡黄棕色，上端中央凹陷，凹陷周围密布细小凹点。质坚实而重。有麻舌感。

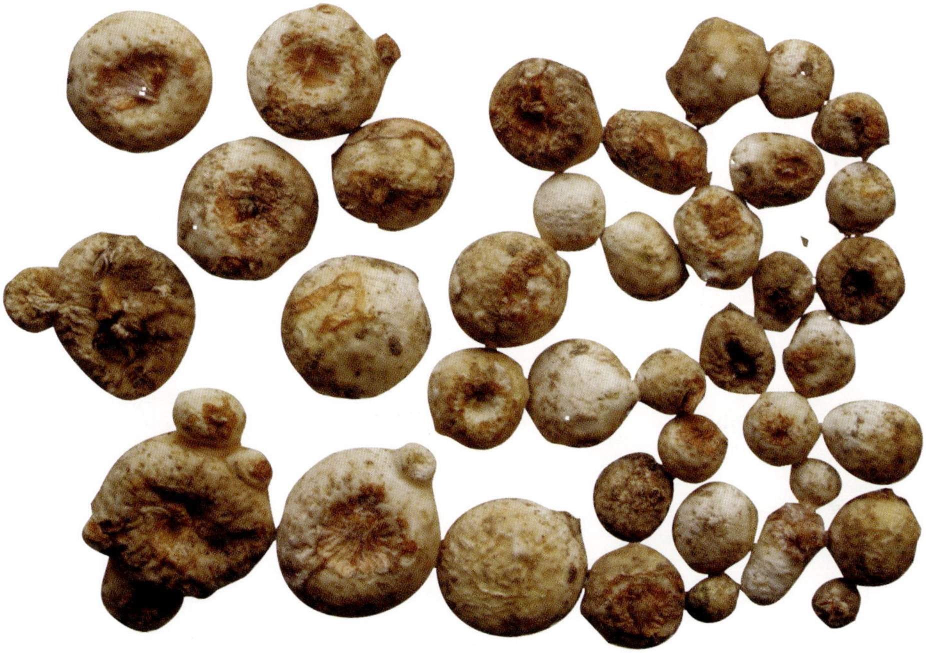

虎掌南星

性味	苦、辛，温；有小毒。
功效	燥湿化痰，祛风镇静，消肿。
主治	咳嗽，口眼㖞斜，半身不遂，癫痫惊风，破伤风，痈肿，蛇虫咬伤。
用量用法	3~9g，一般炮制后用。外用生品适量，研末以醋或酒调敷患处。

★ 半夏 *Pinellia ternate* (Thunb.) Breit.

别名：三叶半夏、三步跳。| 药材名：半夏（块茎）。

植物形态

多年生草本。块茎圆球形。叶基生，一年生者为单叶，心状箭形至椭圆状箭形；二至三年生者为 3 枚小叶，集生于柄端；小叶片卵状椭圆形至倒卵状长圆形；总叶柄基部具鞘，鞘内、鞘部以上或叶片基部具珠芽。花序柄长于叶柄；佛焰苞绿色或绿白色，管部狭圆柱形；肉穗花序；附属器绿色变青紫色。浆果卵圆形，黄绿色，先端渐狭为明显的花柱。花期 5~7 月，果熟期 8 月。

生境分布：生于荒地、田间、山坡、林下。分布于辽宁、河北、山西、陕西、甘肃、河南及长江以南等地。

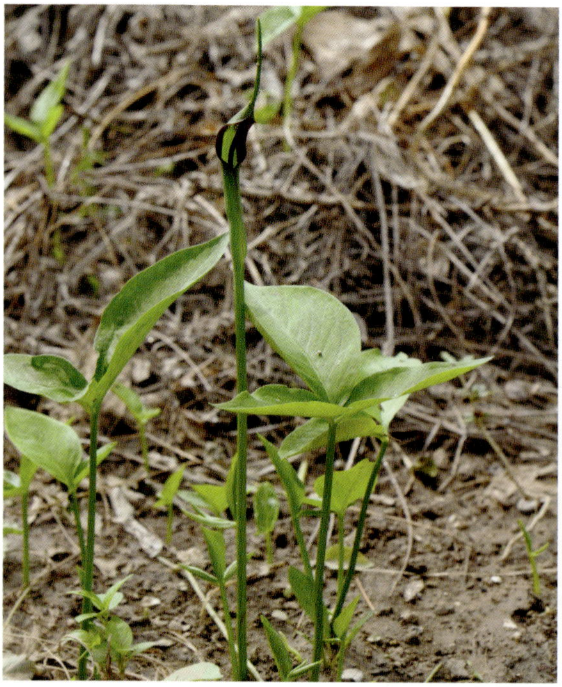

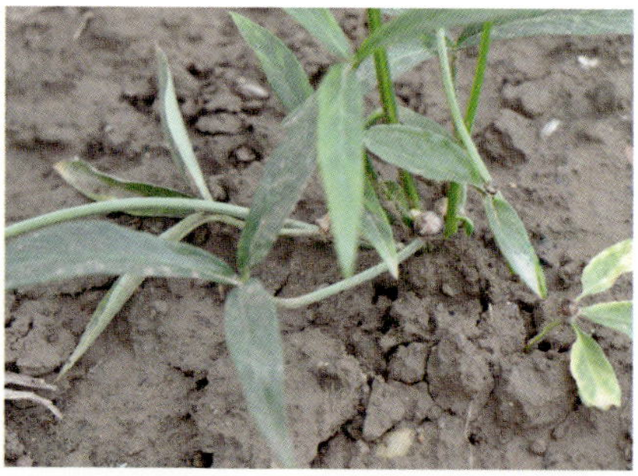

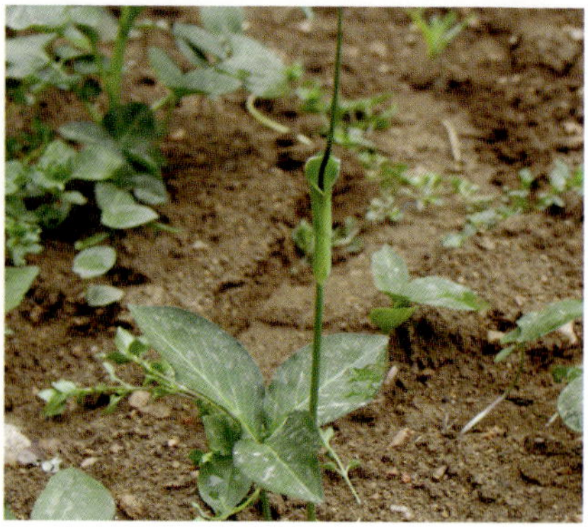

药材
性状

半夏

类球形，有的稍偏斜，直径 1~1.5cm。表面白色或浅黄色，顶端有凹陷的茎痕，周围密布麻点状根痕；下面钝圆，较光滑。质坚实，断面洁白，富粉性。气微，味辛辣、麻舌而刺喉。

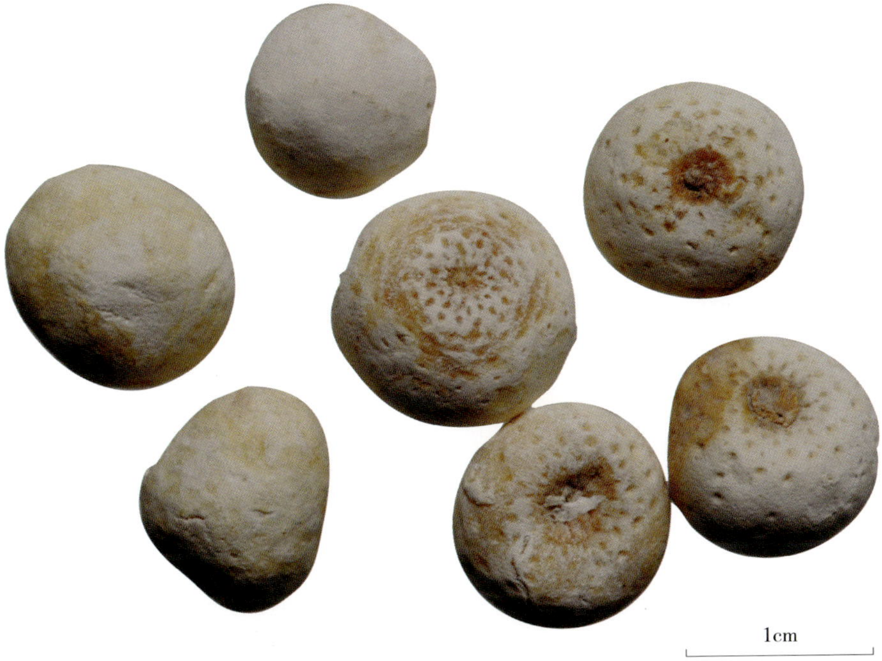

半夏

性味	辛，温；有毒。
功效	燥湿化痰，降逆止呕，消痞散结。
主治	湿痰寒痰，咳喘痰多，痰饮眩悸，风痰眩晕，痰厥头痛，呕吐反胃，胸脘痞闷，梅核气，痈肿痰核。
用量用法	3~9g，一般炮制后使用。外用适量，磨汁涂或研末以酒调敷患处。不宜与川乌、制川乌、草乌、制草乌、附子同用；生品内服宜慎。

谷精草科

★ 谷精草 *Eriocaulon buergerianum* Koern.

别名：文星草、移星草。| 药材名：谷精草（带花葶的头状花序）。

植物形态

一年生小草本。叶基部簇生，长披针状线形，具脉。花葶多数，具纵棱，稍扭转，鞘筒状。头状花序近半球形。总苞片宽倒卵形或近圆形；雌花苞片先端短尖锐。花托有柔毛。雄花生于花托中央，花梗短；外轮花被片合生成倒卵形佛焰苞状，有短毛；内轮花被片合生成倒圆锥形筒状。雌花生于花序周围，几无花梗；外轮花被片合生成椭圆形的佛焰苞状，边缘具由两个细胞组成的棍状短毛；内轮花被片离生，匙形，内面有细长毛。蒴果3裂。种子长椭圆形，有毛茸。花期6~8月，果期8~11月。

生境分布：生于湖沼地、溪沟、田边潮湿处。分布于陕西、江西、安徽、江苏、浙江、福建、台湾、湖北、湖南、广东、广西、贵州、云南、四川等地。

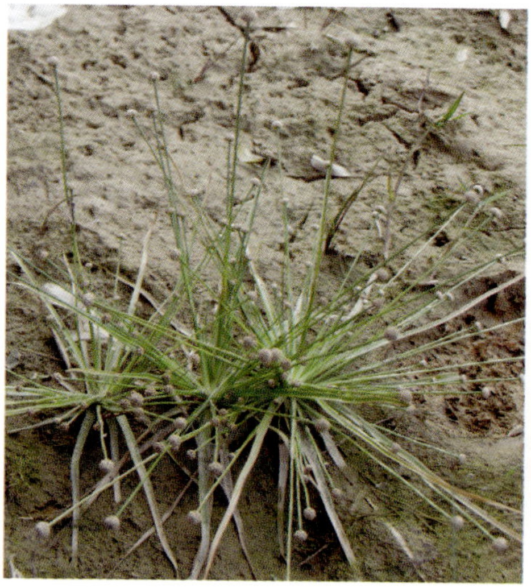

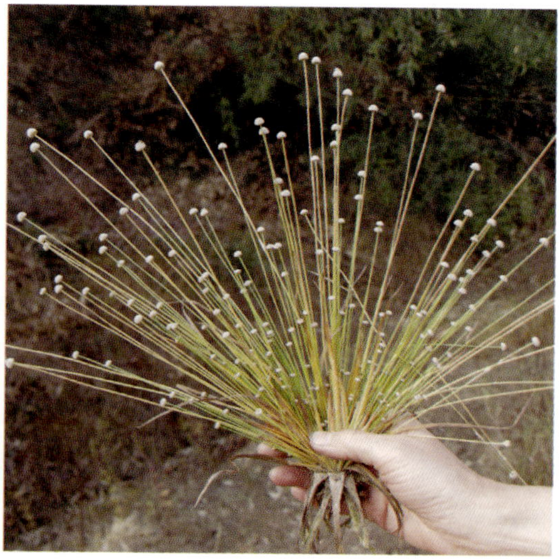

药材性状

谷精草

头状花序呈半球形，直径4~5mm。底部有苞片层层紧密排列，苞片淡黄绿色，有光泽，上部边缘密生白色短毛；花序顶部灰白色。揉碎花序，可见多数黑色花药及细小黄绿色未成熟的果实。花葶纤细，长短不一，直径不及1mm，淡黄绿色，有数条扭曲的棱线。质柔软。气微，味淡。

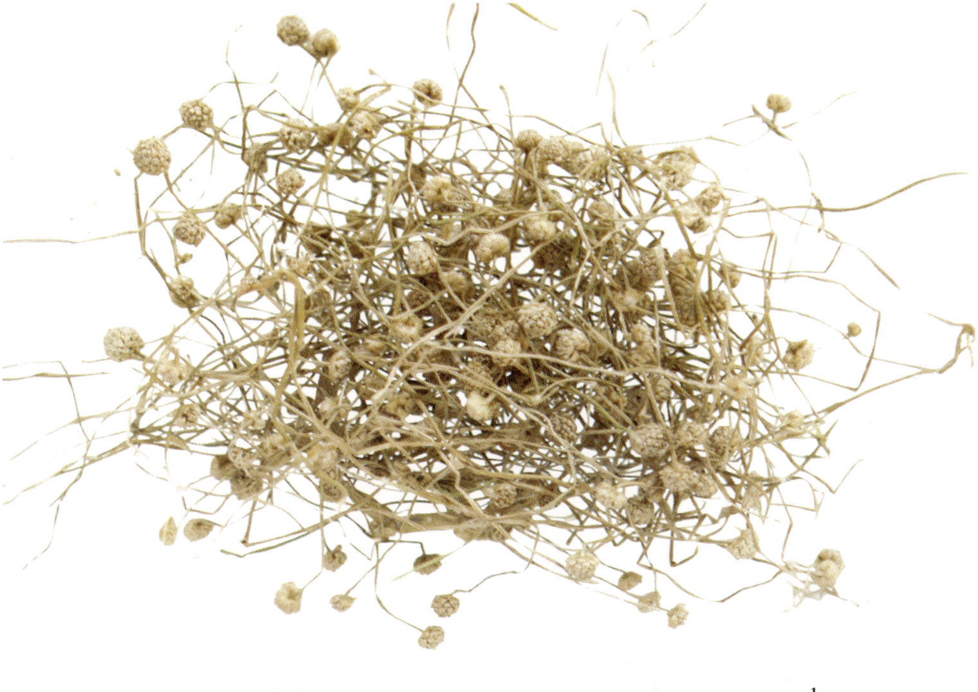

谷精草

性味	辛、甘，平。
功效	疏散风热，明目退翳。
主治	风热目赤，肿痛羞明，眼生翳膜，风热头痛。
用量用法	5~10g。

禾本科

★ 大头典竹 *Sinocalamus beecheyanus* (Munro) McClure var. *pubescens* P. F. Li

别名：大头黄竹、大头甜竹。| 药材名：竹茹（茎秆的中间层）。

植物形态

常绿乔木状，高达16m，直径9~10cm；节间长34~41cm，幼时被厚白粉和疏被毛；秆节平，节上被棕色毡毛。自基部秆节分枝，分枝数个。箨鞘脱落性，革质，幼时具深棕色刺毛；基部秆节箨耳极小，上部秆节箨耳较大，具缝毛或缺失；箨舌高2~4mm，具缘毛；箨叶内弯，三角形，上面具微硬毛。叶鞘初时被微硬毛；叶舌截形；叶耳缺失或很小；鞘口缝毛稀见或缺失；叶片长圆状披针形。笋期6~7月，花期9~12月。

生境分布：生于平地或丘陵，为常见栽培竹类。分布于广东、台湾等地。

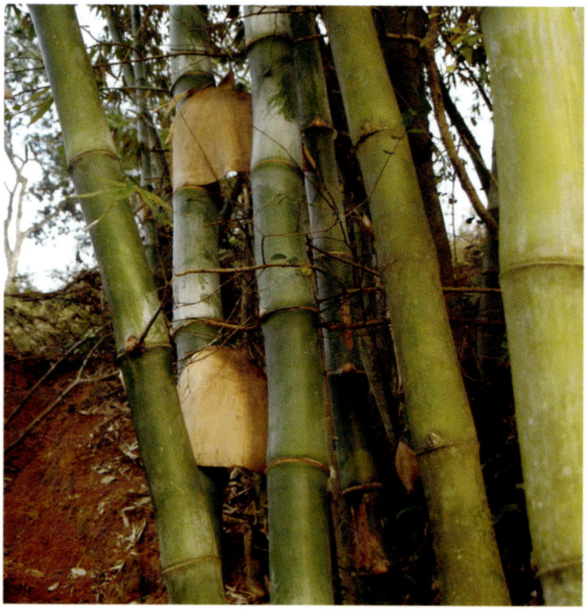

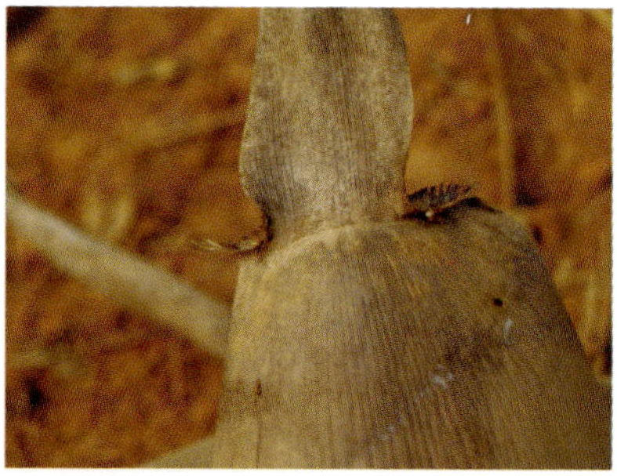

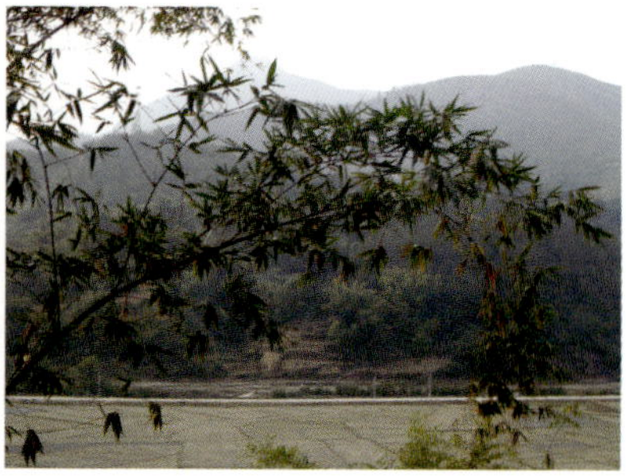

药材性状

竹茹

本品为卷曲成团的不规则丝条或呈长条形薄片状。宽窄厚薄不等，浅绿色或黄绿色。体轻松，质柔韧，有弹性。气微，味淡。

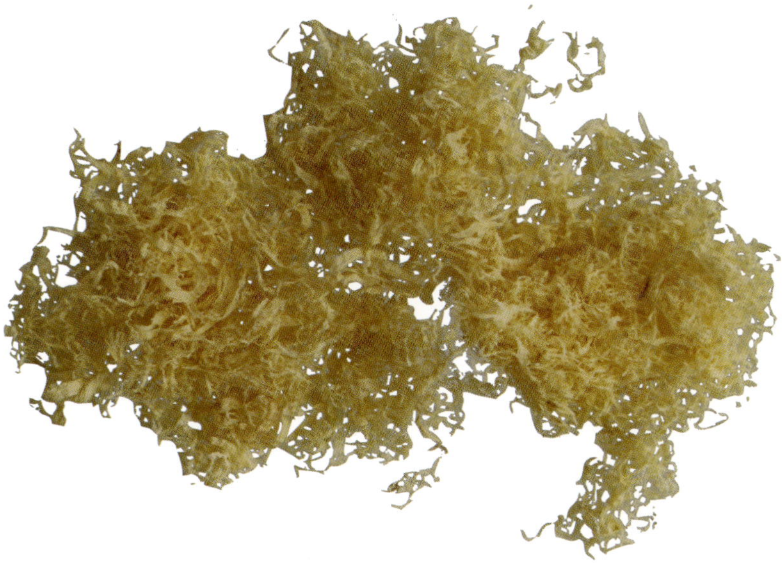

1cm 竹茹

性味	甘，微寒。
功效	清热化痰，除烦，止呕。
主治	痰热咳嗽，胆火挟痰，惊悸不宁，心烦失眠，中风痰迷，舌强不语，胃热呕吐，妊娠恶阻，胎动不安。
用量用法	5~10g。

附　注：《中国药典》2015年版记载禾本科植物淡竹、青秆竹与大头典竹的茎秆的干燥中间层同等入药。

玉蜀黍 *Zea mays* L.

别名： 玉米、包谷。| **药材名：** 玉米须（花柱和柱头）。

植物形态

一年生草本，高 1~4m。秆直立，粗壮，不分枝，基部节上生支柱根。叶互生；叶片条状披针形，边缘呈波状，中脉明显；叶鞘包秆，具横脉；叶舌紧贴茎。花序单生，顶生雄花序，大型且呈圆锥状，雄小穗成对生于各节；雌花序腋生，雌小穗成对，8~30 纵行排列于粗壮的穗轴周围，其外为多数叶状总苞片，花柱细长，从总苞片顶端伸出。颖果稍呈球形，超出颖片和稃片之外。花期 6~8 月，果期 7~9 月。

生境分布： 广泛栽培于全国各地。

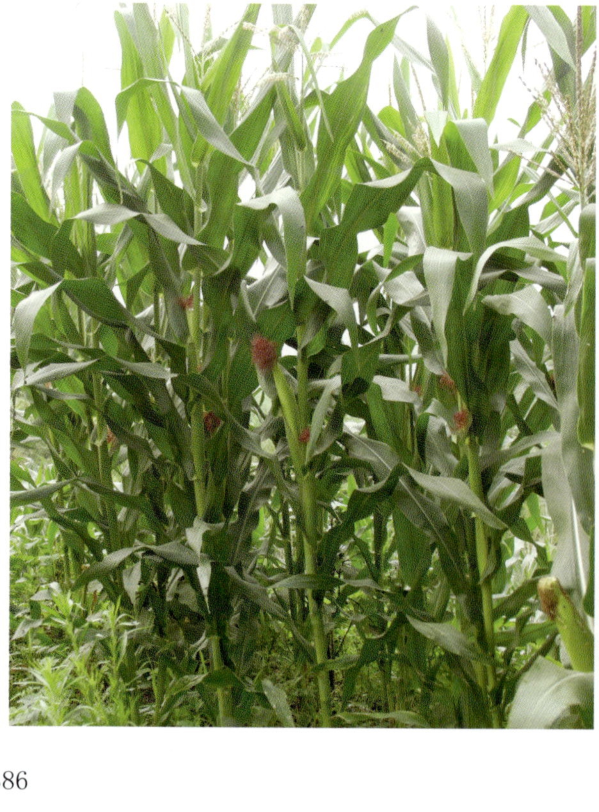

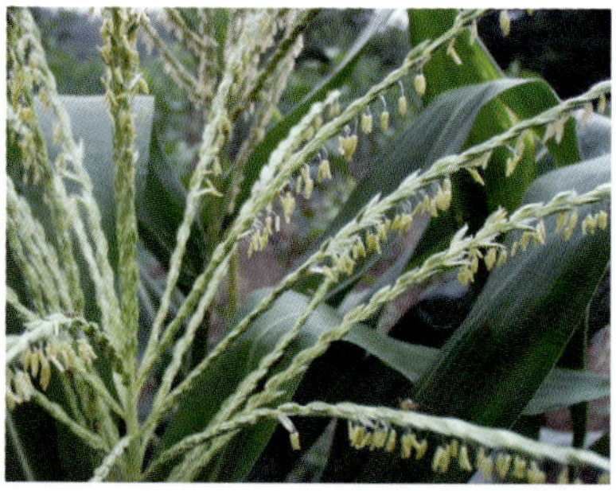

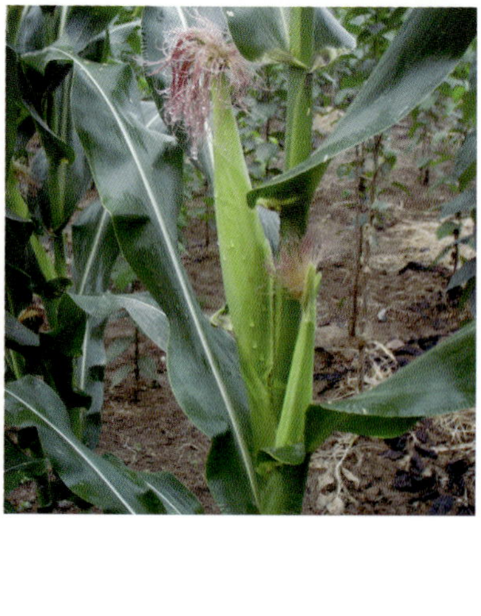

药材性状

玉米须

本品常为松散的线团状，花柱线形，长可达 30cm，直径约 0.5mm，淡绿色、黄绿色或棕红色，有光泽，柱头 2 裂。质柔软。

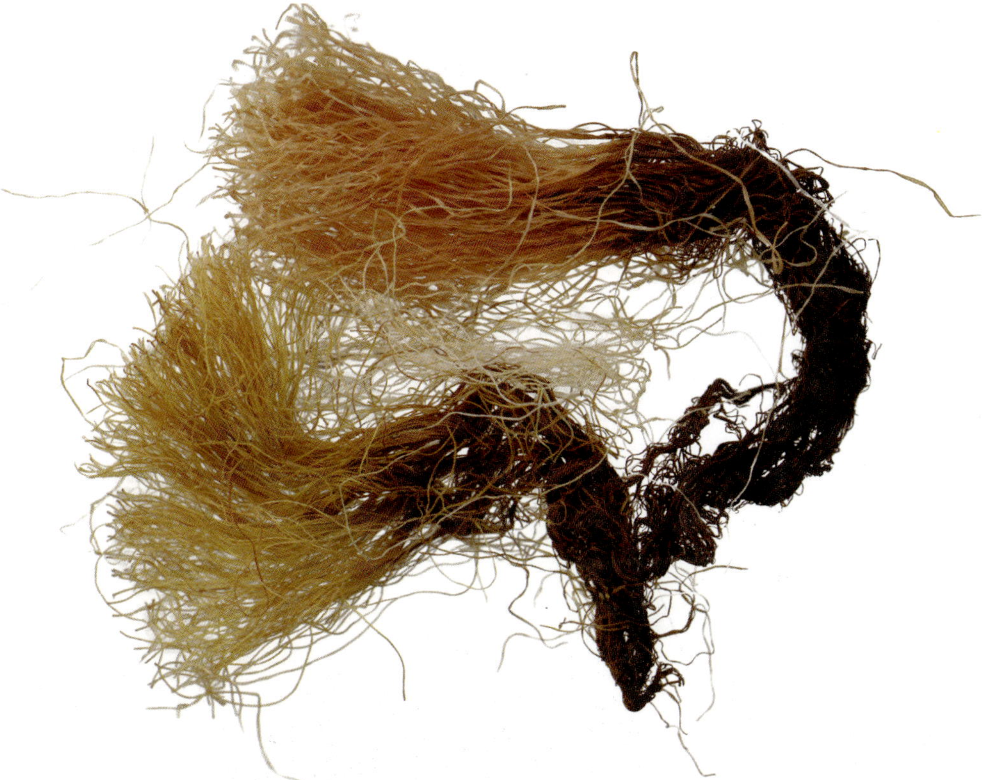

1cm

玉米须

性味	甘，平。
功效	利尿消肿，利胆退黄，降压。
主治	急、慢性肾炎，水肿，急、慢性肝炎，高血压，糖尿病，尿路结石，胆道结石等。
用量用法	15~30g。

香蒲科

★ 东方香蒲 *Typha orientalis* C. Presl

别名：香蒲。| 药材名：蒲黄（花粉）。

植物形态

多年生沼生草本，直立，高 1~2m。根茎粗壮，横走。叶线形，基部鞘状，抱茎。雌雄同株，穗状花序圆柱状，雄花序与雌花序彼此连接；雄花序在上，雄花具雄蕊 2~4 枚，花粉粒单生；雌花序长 6~15cm，雌花无小苞片，有多数基生的白色长毛，毛等长或稍长于柱头，稀短于柱头，柱头匙形，不育雌蕊棍棒状。小坚果有 1 条纵沟。花期 6~7 月，果期 7~8 月。

生境分布：生于池沼或水旁。分布于东北、华北、华东及陕西、湖南、云南等地。

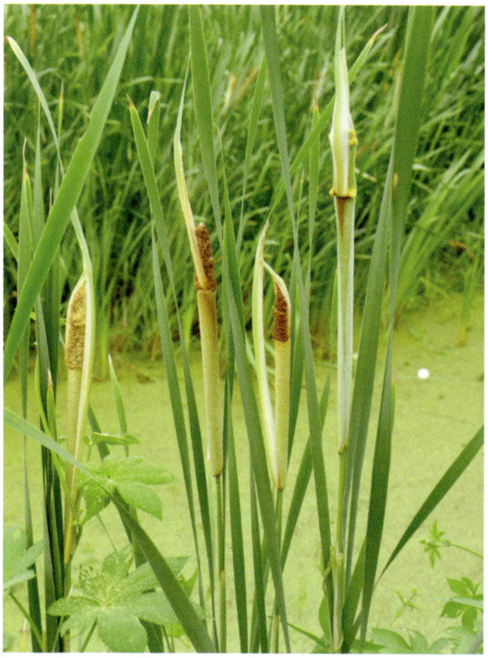

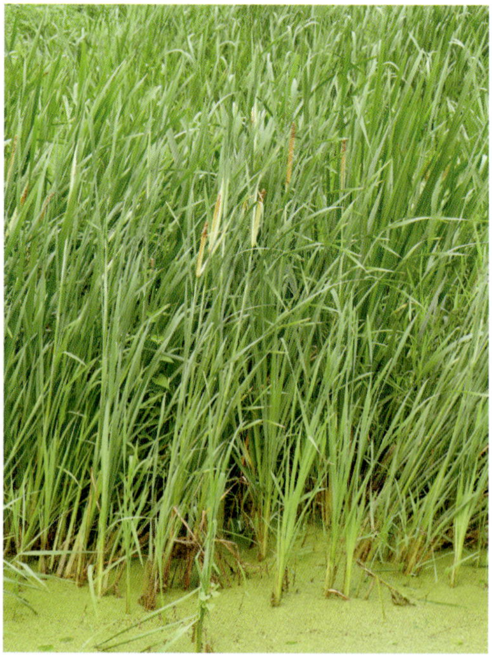

药材性状

蒲黄

本品为黄色粉末。体轻，放水中则漂浮水面。手捻有滑腻感，易附着手指上。气微，味淡。

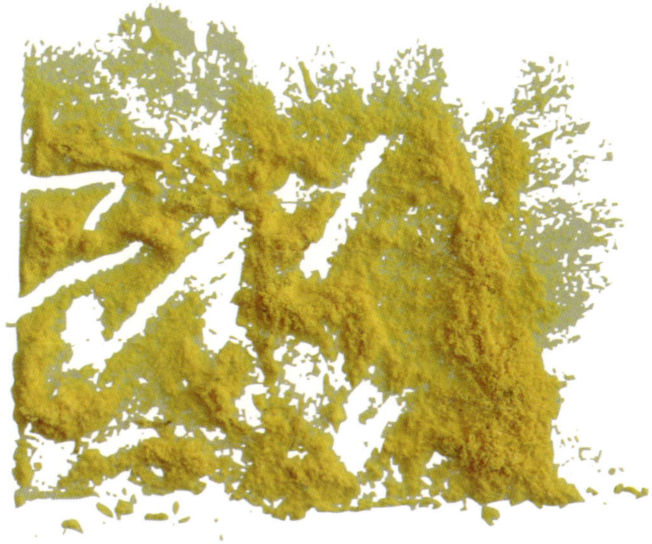

1cm

蒲黄

性味	甘，平。
功效	止血，化瘀，通淋。
主治	吐血，衄血，咯血，崩漏，外伤出血，经闭痛经，脘腹刺痛，跌扑肿痛，血淋涩痛。
用量用法	5~10g，包煎。外用适量，敷患处。孕妇慎用。

附　注：《中国药典》2015 年版记载同属植物水烛香蒲或同属其他植物与东方香蒲的干燥花粉同等入药。

姜科

★ 温郁金 *Curcuma wenyujin* Y. H. Chen et C. Ling

别名：姜黄子、温莪术。| 药材名：莪术（根茎）、片姜黄（根茎）、郁金（块根）。

植物形态

株高0.8~1.6m。根茎切面浅黄色，外皮浅白色，肥厚，卵圆形。根端膨大成纺锤形块根。叶柄长约30cm；叶片绿色，长圆形或卵状长圆形，长35~75cm，宽14~22cm，两面无毛。穗状花序于根茎处先叶抽出；冠部苞片淡红色，长圆形，中、下部苞片绿色，卵形；花萼白色；花冠白色，花冠管长约2.8cm，喉部有白柔毛；侧生退化雄蕊黄色，花瓣状，长圆形；唇瓣反折，黄色，中间棕黄色，倒卵圆形。花期5~6月。

生境分布：栽培于土层深厚、排水良好的沙壤土中，或野生。分布于广东、广西、浙江等地。

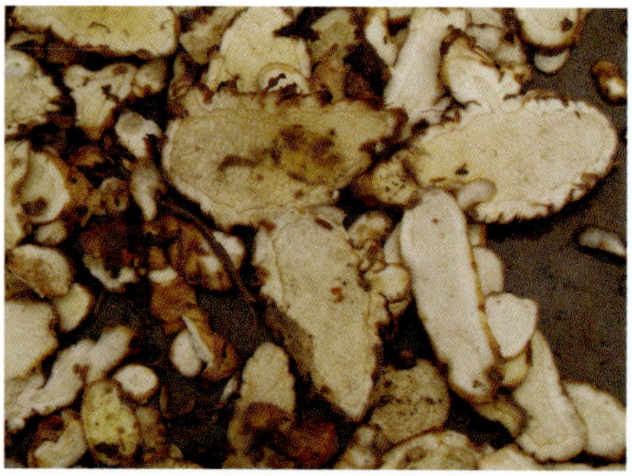

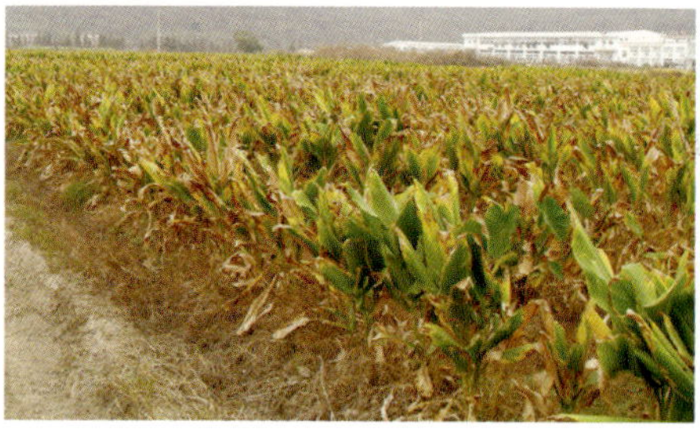

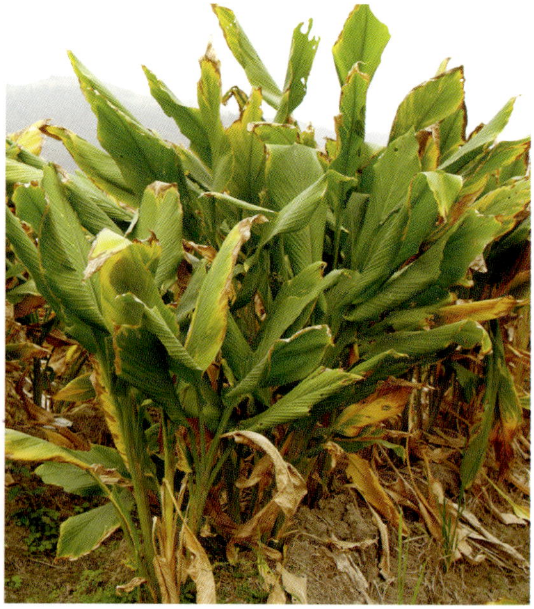

药材性状

莪术

卵圆形、长卵形、圆锥形或长纺锤形，顶端多钝尖，基部钝圆，长 2~8cm，直径 1.5~4cm。表面灰黄色至灰棕色，上部环节突起，有圆形微凹的须根痕或残留的须根，有的两侧各有 1 列下陷的芽痕和类圆形的侧生根茎痕，有的可见刀削痕。体重，质坚实，断面黄棕色至棕褐色，常附有淡黄色至黄棕色粉末，皮层与中柱易分离，内皮层环纹棕褐色。气香或微香，味微苦而辛。

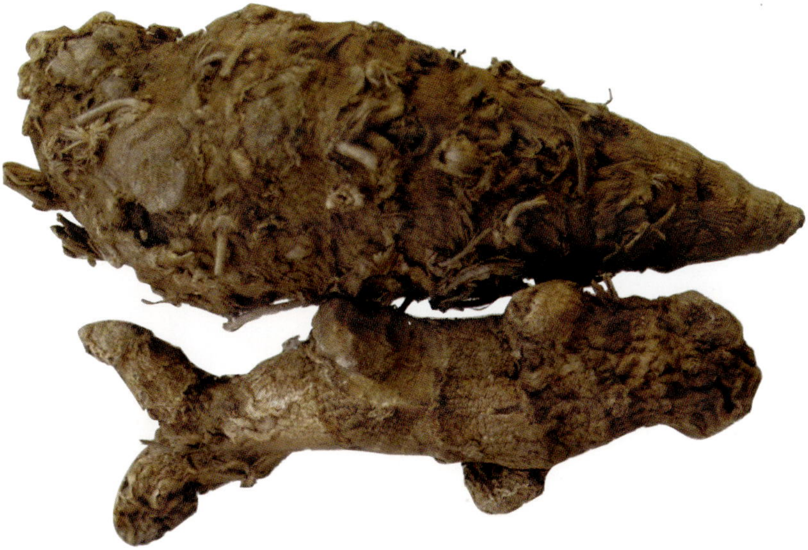

莪术

性味	辛、苦，温。
功效	行气破血，消积止痛。
主治	癥瘕痞块，瘀血经闭，胸痹心痛，食积胀痛。
用量用法	6~9g。孕妇禁用。

药材性状

片姜黄

长圆形或不规则的片状，大小不一，长 3~6cm，宽 1~3cm，厚 0.1~0.4cm。外皮灰黄色，粗糙皱缩，有时可见环节及须根痕。切面黄白色至棕黄色，有 1 圈环纹及多数筋脉小点。质脆而坚实。断面灰白色至棕黄色，略粉质。气香特异，味微苦而辛凉。

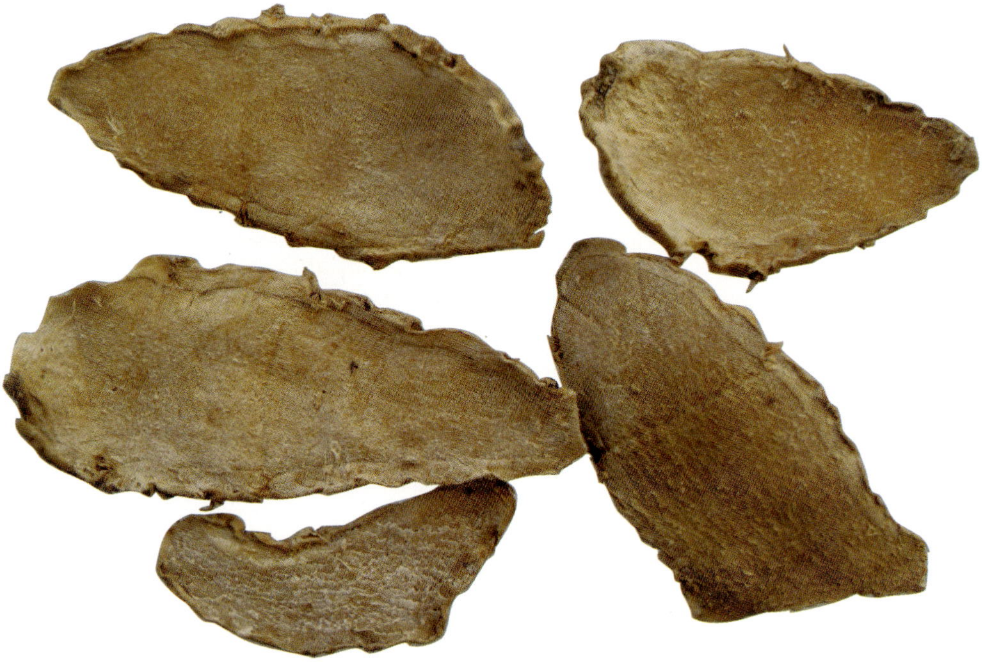

1cm 片姜黄

性味	辛、苦，温。
功效	破血行气，通经止痛。
主治	胸胁刺痛，胸痹心痛，经闭痛经，癥瘕，风湿肩臂疼痛，跌扑肿痛。
用量用法	3~9g。孕妇慎用。

药材性状

郁金

长圆形或卵圆形，稍扁，有的微弯曲，两端渐尖，长3.5~7cm，直径1.2~2.5cm。表面灰褐色或灰棕色，具不规则的纵皱纹，纵纹隆起处色较浅。质坚实，断面灰棕色，角质样，内皮层环明显。气微香，味微苦。

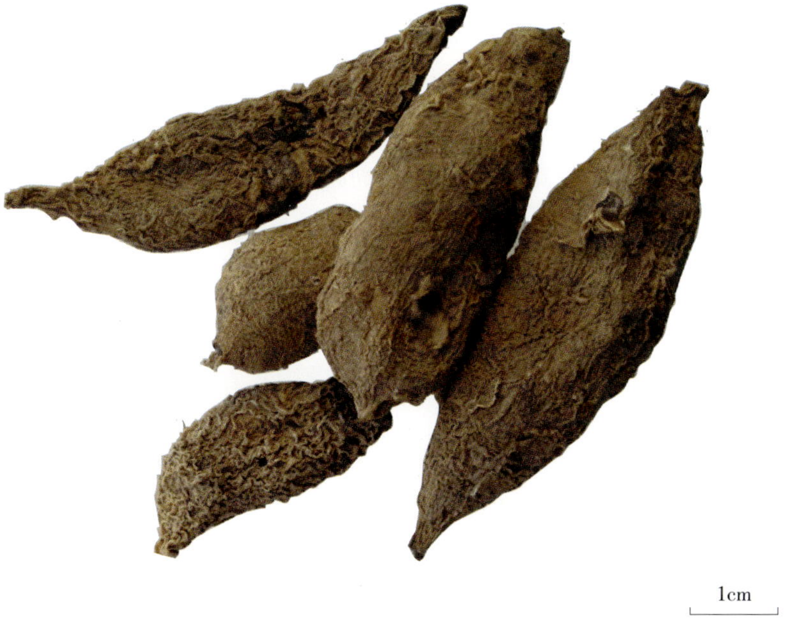

郁金

性味	辛、苦，寒。
功效	活血止痛，行气解郁，清心凉血，利胆退黄。
主治	胸胁刺痛，胸痹心痛，经闭痛经，乳房胀痛，热病神昏，癫痫发狂，血热吐衄，黄疸尿赤。
用量用法	3~10g。不宜与丁香、母丁香同用。

附　注：《中国药典》2015年版记载同属植物姜黄、蓬莪术、广西莪术与温郁金的干燥块根同等入药，蓬莪术、广西莪术与温郁金的干燥根茎同等入药。

★ 白豆蔻 *Amomum kravanh* Pierre ex Gagnep.

药材名：豆蔻（果实）。

植物形态

多年生草本。根茎粗壮，棕红色。叶 2 列；叶舌圆形，被粗长柔毛；叶片狭椭圆形或披针形。花序从茎基处抽出，长 7~14cm，直径 3~4.5cm，椭圆形或卵形；总苞片宽椭圆形至披针形，长 2~3cm，宽 1~1.8cm，膜质或薄纸质，麦秆黄色，被柔毛，外表面有凹入的纵细条纹；花着生于苞片的腋内；花萼管状，被细柔毛；花冠管白色，椭圆形；唇瓣椭圆形，白色。蒴果黄白色或略带污红色，球形。花期 4~5 月，果期 7~8 月。

生境分布：生于山沟阴湿处，我国多栽培于树荫下。原产于柬埔寨和泰国，我国海南、云南、广西等地亦有栽培。

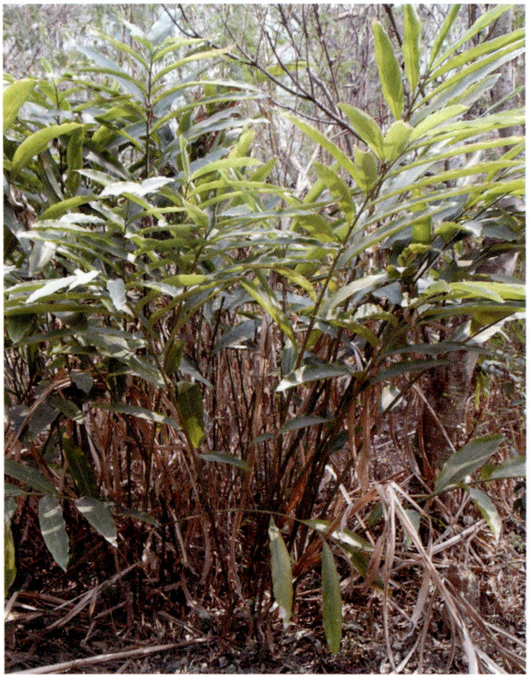

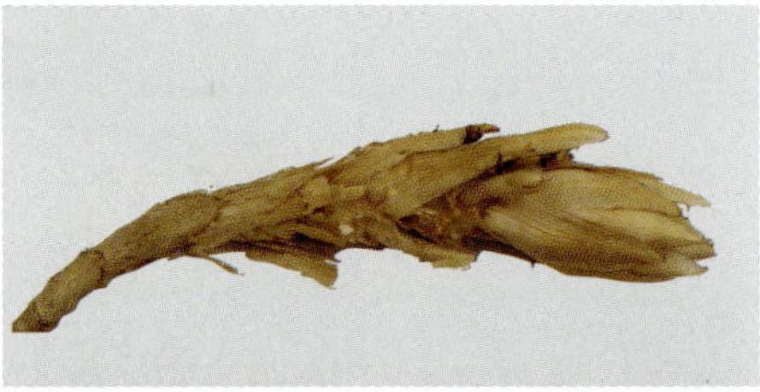

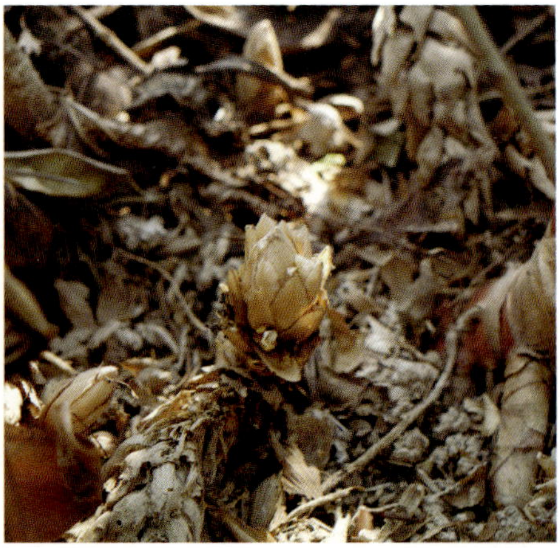

药材性状

豆蔻

类球形，直径 1.2~1.8cm。表面黄白色至淡黄棕色，有 3 条较深的纵向槽纹，顶端有突起的柱基，基部有凹下的果柄痕，两端均具浅棕色绒毛。果皮体轻，质脆，易纵向裂开，内分 3 室，每室含种子约 10 粒。种子呈不规则多面体形，背面略隆起，直径 3~4mm，表面暗棕色，有皱纹，并被有残留的假种皮。气芳香，味辛凉而略似樟脑。

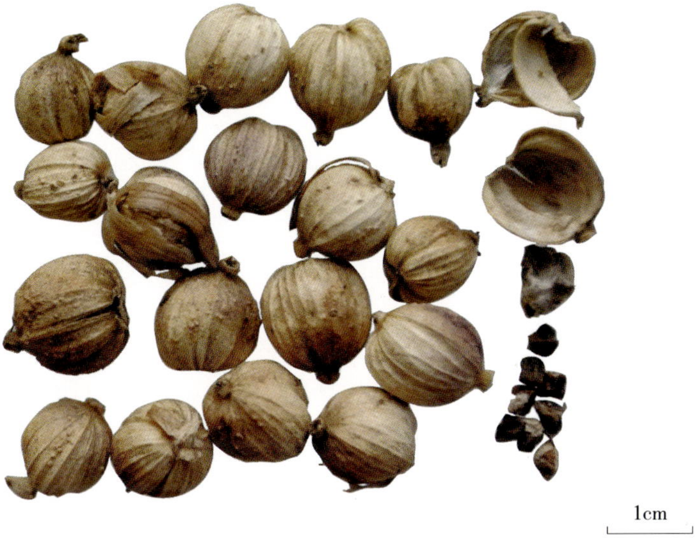

豆蔻

性味	辛，温。
功效	化湿行气，温中止呕，开胃消食。
主治	湿浊中阻，不思饮食，湿温初起，胸闷不饥，寒湿呕逆，胸腹胀痛，食积不消。
用量用法	3~6g，后下。

附　注：《中国药典》2015 年版记载同属植物爪哇白豆蔻与白豆蔻的干燥果实同等入药。

百合科

萱草 *Hemerocallis fulva* L.

药材名： 萱草根（根）。

植物形态

多年生草本，具短的根状茎、肉质纤维根、肉质肥大的纤维状块根。叶基生，排成2列，条形，全缘，主脉明显，背面呈龙骨状突起。花葶粗壮，圆柱形，于叶丛中抽出。聚伞花序呈圆锥状，具花6~12朵；苞片小，卵状披针形；花梗长约1cm；花被片6枚，橙色或橙红色，2轮，内轮中部具褐红色的色带，边缘稍波状，基部合生成短粗漏斗状，花盛开时，花被向外反卷。蒴果长圆形，具钝棱。种子有棱角，黑色，光亮。花期6~7月，果期8~9月。

生境分布： 生于湿润的山坡、沟边、林下。分布于河北、山西、陕西、山东、湖北、四川、云南、贵州、广东、广西、湖南等地，全国各地亦有栽培。

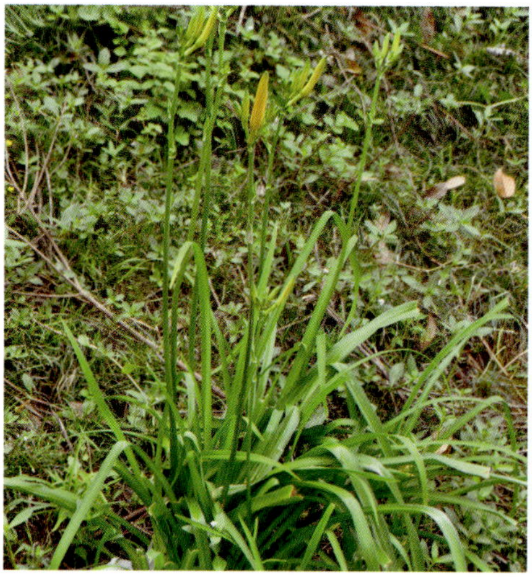

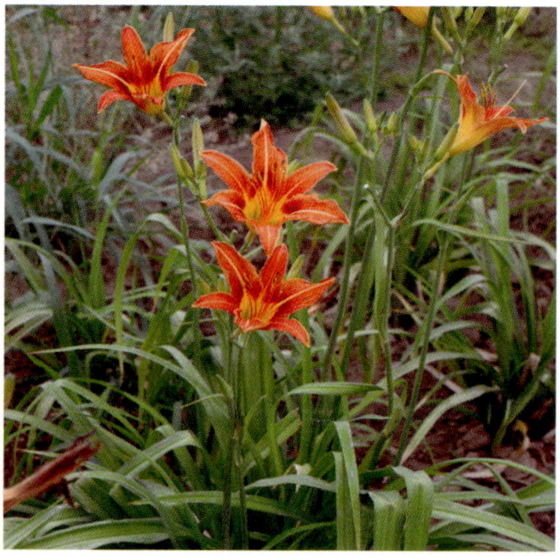

药材性状

萱草根

根茎呈圆柱形，稍弯曲，长1~1.5cm，直径约1cm。根簇生，多数折断，上部直径3~4cm；纺锤状块根直径0.5~1cm，具多数纵纹及少数横纹，表面土黄色、灰黄色或浅灰棕色。质疏松而轻，易折断，稍有韧性；断面不平坦，白色、棕黄色或暗棕色，有放射状裂隙。气微香，味微甜，稍有黏性。

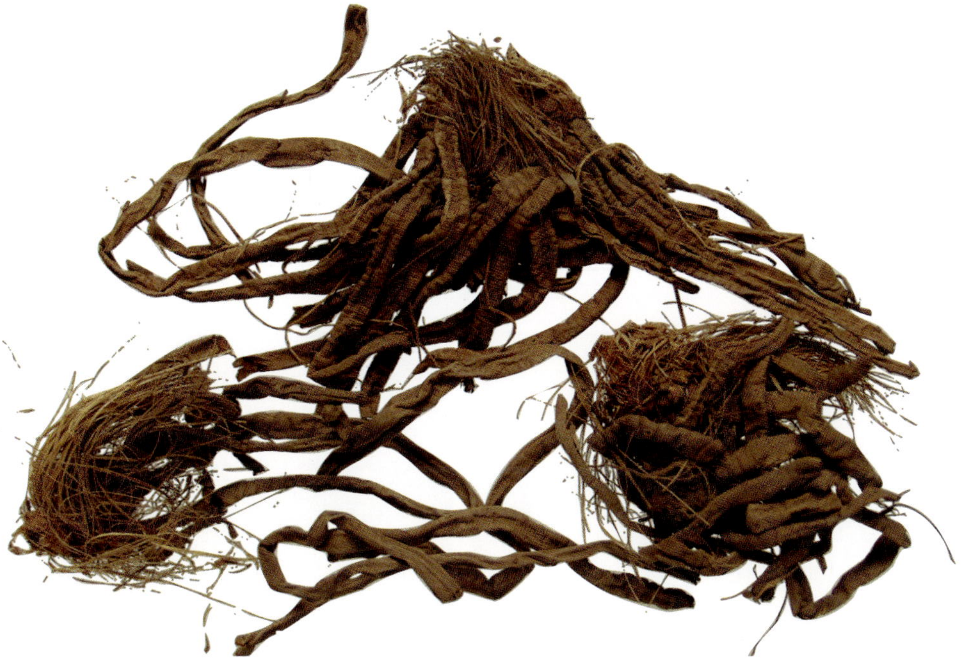

1cm 萱草根

性味	甘，凉；有毒。
功效	清热利尿，凉血止血。
主治	小便不利，浮肿，腮腺炎，黄疸，膀胱炎，尿血，月经不调，衄血，便血，淋病，乳腺炎肿痛等。
用量用法	6~12g。外用适量。

老鸦瓣 *Tulipa edulis* Baker

别名：山慈菇、光慈菇。| 药材名：光慈菇（鳞茎）。

植物形态

具鳞茎草本。鳞茎卵形，外层鳞茎皮灰棕色，纸质，里面生绒毛。叶 1 对，条形。花葶单一或分叉成 2 条，从 1 对叶中生出；有 2 枚对生或 3 枚轮生的苞片，苞片条形。花 1 朵，花被片 6 枚，矩圆状披针形，白色，有紫脉纹；雄蕊 6 枚，花丝向下渐扩大，无毛，花药长 3.5~4mm；子房长椭圆形，顶端渐狭为花柱。蒴果近球形。花期 3~4 月，果期 4~5 月。

生境分布： 生于山坡草地或路边。分布于辽宁、陕西、河南、山东、江苏、浙江、安徽、湖北、湖南、江西等地。

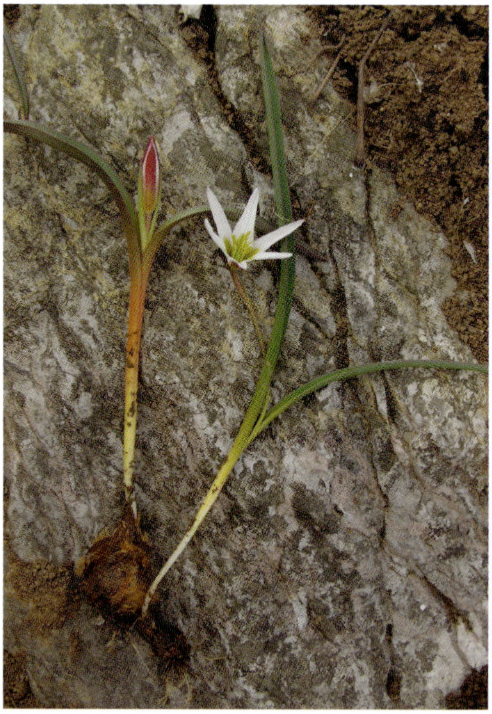

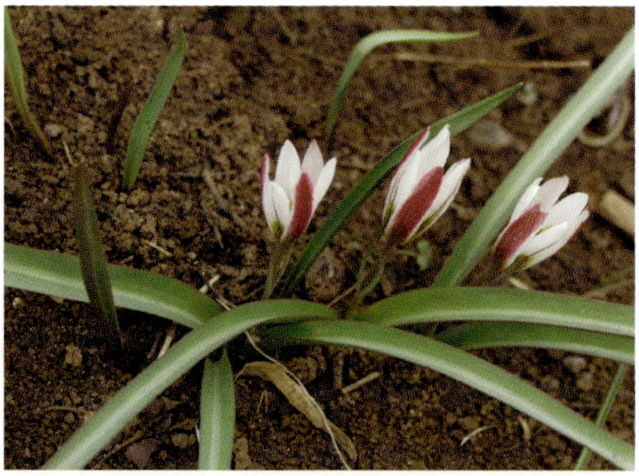

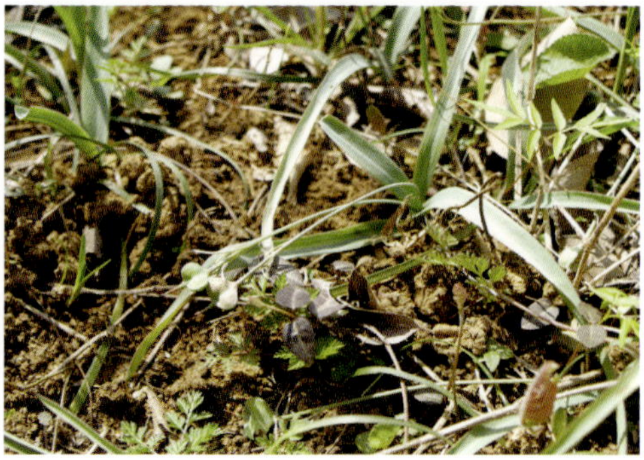

药材性状

光慈菇

卵状圆锥形，顶端渐尖，基部圆平、中央凹入，高 1~2cm，直径 0.5~1cm。表面粉白色或黄白色，光滑，一侧有纵沟，自基部伸向先端。质硬而脆，断面白色，粉质，内有 1 个圆锥形心芽。气微，味淡。

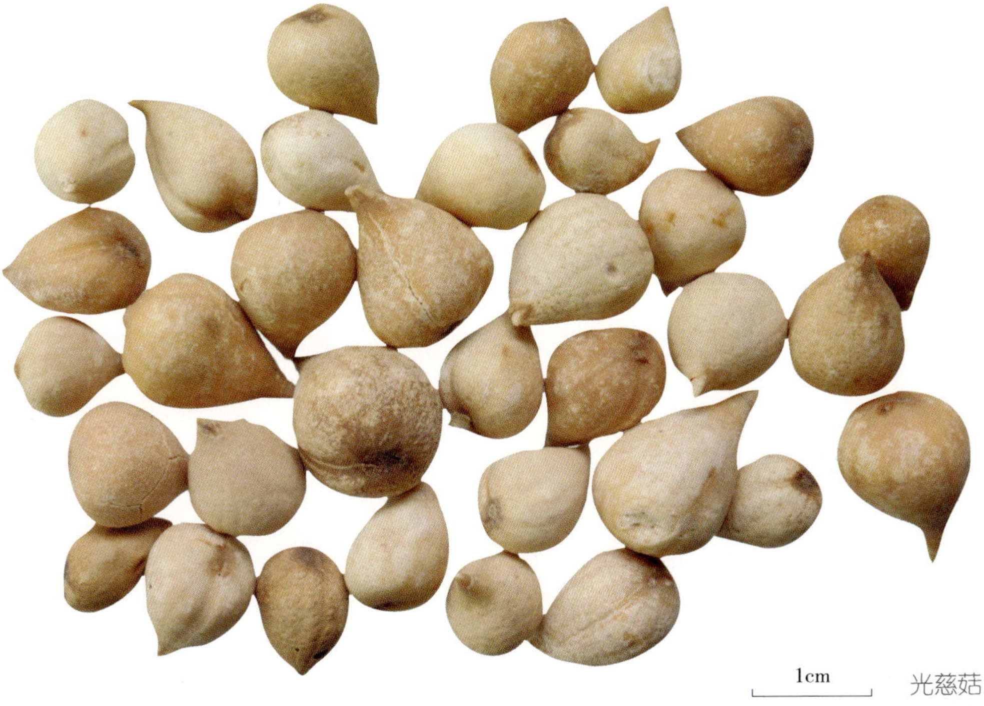

光慈菇

性味	甘、辛，寒；有小毒。
功效	清热解毒，散结消肿。
主治	咽喉肿痛，瘰疬，瘀滞疼痛，痈疖肿毒，蛇虫咬伤。
用量用法	3~6g。外用适量，研末，用醋调敷，或捣汁涂。

★伊犁贝母 *Fritillaria pallidiflora* Schrenk

别名：伊贝。| 药材名：伊贝母（鳞茎）。

植物形态

多年生草本。鳞茎较大，具2~3枚鳞片。茎上着生叶及叶状苞片多枚。叶卵状长圆形至长方披针形；基部的短而宽，上部的长而狭，散生；下部叶顶端短尖，上部的长渐尖并具硬尖头。花单生或2~5朵组成总状花序，俯垂，花连同花梗常比叶状苞片长；花被宽钟状；花被片矩圆形至矩圆状倒卵形，淡黄色或黄色，无方格斑纹，仅内面略具紫色斑点，基部的上方具蜜腺。花期5月。

生境分布：生于林下或草地，或栽培。分布于新疆。

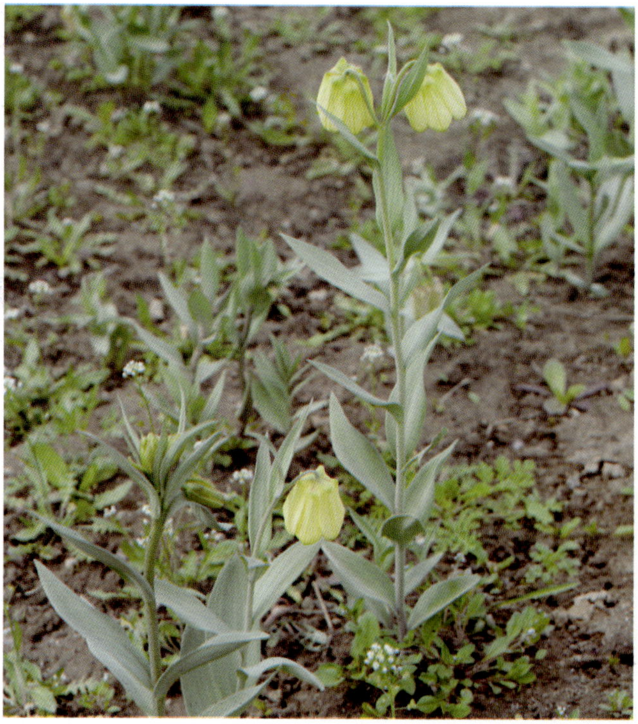

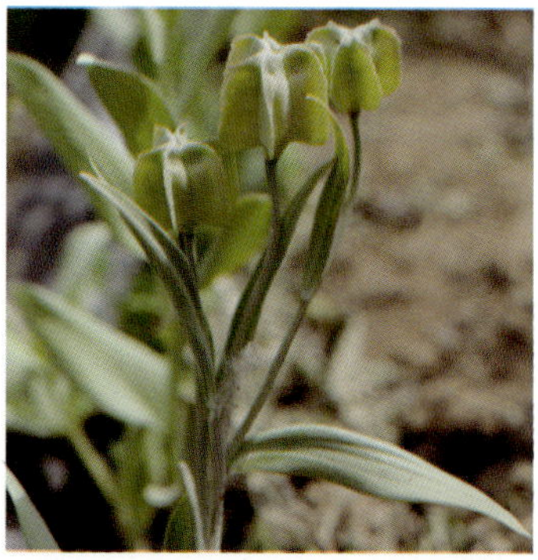

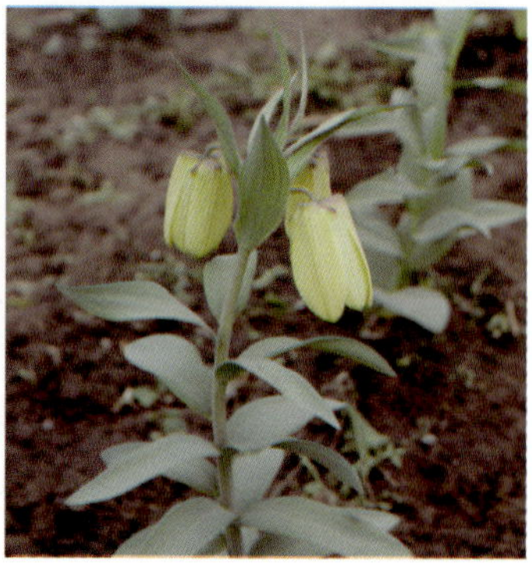

药材
性状

伊贝母

圆锥形，较大。表面稍粗糙，淡黄白色。外层鳞叶 2 瓣，心脏形，肥大，一片较大或近等大，抱合。顶端稍尖，少有开裂，基部微凹陷。

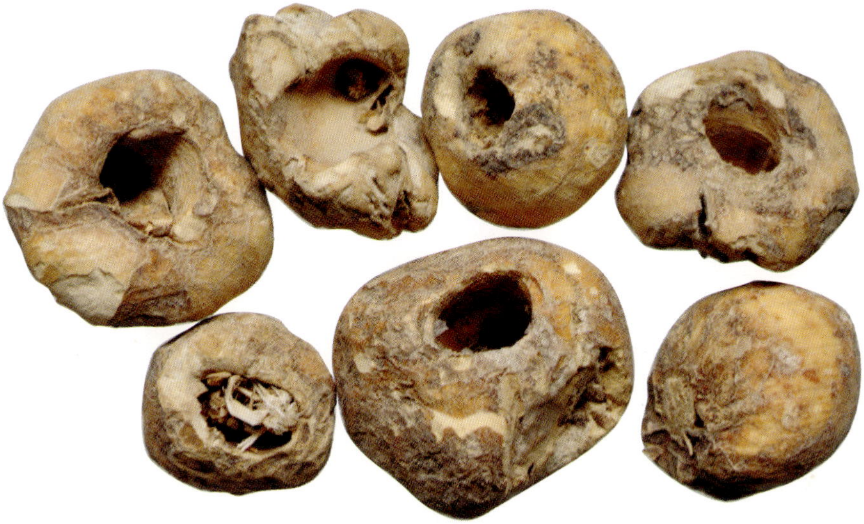

1cm 伊贝母

性味	苦、甘，微寒。
功效	清热润肺，化痰止咳。
主治	肺热燥咳，干咳少痰，阴虚劳嗽，咳痰带血。
用量用法	3~9g。不宜与川乌、制川乌、草乌、制草乌、附子同用。

附　注：《中国药典》2015 年版记载同属植物新疆贝母与伊犁贝母的干燥鳞茎同等入药。

★ 暗紫贝母 *Fritillaria unibracteata* Hsiao et K. C. Hsia

别名： 松贝母、乌花贝母。| **药材名：** 川贝母（鳞茎）。

植物形态

鳞茎由 2 枚鳞叶组成。植株长 15~40cm。叶 5~7 枚，下面的2枚对生，上面的散生或对生，条形或条状披针形，先端不卷曲。花单朵或数朵，钟形；叶状苞片 1 枚，先端渐尖；花梗较长。花被片呈近椭圆形，深紫色，有黄褐色小方格，近顶端具“V”字形条纹；蜜腺窝凸出或不很明显；柱头裂片很短，长 1mm 以下，极少数能长达 1.5mm。蒴果棱上有狭翅。花期 5~6 月，果期 8 月。

生境分布： 生于海拔 3200~4500m 的灌丛、草地上。分布于四川、青海、甘肃等地。

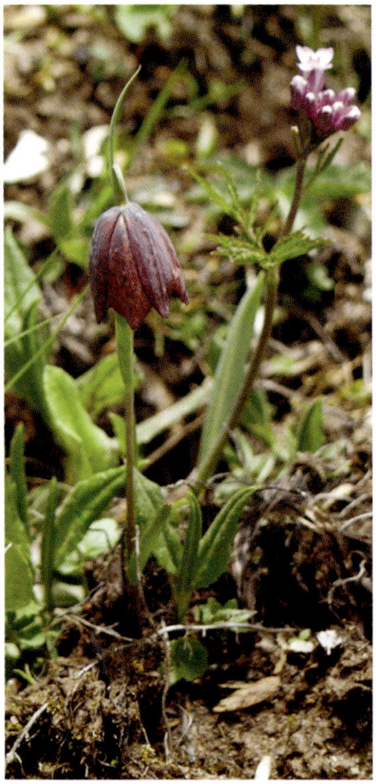
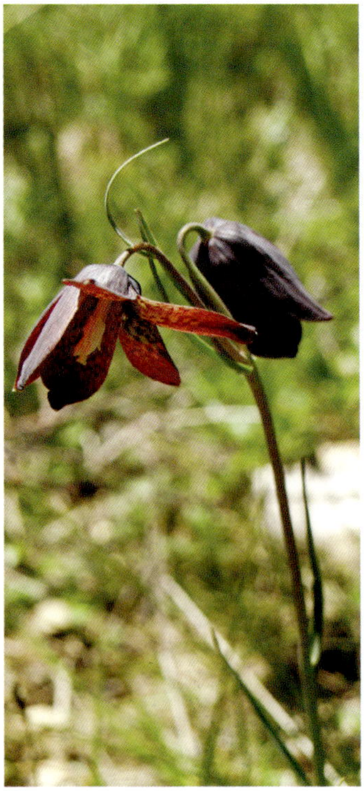
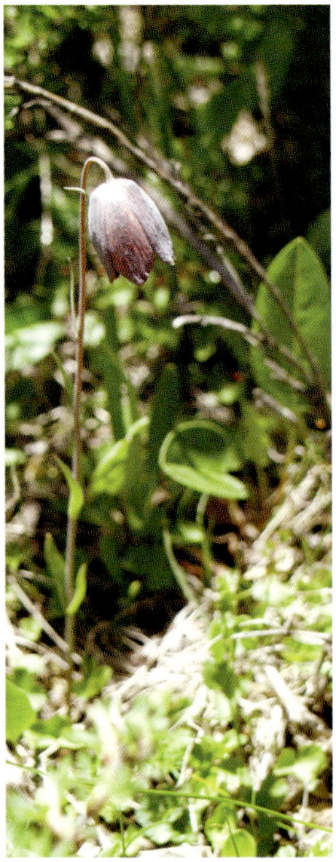

药材性状

川贝母

松贝呈类圆锥形或近球形，高 0.3~0.8cm，直径 0.3~0.9cm。表面类白色。外层鳞叶 2 瓣，大小悬殊，大瓣紧抱小瓣，未抱部分呈新月形，习称“怀中抱月”；顶部闭合，内有类圆柱形、顶端稍尖的心芽和小鳞叶 1~2 枚；先端钝圆或稍尖，底部平，微凹入，中心有 1 个灰褐色的鳞茎盘，偶有残存须根。质硬而脆，断面白色，富粉性。气微，味微苦。青贝呈类扁球形，高 0.4~1.4cm，直径 0.4~1.6cm。外层鳞叶 2 瓣，大小相近，相对抱合，顶部开裂，内有心芽和小鳞叶 2~3 枚及细圆柱形的残茎。

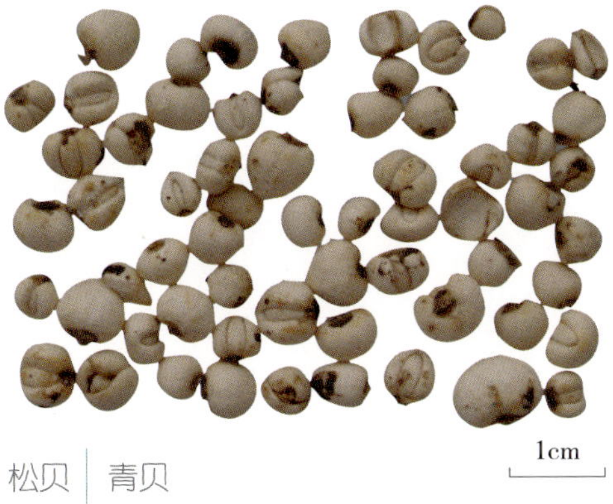

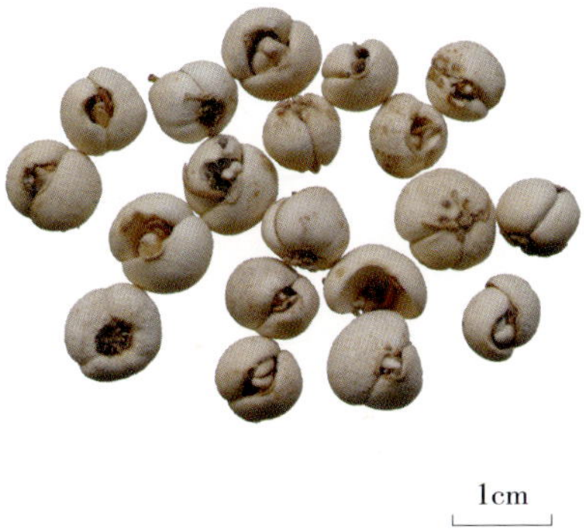

松贝 | 青贝

性味	苦、甘，微寒。
功效	清热润肺，化痰止咳，散结消痈。
主治	肺热燥咳，干咳少痰，阴虚劳嗽，痰中带血，瘰疬，乳痈，肺痈。
用量用法	3~10g；一次 1~2g，研粉冲服。不宜与川乌、制川乌、草乌、制草乌、附子同用。

附　注：《中国药典》2015 年版记载同属植物甘肃贝母、梭砂贝母、太白贝母、瓦布贝母、川贝母与暗紫贝母的干燥鳞茎同等入药。

★百合 *Lilium brownii* F. E. Brown var. *viridulum* Baker

药材名：百合（肉质鳞叶）。

植物形态

茎高 0.7~2m。叶散生，倒披针形至倒卵形，全缘，两面无毛。花单生或几朵排成近伞形；花喇叭状，有香气，乳白色，外面稍带紫色，无斑点；雄蕊向上弯，花丝中部以下密被柔毛，稀具稀疏的毛或无毛。花期 5~6 月，果期 9~10 月。

生境分布：生于海拔 300~1000m 的山坡、灌木林下、路边、溪旁或石缝中。分布于陕西、甘肃、河南、湖南、湖北、江西、安徽、浙江、福建、广东、广西、四川、云南、贵州等地。

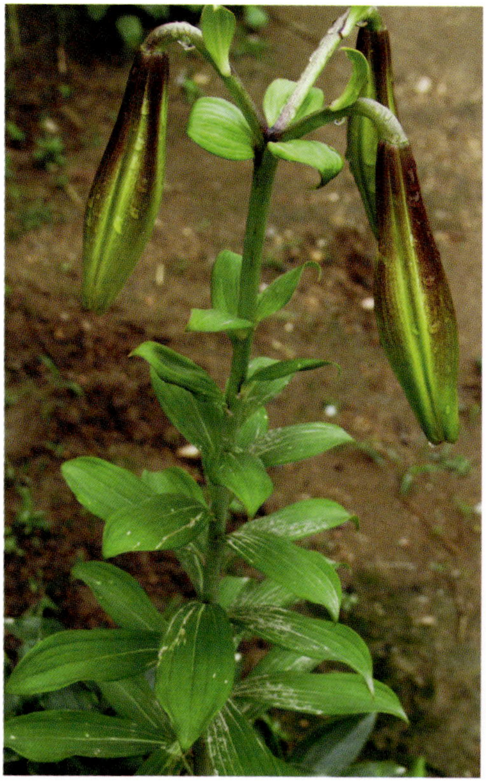

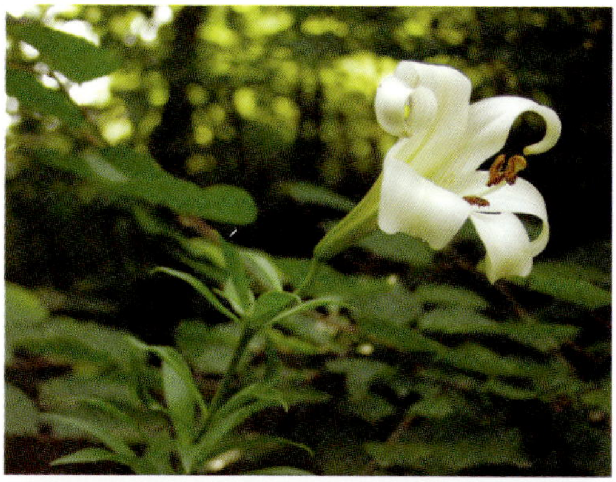

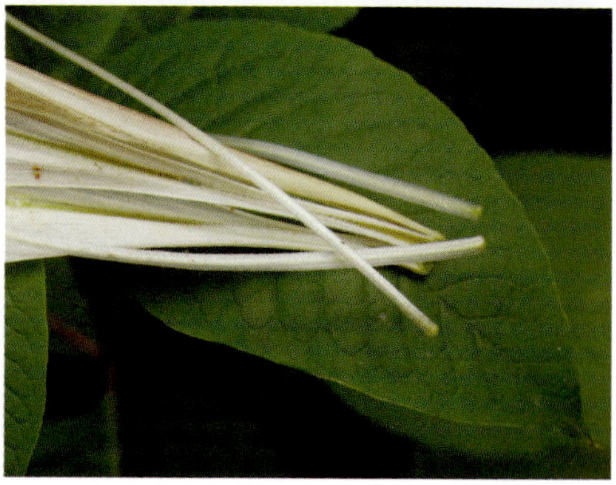

药材性状

百合

长椭圆形，长 2~5cm，宽 1~2cm，中部厚 1.3~4mm。表面类白色、淡棕黄色或微带紫色，有数条纵直平行的白色维管束。顶端稍尖，基部较宽，边缘薄，微波状，略向内弯曲。质硬而脆，断面较平坦，角质样。气微，味微苦。

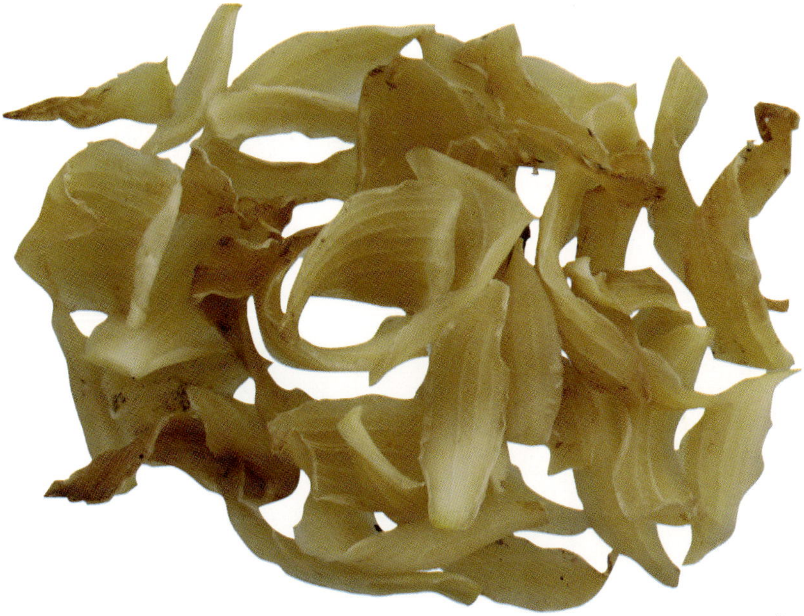

1cm 百合

性味	甘，寒。
功效	养阴润肺，清心安神。
主治	阴虚燥咳，劳嗽咳血，虚烦惊悸，失眠多梦，精神恍惚。
用量用法	6~12g。

附　注：《中国药典》2015 年版记载同属植物卷丹、细叶百合与百合的干燥肉质鳞叶同等入药。

★ 韭菜 *Allium tuberosum* Rottl. ex Spreng.

别名： 韭。| **药材名：** 韭菜子（种子）。

植物形态

多年生草本，具倾斜的横生根状茎。鳞茎簇生，近圆柱形，外皮黄褐色，破裂成网状或近网状的纤维质。叶线形，基生，扁平，实心，叶缘平滑。花葶圆柱状，常具 2 条纵棱，下部被叶鞘；总苞 2 裂，比花序短，宿存；伞形花序半球形或近球形；花柄基部具小苞片；花白色或微带红色；花被片 6 枚，狭卵形至长圆状披针形。蒴果具倒心形的果瓣。花、果期 7~9 月。

生境分布： 生于海拔 1000~1100m 的灌丛中。全国各地均有栽培以作为蔬菜，野生于山西等地。

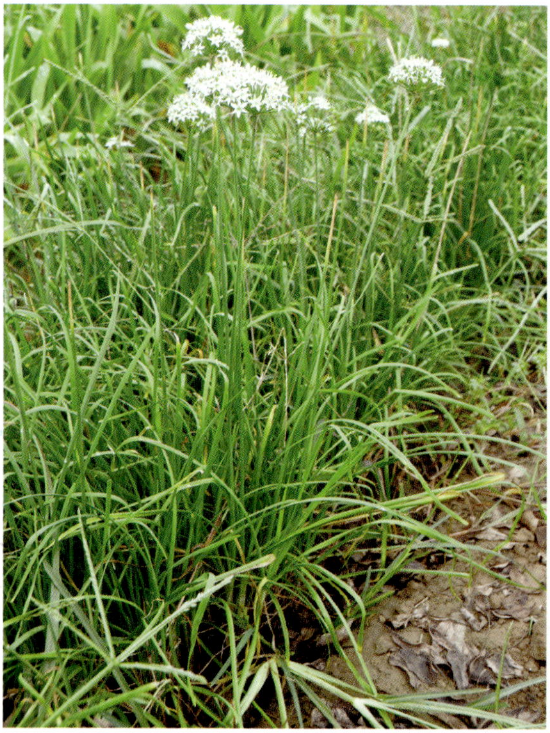

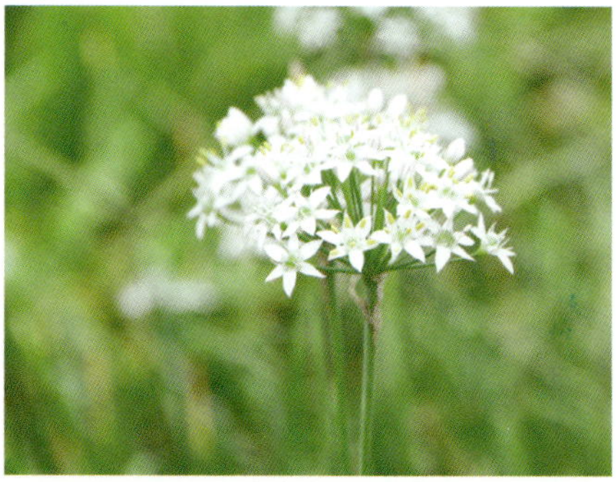

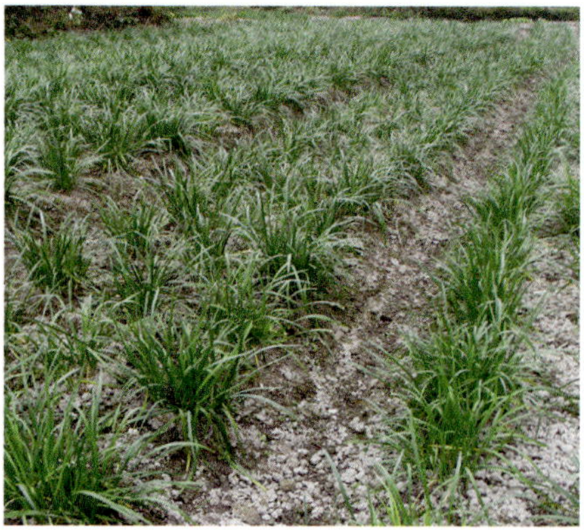

药材性状

韭菜子

半圆形或半卵圆形，略扁，长2~4mm，宽1.5~3mm。表面黑色，一面突起，粗糙，有细密的网状皱纹，另一面微凹，皱纹不甚明显。顶端钝，基部稍尖，有点状突起的种脐。质硬。气特异，味微辛。

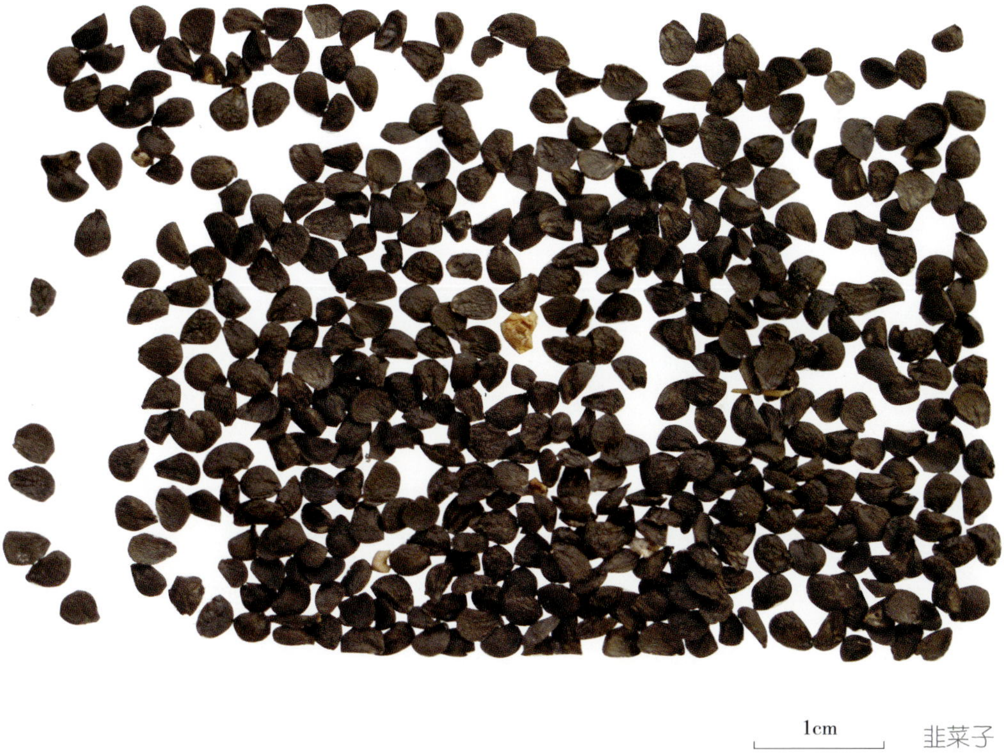

韭菜子

性味	辛、甘，温。
功效	温补肝肾，壮阳固精。
主治	肝肾亏虚，腰膝酸痛，阳痿遗精，遗尿尿频，白浊带下。
用量用法	3~9g。

★黄精 *Polygonatum sibiricum* Red.

别名：鸡头黄精。| 药材名：黄精（根茎）。

植物形态

多年生草本，高 50~90cm。叶 4~6 枚轮生，稀见 5、7 枚轮生；叶片线状披针形，宽（4~）6~16mm，先端拳卷或弯曲成钩，无柄。花序常具 2~4 朵花，似呈伞形状，俯垂；总花柄长 1~2cm，花柄长 4~10mm；花乳白色至淡黄色，长 9~12mm，下垂，花被愈合成筒状。花期 5~6 月，果期 8~9 月。

生境分布：生于林下、灌丛、沟边。分布于黑龙江、吉林、辽宁、河北、河南、内蒙古、陕西、宁夏、甘肃、山东、安徽、江苏等地。

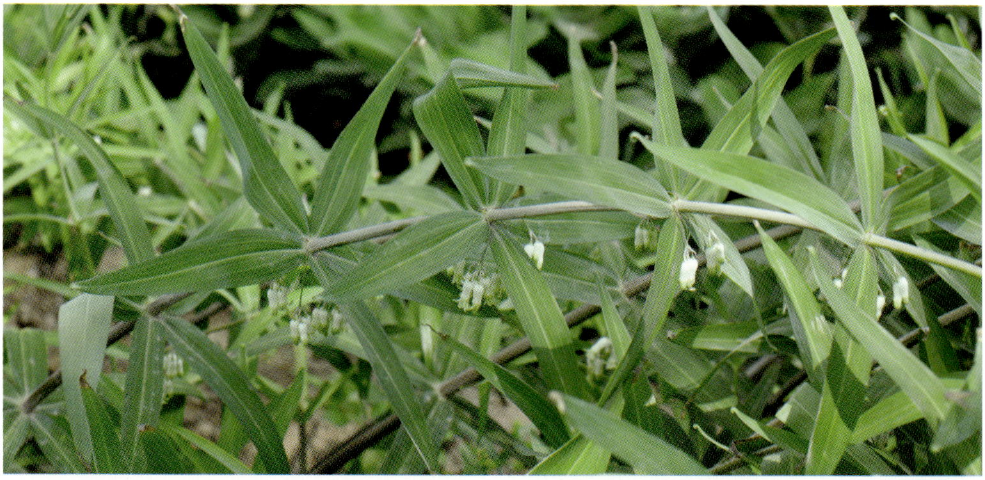

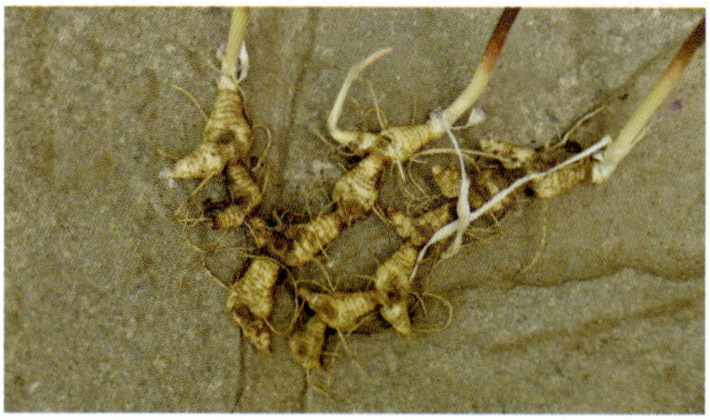

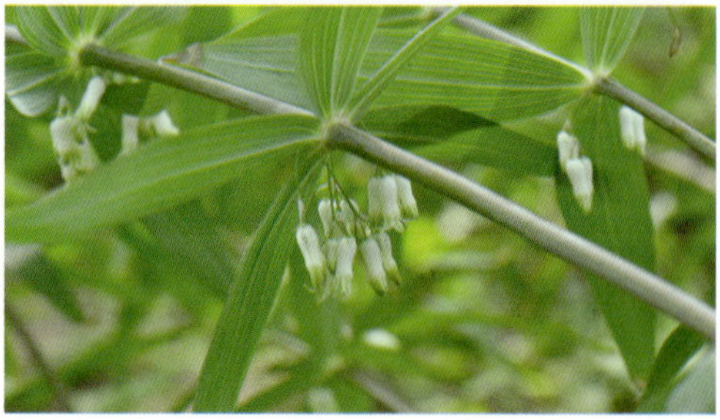

药材性状

黄精

结节状弯柱形，长 3~10cm，直径 0.5~1.5cm。结节长 2~4cm，略呈圆锥形，常有分枝。表面黄白色或灰黄色，半透明，有纵皱纹，茎痕圆形，直径 5~8mm。质硬而韧，不易折断，断面角质，淡黄色至黄棕色。气微，味甜，嚼之有黏性。

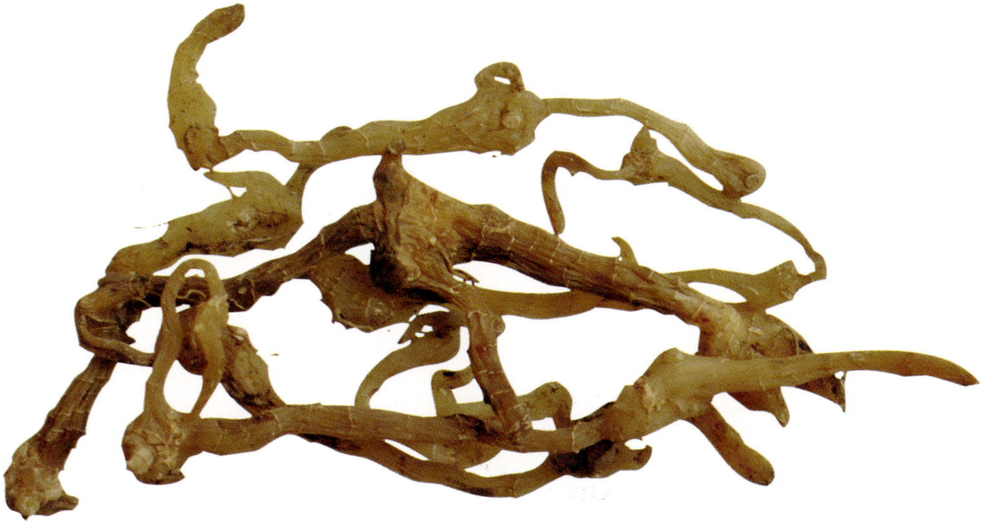

1cm　黄精

性味	甘，平。
功效	补气养阴，健脾，润肺，益肾。
主治	脾胃气虚，体倦乏力，胃阴不足，口干食少，肺虚燥咳，劳嗽咳血，精血不足，腰膝酸软，须发早白，内热消渴。
用量用法	9~15g。

附　注：《中国药典》2015 年版记载同属植物滇黄精、多花黄精与黄精的干燥根茎同等入药。

★云南重楼 *Paris polyphylla* Smith var. *yunnanensis* (Franch.) Hand. -Mazz.

别名：滇重楼。| **药材名：**重楼（根茎）。

植物形态

植株高 30~100cm。根茎肥厚。叶 5~9 枚；叶柄长（0.5~）1~6cm；叶片形状多变，通常长圆形或披针形。花梗长 5~24（~65）cm；花萼绿色或黄绿色，狭卵状披针形或披针形；花瓣上部较宽，窄匙形，通常较花萼短，宽（2~）3~5mm；雄蕊数目约为外层花被片的 2 倍，花丝长 4~7mm，花药长 7~12mm；子房近球形，具棱，花柱短，紫色或白色。蒴果球形。种子为红色多汁的假种皮所包被。花、果期 3~11 月。

生境分布：生于海拔 1400~3100m 的阔叶林下、针叶林下、竹林中、灌丛、沟谷旁。分布于贵州、四川、西藏、云南等地。

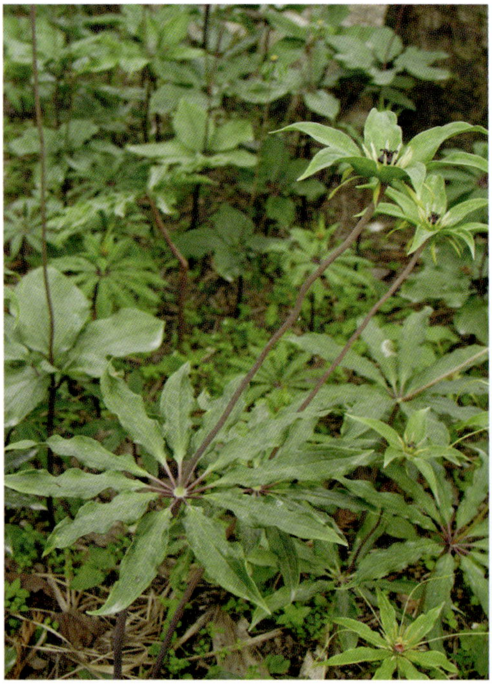

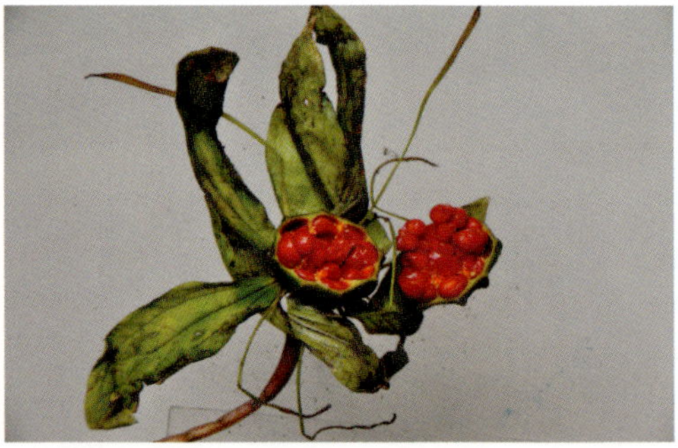

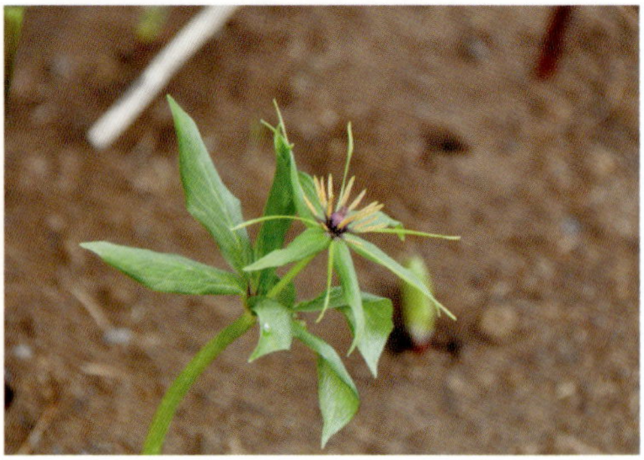

药材性状

重楼

结节状扁圆柱形，略弯曲，长 5~12cm，直径 1.0~4.5cm。表面黄棕色或灰棕色，外皮脱落处呈白色；密具层状突起的粗环纹，一面结节明显，结节上具椭圆形凹陷的茎痕，另一面有疏生的须根或疣状须根痕。顶端具鳞叶及茎的残基。质坚实，断面平坦，白色至浅棕色，粉性或角质。气微，味微苦、麻。

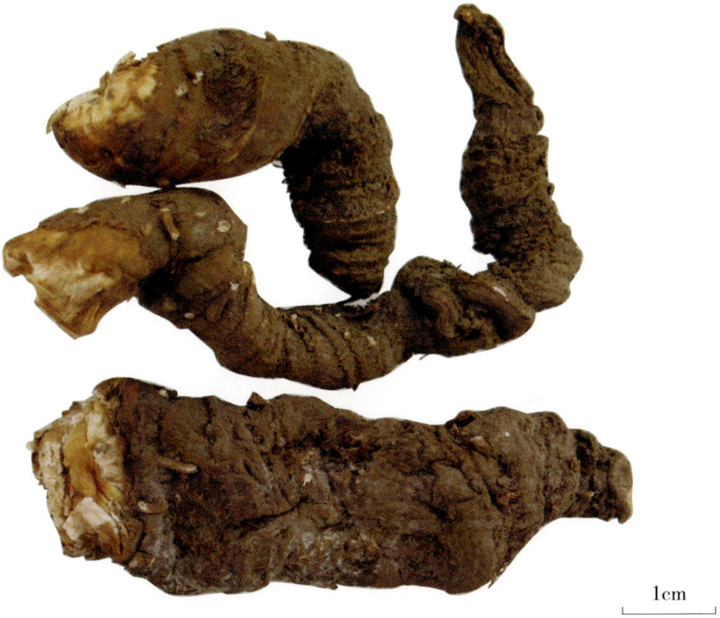

重楼

性味	苦，微寒；有小毒。
功效	清热解毒，消肿止痛，凉肝定惊。
主治	疔疮痈肿，咽喉肿痛，蛇虫咬伤，跌扑伤痛，惊风抽搐。
用量用法	3~9g。外用适量，研末调敷。

附　注：《中国药典》2015 年版记载同属植物七叶一枝花与云南重楼的干燥根茎同等入药。

★麦冬 *Ophiopogon japonicus* (L. f) Ker Gawl.

别名：沿阶草、麦门冬、寸麦冬。| **药材名：**麦冬（块根）。

植物形态

多年生常绿草本。须根细长，中部或先端膨大，形成纺锤形或椭圆形的肉质块根；根状茎短粗，地下具细长匍匐茎，节上被膜质鳞片。叶丛生；叶片狭线形；叶柄鞘状，两边有薄膜。花葶从叶丛中伸出；总状花序穗状，顶生，花序轴短；小苞片膜质，每苞片腋生 1~2 朵花；花梗中部以上或近中部有关节；花微下垂，花被片披针形，白色或淡紫色；花丝很短，着生于花被基部。浆果球形，蓝黑色。花期 7~8 月，果期 10~11 月。

生境分布：生于林下、山沟边或阴湿的山坡草地，亦有栽培。分布于河北、河南、山东、江苏、安徽、浙江、江西、福建、台湾、湖北、湖南、广东、广西、陕西、四川、贵州、云南等地。

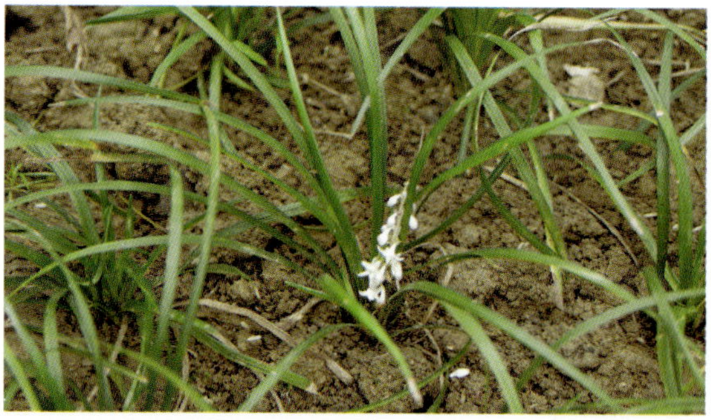

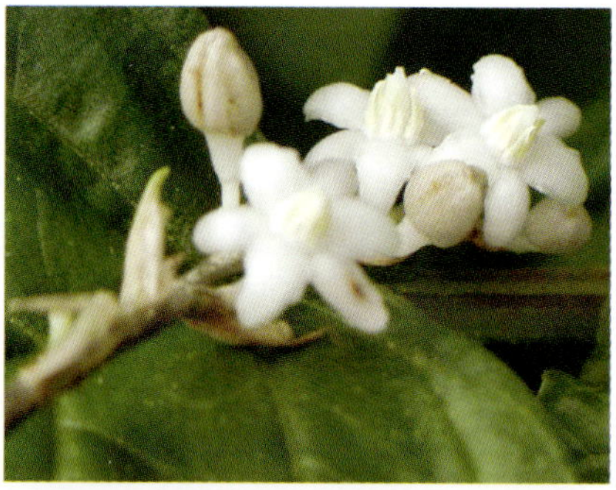

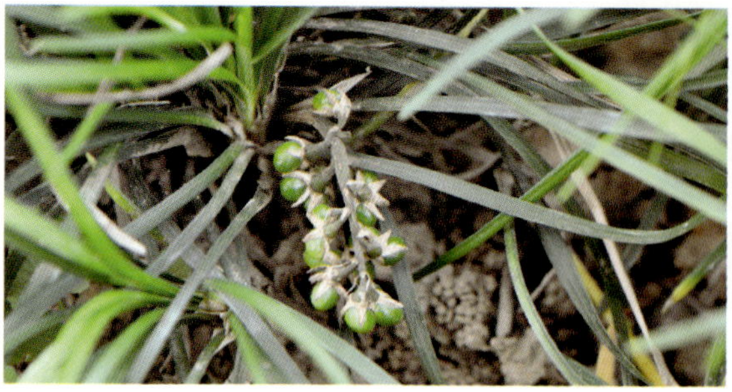

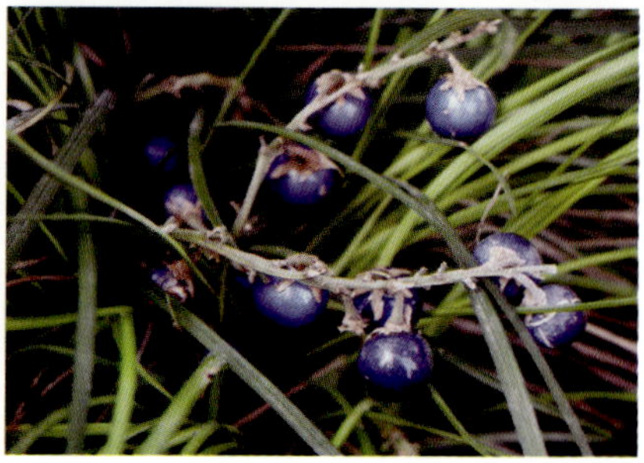

药材性状

麦冬

纺锤形，两端略尖，长1.5~3cm，直径0.3~0.6cm。表面黄白色或淡黄色，有细纵纹。质柔韧，断面黄白色，半透明，中柱细小。气微香，味甘、微苦。

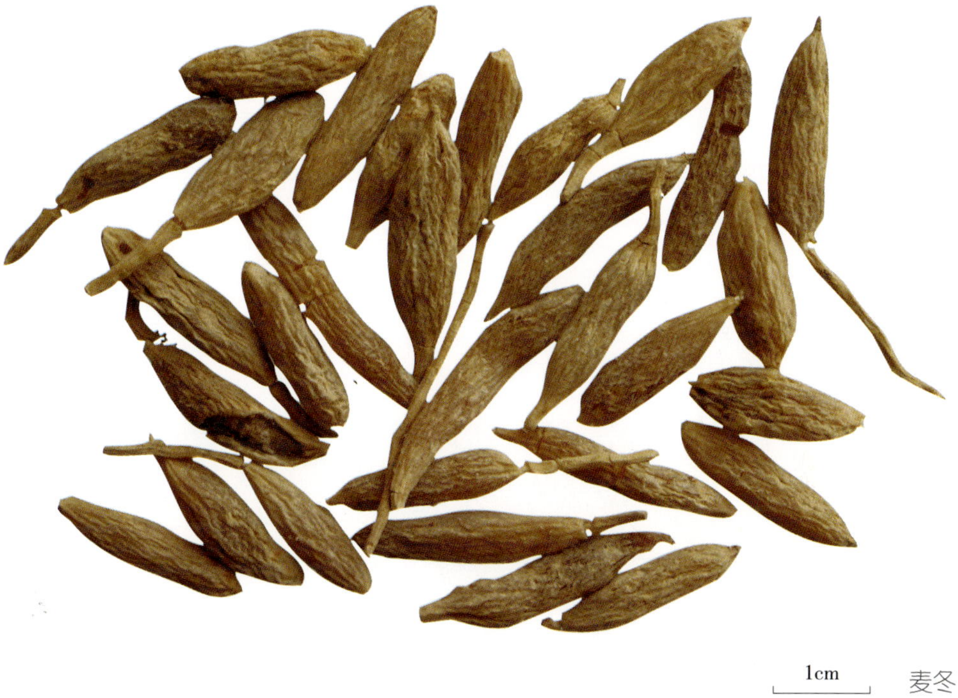

麦冬

性味	甘、微苦，微寒。
功效	养阴生津，润肺清心。
主治	肺燥干咳，阴虚痨嗽，喉痹咽痛，津伤口渴，内热消渴，心烦失眠，肠燥便秘。
用量用法	6~12g。

鸢尾科

★ 射干 *Belamcanda chinensis* (L.) DC.

别名：乌扇、蝴蝶花。| 药材名：射干（根茎）。

植物形态

多年生直立草本。根状茎匍匐。茎高 30~90cm。叶无柄，2 列，扁平，剑形，多脉，叶基抱茎。聚伞花序顶生，花柄及分枝的基部均具膜质苞片，苞片卵形或披针形；花被片 6 枚，2 轮，仅外轮者先端向外反卷，橘黄色，具紫红色斑点。蒴果长椭圆形或倒卵形，室背开裂。种子黑色，近圆形，具光泽。花期 7~8 月，果期 9~10 月。

生境分布：生于山地、干草地、沟谷、河滩，亦有栽培。分布于山西、河南、山东、甘肃及长江以南地区。

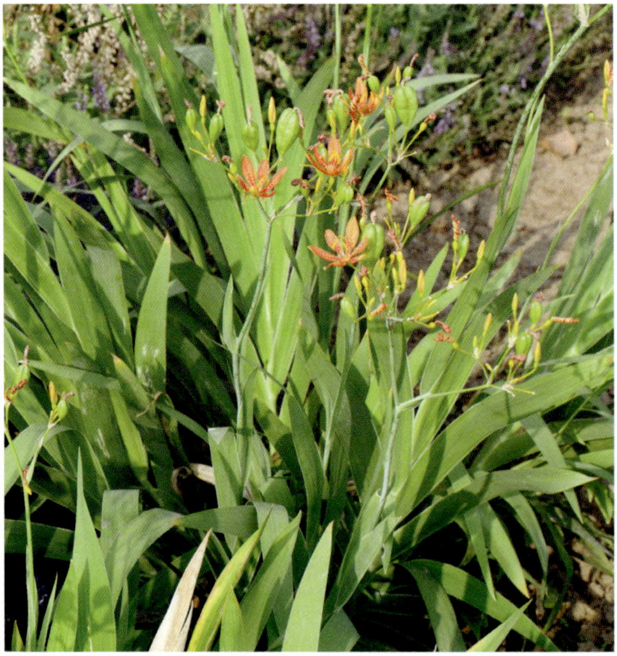
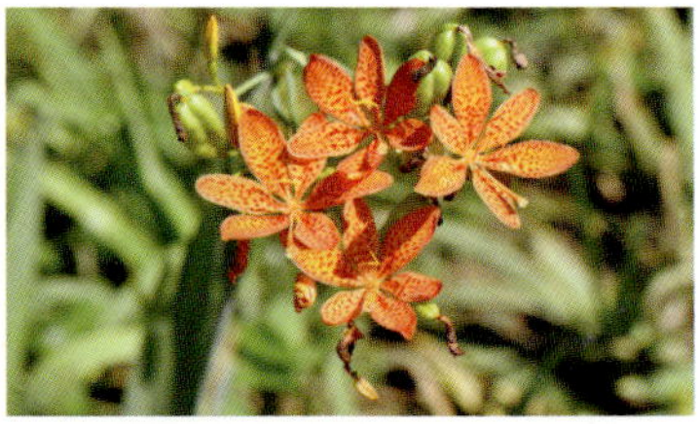
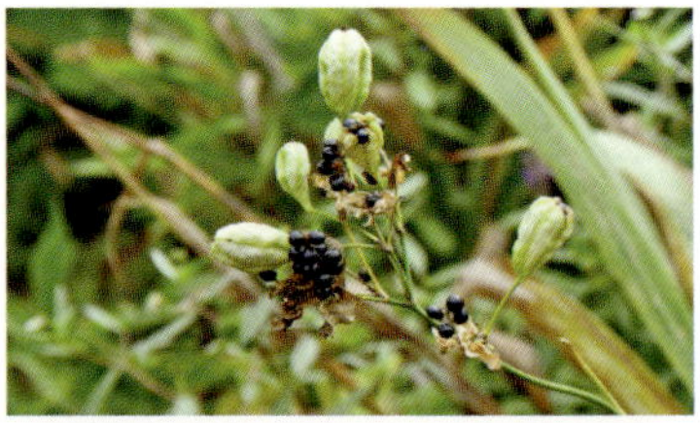
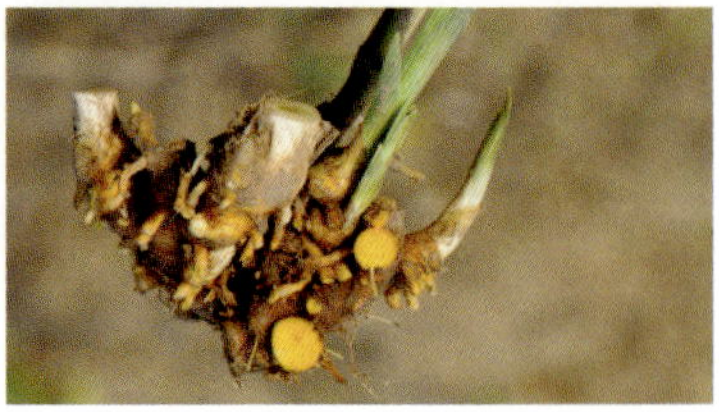

药材
性状

射干

不规则结节状，长3~10cm，直径1~2cm。表面黄褐色、棕褐色或黑褐色，皱缩，有较密的环纹。上面有数个圆盘状凹陷的茎痕，偶有茎基残存；下面有残留细根及根痕。质硬，断面黄色，颗粒状。气微，味苦、微辛。

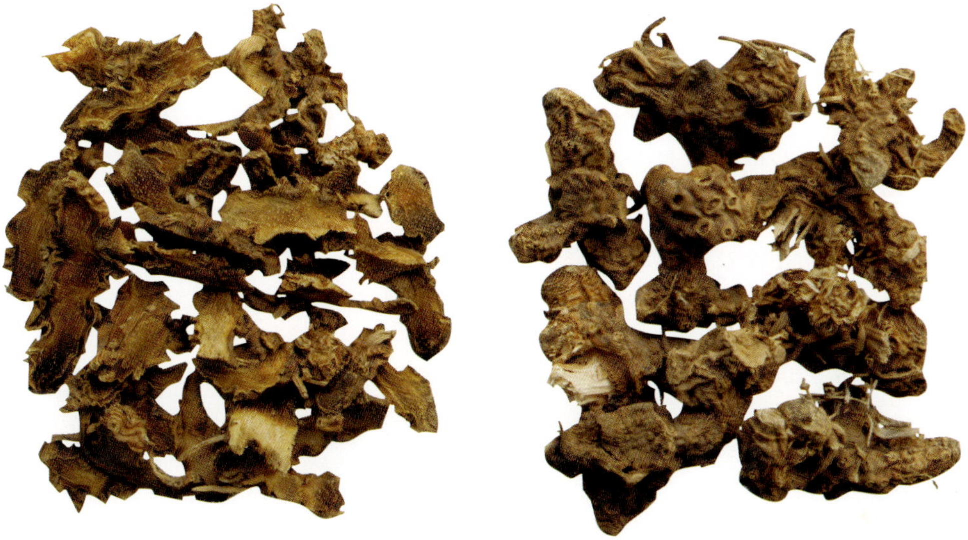

1cm 射干

性味	苦，寒。
功效	清热解毒，消痰，利咽。
主治	热毒痰火郁结，咽喉肿痛，痰涎壅盛，咳嗽气喘。
用量用法	3~10g。

蒟蒻薯科

裂果薯 *Schizocapsa plantaginea* Hance

别名：水田七、土三七。| 药材名：水田七（块茎）。

植物形态

多年生草本。茎肥大，常弯曲，具多数须根。叶基生；叶柄长 7~11cm；叶片椭圆状披针形，全缘；叶脉在上表面凹陷，于下表面突起。花茎自叶丛中抽出；伞形花序顶生；总苞卵形或三角状卵形，苞片线形；花被钟状，外面淡绿色，内面淡紫色，裂片 6 枚，2 轮，外轮 3 枚，长三角形，内轮 3 枚，宽卵形。蒴果 3 瓣裂。种子多数，椭圆形，稍弯曲，表面有 10 余条纵棱。花期 5~6 月，果期 7~8 月。

生境分布：生于溪边、田边等潮湿地。分布于江西、湖南、广东、广西、贵州、云南等地。

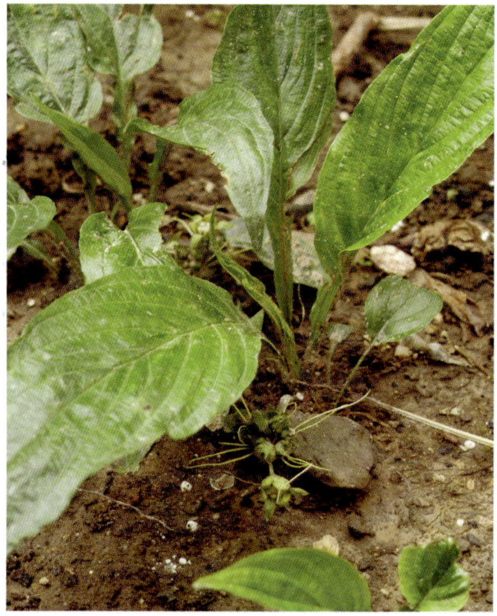

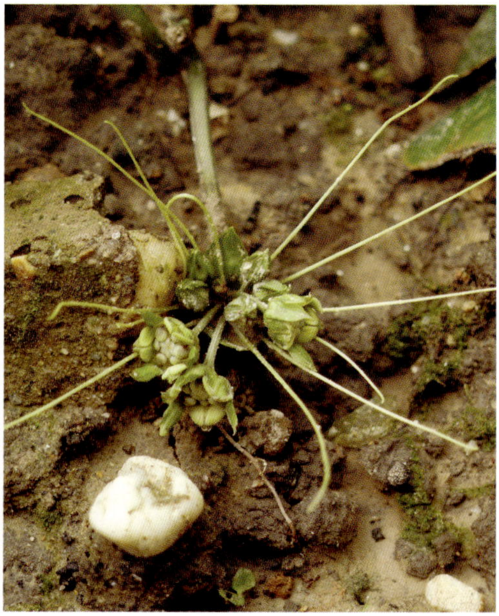

药材性状

水田七

球形或长圆形，有时略带连珠状，长 2~4cm，直径 1.5cm。先端下陷，叶着生处常倒曲，有残存的膜质叶基，表面浅灰棕色，有粗皱纹，须根痕多数。质稍硬，折断面较平，颗粒性，横切面暗褐黄色，散布有点状维管束，内皮层环明显。

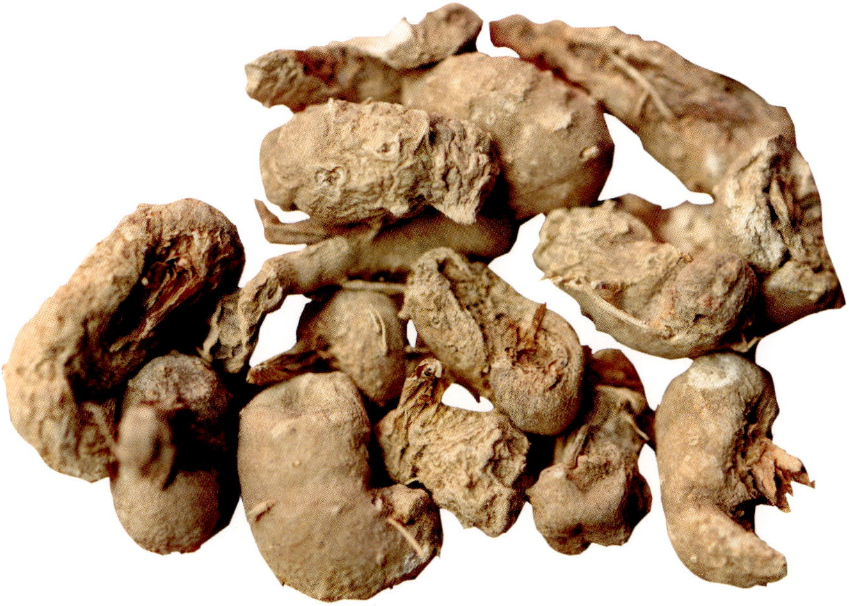

水田七

性味	甘、苦，凉；有小毒。
功效	清热解毒，止咳祛痰，理气止痛，散瘀止血。
主治	感冒发热，痰热咳嗽，百日咳，脘腹胀痛，泻痢腹痛，消化不良，小儿疳积，肝炎，咽喉肿痛，牙痛，痄腮，瘰疬，疮肿，烧烫伤，带状疱疹，跌打损伤，外伤出血。
用量用法	9~15g。

百部科

★ 对叶百部 *Stemona tuberosa* Lour.

别名：大百部。| 药材名：百部（块根）。

植物形态

多年生缠绕草本，常分枝，长达5m。块根肉质，长15~30cm，纺锤形，成簇。茎常分枝。叶对生或轮生，偶兼有互生，卵状披针形或宽卵形，长6~30cm，宽2~17cm，主脉7~13条，横脉细密而平行；叶柄长3~10cm。花大，单生或2~3朵排成总状花序，生于叶腋，罕有贴生于叶柄的；花梗与叶分离；花被片4片，黄绿色，披针形。蒴果倒卵形，熟时2瓣裂。种子多数。

生境分布：生于山坡丛林中。分布于福建、台湾、江西、湖北、湖南、广东、广西、贵州、四川、云南等地。

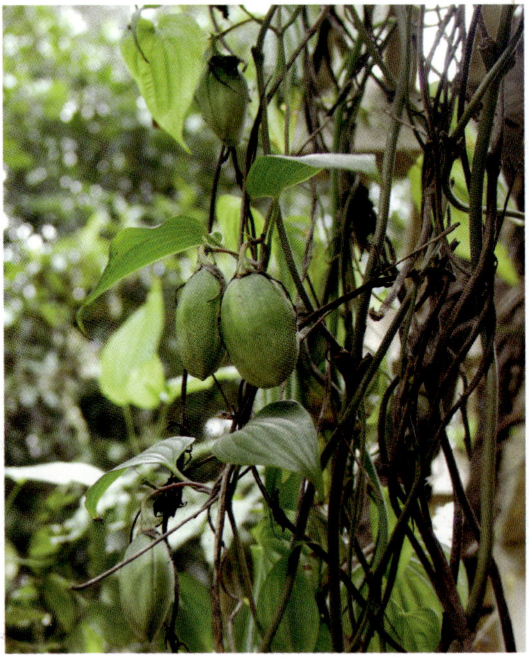

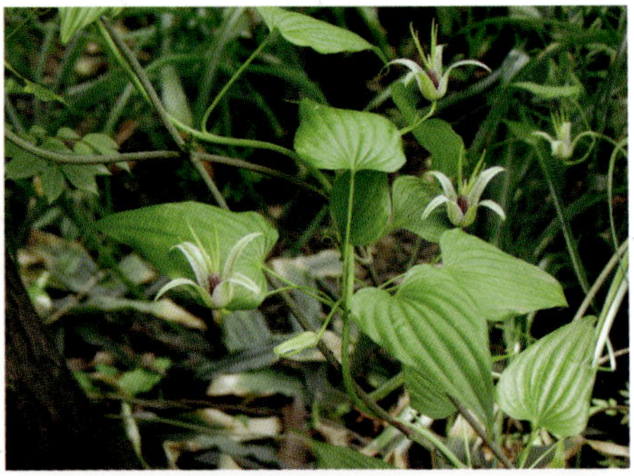

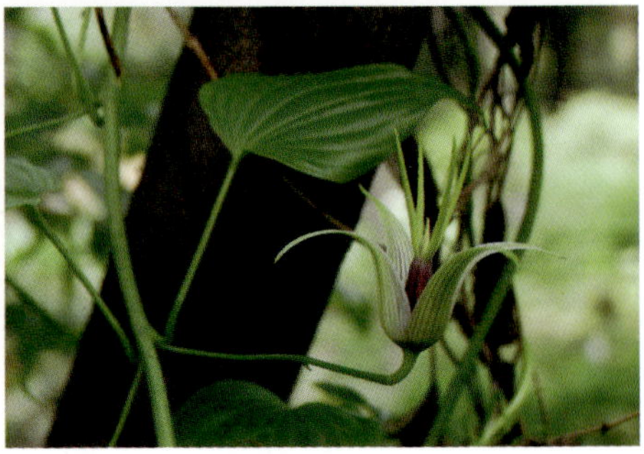

药材
性状

百部

长纺锤形或长条形，长 8~24cm，直径 0.8~2cm。表面浅黄棕色至灰棕色，具浅纵皱纹或不规则纵槽。质坚实，断面黄白色至暗棕色，中柱较大，髓部类白色。气微，味甘、苦。

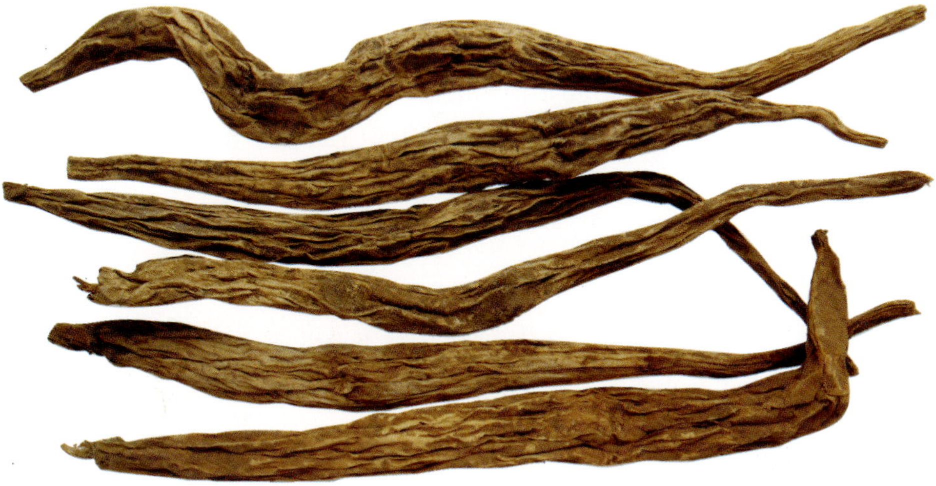

百部

性味	甘、苦，微温。
功效	润肺下气止咳，杀虫灭虱。
主治	新久咳嗽，肺痨咳嗽，顿咳，头虱，体虱，蛲虫病，阴痒。
用量用法	3~9g。外用适量，水煎或酒浸。

附　注：《中国药典》2015 年版记载百部科植物直立百部、蔓生百部与对叶百部的干燥块根同等入药。

薯蓣科

★ 薯蓣 *Dioscorea opposita* Thunb.

别名：怀山药、毛山药。| 药材名：山药（根茎）。

植物形态

块茎垂直生长，长圆柱形。茎右旋。叶腋内常有珠芽。叶片卵状三角形至箭形，常 3 浅裂至 3 深裂，纸质或薄革质。雄花序穗状，近直立，着生于叶腋，花序轴明显地呈“之”字形曲折；雄花花被片有紫褐色斑点，外轮花被片为宽卵形，内轮卵形，较小。雌花序穗状，着生于叶腋。蒴果三棱状扁圆形或三棱状圆形，外面有白粉。种子四周有膜质翅。花期 6~9 月，果期 7~11 月。

生境分布：生于海拔 100~2500 m 的山坡、山谷林下、溪边、路旁灌丛中或杂草中。几乎全国都有野生或栽培。

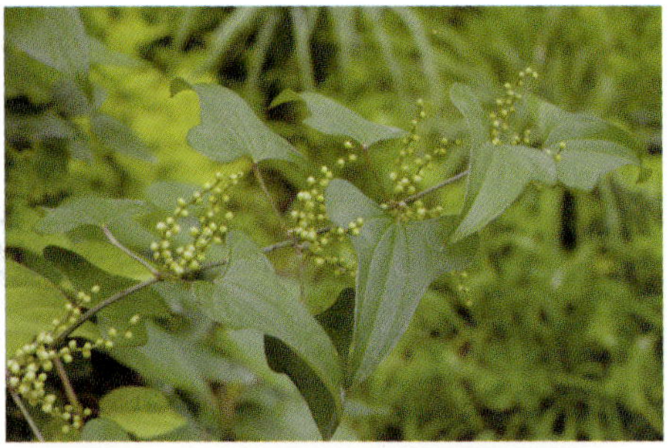

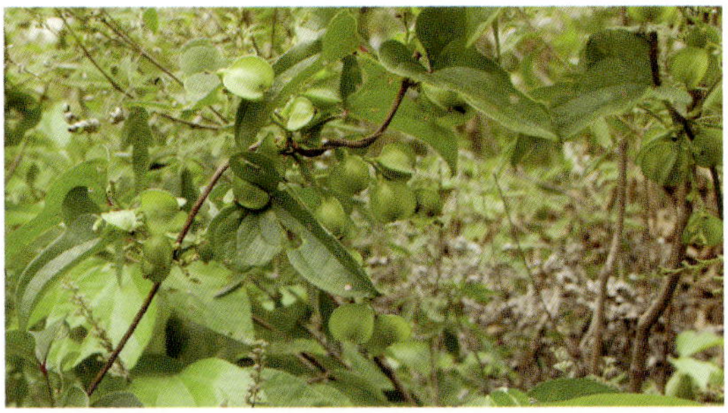

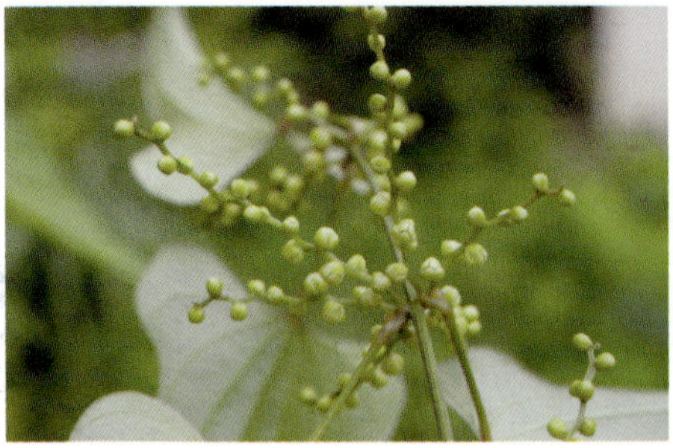

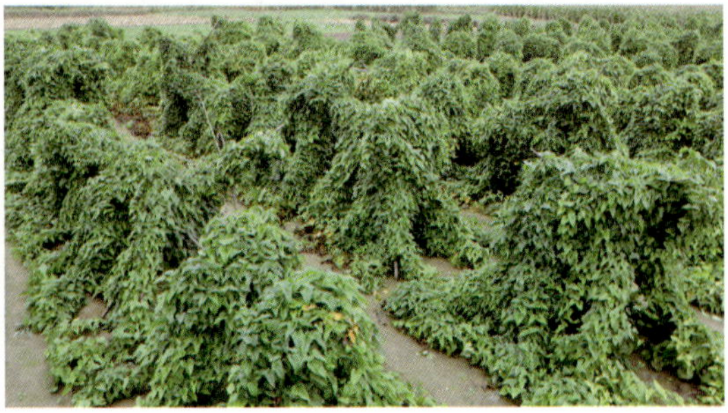

药材性状

山药

毛山药略呈圆柱形，弯曲而稍扁，长15~30cm，直径1.5~6cm。表面黄白色或淡黄色，有纵沟、纵皱纹及须根痕，偶有浅棕色外皮残留。体重，质坚实，不易折断，断面白色，粉性。气微，味淡、微酸，嚼之发黏。山药片为不规则的厚片，皱缩不平，切面白色或黄白色，质坚硬，粉性。气微，味淡、微酸。光山药呈圆柱形，两端平齐，长9~18cm，直径1.5~3cm。表面光滑，白色或黄白色。

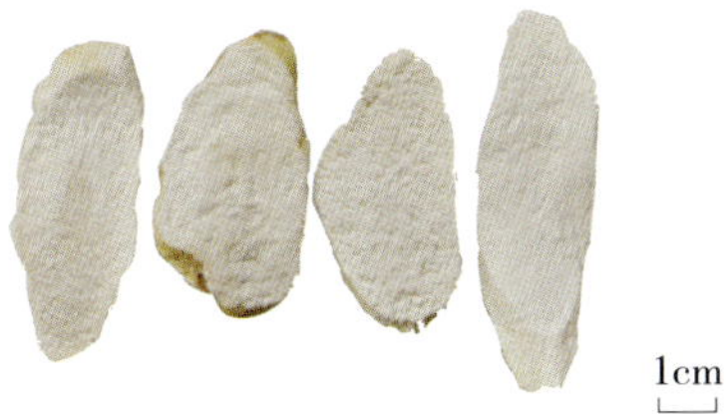

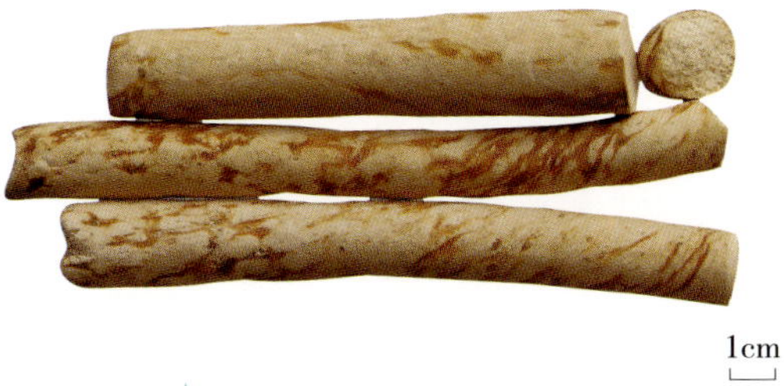

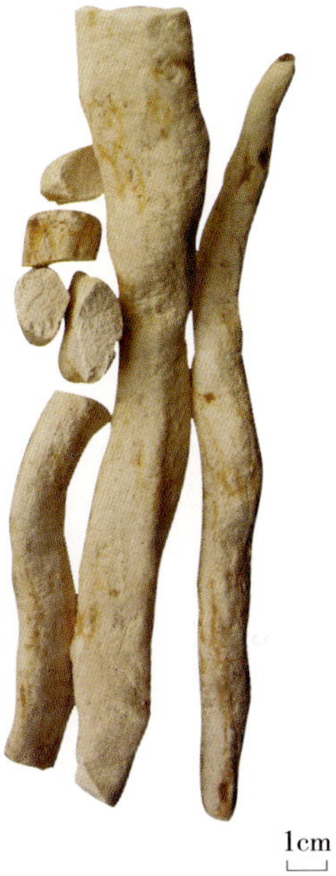

山药片 / 光山药 / 毛山药

性味	甘，平。
功效	补脾养胃，生津益肺，补肾涩精。
主治	脾虚食少，久泻不止，肺虚喘咳，肾虚遗精，带下，尿频，虚热消渴。
用量用法	15~30g。

盾叶薯蓣 *Dioscorea zingiberensis* C. H. Wright

别名：黄姜。| **药材名：**黄姜（根茎）。

植物形态

草质缠绕藤本。根状茎横生，指状或不规则分叉。茎在分枝或叶柄的基部有时具短刺。单叶互生，盾形，上表面常有不规则块状的黄白色斑纹，下表面微带白粉，三角状卵形或长卵形，边缘浅波状。花雌雄异株或同株；雄花序穗状，单生或簇生于叶腋，有时花序延长或分枝，花常簇生，常仅 1~2 朵发育，花被紫红色。蒴果干燥后蓝黑色，表面常附有白色粉状物。种子成熟时栗褐色，四周围有薄膜状的翅。

生境分布：生于海拔 1000m 以下的山坡和石灰岩干热河谷地区的稀疏灌丛或竹林中。分布于陕西、甘肃、四川、云南、湖南、湖北、河南等地。

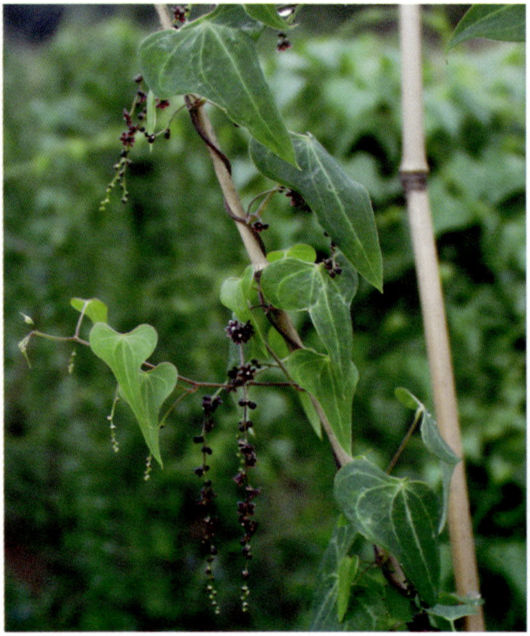

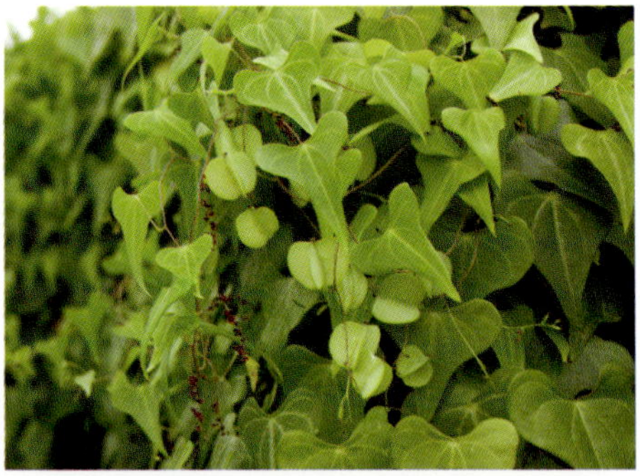

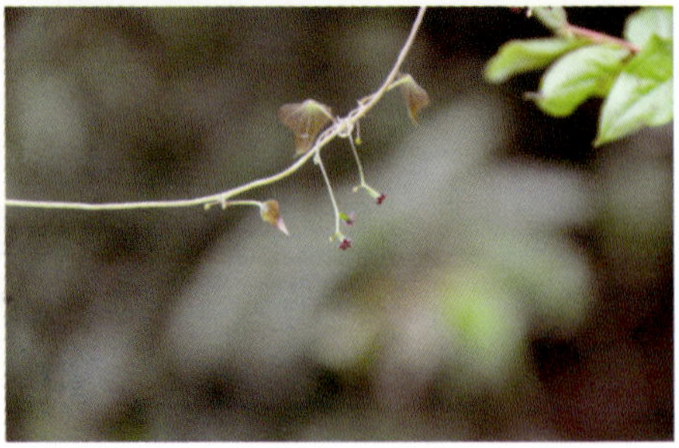

药材性状

黄姜

类圆柱形，指状或不规则分叉，长 5~20cm，直径 1.0~1.5cm。表面黄棕色或黄褐色，有不规则纵沟、线状残根、点状根痕及茎痕。质坚硬，断面平坦，白色或黄白色，散有淡棕色维管束小点。气微，味苦涩。

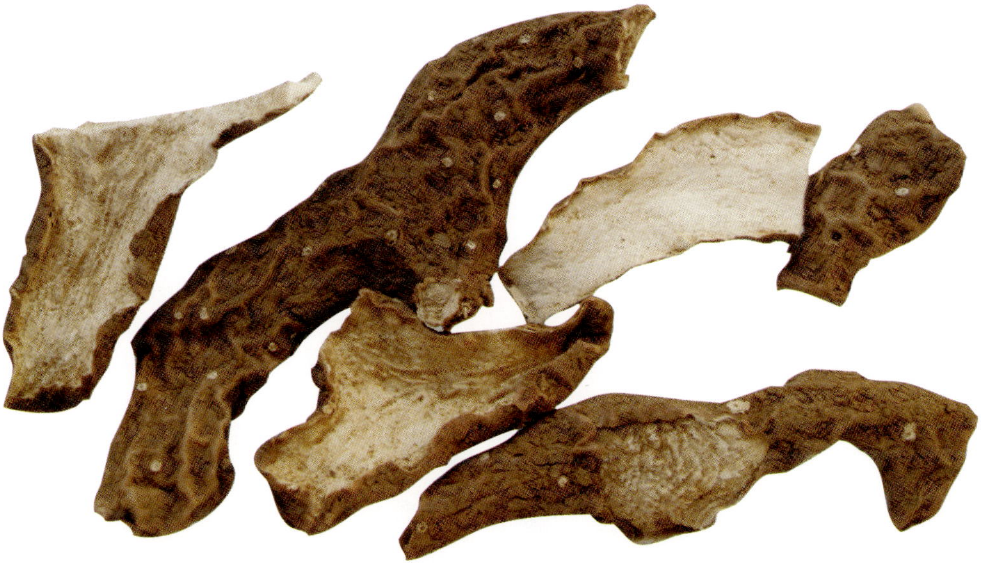

1cm 黄姜

性味	甘、苦，凉。
功效	解毒消肿。
主治	痈疖早期未破溃，皮肤急性化脓性感染，软组织损伤，蜂蜇虫咬。
用量用法	外用适量，捣烂敷患处。

兰科

★ 白及 *Bletilla striata* (Thunb.) Reichb. f.

别名：白及子。| 药材名：白及（块茎）。

植物形态

多年生陆生草本。假鳞茎块状。叶披针形，多纵皱，基部具鞘状，环抱茎上。总状花序顶生；苞片长圆状披针形，早落；花玫瑰红色；萼片和花瓣狭椭圆形；唇瓣倒卵状椭圆形，3 裂，具纵褶片；中裂片宽椭圆形，边缘皱波状；侧裂片耳状，向两侧伸展，卵形或三角形，内抱合蕊柱；合蕊柱两侧具翅，稍弯曲，花粉块蓝色，长而扁。蒴果圆柱形，具纵棱。花期 3~5 月，果期 5~6 月。

生境分布：生于山野、山谷潮湿地。分布于河北、河南、陕西、甘肃及南部等地。

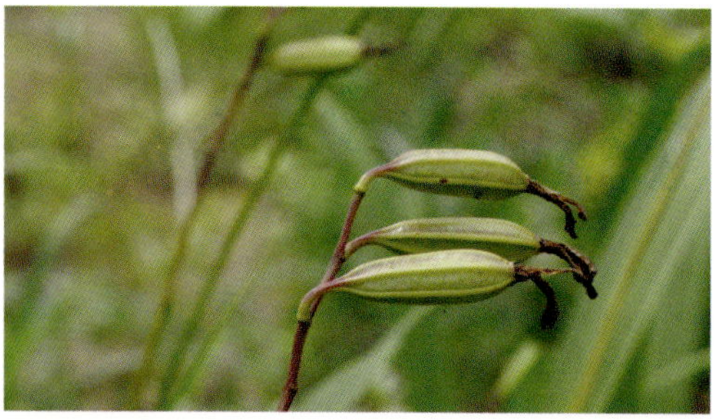

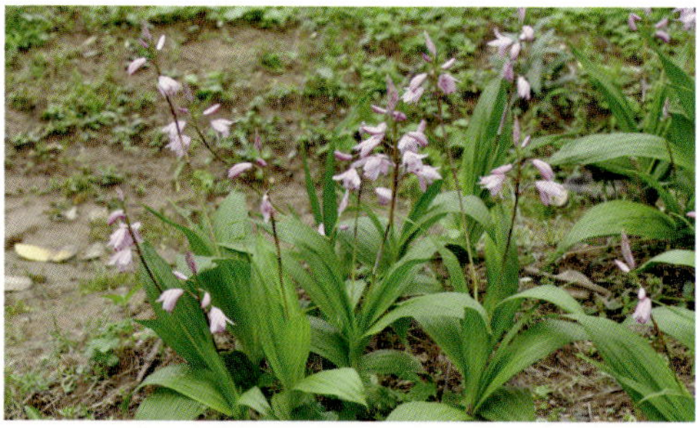

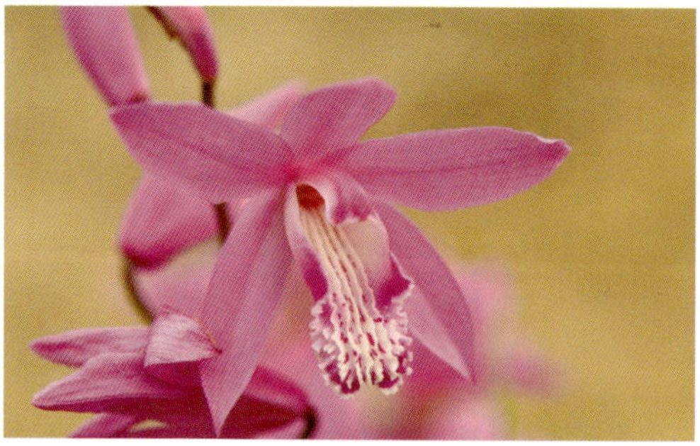

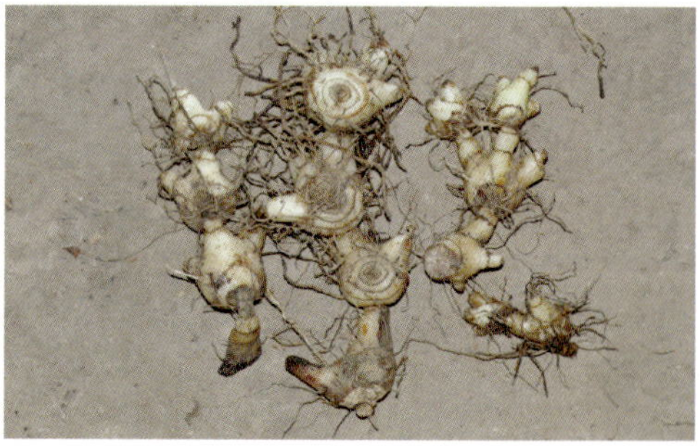

药材
性状

白及

不规则扁圆形，多有2~3个爪状分枝，长1.5~5cm，厚0.5~1.5cm。表面灰白色或黄白色，有数圈同心环节和棕色点状须根痕，上面有突起的茎痕，下面有连接另一块茎的痕迹。质坚硬，不易折断，断面类白色，角质样。气微，味苦，嚼之有黏性。

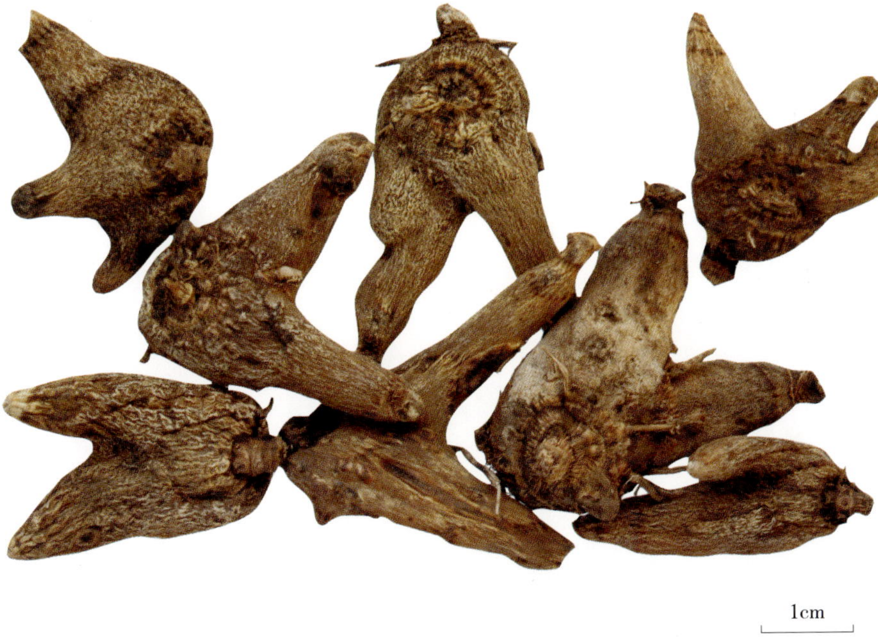

白及

性味	苦、甘、涩，微寒。
功效	收敛止血，消肿生肌。
主治	咯血，吐血，外伤出血，疮疡肿毒，皮肤皲裂。
用量用法	6~15g；研末吞服3~6g。外用适量。不宜与川乌、制川乌、草乌、制草乌、附子同用。

附　注： 同属植物黄花白及、小白及的块茎常与本种混淆。

★ 云南独蒜兰 *Pleione yunnanensis* Rolfe

别名：滇独蒜兰、止血果。| 药材名：山慈菇（假鳞茎）。

植物形态

陆生兰，高 13~33cm。假鳞茎瓶状，顶有杯状齿环，顶生花葶。叶 1 枚，披针形，近急尖。花茎直立，通常开花时无幼叶，罕具小幼叶，顶生 1 朵花；花苞片狭倒卵形，先端钝，短于子房；花淡紫色；萼片等大，矩圆状倒卵形；花瓣和萼片相似，先端钝；唇瓣基部阔楔形，3 裂，侧裂片圆形，中裂片楔形，边缘具锯齿状撕裂，内面具近全缘的褶片；子房连柄长 3~4cm。

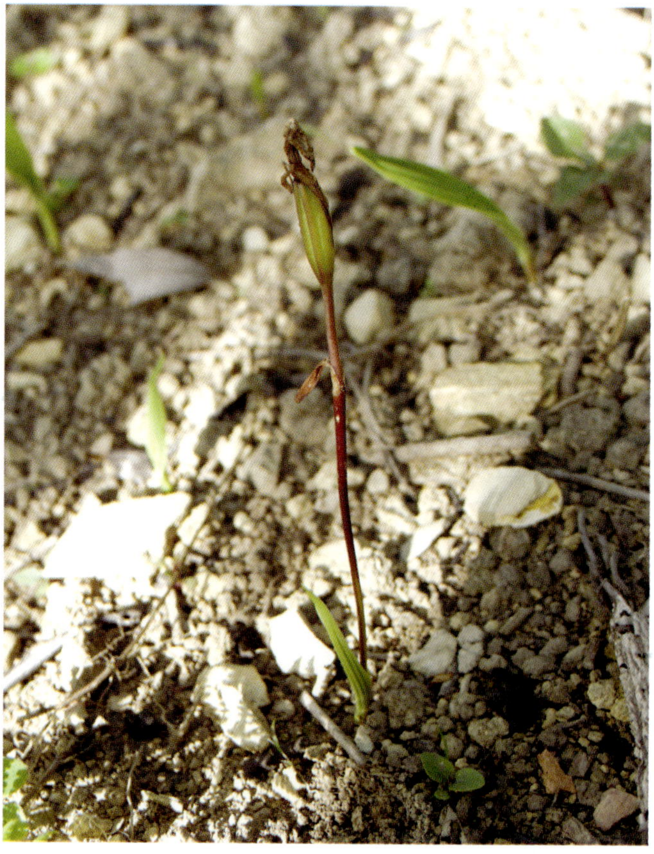

生境分布：生于海拔 1100~3500m 的灌木林缘或苔藓覆盖的岩石上。分布于四川、贵州、西藏、云南等地。

药材性状

山慈菇

圆锥形，瓶颈状或不规则团块，直径 1~2cm，高 1.5~2.5cm。顶端渐尖，尖端断头处呈盘状，基部膨大且圆平，中央凹入，有 1~2 条环节，多偏向一侧。撞去外皮者表面黄白色，带表皮者浅棕色，光滑，有不规则皱纹。断面浅黄色，角质半透明。

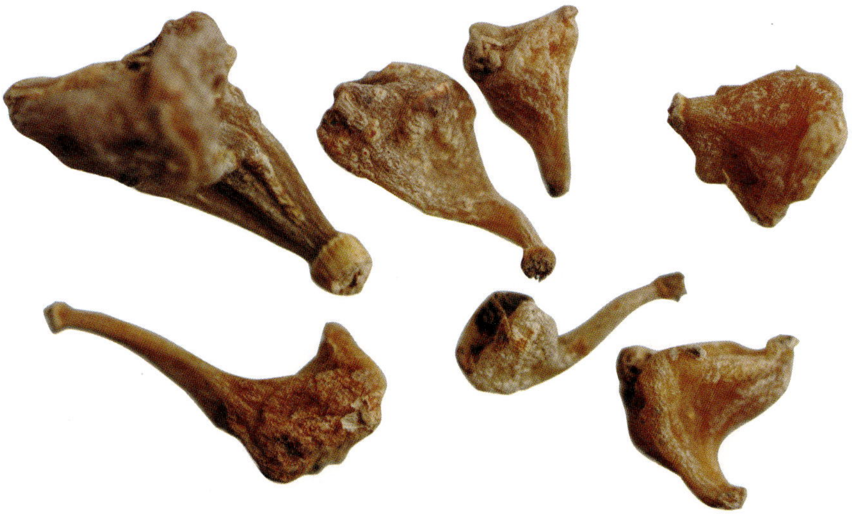

1cm

山慈菇

性味	甘、微辛，凉。
功效	清热解毒，化痰散结。
主治	痈肿疔毒，瘰疬痰核，蛇虫咬伤，癥瘕痞块。
用量用法	用量 3~9g。外用适量。

附　注：《中国药典》2015 年版记载兰科植物独蒜兰、杜鹃兰与云南独蒜兰的干燥假鳞茎同等入药。

★流苏石斛 *Dendrobium fimbriatum* Hook.

别名：马鞭石斛。| 药材名：石斛（茎）。

植物形态

茎直立，粗壮，近圆柱形，表面具槽。叶 2 列，近于水平伸展，矩圆形或椭圆形，基部具紧抱于茎的革质鞘；花期无叶。总状花序下垂，常具 6~12 朵花；花序轴较细，略呈“之”字形；总苞片鞘状，膜质，花苞片小；花黄色；萼片矩圆形，全缘；萼囊近圆形；花瓣与萼片同形，边缘啮蚀状；唇瓣近圆形，具短爪；唇盘上表面密被短柔毛，近基部有 1 个新月形紫色斑块，边缘具复流苏。花期 4~6 月。

生境分布：附生于海拔 600~1700m 的密林中的树干上及山谷潮湿石上。分布于贵州、广西、云南等地。

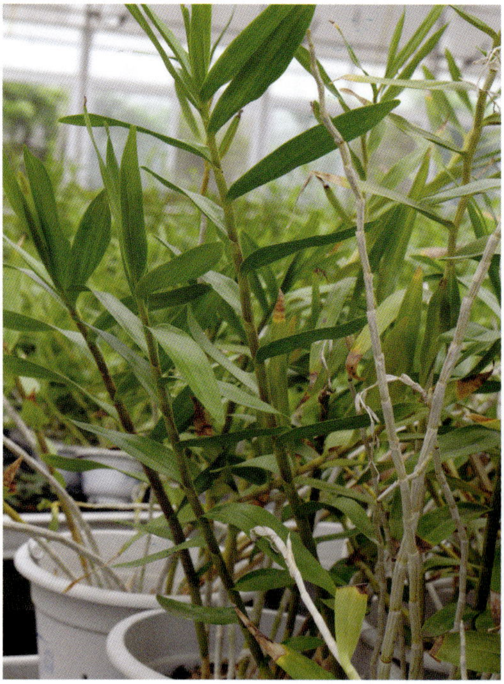

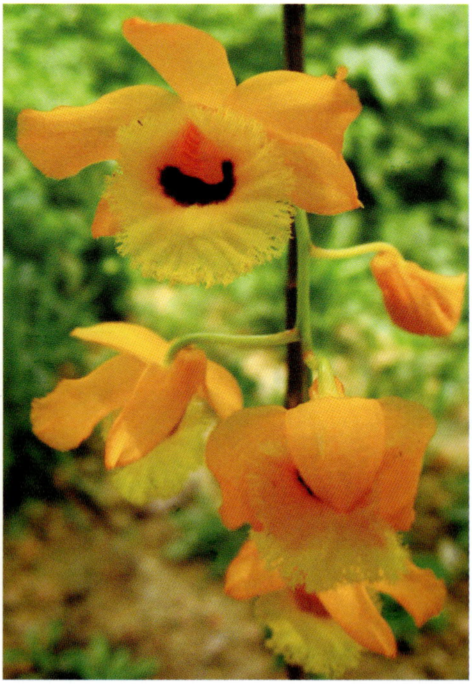

药材性状

石斛

长圆柱形，长 40~120cm，直径 0.5~0.8cm，节间长 3~4.5cm。表面黄色至暗黄色，有深纵槽。质疏松，断面呈纤维性。味微苦。

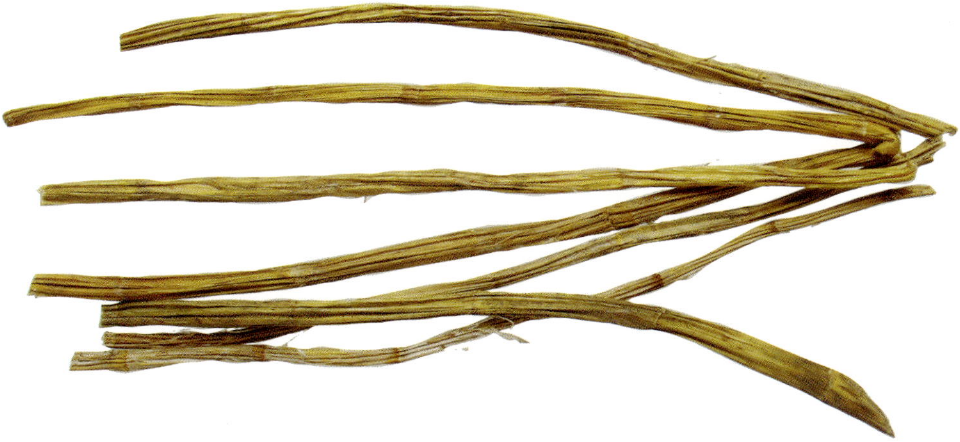

1cm 石斛

性味	甘，微寒。
功效	益胃生津，滋阴清热。
主治	热病津伤，口干烦渴，胃阴不足，食少干呕，病后虚热不退，阴虚火旺，骨蒸劳热，目暗不明，筋骨痿软。
用量用法	6~12g，鲜品 15~30g。

内科·肺系疾患

支气管哮喘：沉香 1.5g，侧柏叶 3g，共研细末，睡前顿服。

急慢性支气管炎：罗汉果 15g，百合 9g，水煎服。

慢性支气管炎：①知母、藕节、桔梗、南沙参各 10g，款冬花 9g，水煎服。②淫羊藿以总量的 80%煎取浓汁，以 20%研成细粉，两者混合后制成丸。每日用量相当于生药 30g，分 2 次服。③玉竹、藕片、百合、北沙参各 10g，水煎服。④南沙参、枇杷叶、石仙桃、洋玉兰叶各 15g，水煎服。⑤洋金花 15g，研为极细末，倒入 500ml 60 度粮食白酒中，摇匀，密封存放 7 日后开始服用。每日 3 次，每次服 1~2ml。⑥白果、黄芩、地龙干各 9g，水煎服。⑦紫菀、党参、芙蓉花各 10g，款冬花 9g，陈皮 6g，水煎服。⑧诃子、甘草、桔梗各 8g，百部、百合各 12g，水煎服。⑨佛手、姜半夏各 8g，水煎服。

支气管扩张咯血：①白茅根 30g，苇茎、鱼腥草、侧柏叶各 15g，水煎服。②白及、白茶花、石榴花各 10g，百合 9g，仙鹤草 15g，水煎服。

肺结核：垂盆草 30~60g，冬瓜仁、薏苡仁、鱼腥草各 15g，水煎服。

肺结核咯血：白头翁、白石榴花、白木槿花各 15g，水煎服。

肺脓肿：合欢皮 15g，水煎温服。

肺炎：穿心莲、十大功劳各 15g，陈皮 6g，水煎服。

肺热咳嗽：①白薇、麦冬、天冬、炒栀子各 9g，藕片 15g，水煎服。②天冬、麦冬各 10g，藕片 15g，水煎服。

肺燥咯血：生地黄 15g，川贝母、山茶花、藕节各 10g，水煎服。

肺气肿咯血：白薇、白茶花、白石榴花各 15g，水煎服。

无痰干咳：野菊花、白茅根各 30g，水煎 2 次，取汁加白糖 30g，早晚各服 1 次。

咳嗽：①儿茶 60g，细辛 12g，共研末，猪胆 1 个，取胆汁炼熟，三药共为丸，每丸 3g，空腹含化，每日 4 次，每次 1 丸。②桔梗、前胡各 10g，石仙桃 15g，水煎服。③白前、桔梗、前胡各 10g，鱼腥草 15g，杏仁 9g，水煎服。

次 6g，水煎送服。

虚寒久泻：草果 50g，胡椒 30g，研细末，装入胶囊，清晨饭前温开水送服，每次 3 粒。

肠炎水泻：车前子、茯苓各 15g，藿香、黄连各 6g，水煎服。

水样腹泻不止：罂粟壳 1 枚，乌梅肉、大枣肉各 10 枚，水煎温服。

里急后重，泻而不爽：莱菔子、木香各 9g，大黄 8g，水煎服。

大便干燥：川贝母 10g，生地黄 30g，大枣 15g，水煎服。

大便燥结难解，或伴头痛目赤、牙龈肿痛：胖大海 4 枚，沸水泡，代茶饮。

便秘：①紫苏子、亚麻子、决明子各 12g，水煎服。②紫苏子、火麻仁各 9g，洗净，研极细，用水再研，取汁 50ml，分 2 次，煮粥服。③生地黄 30g，生大黄 10g，草决明 15g，大枣 5 个，水煎服。④火麻仁 15g，水煎服；或火麻仁 10g，当归、生地黄、肉苁蓉各 12g，水煎服。⑤郁李仁、火麻仁各 9g，枳壳 6g，水煎服。⑥牵牛子 6g，枳实 10g，水煎服。⑦虎杖、生地黄各 30g，火麻仁、郁李仁各 15g，水煎服。⑧枳实、厚朴、芒硝（冲服）各 9g，大黄 8g，水煎服。⑨生莱菔子 9g，捣汁，皂荚末 6g，开水冲服。⑩罗汉果 3 个，打碎或切片，兑入蜂蜜少许，开水冲泡当茶饮。

风热气秘：炮三棱、郁李仁、酒陈皮各 30g，共捣为散，每次 6g，煎水空心服。

寒积便秘急症：巴豆霜 0.1g，冷开水送服。

慢性结肠炎：①穿心莲 60g，生地榆 30g，加水浓煎得 100~150ml 药液，晚上临睡前保留灌肠 1 次，14 日为一疗程。②乌梅 15g，水煎加适量白糖，每日 1 剂，当茶饮。

急性胃肠炎：佩兰、藿香、苍术、三颗针各 9g，水煎服。

急性肠炎：①白头翁、马齿苋、神曲、凤尾草各 15g，水煎服。②厚朴 9g，鱼腥草 15g，凤尾草 30g，水煎服。③黄连、葛根各 9g，神曲、谷芽、麦芽、凤尾草各 15g，水煎服。

肠炎：鸡冠花 15g，石榴皮 9g，刺黄柏 6g，水煎服。

痢疾：①白头翁、神曲、谷芽、麦芽各 15g，水煎服。②海金沙（全草）、凤尾草各 24g，水煎服。③石菖蒲 9g，鱼腥草 10g，马齿苋、凤尾草各 15g，水煎服。

细菌性痢疾：马齿苋、铁苋菜、仙鹤草、凤尾草各 15g，水煎服。

内科·心系疾患

心脾痛：高良姜、槟榔各等量，炒后，研末，米汤调服。

胸闷：郁金、丝瓜络各10g，枳壳、紫苏梗各9g，水煎服。

失眠：①百合、合欢皮、夜交藤、绞股蓝、酸枣仁各15g，水煎服。②灵芝10g，蜜枣仁、茯神、小春花各15g，远志9g，水煎服。③远志9g，茯神、柏子仁、蜜枣仁各10g，水煎服。④钩藤、蜜枣仁、茯神、小春花各15g，五味子10g，远志9g，水煎服。⑤南五味子6g，生地黄、麦冬、丹参各15g，酸枣仁10g，水煎服。

心烦胁痛不眠：郁金、千里光各10g，炒栀子9g，阴地蕨15g，水煎服。

烦闷不眠：淡豆豉、生栀子各10g，水煎服。

心烦口渴：麦冬、天花粉各12g，甜瓜子9g，水煎服。

心热吐血口干：小蓟根汁、生藕汁、生牛蒡汁、生地黄汁各15g，白蜜1匙，搅匀服用。

热病心烦：生栀子9g，淡豆豉15g，水煎服；或生栀子5粒，去外壳，炖糯米饭。

神经衰弱、失眠健忘：龙眼肉、黄芪、党参、当归各12g，远志8g，夜交藤、酸枣仁各10g，水煎服。

神经衰弱、失眠多梦：酸枣仁15g，研末，睡前开水冲服。

健忘：远志9g，胡桃肉15g，西洋参10g，水煎服。

冠状动脉粥样硬化性心脏病（冠心病）：①葛根15g，丹参、赤芍各10g，盐肤木30g，水煎服。②檀香3g，砂仁5g，丹参30g，水煎服。③生山楂、葛根、菊花各12g，水煎服。

冠心病心绞痛：①川芎、丹参、薤白各10g，三七6g，瓜蒌15g，郁金9g，水煎服。②西红花1g，泡开水代茶饮。③丹参15g，三七6g，薤白10g，瓜蒌24g，水煎服。

冠心病气急：薤白12g，栝楼实24g，白酒适量，水煎温服。

冠心病胸痛彻背：薤白9g，栝楼实24g，半夏12g，白酒适量，水煎服。

心肌劳累：西洋参、蜜枣仁、茯神各15g，五味子9g，当归6g，柏子仁10g，水煎服。

心悸：①龙眼肉30g，鸡蛋炖服。如病后体虚偏热，加西洋参5g，炖服。②远志 9g，绿心豆 30g，放入洗净的猪心内，水炖服。③南五味子 6g，生地黄、麦冬、丹参各 15g，酸枣仁 10g，水煎服。

肺源性心脏病心力衰竭、喘急肿满：葶苈子 9g，紫苏子 12g，杏仁 6g，半夏、陈皮各 8g，大枣 10 枚，水煎服。

内科·肾系疾患

小便不利：①茯苓皮、赤小豆、泽泻各 15g，水煎服。②木通 6g，地肤子、车前子、滑石各 15g，甘草 3g，水煎服。

夜尿多：生黄芪 30g，枸杞子、菟丝子各 15g，水煎服。

肾虚夜尿多：制首乌、枸杞子、桑椹、菟丝子各 15g，水煎服。

尿频：①白果 10 个，煨熟食，每日 1 次。②覆盆子 15g，焙干研末服；或覆盆子、山茱萸、芡实各 15g，益智仁、鸡内金各 10g，水煎服。

老人夜尿频多：补骨脂、覆盆子、山药各 15g，鸡内金、桑螵蛸各 10g，水煎服。

肾虚尿频：锁阳、枸杞子、桑椹、金樱子各 15g，水煎服。

肾气虚尿频：制黄精、太子参各 24g，枸杞子、何首乌各 15g，淫羊藿 10g，水煎服。

小便不禁：①仙茅、枸杞子、菟丝子、覆盆子各 10g，水煎服。②芡实、金樱子各 15g，莲须 10g，水煎服。

遗尿：①南五味子 6g，山茱萸、菟丝子、覆盆子各 15g，水煎服。②覆盆子 15g，焙干研末服；或覆盆子、山茱萸、芡实各 15g，益智仁、鸡内金各 10g，水煎服。③莲子 15g 或莲须 5g，沙苑子、金樱子、鹿角霜各 15g，水煎服。④鲜金樱子 30g，益智仁 9g，水煎服。⑤山茱萸、鹿角霜各 12g，金樱子、鸡内金各 10g，水煎服。

尿急、尿痛：①木通 6g，地肤子、车前子、滑石各 15g，甘草 3g，水煎服。②车前子、白茅根各 15g，紫花地丁、栀子各 10g，水煎服。

尿路感染：①石韦、蒲公英、马齿苋各 30g，苦参 9~15g，柴胡 9~18g，黄柏 9g，水煎服。②泽泻、一点红、爵床、猫须草各 15g，半边莲 30g，水煎服。③芦根 30g，蒲公英、车前草、半枝莲各 15g，水煎服。④赤芍 9g，槟榔（焦）6g，为末，每次 3g，水煎，空腹服。⑤粉萆薢、穿心莲、半边莲、白花蛇舌草各 15g，一点红 30g，水煎服。⑥猪苓、蒲公英、半枝莲、薏苡根、爵床各 15g，水煎服。⑦车前子、白茅根各 15g，紫花地丁、栀子各 10g，水煎服。⑧海金沙、车前草、石斛、金银花、一点红各 15g，水煎服。⑨鸡冠花、萹蓄各 15g，鸭跖草 6g，水煎服。⑩黄柏、泽泻、车前草各 10g，赤小豆 15g，薏苡根 24g，水煎服。

腹水：葶苈子、防己、大黄各 9g，椒目 6g，水煎服。

尿潴留：鲜青蒿 200~300g，捣碎（不让汁水流掉），旋即敷于脐部，外覆塑料薄膜及棉垫，固定，待排尿后去药。

水肿：①干香薷 9g，煎汤，冲白术细粉 6g，每日 3 次。②郁李仁、桑白皮各 9g，大腹皮 12g，大黄 6g，水煎服。③商陆 9g，车前草 15g，泽泻 10g，水煎服。④泽兰、积雪草各 30g，一点红 25g，水煎服；或泽兰、防己各等量，研末，每次 6g。⑤白扁豆适量，炒黄，磨成粉，三餐前服，大人 9g，小儿 3g，灯心草汤调服。

特发性水肿：淡竹叶 10~20g，开水冲泡当茶饮，连用 1 个月。

肾炎水肿：①芦根、猫须草、赤小豆各 30g，香茹 15g，水煎服。②京大戟研末，每次 2g，水调服。③泽泻、车前草各 15g，薏苡根、赤小豆各 30g，水煎服。④灯心草、胜红蓟、猫须草各 30g，嫩鲜茶叶 15g，水煎服。⑤防己、泽泻、猪苓各 10g，车前草 15g，水煎服。⑥猪苓、茯苓皮、泽泻、五加皮各 15g，赤小豆 30g，水煎服。⑦通草、茯苓皮各 15g，泽泻 5g，猪苓、香茹各 10g，白术 9g，赤小豆 30g，水煎服。⑧海金沙、泽泻、车前草各 15g，猪苓、香茹各 10g，水煎服。⑨粉萆薢、猫须草、车前草、泽泻各 15g，鲜茶叶 10g，水煎服。

泌尿系统结石：①金钱草、海金沙各 20~30g，石韦 15~20g，水煎服，每日 1 剂，平均服药 21 剂。②石韦 20g，金钱草 30g，巴戟天 15g，生大黄、生甘草各 10g。每日 1 剂，水煎服。绞痛重者加延胡索、琥珀；血尿重者加白茅根、三七。③萹蓄、海金沙藤、车前草各 30g，水煎服。④广金钱草 24g，小茴香、大茴香各 5g，大黄 15g（后下），萹蓄 30g，水煎服。

慢性肾盂肾炎：车前子、滑石各 15g，金银花、蒲公英各 20g，水煎服。

内科·肝胆系疾患

胆石症：①茵陈、鸡内金各15g，枳壳9g，水煎服。②川楝子、延胡索各30g，研细末，每次3g，每日2~3次。

肝肿大：丹参15g，积雪草、叶下珠各24g，鸡内金10g，枳壳9g，水煎服。

肝热目赤、羞明多泪：蔓荆子、青葙子、栀子各9g，水煎服。

湿热黄疸：鸡骨草、田基黄各15g，山栀子12g，水煎，分3次服。

肝炎：灵芝、绵茵陈各15g，田基黄、积雪草各30g，水煎服。

黄疸型肝炎、面目身黄：生栀子、鲜茵陈各15g，垂盆草20g，水煎服。

胆囊炎：龙胆10g，蒲公英15g，青皮9g，半枝莲24g，水煎服。

急性病毒性肝炎黄疸：①白茅根、白毛藤各30g，茵陈15g，水煎服。②白芍18g，绵茵陈、积雪草各30g，水煎服。③伸筋草、茵陈、积雪草各15g，水煎服。

气血瘀滞之胸胁、心腹痛：降香1~2g，研末服。

胸胁疼痛：乌药、丝瓜络各10g，柴胡9g，三叉苦15g，水煎服。

胁肋胀痛：香橼、川楝子、柴胡、香附、川芎各9g，水煎服。

胸闷胁痛：白前、紫苏梗、丝瓜络各10g，枳壳9g，水煎服。

肝郁胁痛：蒺藜、香附各9g，当归、川芎各8g，川楝子、延胡索各12g，水煎服。

瘰疬：①连翘15g，夏枯草、玄参各30g，水煎服。②芥子研末，加等量葱白捣成泥状，调敷患处。

颈淋巴结结核：①海藻、昆布各15g，水煎服。②白附子研粉，加大黄粉，加水调匀敷患处。

甲状腺肿大：昆布15g，射干9g，黄药子、白芍各10g，水煎服。

癥瘕痞块：千金子霜0.3g，青黛3g，装胶囊服。

各种痞结：西红花每次1朵，冲汤服。忌油、盐。

腹中包块：三棱、丹参各9g，皂角刺3g，水煎服。

癌肿：山慈菇6g，重楼8g，龟甲15g，水煎服。

肝硬化、晚期血吸虫病腹水：千金子霜0.5g，研末，装胶囊，冷开水送服。

肝硬化腹水：①京大戟、商陆根各适量，共研细粉，以开水调药粉，敷脐部。②通草24g，半边莲30g，马鞭草、车前草各15g，大腹皮10g，水煎服。③昆布 15g，薏苡根、半边莲各 30g，猫须草 24g，水煎服。

内科·杂病

砒霜中毒：生白扁豆捣烂，加水绞汁服。

疟疾：①干姜、高良姜各等量，研末，每次 6g，水冲服。②高良姜、白姜各等量，火煅存性，研末，每次 10g，加雄猪胆 1 个，温水和胆汁调服。③威灵仙 15g，酒煎温服。④常山、北柴胡各 9g，草果 6g，水煎服。

醉酒或伤酒呕吐、干渴：陈皮、葛花各 9g，水煎代茶。

内科·气血津液疾患

衄血：赤芍适量，研为末，开水送服，每次 3g。

衄血不止：麦冬、生地黄，每次 30g，水煎服。

咯血：①明党参 18g，藕节、白石榴花各 15g，水煎服。②鲜半枝莲 30~60g，洗净，捣烂绞汁，调入蜂蜜少许，炖热温服，每日 2 次。

吐血：鲜半枝莲 30~60g，洗净，捣烂绞汁，调入蜂蜜少许，炖热温服，每日 2 次。

便血：侧柏叶炭 12g，荷叶、生地黄、百草霜各 9g，水煎服。

下痢脓血：鸦胆子仁分装胶囊，每次 10 粒，每日 3 次，饭后服，服 7~10 日。

热毒下血：生粉葛、鲜藕各适量，分别捣汁和服。

血尿：①白茅根 30g，车前草、蒲公英各 15g，水煎服。②柿蒂 30g，烧灰存性，每次 5g，白茅根 30g，煎汤送服。

尿血：①马齿苋、鲜爵床各 60~95g，水煎服。②白薇 12g，车前草、旱莲草、荠菜各 15g，水煎服。③地榆 10g，车前草、旱莲草、半边莲各 15g，水煎服。④墨旱莲 30g，大蓟根 20g，爵床 12g，水煎服。

乳糜尿：甘草、荠菜各 24g，车前草 15g，水煎服。

白浊：①白果 9g（或银杏根 30g），白鸡冠花 15g，炖猪脊骨或乌鸡服。②莲子 15g 或莲须 5g，沙苑子、金樱子、鹿角霜各 15g，水煎服。

血淋：土茯苓、茶根各15g，水煎服，白糖调服。

消渴（糖尿病）：①粉萆薢、女贞子、淮山药、天花粉各15g，水煎服。②绵萆薢、女贞子、淮山药、天花粉各15g，水煎服。③赤小豆120g，猪脾1个，同煮，炖服。④太子参30g，淮山药、天花粉、枸杞子各15g，水煎服。⑤淮山药40g，积雪草20g，旱莲草、女贞子各15g，水煎服。

消渴（糖尿病）口渴：①天冬、麦冬、石斛各10g，水煎服。②北沙参18g，石斛、玄参各10g，积雪草、女贞子、石仙桃各15g，水煎服。

消渴（糖尿病）口干、四肢无力：人参、旱莲草、女贞子各15g，生黄芪24g，积雪草18g，水煎服。

消渴（糖尿病）浑身无力：西洋参、枸杞子、山茱萸各15g，生黄芪30g，水煎服。

高脂血症：①茵陈、泽泻、葛根各15g，水煎服或制成糖衣片，分3次口服。②檀香、丹参、砂仁、山楂、何首乌各适量，水煎服，1个月为一疗程。③山楂、玉米须各12g，水煎代茶。④泽泻、北山楂、草决明各15g，水煎服。

贫血：①生地黄、鸡血藤、党参各15g，当归10g，水煎服。②大枣10枚，当归、熟地黄各12g，党参15g，水煎服。③党参30g，当归9g，鸡血藤24g，水煎服。④生黄芪、羊肉各30g，当归6g，同炖服。

血小板减少性紫癜：紫草、茜草各6g，海螵蛸15g，水煎服。

阴虚发热：女贞子、墨旱莲各15g，地骨皮、银柴胡各10g，水煎服。

病后疲劳：西洋参15g，五味子9g，麦冬10g，水煎服。

病后体虚：冬虫夏草、白术、茯苓各10g，党参15g，蜜黄芪24g，水煎服。

干燥综合征：①玉竹、旱莲草、芦根、女贞子各10g，水煎服。②北沙参、旱莲草各18g，黑芝麻、生地黄各15g，麦冬10g，水煎服。③天冬10g，旱莲草30g，生地黄、黑芝麻各15g，水煎服。

内科·肢体经络疾患

脚气：苍术、泽泻、茯苓、川牛膝各10g，薏苡仁30g，紫苏叶、木瓜各9g，水煎服。

脚气肿满：大腹皮、槟榔、郁李仁各30g，木香15g，木通、桑白皮、炒牵牛子各 60g，捣筛为散，每次 12g，入生姜、葱白适量，水煎送服。

筋骨疼痛、脚膝肿痛、跌打损伤：月季花瓣研末，每次 3g，酒冲服。

风寒背脊酸痛：藁本、防风、骨碎补、桑枝各 10g，桂枝 6g，威灵仙 9g，水煎服。

腰膝酸软：山茱萸、熟地黄、淮山药各 12g，杜仲、附子、淫羊藿各 10g，水煎服。

腰酸痛：续断 10g，骨碎补 15g，盐肤木 30g，水煎服。

急性腰扭伤：红花 10g，鸡蛋 2 枚，以红花拌鸡蛋加油炒熟（不加盐）食用。

腰痛：①八角茴香 100g，微炒，研成细粉，黄酒 60ml，加温备用，每日 2 次，每次 6g，黄酒冲服。②杜仲、骨碎补各 15g，盐肤木 30g，水煎服。

风湿腰痛：①桑寄生、骨碎补、狗脊各 15g，炒杜仲 10g，盐肤木 24g，水煎服。②五加皮、狗脊、骨碎补各 15g，炒杜仲、川牛膝各 10g，水煎服。③川牛膝、炒杜仲各 10g，骨碎补、狗脊各 15g，盐肤木根 30g，水煎服。④骨碎补、肖梵天花各 30g，炒杜仲、荜澄茄各 15g，水煎服。⑤续断、淫羊藿各 15g，猪脚节一具，同炖服。

肾虚腰痛：①炒小茴香研末，猪腰子 1 个，切开剖薄片（不切断），层层掺药末，油纸裹紧，煨熟，细嚼，酒送服。②巴戟天、炒杜仲、菟丝子、山茱萸各 15g，水煎服。③补骨脂、杜仲各 15g，附子 9g，牛膝 10g，川芎、当归各 12g，水煎服。④肉苁蓉 15g，炒杜仲、续断各 10g，盐肤木 24g，水煎服。⑤沙苑子、杜仲各 15g，炖猪腰常服。

腰脚疼痛：威灵仙 150g，捣为散，每次 3g，饭前温酒调服。

风湿致手足腰膝不能举动：木瓜 1 枚，去皮脐，开窍，填吴茱萸 3g，去梗，蒸熟细研，入青盐 15g，细研后和为小丸如梧桐子大，每次服 40 丸，茶酒送服。

四肢关节酸痛：炒苍术、骨碎补、狗脊各 10g，桂枝 6g，川牛膝 9g，水煎服。

四肢麻木：天麻、川牛膝各 10g，桑寄生 15g，秦艽 9g，水煎服。

膝关节肿痛：川牛膝、千年健、川木瓜各 10g，鸡血藤 24g，桑寄生 15g，水煎服。

风湿痹痛：①苍耳子或苍耳全草 9g，威灵仙、川芎各 8g，水煎服或浸酒服。②伸筋草、独活、木瓜各 12g，红花、桂枝各 6g，水煎服，药渣趁热揉搓患处。③路路通、海风藤、秦艽、薏苡仁各 9g，水煎服。

风湿骨痛：土茯苓 50g，去皮，和猪肉炖烂，分 2 次服。

风湿关节痛：①防风 10g，千年健 15g，威灵仙 9g，穿山龙 24g，水煎服。②秦艽、徐长卿各10g，无花果根、忍冬藤各30g，水煎服。③牛膝、千年健、鸡血藤各15g，当归6g，薜荔30g，水煎服。

风湿性关节炎：①羌活、小牛膝、狗脊各10g，徐长卿、防风各9g，桂枝6g，水煎服。②漏芦、忍冬藤各30g，水煎服。③独活、川牛膝各10g，穿山龙、鸡血藤各24g，山鸡椒15g，水煎服。④防己、骨碎补、鸡血藤各15g，川牛膝、威灵仙各10g，水煎服。⑤制川乌、鸡血藤、威灵仙各15g，盐肤木30g，将药浸于白酒内50日，每次服药酒5ml，每日1~2次。⑥桑寄生30g，当归、木瓜、独活各9g，生黄芪24g，川牛膝10g，水煎服。⑦千年健、鸡血藤、鸡矢藤、骨碎补各15g，水煎服。⑧香加皮、虎杖根、海桐皮、海风藤、土牛膝各30g，水煎熏洗患处。⑨虎杖、梵天花、忍冬藤各30g，穿山龙24g，水煎服。⑩鸡血藤30g，狗脊、骨碎补各15g，川牛膝10g，穿山龙24g，防风9g，水煎服。⑪苏木30g，水煎服。⑫骨碎补、忍冬藤、薜荔各30g，穿山龙24g，水煎服。

类风湿关节炎：①细辛、制附子（先煎）各10~30g，豨莶草30~100g，随证加味。每剂水煎2次，每次煎40分钟，取汁共200ml，分4次服。②制川乌、鸡血藤、威灵仙各15g，盐肤木30g，将药浸于白酒内50日，每次服药酒5ml，每日1~2次。

颈椎病：①葛根、鸡血藤各18g，丹参、赤芍各10g，桑寄生15g，水煎服。②络石藤、葛根、鸡血藤、骨碎补各15g，丹参、赤芍各10g，水煎服。

腰椎间盘突出：续断10g，肖梵天花根30g，狗脊15g，穿山龙24g，水煎服。

肩周炎：①千年健、白茄根各15g，穿山龙、忍冬藤各24g，水煎服。②川乌、羌活、红花、大黄各适量，共研粉，调酒敷患处。

肋间神经痛：①木香6g，川楝子9g，三叉苦、七叶莲各15g，水煎服。②络石藤、千年健各15g，延胡索9g，紫苏梗、丝瓜络各10g，水煎服。

腿皮受凉、风湿肿痛：用生芥末调热醋摊布上，包患处。

各种瘀血肿痛：苏木9g，桃仁6~9g，水煎服。血虚无瘀者不宜，孕妇忌服。

腓肠肌痉挛：白芍15g，虎杖30g，猪脚节一具，水炖服。

静脉炎局部热痛：鲜垂盆草洗净捣烂，加酒精调敷患处。

外科疾患

跌打肿痛：①鲜白蔹根适量，捣烂敷患处。②威灵仙（炒）150g，生川乌、五灵脂各120g，研末，醋盐汤送服，每次1~2g。③香加皮、忍冬藤、鸡血藤各30g，水煎熏洗患处。④白及粉、生大黄粉各适量，用水调成糊状，再加入白酒少许拌匀，涂敷患处。

跌打损伤：①生大黄粉、白芷粉、栀子粉各适量，酒、水各半，调敷患处。②生川乌、独活各15g，鸡血藤24g，红花10g，同浸于白烧酒内14日，然后取药酒涂擦患处。（此药液有毒，不可内服。）③草乌、鹅不食草、积雪草各15g，北细辛10g，共研细末，水调敷患处。④降香、紫金皮、补骨脂、无名异（酒淬）、川续断、琥珀（另研）、牛膝（酒浸一宿）、桃仁、当归、蒲黄各30g，大黄（湿纸裹煨）、朴硝（另研）各45g。上药共研细末，过筛，装瓶备用。每次6g，以苏木、当归煎汤，加酒适量送服。⑤三七粉、生大黄粉各适量，水、酒各半调敷患处。⑥西红花适量，水煎取汁，加入白酒少许，外洗患处。

骨折：合欢皮120g，芥子（炒）30g，共为细末，酒调服，临睡服，粗渣外敷。

疮痈肿痛：①牛蒡子10g，黄芩9g，升麻、蒲公英各12g，水煎服。②土茯苓50g，去皮，和猪肉炖烂，分2次服。③鲜月季花适量，捣烂外敷。

痈疮初起未成脓：制马钱子0.3g，炮穿山甲10g，僵蚕12g，研末服。

痈肿初起：皂角刺、炮穿山甲各10g，紫花地丁30g，水煎服。

痈肿：①白附子研粉，调猪胆汁敷患处。②芥子末，汤和敷纸上贴患处。

痈疽疔疖：穿心莲9~15g，水煎服。

痈疽肿毒：山慈菇6g，蒲公英15g，水煎服；或山慈菇、黄柏、白及各30g，研末茶油调敷。

痈疽发背、无名肿毒：紫花地丁草适量，捣烂，加面粉和匀，盐醋浸一夜，贴患处。

无名肿毒：①鲜京大戟适量，捣烂敷患处。②鲜商陆根适量，捣烂敷患处。③鲜水半夏块茎适量，捣烂敷患处。

疔疮疖肿：①鲜玄参根适量，捣烂敷患处。②鲜何首乌根适量，磨汁涂敷患处。

疔疮肿毒：紫花地丁草适量，捣汁服。

疔疮痈肿：甘遂（研粉）、大黄粉各适量，水调成糊状，加蜜少许，敷患处。

热毒疮痈红肿热痛：连翘、金银花各 10g，紫花地丁 15g，水煎服。

恶疮：紫花地丁适量，晒干，烧烟，熏疮，出黄水。

漏疮恶秽：大腹皮适量，煎水洗。

杨梅疮毒：土茯苓 15~30g，水酒浓煎服。

外伤出血：苏木适量，研成细粉，清创后敷于患处。

丹毒：火麻仁 20g，地榆 15g，黄连 10g，大黄 12g，研末，加麻油或猪油调敷患处。

急慢性丹毒：马钱子 1 份，麸皮 2 份，研末，茶油调涂。

烧烫伤：①鲜芦荟捣烂，绞汁，取汁涂患处。②火麻仁 20g，地榆 15g，黄连 10g，大黄 12g，研末，加麻油或猪油调敷患处。③鲜大蓟根洗净切细，捣烂取汁，与食用菜油调成糊状，装瓶备用。治疗时取药涂抹患处。④鲜侧柏叶 300~500g，洗净，捣成泥，加 75% 乙醇（酒精）少许调成糊状，外敷。

肛裂：赤小豆 60g，当归（炒）15g，煮汤内服，每日早、晚各 1 次。

脱肛：①升麻、枳壳各 9g，仙鹤草根 30g，猪大肠 60g，水炖服。②五倍子 9g，石榴皮 30g，白矾 3g，煎水洗患处，或研末，清洗肛门后外敷。

痔疮：①白蔹适量研末，调蜜敷患处。②大蓟、花椒各 40g，黄柏 50g，连翘 35g。上药加水，先用武火烧开 15 分钟后，改用文火煎煮 15~20 分钟，如此煎 3 次，将煎得的 3 次药液混合，趁热熏患处，待稍凉，皮肤可以耐受时坐浴，每次 15~30 分钟，每日中午、晚上各熏 1 次，1 剂可连用 2~3 日。③海藻 30g，荔枝草 60g，水煎服。

痔疮出血：①秦皮 10g，仙鹤草、白木槿花各 15g，瓜蒌 30g，水煎服。②苦参适量，水煎熏洗患处。③商陆 9g，旱莲草 15g，水煎服。④苦楝皮、一点红、野菊花、木芙蓉叶各适量，水煎熏洗患处。⑤皂角刺 10g，侧柏叶 15g，一枝黄花 24g，水煎服。

痔疮肿痛：香加皮、苦参、板蓝根各 30g，水煎熏洗患处。

寒疝腹痛：①吴茱萸、乌药各 4.5g，川楝子、小茴香各 10g，水煎服。②胡芦巴、乌药、小茴香各 9g，吴茱萸 6g，荔枝核 15g，水煎服。③小茴香 6g，川楝子 12g，木香 9g，吴茱萸 3g，水煎服。

疝气痛：川楝子、橘核各 9g，乌药、小茴香各 8g，水煎服。

瘢痕疼痛：蒺藜、山栀子各等份，研末醋调涂。

蜘蛛咬伤：合欢皮适量，捣为末，和墨、生油调涂。

毒蛇咬伤：①鲜半枝莲 60g，洗净，捣烂绞汁，调黄酒少许温服；伤口常规冲洗排毒后用药渣敷患处。②徐长卿 10g，一枝黄花、盐肤木各 30g，水煎服。③鲜佩兰叶适量，洗净，捣烂，局部清理吸出蛇毒后敷药，每日换药 2~3 次。④鲜水半夏、鲜一枝黄花、鲜半边莲各适量，一同捣烂，敷患处。

下肢静脉曲张、溃疡：白鲜皮、土荆皮、半枝莲各适量，水煎浸洗患处。

湿疹：①白鲜皮 10g，徐长卿、白蒺藜各 9g，苍耳子 15g，水煎服。②鲜芦荟捣烂，绞汁，取汁调黄连粉涂患处。③防风、苍耳子、蛇床子、鬼针草各 30g，水煎洗患处。④独活 24g，徐长卿 15g，忍冬藤、豨莶草各 30g，水煎，熏洗患处。⑤蛇床子或全草 30g，煎汤外洗；或蛇床子、苦参、黄柏、枯矾、硼砂各适量，研末麻油调涂。

风疹：白鸡冠花、向日葵各 9g，冰糖 30g，开水炖服。

风疹瘙痒：地肤子、荆芥各 15g，蝉蜕 6g，生地黄 20g，水煎服。

皮肤瘙痒：荆芥、苦参各 15~30g，水煎洗患处。

老年皮肤瘙痒：艾叶 90g，雄黄、花椒各 6g，防风 30g；或艾叶 30g，花椒 9g，地肤子、白鲜皮各 15g。水煎熏洗患处，每日 1 剂，每剂熏洗 2 次，一般用药 3~6 剂。

疥癣瘙痒：①土荆皮、槟榔研末，醋调或酒泡，蒸热，外涂；或配明矾、蛇床子研末，酒调外涂。②萹蓄适量，水煎洗，或捣烂取汁涂搽患处。

浑身瘙痒：苦参、白鲜皮、蒺藜、苍耳子各 30g，水煎洗。

麻疹不透：①荆芥、防风、浮萍各 6g，芦根、紫草各 9g，水煎服。②牛蒡子、葛根各 6g，蝉蜕、荆芥各 3g，水煎服。

预防麻疹：紫草 9g，甘草 3g，水煎，每日服 2 次。

黄褐斑：桑叶 500g，隔水蒸煮消毒，干燥后备用。每日 15g，沸水浸泡后代茶饮。一般 15 日后即可显效。

痤疮：枇杷叶、桑白皮、黄柏各 9g，黄连、甘草、人参各 6g，水煎服。

斑疹：紫草茸、钩藤各等量，共为细末，每次 3g，温酒调下，不计时。

斑秃：骨碎补、陈皮、生姜各适量，浸入 60 度烧酒内 2 周，取药酒涂搽患处。

带状疱疹：①伸筋草 60g，焙干研末，茶油调涂患处。②鲜墨旱莲适量，洗净，绞汁涂擦患处，每日 2~3 次，直至痊愈。③鲜前胡叶、鲜乌蔹莓叶各适量，同捣烂加雄黄粉少许，榨汁涂患处。

癣：①苦参适量，水煎熏洗患处。②生天南星磨酸醋，涂患处。③土荆皮适量，浸酒涂擦或研末，用醋调敷患处。

顽癣：千金子取仁研末调水，外涂患处。

头癣：苦楝皮、羊蹄根、乌桕木根皮各适量，共研细粉，调茶油涂患处。

股癣：①苦楝皮、羊蹄根各适量，浸 75% 乙醇（酒精）2 周，取药液涂患处。②百部 50g，一枝黄花 30g，用白醋浸泡一周，取药液涂患处。

手足癣：白蔹、一枝黄花各 30g，水煎加明矾少许，浸泡患处 30~40 分钟，每日 1~2 次。

足癣：①鲜前胡、一枝黄花各适量，水煎，浸泡局部约 30 分钟，每日 1~2 次。②常山全草适量，水煎，浸泡患足。③鲜独角莲全草适量，水煎浸泡患脚。

鸡眼：鸦胆子仁适量，捣敷。

赘疣：①鸦胆子仁适量，捣敷。②千金子取仁研末调水，外涂患处。

寻常疣：鲜广藿香叶数片，擦揉患处 3~5 分钟。

甲沟炎：①鲜蒲公英适量，洗净晾干，捣烂呈糊状。患处常规消毒后，敷患处，每日换药 1 次。②鲜水半夏块茎、鲜木芙蓉叶各适量，一同捣烂，敷患处。

神经性皮炎：五倍子、大风子、苍术、黄柏、苦参、防风、白鲜皮、独活各等量，上药拌匀后分装两布袋，放蒸笼内蒸热，敷于皮肤上，冷却后另换一袋，交替热敷 1 小时左右，每日 1 次，直至痊愈。

稻田性皮炎：下田前将鲜墨旱莲搓烂外擦手足，至皮肤上染的药汁发黑。

乳头溃疡：天花粉 6g，研细末，鸡蛋清调敷。

阴囊湿疹：①五加皮、大腹皮、薏苡仁各适量，水煎熏洗患处。②地肤子、蛇床子、白鲜皮、苦参各 30g，白矾 15g，水煎，熏洗，每日 2 次。

银屑病：槐花炒黄，研成细粉，每次 5g，每日 2 次，饭后温开水送服。

预防褥疮：红花 3g，加水 100ml，冬天浸泡 2 小时，夏天浸泡半小时，待浸液呈玫瑰红色后即可使用。用时取 4ml 浸出液于手掌心，轻轻揉擦褥疮好发部位，每次揉擦 10~15 分钟。

男科疾患

前列腺炎：灯心草 30g，蒲公英、半枝莲、车前草各 15g，水煎服。

肾虚遗精：制黄精 24g，五味子、白果各 10g，熟地黄 30g，水煎服。

阳痿、遗尿、遗精，伴腰膝酸软：①菟丝子、枸杞子、杜仲各 15g，莲子须、韭菜子各 10g，五味子 6g，水煎服。②沙苑子、淫羊藿、补骨脂、芡实各 10g，水煎服。

阳痿：①仙茅、枸杞子各 15g，肉苁蓉、淫羊藿、女贞子各 10g，水煎服。②冬虫夏草、雪莲花各 3g，泡酒饮用。③肉苁蓉、熟地黄、桑椹、金樱子、菟丝子各 15g，山茱萸 10g，水煎服。④锁阳、肉苁蓉、枸杞子各 15g，熟地黄 24g，水煎服。⑤山茱萸、熟地黄、淮山药各 12g，杜仲、附子、淫羊藿各 10g，水煎服。

阳痿早泄：巴戟天、枸杞子、桑椹各 15g，补骨脂 9g，水煎服。

阳痿、不育：①覆盆子 60g，雄蚕蛾 10g，人参 15g，蛤蚧 1 对，焙干研末，浸入白酒 1000ml，每次 5~20ml，每日 2 次。②蛇床子、菟丝子各 15g，淫羊藿、熟地黄各 12g，金樱子、肉桂各 9g，水煎服。③制黄精、炙黄芪、党参各 24g，枸杞子、菟丝子各 15g，水煎服。

遗精：①南五味子 6g，山茱萸、菟丝子、覆盆子各 15g，水煎服。②芡实、金樱子各 15g，莲须 10g，水煎服。③覆盆子 15g，焙干研末服；或覆盆子、山茱萸、芡实各 15g，益智仁、鸡内金各 10g，水煎服。④莲子 15g 或莲须 5g，沙苑子、金樱子、鹿角霜各 15g，水煎服。⑤金樱子、墨旱莲、桑椹各 15g，水煎服。⑥山茱萸、鹿角霜各 12g，金樱子、鸡内金各 10g，水煎服。

妇科疾患

产后多汗：紫苏子、火麻仁各 9g，洗净，研极细，用水再研，取汁 50ml，分 2 次煮粥。

产后心痛：蒲黄（炒）、五灵脂（酒研）各等量，共研为末，醋调熬膏，水煎，饭前热服。

产后瘀血腹痛：①泽兰、赤芍、延胡索、蒲黄各9g，丹参12g，水煎服。②桃仁、川芎、赤芍各9g，益母草15g，红花3g，水煎服。

产后发热：炒麦芽15g，研细末，开水调服。

产后腹中臌胀：麦芽30~60g，研末，和酒服食。

瘀血腹痛，产后恶血不行：苏木9g，益母草15~20g，水煎服。

阴道炎：淡竹叶100g，置沙锅内加水浸泡10分钟，先用武火煎沸，再用文火慢煎10分钟，分早晚2次冷服。

念珠菌阴道炎：马鞭草30g，水煎，滤取药液，待温坐浴。每次浸泡阴道10分钟，同时用手指套以消毒纱布清洗阴道皱褶。每日1次，5日为一疗程。

痛经：①牡丹皮、延胡索各10g，川芎、川楝子、乌药各9g，水煎服。②制香附10g，川楝子、延胡索、乌药各9g，丹参6g，水煎服。③乌药、白芍各10g，川楝子、延胡索各9g，当归6g，水煎服。④生艾叶10g，红花5g，加开水300ml冲服。经来前1日或经值时服2剂。⑤川芎、延胡索、乌药各9g，水煎服。⑥马鞭草30g，香附、益母草各15g，水煎服。⑦延胡索10g，丹参、川芎各6g，川楝子、白芍、乌药各9g，水煎服。⑧鸡血藤18g，制香附10g，川芎6g，延胡索、乌药、川楝子各9g，水煎服。⑨月季花30~90g，炖鸡服，每月行经期服1剂。⑩苏木6g，黑豆125g，加红糖适量，炖服。⑪桃仁、红花各9g，丹参15g，牛膝12g，水煎服。⑫王不留行、当归、川芎各9g，水煎服。⑬红花6g，鸡血藤24g，水煎调酒服用。⑭胡芦巴、当归、川芎各9g，艾叶12g，炮姜6g，水煎，加红糖、红酒适量冲服。⑮蒺藜、香附各9g，当归、川芎各8g，川楝子、延胡索各12g，水煎服。

闭经：①制香附、王不留行各10g，鸡血藤18g，川芎、路路通、莪术各9g，水煎服。②鸡血藤30g，桃仁、王不留行各10g，红花6g，川芎、莪术各9g，水煎服。③月季花30~90g，炖鸡服，每月行经期服1剂。④牛膝、桃仁、王不留行各10g，红花6g，鸡血藤24g，水煎服。⑤当归、王不留行、路路通各10g，鸡血藤18g，川芎9g，水煎服。⑥蒺藜、香附各9g，当归、川芎各8g，川楝子、延胡索各12g，水煎服。

经闭腹痛：泽兰、铁刺苓各9g，马鞭草、益母草各15g，土牛膝3g，水煎服。

血滞经闭：桃仁、红花各9g，丹参15g，牛膝12g，水煎服。

月经过多：①茜草、龙芽草、旱莲草、紫珠叶各 15g，水煎服。②蒲黄 90g（微炒），龙骨 75g，艾叶 30g，捣为末，炼蜜和丸，每次 6~9g，煎米汤送服。③棕榈炭、山茱萸、乌贼骨各 10g，黄芪 15g，水煎服。

崩漏：①地榆炭、紫珠叶、阿胶各 15g，槐花 10g，龙芽草 24g，水煎服。②棕榈炭、山茱萸、乌贼骨各 10g，黄芪 15g，水煎服。③益智仁（炒）研细，米饮入盐服，每次 0.3g。

功能失调性子宫出血：①仙鹤草 40g，炒焦贯众、草血竭各 30g，炒艾叶 15g，加水 600ml，煎至 200ml，顿服。②鸡冠花 15g，海螵蛸 12g，白扁豆花 6g，水煎服。

月经不调：月季花、益母草各 9g，水煎服。

带下：①赤芍、香附各 6g，研末，加盐 1g，水煎，饭前服。②白果 9g（或银杏根 30g），白鸡冠花 15g，炖猪脊骨或乌鸡服。③莲子 15g 或莲须 5g，沙苑子、金樱子、鹿角霜各 15g，水煎服。④金樱子或金樱子根 1kg，煎煮去渣，文火熬成膏，每次 15g；或鲜金樱子花 30g，鸡蛋炖服。

赤白带下：炒白扁豆适量，研末，米汤调服，每次 6g。

带下阴痒：地肤子、蛇床子、白鲜皮、苦参各 30g，白矾 15g，水煎，熏洗，每日 2 次。

妇人阴痒：小蓟煎汤，每日洗 3 次。

白带异常：①炒苍术 10g，薏苡仁、一点红各 30g，水煎服。②白术、苍术、白果各 10g，薏苡仁 30g，芡实 15g，大青叶 24g，水煎服。③诃子 9g，黄芪、白术各 12g，五味子、蛇床子各 6g，杜仲、山茱萸各 15g，水煎服。

白带量多清稀：①薏苡仁、芡实、淮山药各 15g，水煎服。②沙苑子、莲须各 12g，白果 10g，鹿角霜 15g，水煎服。

白带过多：鸡冠花 15g，海螵蛸 12g，白扁豆花 6g，水煎服。

妊娠呕吐：①干姜、人参各 30g，法半夏 60g，研末，用生姜汁和丸（如玉米粒大），每次 10 丸，每日 3 次。②砂仁不拘多少，研为细末，每次 6g，以姜汁少许，沸点服（用开水冲服）。

卵巢排卵功能减退：巴戟天、党参、覆盆子各 15g，当归 9g，淫羊藿 10g，水煎服。

乳汁不通、乳房胀痛：路路通、丝瓜络各 9g，猪蹄半具，炖服。

乳汁不通：①王不留行、穿山甲各15g，当归、黄芪各12g，炖猪蹄同食。②炒麦芽15g，研细末，开水调服。

乳汁缺少：通草24g，路路通、丝瓜络各10g，当归9g，水煎服。

乳痈（乳腺炎）初起：王不留行、蒲公英、瓜蒌各15g，水煎服。

急性乳腺炎：①甘遂粉、大黄粉、重楼粉各适量，调水敷患处。②槐花30g，重楼、生甘草各15g，烘干研末，分早晚2次，以水、酒送服，并配合局部热敷。

乳腺炎：①漏芦、蒲公英、金银花各15g，炮穿山甲9g，连翘10g，爵床30g，水煎服。②广金钱草、积雪草鲜品各适量，洗净，捣烂敷患处。

乳腺炎初起：皂角刺、炮穿山甲、赤芍各10g，金银花15g，筋骨草30g，水煎服。

轻度乳腺增生：八角茴香1枚，核桃1个（取仁），饭前嚼烂吞下，每日3次，连用1个月。

乳腺小叶增生：柴胡、丝瓜络、郁金、丹参、枳壳各9g，水煎服。

不孕症：①月季花30~90g，炖鸡服，每月行经期服1剂。②肉苁蓉、枸杞子各15g，当归6g，熟地黄、太子参各18g，川芎9g，水煎服。③锁阳、熟地黄、党参各15g，五味子、白芍、川芎各9g，当归6g，水煎服。④制黄精、炙黄芪、党参各24g，枸杞子、菟丝子各15g，水煎服。⑤蛇床子、菟丝子各15g，淫羊藿、熟地黄各12g，金樱子、肉桂各9g，水煎服。

先兆流产：炒杜仲、枸杞子、阿胶各15g，党参24g，当归6g，4味药（除阿胶外）水煎，阿胶烊化后以药液冲服。

习惯性流产：菟丝子、桑寄生、续断各15g，苎麻根12g，水煎，用阿胶15g（烊化）冲服。

更年期综合征：①银柴胡、绿梅花各10g，徐长卿、三角麦各15g，水煎服。②仙茅、枸杞子、绿萼梅各10g，桑寄生15g，五味子9g，水煎服。③淫羊藿30g，女贞子10g，灵芝2.5g，五味子1g，维生素$B_1$0.1g，制成糖浆100ml。每次10ml，每日3次，月经干净后服，3个月为一疗程。

更年期多汗症：地骨皮、生地黄、桑寄生各15g，淫羊藿10g，水煎服。

儿科疾患

小儿腹泻：麻黄 2~4g，前胡 4~8g，水煎取汁 300ml，稍加白糖，频频口服。

小儿慢性腹泻：乌梅肉（炒炭）、神曲各 10g，研末，炖服，每次 3~5g。

小儿咳喘：麻黄粉、胡椒粉按 7 ∶ 3 混匀。在麻油铅丹炼制的膏基制成的膏药上，每张置 0.1g 药粉，合拢备用。用时烘热贴肺俞穴，每日换药 1 次。

小儿脾疳：芦荟、使君子各等量，研末服，每次 3~6g。

小儿疳积、面黄肌瘦：①芡实 15g，陈皮 3g，猪肚 1 个，炖烂食用。②炒使君子每岁 1 粒，嚼服，槟榔 5g，神曲 8g，麦芽 10g，水煎服。

小儿食欲不振：太子参 9g，白术、茯苓、鸡内金、神曲各 6g，陈皮、甘草各 3g，水煎服。

小儿便秘：沉香、槟榔、炒乌药、陈皮、厚朴花、枳壳、木香各 4g，生大黄 3g（另包，泡服），水浓煎，每日 1 剂，分多次喂服。

婴幼儿腹泻：丁香、白胡椒、吴茱萸、干姜各 1 份，肉桂 2 份，研细末，混匀。每次取药粉 4~6g，加适量凡士林调成糊状，敷于脐部。每日 1 次，3 日为 1 个疗程。

婴儿阴部湿疹及皮肤破损：仙鹤草 60g（研末，过 120 目筛），滑石 40g（水飞粉末），在 150ml 麻油中浸泡 24 小时后，置文火上加热搅拌均匀，沸后 5 分钟冷却，装瓶备用。用时先以温水洗患处，再涂擦药油，并注意避免局部的摩擦和刺激。

小儿心热，便赤淋痛，口糜舌疮：木通、生地黄、生甘草各等量，研为末，每次 9g，竹叶煎水送服。

小儿夜间磨牙：灯心草、一点红各 10g，淡竹叶 6g，水煎服。

小儿流涎：生天南星磨酸醋涂敷涌泉穴。

小儿神经性尿频：金钱草、车前、凤尾草、地锦草各 10g，通草、甘草、灯心草各 3g，水煎服。

小儿遗尿：益智仁、白茯苓各等份，研末，每次服 0.3g，米汤调下。

小儿肾虚遗尿：补骨脂、覆盆子、山药各 15g，鸡内金、桑螵蛸各 10g，水煎服。

头面五官科疾患

头晕：①银柴胡、向日葵、刺五加各10g，水煎服。②白芍、蛇不见各15g，菊花10g，石决明30g，水煎服。

头晕耳鸣：山茱萸、熟地黄、淮山药各12g，杜仲、附子、淫羊藿各10g，水煎服。

高血压头痛眩晕： ①决明子、钩藤、夏枯草各12g，水煎服；或决明子适量，炒黄捣成粗粉，泡开水服，每次3g，每日3次。②夏枯草、决明子、钩藤各12g，水煎服。③北豆根10g，芦根、龙葵、车前草各15g，水煎服。④豨莶草30g，地骨皮10g，加水浓煎，分2~3次服；或鲜豨莶草、臭牡丹根各30g，水煎服。⑤月季花9~15g，开水泡服。⑥生山楂、葛根、菊花各12g，水煎服。⑦炒杜仲、豨莶草、生地黄、桑寄生各15g，绿心豆30g，水煎服。⑧灵芝、豨莶草、夏枯草各15g，龙葵24g，水煎服。⑨蒺藜、牛膝、代赭石各9g，天麻、钩藤各10g，水煎服。⑩钩藤、豨莶草、夏枯草、车前草各15g，水煎服。⑪制天麻10g，豨莶草、夏枯草各15g，水煎服。⑫青葙子、决明子、菊花各10g，石决明15g，水煎服。

气血不足头晕：当归9g，蜜黄芪30g，羊肉500g，水炖服。

贫血头晕：龙眼肉30g，鸡蛋炖服。如病后体虚偏热，加西洋参5g，炖服。

头痛：①白芷、蔓荆子、菊花、鸡肫花各9g，葛根15g，水煎服。②升麻、鸡肫花、菊花各9g，水煎服。③白芍、蛇不见各15g，菊花10g，石决明30g，水煎服。④天麻10g，川芎9g，白芷6g，六棱菊15g，水煎服。

偏头痛：白芷、川芎各9g，藁本6g，水牛角丝15g，水煎服。

风寒头痛：①细辛研末，加面粉及白酒调成糊状，敷太阳穴。②藁本、防风、蔓荆子各9g，白芷6g，水煎服。

风热头痛：菊花、石膏、川芎各9g，研细末，每次4.5g，茶调服。

风湿头痛：①防风、佩兰叶各10g，生薏苡仁15g，石菖蒲、川芎、白芷各9g，水煎服。②秦艽、鸡肫花各10g，川芎、炒苍术、蔓荆子各9g，水煎服。③防己、蔓荆子各10g，石菖蒲6g，白芷、炒苍术各9g，水煎服。

风邪头痛：苍耳子、白芷、防风各9g，水煎服。

中暑头痛：佩兰、青蒿、菊花各9g，水煎服。

神经性头痛：蒺藜、牛膝、代赭石各 9g，天麻、钩藤各 10g，水煎服。

脑血管神经性头痛：川芎、鸡肫花各 10g，石仙桃 30g，水煎服。

流行性腮腺炎：①牛蒡子 10g，黄芩 9g，升麻、蒲公英各 12g，水煎服。②野菊花 15g，水煎代茶饮。

腮腺炎：①绵马贯众 10g，板蓝根、金银花各 15g，水煎服。②鲜芦荟捣烂绞汁，取汁调青黛少许，涂患处。

白喉及急性喉炎引起的喉头梗阻：巴豆霜 0.3g，朱砂 1g，研末吹喉排痰。

脾经湿热口臭：佩兰 10~15g，开水冲泡，代茶常饮。

喉痹咽肿：制马钱子 0.5g，山豆根 10g，研末吹喉。

咽喉肿痛：①荆芥 6g，桔梗 4.5g，甘草 3g，水煎服。②连翘、黄芩各 10g，玄参、板蓝根各 15g，水煎服。③半枝莲、马鞭草各 24g，射干 6g，食盐少许，水煎服；或半枝莲、鹿茸草、一枝黄花各 9g，水煎服。④北豆根 9g，玄参 4g，桔梗 6g，金银花 10g，水煎服。⑤木蝴蝶 24g，胖大海 9g，蝉蜕 3g，甘草 6g，冰糖适量，水煎服。

咽喉炎：①芦根 24g，大青叶、卤地菊各 15g，水煎服。②鲜垂盆草 60g，洗净，捣烂绞汁，含漱并服下。

急性咽喉炎：①黄芩 10g，大青叶 15g，胖大海 6g，水煎服。②黄柏、穿心莲各 10g，芦根 24g，金银花 15g，水煎服。③大青叶、金银花、穿心莲各 15g，马勃 10g，水煎服。④射干、金银花各 10g，穿心莲、牛蒡子各 9g，大青叶 15g，水煎服。

咽炎：桔梗 10g，大青叶、一枝黄花各 15g，水煎服。

慢性咽喉炎：①知母、玄参、麦冬各 10g，胖大海 5g，水煎服。②木蝴蝶 3g，金银花、菊花、沙参、麦冬各 9g，煎水代茶饮。③川牛膝、牛蒡子各 9g，玄参、麦冬各 10g，水煎服。④麦冬、金银花、菊花、沙参各 9g，木蝴蝶 3g，煎水代茶。⑤桔梗 10g，胖大海 6g，玄参 9g，一点红 15g，水煎服。⑥胖大海 1 枚，金银花 6g，菊花 5g，人参叶 8g，甘草 3g，开水泡代茶，慢慢含咽，可续水多次泡，至味淡为止。⑦明党参、一枝黄花各 15g，玄参、桔梗、大青叶各 9g，水煎服。

急性咽炎：山豆根 6g，金银花 10g，甘草 3g，水煎服。

慢性咽炎：①玄参 10g，桔梗、金银花各 9g，胖大海 3g，水煎服。②玉竹、玄参各 10g，胖大海 3g，水煎服。

扁桃体炎：鲜垂盆草 60g 洗净，捣烂绞汁，含漱并服下。

急性扁桃体炎：①黄芩 10g，一点红、一枝黄花各 15g，水煎服。②金银花 15~30g，山豆根 9~15g，硼砂（冲服）15g，甘草 9g，水煎服。③射干 10g，牛蒡子 9g，爵床、一点红各 15g，甘草 3g，水煎服。④山豆根 6g，牛蒡子、射干各 9g，爵床、大青叶、金银花各 15g，水煎服。⑤北豆根 10g，一点红、大青叶各 15g，水煎服。⑥胖大海 1 枚，金银花 6g，菊花 5g，人参叶 8g，甘草 3g，开水泡代茶，慢慢含咽，可续水多次泡，至味淡为止。

风火牙痛：龙胆 10g，石膏、芦根各 30g，知母 9g，水煎服。

各种牙痛：萹蓄、夏枯草各 30g，玄参 15g，细辛 5g，水煎分 2 次服。以龋齿牙痛效佳。

牙龈出血：麦冬、茯苓各 3g，人参 2.5g，水煎温服。

口腔溃疡：①柴胡 9g，鱼腥草、一点红、积雪草各 15g，水煎服。②升麻 9g，金银花、爵床、积雪草各 15g，水煎服。③黄柏、桔梗、牛蒡子各 9g，卤地菊 15g，水煎服。④玄参 10g，桔梗、牛蒡子各 9g，积雪草 15g，甘草 3g，水煎服。⑤甘草、积雪草、大青叶各 15g，水煎服。

口疮：茵陈 20g，煎沸 10 分钟，代茶饮。

牙疳口疮：儿茶、硼砂各等量，研末搽。

口舌生疮：黄连 6g，穿心莲、玄参、生地黄各 10g，水煎服。

舌上忽出血如钻孔者：香薷适量，煎汤服，每日 3 次。

鼻出血：①牡丹皮、侧柏叶各 10g，旱莲草 15g，仙鹤草 5g，水煎服。②地骨皮 5g，侧柏叶、紫珠草各 10g，白茅根 15g，水煎服。③茜草、玄参、白茶花各 10g，生地黄 15g，甘草 5g，水煎服。④棕榈炭，研极细末，随左右吹之。

鼻塞不闻香臭：①苍耳子 3g，研末，湿棉签蘸末塞入鼻腔。②辛夷、皂角、石菖蒲各等份，研细末，绵裹塞鼻中，待片刻取出。

鼻窦炎：鱼腥草 50g，炒苍耳子、辛夷各 25g，桔梗 20g，白芷、甘草各 15g。每 2 日 1 剂，水煎分 3 次服。

急慢性鼻窦炎：辛夷 9g，苍耳草 15g，薄荷 6g，水煎服；渣再煎取浓汁，加入葱汁适量，滴鼻。

酒渣鼻：生白果适量，捣烂涂敷。

流行性出血性结膜炎（俗称“红眼病”）：银柴胡 9g，爵床、叶下珠各 15g，水煎服。

急性结膜炎：①黄芩、菊花各 10g，叶下珠 24g，水煎服。②黄连泡于适量开水中，取纱布或棉花，蘸黄连水，敷于眼睑上。③秦皮、野菊花各 10g，木贼、桑叶各 9g，生地黄、叶下珠各 15g，水煎服。④青葙子 15g，蒲公英 20g，水煎服。

目赤头眩、眼花面肿：菊花（焙）、白英（焙）、甘草（炮）各 3g，研末，晚上睡前温水调服，每次 3g。

目赤肿痛：鲜女贞叶适量，朴硝少许，捣烂敷眼周围。

目昏不明：茺蔚子 6g，沙苑、青葙子各 9g，共研细末，每次 3g，每日 2 次。

腰膝酸软、须发早白、视物昏花：女贞子、墨旱莲、枸杞子、何首乌各 15g，水煎常服。

眼睛红肿、怕光流泪：决明子、夏枯草、栀子各 12g，水煎服。

角膜炎：青葙子 15g，蒲公英 20g，水煎服。

夜盲：①青葙子 15g，酌加鸡肝或乌枣，水煎服。②豨莶草叶焙干研末，每次 3g，和鸡肝（猪肝亦可）15g 共煎服，每日 1 剂。

耳鸣：①草乌、石菖蒲各适量，共研细末，水调成小药丸大，包于纱布内，塞外耳道。②石菖蒲、白芍各 9g，柴胡 6g，仙鹤草 24g，积雪草 15g，水煎服。

中耳炎：鲜西红花、鲜薄荷叶各适量，捣烂绞汁，加入白矾末少许，搅匀，滴耳。

其他

预防中暑：赤小豆 500g，食盐 30g，水 500ml 煮至豆烂，待凉后饮用。

青少年白发：制首乌、生地黄各 30g，旱莲草 15g，水煎服。

腋臭：丁香 18g，红升丹 27g，石膏 45g，研细粉，过筛后装瓶备用。用时以棉花蘸药粉涂搽腋窝部，每日 1 次，连用 5 日，腋臭消失后，再用 10 日巩固疗效。

植物中文名正名、别名笔画索引

五画

八画

九画

十画

十一画

药材名笔画索引

七画

八画

九画

十画

十一画

十二画

十三画

十四画

十五画

十六画

十七画

十八画